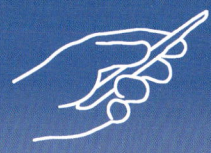

骨科标准手术技术丛书

Master Techniques in Orthopaedic Surgery®

运动医学 上肢

Sports Medicine

第 2 版
Second Edition

主　编
（美）傅浩强
　　（Freddie H. Fu）
（美）布莱森·P. 莱斯尼亚克
　　（Bryson P. Lesniak）

主　审
黎志宏　王万春　陈　游

主　译
刘　傥　朱威宏

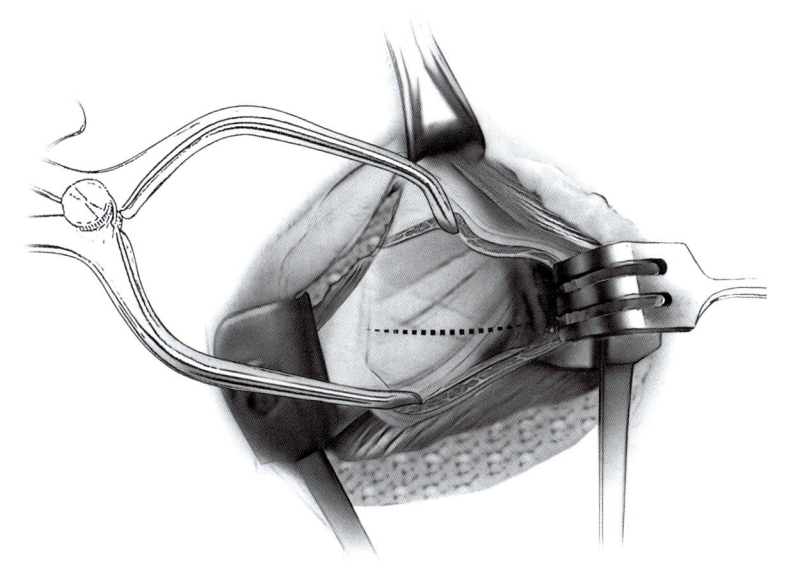

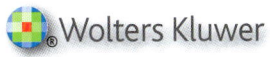

北方联合出版传媒（集团）股份有限公司
辽宁科学技术出版社

This is a translation of Master Techniques in Orthopaedic Surgery: Sports Medicine, second edition
Author: Freddie H. Fu and Bryson P. Lesniak
ISBN: 9781496375179
Copyright © 2020 Wolters Kluwer

（声明：书中提供了准确指导、不良反应和药物配量表，但有发生变化的可能。读者必须参照所提及药物生产商在包装上印刷的信息数据。Wolters Kluwer Health, Inc. 未参与本书的翻译，对译文中不严谨及错误之处免责。）

©2022 辽宁科学技术出版社
著作权合同登记号：第06-2020-17号。

版权所有·翻印必究

图书在版编目（CIP）数据

运动医学：上肢. 第2版 /（美）傅浩强（Freddie H. Fu），（美）布莱森·P. 莱斯尼亚克（Bryson P. Lesniak）主编；刘傥，朱威宏主译. —沈阳：辽宁科学技术出版社，2022.8
（骨科标准手术技术丛书）
ISBN 978-7-5591-2225-4

Ⅰ.①运… Ⅱ.①傅… ②布… ③刘… ④朱… Ⅲ.①上肢—运动性疾病—外科手术 Ⅳ.①R87②R658.2

中国版本图书馆CIP数据核字（2021）第172188号

出版发行：辽宁科学技术出版社
　　　　　（地址：沈阳市和平区十一纬路25号　邮编：110003）
印　刷　者：辽宁新华印务有限公司
经　销　者：各地新华书店
幅面尺寸：210mm×285mm
印　　张：17
插　　页：4
字　　数：400千字
出版时间：2022年8月第1版
印刷时间：2022年8月第1次印刷
责任编辑：吴兰兰
封面设计：杜　江
版式设计：袁　舒
责任校对：李　霞

书　　号：ISBN 978-7-5591-2225-4
定　　价：199.00元

投稿热线：024-23284363
E-mail:13194200992@163.com
邮购热线：024-23284357
http://www.lnkj.com.cn

译者名单

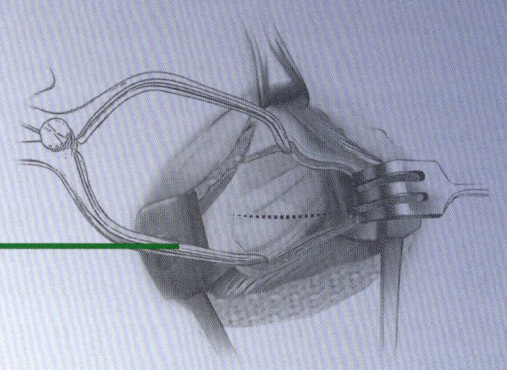

主　审
黎志宏　中南大学湘雅二医院
王万春　中南大学湘雅二医院
陈　游　中南大学湘雅二医院

主　译
刘　傥　中南大学湘雅二医院
朱威宏　中南大学湘雅二医院

副主译
孙德毅　中南大学湘雅医院
王晓旭　南华大学附属第二医院
戴　祝　南华大学附属第一医院
李良军　南华大学附属长沙中心医院
李　丁　中南大学湘雅二医院
黄添隆　中南大学湘雅二医院

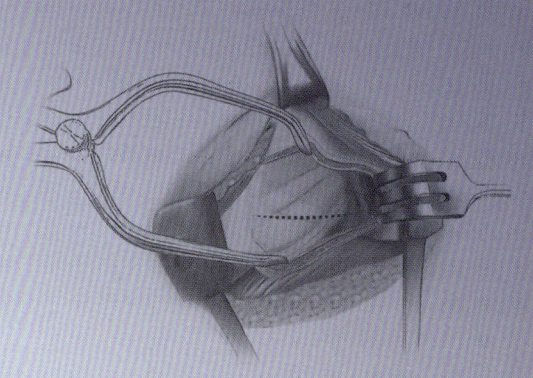

参译人员（按照姓氏拼音排序）

蔡　卓	华中科技大学同济医学院附属同济医院
蔡伟良	中南大学湘雅二医院
曾　智	南华大学附属第二医院
陈孙裕	厦门大学附属福州第二医院
陈星佐	中日友好医院
陈岳明	中南大学湘雅二医院
程　超	益阳市中心医院
崔明星	新乡医学院第一附属医院
付维力	四川大学华西医院
郭伟明	南华大学附属第二医院
何　苗	中南大学湘雅医院
黄先哲	中南大学湘雅二医院
蒋　凯	中南大学湘雅二医院
揭　硕	中南大学湘雅二医院
金　一	南华大学附属长沙中心医院
李　辉	中南大学湘雅二医院
李金平	南华大学附属长沙中心医院
李宇晟	中南大学湘雅医院
凌　林	中南大学湘雅二医院
刘　波	山东省第二人民医院
刘　骞	中南大学湘雅二医院
刘俊利	中国科学院大学重庆医院（重庆市人民医院）
罗　瑶	上海交通大学医学院附属第六人民医院

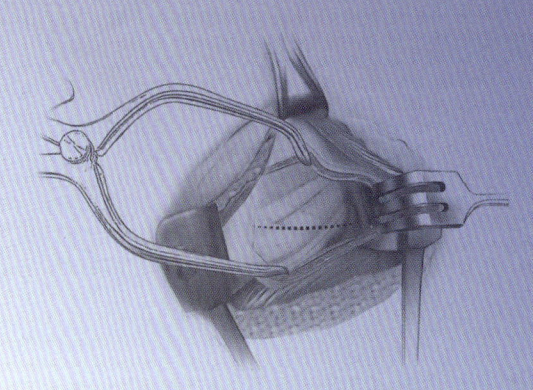

宁志刚	吉林通化96605部队医院
秦晓平	解放军陆军第74集团军医院
申海艳	中南大学湘雅二医院
谭洪波	联勤920医院
唐　宁	中南大学湘雅二医院
唐得洲	中南大学湘雅二医院
涂　敏	湖北省荆门市第二人民医院
万　佳	中南大学湘雅二医院
王　璐	中南大学湘雅二医院
王　宁	中南大学湘雅医院
翁晓军	湖南省人民医院
吴　杰	娄底市中心医院
谢　峰	重庆医科大学附属第三医院
谢文清	中南大学湘雅医院
徐　迈	青岛市市立医院
鄢志辉	贵州省人民医院
杨　晶	新疆医科大学第五附属医院
杨韫韬	中南大学湘雅医院
张　川	河南省洛阳正骨医院（河南省骨科医院）
张　洁	中南大学湘雅二医院
张祥洪	中南大学湘雅二医院
赵甲军	河南省人民医院
周　鼎	中南大学湘雅二医院
邹　明	湖南省第二人民医院

序言

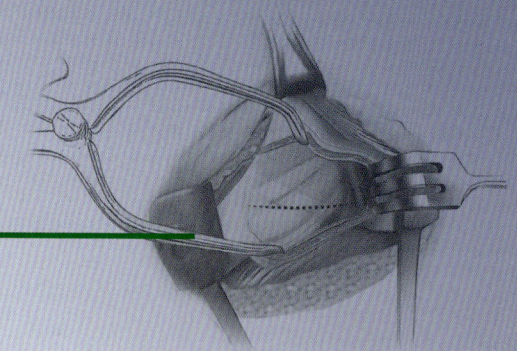

近年来，关节镜技术的发展日新月异，运动医学在医疗、教学、科研及管理等方面也有了全方位进步。中南大学湘雅二医院骨科团队及国内多家兄弟院校的专家紧跟现实需求，结合长期大量临床工作的实践经验和最新进展，共同编译这本由傅浩强（Freddie H. Fu）及布莱森·P. 莱斯尼亚克（Bryson P. Lesniak）主编的"骨科标准手术技术丛书"《运动医学（第2版）》。本书不仅在第1版的基础上为规范骨科手术技术提供"金标准"，而且为各级骨科医师提供当今运动医学和康复医学领域病理生理、防治和术后功能重建的全方位论述。尤为可贵的是，本书体现和验证了医学模式的转变和克服"单纯手术"的观念，并对严格掌握手术适应证及禁忌证提出了严格要求，并总结了以往的经验、教训和存在的问题。特别是强调充分术前准备、术中规范操作以及术后规范康复在患者诊治过程中的系统作用。自本书第1版出版以来（10多年前，我国运动医学尚处于发展阶段，当时并未有中文译本，我深感遗憾），运动医学的理念、原则、关节镜设备、手术器械、外科技术以及内植物设计的不断创新和完善，先进全面的康复方案，对提升肘、肩、髋、膝、踝及其骨骼、肌肉（肌腱）、韧带、关节软骨损伤的防治效果发挥了卓有成效的作用。同时，也为骨外科的各级医师和广大研究工作者的工作、学习提供了坚实有力的支持。

本书不仅包含大量极有价值的参考文献和丰富多彩的影像照片，同时编译者们工作严谨、翻译准确、语词流畅易懂，使本书的实用性、可读性及推广应用价值明显提高，希望他们继续编译更多高水平的专著。

吾年已耄耋，少年时也想皓首穷经、悬壶济世。30年前，我曾主持编写了我国第一本关节镜专著，并组织召开了我国第一次关节镜学术会议，中南大学湘雅二医院也有幸成为全国第一批开展关节镜技术的6家医院之一。几十年来，我对我国各省运动医学和关节镜从业人员多有期许、多有勉励。诚然，历史和时代终将我们钟爱的事业传递到更有雄心、更有魄力的后辈手中。亲眼目睹我国骨科运动医学事业在几代领路人的共同努力下蓬勃发展，中南大学湘雅二医院骨科团队也在精诚团结中不断壮大，我甚感欣慰！

傅浩强先生是享誉世界的运动医学大师，他的思想、理念和技术造福了全世界运动医学医生和罹患运动损伤的患者。他的与世长辞，我深感惋惜。我相信，他传奇的奋斗历程和灿烂的职业生涯必将激励更多的年轻人不断开拓进取、砥砺前行，骨科运动医学事业也必将如日出之阳，焕发出耀眼的光芒！

中南大学湘雅二医院骨科　孙材江

2021年10月

系列前言

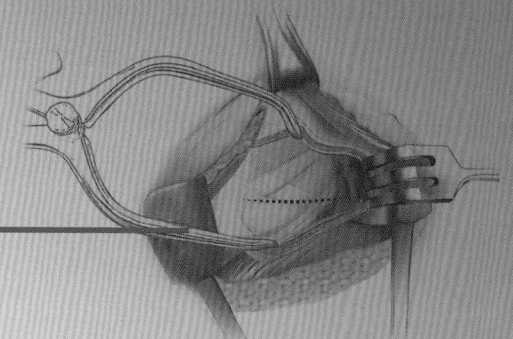

骨科标准手术技术丛书自1994年出版以来，已成为骨科医生培训和高年资骨科医生手术的金标准。其非凡的成功要归功于原丛书编辑Roby Thompson的贡献，他思路清晰、独具慧眼。正如他在丛书序言中所言，力求"提供直接的、详细的、被同行公认为本专业'标准'的骨科医生所推荐的技术"。听到与骨科医生高度评价这些书对他们培训和实践的重要价值，我感到非常自豪。

这套丛书成功的一个关键因素是其独特的风格，这种风格正在被其他出版社所模仿，内容标准化呈现，其中包含经验丰富的专家们分享的技巧和窍门。

丰富的彩色照片和绘图引导读者逐步完成这些手术操作过程。

骨科标准手术技术丛书成功的第二个关键在于我们各卷编辑的声誉和经验。这些编辑是真正敬业的"大师"，他们致力于通过这些文字分享他们的丰富经验。我们对他们深表感激，并有责任维护和提高骨科标准手术技术丛书系列多年来积累起来的声誉。我们为制定第3版各卷所取得的进展感到自豪，并对本系列的扩展内容感到特别满意。6卷新书很快就会问世，涵盖了与我们专业相关的各种领域以及令人振奋的主题。虽然我们正在小心翼翼地扩充骨科标准手术技术的主题和编辑，但我们仍致力于现有的经典格式。

新版本的第1卷是《手术入路》，我有幸担任编辑。第2卷是《儿科手术基本操作规范》。随后介绍的新主题是软组织重建、周围神经功能障碍的管理、关节的高级重建技术，最后是运动医学的基本操作规范。本书包括16个相关且实用的主题。

我很高兴能担任系列编辑的职位，因为我对这套丛书在培训骨科医生熟练的手术技巧方面的价值有着强烈的感受。这项努力的真正价值将继续通过该系列不断累积的成功和批判性接受度来衡量。我仍然要感谢Roby Thompson博士的首创眼光和领导能力，还要感谢骨科标准手术技术丛书的编辑和忠实于该系列风格与愿景的众多贡献者。正如我在《髋》第2版的序言中所指出的，William Mayo 的话特别适用于描述这项工作的最终目标：患者的最佳利益是唯一需要考虑的利益。我们相信，扩展后的骨科标准手术技术丛书中的内容为骨科医生实现手术过程中以患者为中心的观点提供了机会。

Bernard F. Morrey, MD

前言

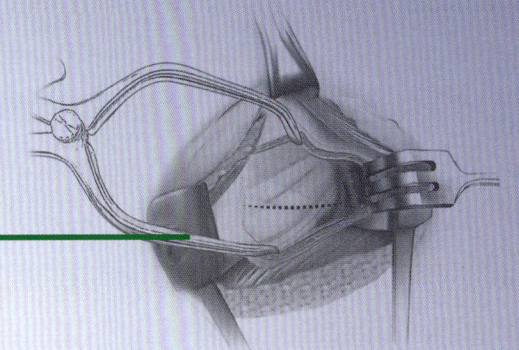

这是骨科标准手术技术丛书——运动医学系列的第2版，为骨科医生提供了运动医学领域当前病理和治疗的全面内容。我们纳入了肘、肩领域的新进展和新方法，对第1版进行了全面更新。

自该书第1版出版以来，运动医学的外科技术一直在不断创新和发展。通过使用微创关节镜技术和先进的康复方案，在改善肌肉、骨骼损伤的治疗效果方面做出了巨大的努力。

我们运动医学领域的"大师们"再次分享了他们对常见和不常见手术的处理方法。本书共18章，代表了目前肌肉、骨骼损伤的治疗标准。

Bryson P. Lesniak, MD
副教授
运动医学科
骨科
匹兹堡大学医学中心
匹兹堡大学队医
卡内基梅隆大学首席队医
宾夕法尼亚州匹兹堡

Freddie H. Fu, MD, DSci (Hon), DPs (Hon)
特聘教授
匹兹堡大学
David Silver 教授兼主席
骨科
匹兹堡大学医学院
首席队医
匹兹堡大学体育系

第1版前言

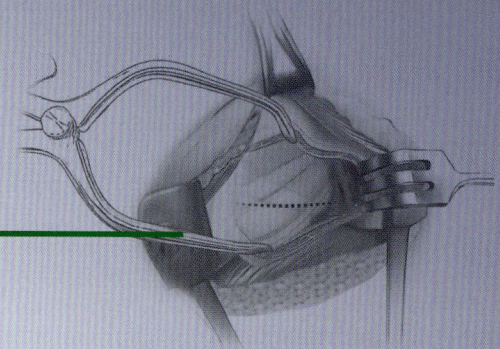

这是第一部运动医学骨科标准手术技术丛书，它为骨科医生提供了覆盖运动医学领域和当前病理学与治疗的全面内容，包括肩、髋、膝和足部位的新进展与新手术方法。

在过去的几年里，运动医学研究在国际上出现了爆炸式增长。通过微创关节镜技术和先进康复方案的运用，在改善肌肉、骨骼损伤的治疗效果方面做出了巨大的努力。

Freddie H. Fu, MD, DSci (Hon), DPs (Hon)
特聘教授
匹兹堡大学
David Silver 教授兼主席
骨科
匹兹堡大学医学院
首席队医
匹兹堡大学体育系

致谢

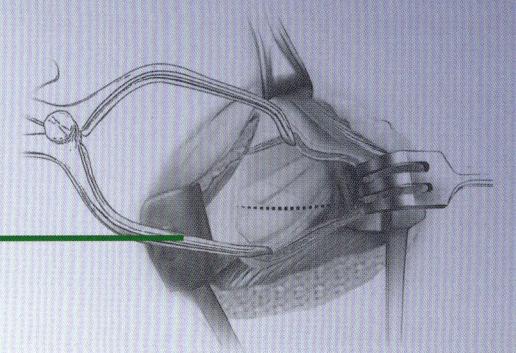

首先，我要感谢每位作者愿意与我们的同仁们分享他们的专业知识。感谢在编写丛书整个过程中Wolters Kluwer辛勤付出的工作人员。感谢我团队的Darci Garofolo PA-C和Ruth Pesante，在我的临床实践中他们提供了无可替代的帮助，他们的帮助让我能够为这个项目投入适当的时间和精力。此外，我还要感谢Freddie H. Fu博士邀请我和他一起编写"大师"系列的这一卷。不仅在这个项目上与Freddie H. Fu博士的合作让我倍感荣幸，而且在临床实践中我也非常荣幸能与他合作。

最后，感谢我的妻子Meg和女儿Audrey与Addison，感谢你们忍受了我深夜在计算机前工作的时间。你们的耐心和理解是仁慈、无私的。如果没有你们的理解和支持，这本书是不可能完成的。

Bryson P. Lesniak, MD

感谢每位参与者能分享他们的运动医学专业知识，同时也感谢他们付出大量时间准备手稿。我还要感谢Bryson P. Lesniak博士在这个项目中所做的烦琐工作。最后，我要感谢Bernard F. Morrey博士邀请我担任"大师"系列丛书的编辑，并感谢Wolters Kluwer工作人员在完成编写这本独一无二著作时的辛勤付出。

Freddie H. Fu, MD, DSci (Hon), DPs (Hon)

编者名单

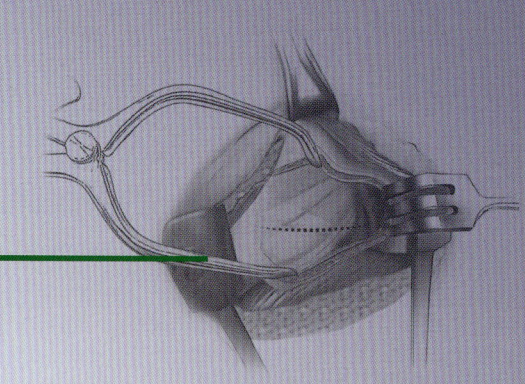

Christopher S. Ahmad, MD
Professor and Chief of Sports Medicine
Department of Orthopedic Surgery
Columbia University Medical Center
New York, New York

Craig C. Akoh, MD
Sports Medicine Fellow
Department of Orthopedics and Rehabilitation
School of Medicine and Public Health
University of Wisconsin
Madison, Wisconsin

Marcio B. V. Albers, MD
Research Fellow
Department of Orthopaedic Surgery
University of Pittsburgh Medical Center
Pittsburgh, Pennsylvania

Frank J. Alexander, MS, ATC
Physician Extender
Department of Orthopaedic Surgery
Columbia University Medical Center
New York, New York

Answorth A. Allen, MD
Orthopaedic Surgery Attending
Hospital for Special Surgery
Professor of Clinical Orthopaedic Surgery
Weill Cornell Medical College
Head Orthopaedic Surgeon
New York Knicks
New York, New York

Christina Allen, MD
Professor of Orthopaedic Surgery
Department of Orthopaedic Surgery
University of California, San Francisco
San Francisco, California

Annunziato Amendola, MD
Chief of Sports Medicine
Department of Orthopaedics
Duke University Medical Center
Professor of Orthopaedics
Department of Orthopaedics
Duke University Hospital
Durham, North Carolina

Robert A. Arciero, MD
Professor
Department of Orthopaedic Surgery
University of Connecticut Health Center
Farmington, Connecticut

Justin W. Arner, MD
Resident
Department of Orthopaedic Surgery
University of Pittsburgh
Pittsburgh, Pennsylvania

Geoffrey S. Baer, MD, PhD
Associate Professor
Department of Orthopedics and Rehabilitation
Head Team Physician
University of Wisconsin–Madison
Madison, Wisconsin

Champ L. Baker III, MD
Staff Physician
Orthopaedic Surgery
Hughston Clinic
Columbus, Georgia

Neil Bakshi, MD
Resident
Department of Orthopedic Surgery
University of Michigan
Orthopedic Surgery House Officer
Department of Orthopedic Surgery
University of Michigan Health System
Ann Arbor, Michigan

Michael G. Baraga, MD
Assistant Professor
Department of Orthopaedic Surgery
University of Miami Miller School of Medicine
Miami, Florida
Assistant Professor
University of Miami Sports Medicine Institute
Lennar Foundation Medical Center
Coral Gables, Florida

Asheesh Bedi, MD
Associate Professor, Harold and Helen W. Gehring Early Career
Professor of Orthopaedic Surgery
Department of Orthopaedic Surgery
University of Michigan
Chief, Sports Medicine and Shoulder Surgery
Department of Orthopaedic Surgery
MedSport, University of Michigan
Ann Arbor, Michigan

Matthew H. Blake, MD
Assistant Professor
Orthopaedic Surgery
University of South Dakota
Vermillion, South Dakota
Director of Sports Medicine
Orthopedic Surgery
Avera McKennan Hospital & University Health Center
Sioux Falls, South Dakota

Jeremy M. Burnham, MD
Orthopaedic Surgery Sports Medicine Fellow
UPMC Rooney Sports Complex
University of Pittsburgh
Pittsburgh, Pennsylvania
Sports Medicine and Orthopaedic Surgeon
Orthopaedic Surgery
Bone & Joint Clinic of Baton Rouge
Baton Rouge, Louisiana

Taylor Cabe, BA
Research Assistant
Orthopedic Surgery, Office of Mark C. Drakos Foot and Ankle Service
Hospital for Special Surgery
New York, New York

Abigail L. Campbell, MD, MSc
Resident
NYU Langone Orthopedic Surgery
NYU Langone Health
New York, New York

Jonathan E. Campbell, MD
Assistant Professor of Orthopaedic Surgery
Orthopaedic Surgery
Medical College of Wisconsin
Mequon Health Center
Mequon, Wisconsin

Caitlin Chambers, MD
Fellow, Sports Medicine
Orthopedic Surgery
University of California, San Francisco
San Francisco, California

Monique C. Chambers, MD, MSL
Orthopaedic Surgery Resident
Department of Orthopaedic Surgery
Baylor College of Medicine
Houston, Texas

Zaira S. Chaudhry, MPH
Medical Student
Geisinger Commonwealth School of Medicine
Geisinger Health System
Danville, Pennsylvania
Research Fellow
Orthopaedic Surgery—Sports Medicine
Rothman Institute
Philadelphia, Pennsylvania

Josh Chisem, MD
Resident
Department of Orthopaedic Surgery
Hospital for Special Surgery
New York, New York

Steven B. Cohen, MD
Director of Sports Medicine Research
Professor
Department of Orthopaedic Surgery
Rothman Institute/The Sidney Kimmel Medical College
Thomas Jefferson University
Philadelphia, Pennsylvania

Brian J. Cole, MD, MBA
Professor
Orthopedic Surgery
Midwest Orthopedics at Rush
Associate Chairman
Orthopedic Surgery
Rush University Medical Center
Chicago, Illinois

Philip N. Collis, MD
Assistant Professor of Orthopaedic Surgery
University of Kentucky
Bowling Green, Kentucky

Eileen Colliton, MD
Resident
Department of Orthopaedic Surgery
Tufts Medical Center
Boston, Massachusetts

Andrew J. Cosgarea, MD
Professor
Department of Orthopaedic Surgery
Johns Hopkins University
Chief
Division of Sports Medicine
Johns Hopkins Hospital
Baltimore, Maryland

James B. Cowan, MD
Medicine Fellow
Orthopaedic Surgery Sports
Department of Orthopaedic Surgery
Stanford Hospital and Clinics
Redwood City, California

S. Joseph de Groot Jr, MD
Resident
Department of Orthopaedic Surgery
University of Pittsburgh Medical Center
Pittsburgh, Pennsylvania

Peter A. J. de Leeuw, MD, PhD
Orthopaedic Surgeon
Department of Orthopaedic Surgery
Flevo Hospital
Almere, The Netherlands

Matthew J. Deasey, MD
Resident
Department of Orthopaedic Surgery
University of Virginia
Charlottesville, Virginia

Malcolm E. Dombrowski, MD
Orthopaedic Resident–Clinician Scientist Track
Department of Orthopaedic Surgery
University of Pittsburgh School of Medicine
Pittsburgh, Pennsylvania

Mark C. Drakos, MD
Associate Professor
Department of Orthopedic Surgery
Weill Cornell Medical College
New York, New York
Assistant Orthopedic Surgery Attending
Foot and Ankle Service
Hospital for Special Surgery
Uniondale, New York

Kyle R. Duchman, MD
Orthopaedic Sports Medicine
Fellow Physician
Department of Orthopaedic Surgery
Duke University
Durham, North Carolina
Visiting Associate
Department of Orthopaedic Surgery and Rehabilitation
University of Iowa
Iowa City, Iowa

Robin H. Dunn, MD
Resident
Department of Orthopedics
University of Colorado
Aurora, Colorado

Hayley E. Ennis, MD
Orthopedic Resident
Department of Orthopedic Surgery
University of Miami
Orthopedic Resident
Orthopedic Surgery
Jackson Memorial Hospital
Miami, Florida

Peter D. Fabricant, MD, MPH
Assistant Professor of Orthopaedic Surgery
Department of Orthopaedic Surgery
Weill Cornell Medical College
Attending Orthopaedic Surgeon
Division of Pediatric Orthopaedic Surgery
Hospital for Special Surgery
New York, New York

Brian T. Feeley, MD
Associate Professor in Residence
Sports Medicine & Shoulder Surgery
Department of Orthopedic Surgery
University of California, San Francisco
San Francisco, California

Nicole A. Friel, MD
Orthopedic Surgeon
Department Sports Medicine Orthopedics
Shriners Hospital for Children, Northern California
Sacramento, California

Erik M. Fritz, MD
Resident
Department of Orthopaedic Surgery
University of Minnesota
Resident
Department of Orthopaedic Surgery
University of Minnesota Medical Center
Minneapolis, Minnesota

Freddie H. Fu, MD, DSci (Hon), DPs (Hon)
Distinguished Service Professor
University of Pittsburgh
David Silver Professor and Chairman
Department of Orthopaedic Surgery
University of Pittsburgh School of Medicine
Head Team Physician
University of Pittsburgh Athletic Department
Pittsburgh, Pennsylvania

Itai Gans, MD
Chief Resident
Department of Orthopaedic Surgery
The Johns Hopkins Hospital
Baltimore, Maryland

Alan Getgood, MPhil, MD, FRCS (Tr&Orth)
Assistant Professor
Division of Orthopaedics
Department of Surgery
Western University
Consultant Orthopaedic Surgeon
Fowler Kennedy Sport Medicine Clinic
London, Ontario, Canada

Guillem Gonzalez-Lomas, MD
Assistant Professor
Department of Orthopedic Surgery
NYU Langone Health
New York, New York

Daniel Grande, PhD
Associate Professor and Director,
 Orthopedic Lab
Department of Orthopaedic Surgery
Feinstein Institute for Medical Research
Associate Professor
Department of Orthopaedic Surgery
Northwell Health System
Manhasset, New York

Max R. Greonky, MD
Orthopaedic Surgery Resident
Department of Orthopaedic Surgery
Thomas Jefferson University
Orthopaedic Surgery Resident
Department of Orthopaedic Surgery
Rothman Institute
Philadelphia, Pennsylvania

C. Thomas Haytmanek Jr, MD
Orthopaedic Surgeon
The Steadman Clinic
Steadman Philippon Research Institute
Orthopaedic Surgeon
Department of Surgery
Vail Health
Vail, Colorado

Justin J. Hicks, MD
Resident Physician
Orthopaedic Surgery
Washington University in St. Louis
Resident Physician
Orthopaedic Surgery
Barnes Jewish Hospital
St. Louis, Missouri

MaCalus V. Hogan, MD, MBA
Vice Chairman of Education and Residency Program
Director, Associate Professor
Department of Orthopaedic Surgery and Bioengineering
University of Pittsburgh
Chief
Division of Foot and Ankle Surgery
University of Pittsburgh Medical Center
Mercy Hospital
Pittsburgh, Pennsylvania

Jonathan D. Hughes, MD
Orthopedic Surgery Resident
Department of Orthopedic Surgery
Texas A&M College of Medicine–Baylor Scott & White
 Medical Center
Orthopaedic Surgery Resident
Department of Orthopaedic Surgery
Baylor Scott & White Medical Center–Temple
Temple, Texas

Zaamin B. Hussain, MA, MB BChir
Medical Doctor
Surgical Emergency Unit
Oxford University Hospitals
Oxford, United Kingdom

Darren L. Johnson, MD
Professor
Department of Orthopedic Surgery
University of Kentucky
Chief, Sports Medicine
Department of Orthopaedic Surgery
University of Kentucky
Lexington, Kentucky

Stephanie M. Jones, BA
Clinical Science Research Fellow
Foot and Ankle Injury Research Group
University of Pittsburgh
Pittsburgh, Pennsylvania

Scott G. Kaar, MD
Associate Professor
Department of Orthopaedic Surgery
Saint Louis University
St. Louis, Missouri

Patrick W. Kane, MD
Orthopaedic Surgeon
Department of Orthopaedics
Beebe Healthcare
Lewes, Delaware

Lee D. Kaplan, MD
Director
University of Miami Sports Medicine Institute
Petra and Stephen Levin Endowed Chair in Sports Medicine
University of Miami Sports Medicine Institute
University of Miami Miller School of Medicine
Coral Gables, Florida

Moin Khan, MD, MSc, FRCSC
Assistant Professor
Division of Orthopaedic Surgery
Department of Sports Medicine & Shoulder Surgery
McMaster University
Staff Physician
Department of Surgery
St. Joseph's Healthcare Hamilton
Hamilton, Ontario, Canada

Christopher Kim, MD, FRCS
Instructor
Department of Orthopaedic Surgery
Saint Louis University
St. Louis, Missouri

Hubert Kim, MD, PhD
Professor and Vice Chair
Department of Orthopedic Surgery
University of California, San Francisco
San Francisco, California

Jacob M. Kirsch, MD
Orthopedic Resident
Department of Orthopedic Surgery
University of Michigan
Ann Arbor, Michigan

Mininder S. Kocher, MD, MPH
Professor
Department of Orthopaedic Surgery
Harvard Medical School
Associate Director, Division of Sports Medicine
Orthopaedic Surgery
Boston Children's Hospital
Boston, Massachusetts

Marcin Kowalczuk, MD, FRCSC
Orthopaedic Surgeon
Department of Surgery
Lakeridge Health Ajax and Pickering Hospital
Ajax, Ontario, Canada

Joseph J. Kromka, MD
Resident
Department of Orthopedic Surgery
University of Pittsburgh Medical Center
Orthopaedic Surgery Resident
Foot and Ankle Injury Research Group
Department of Orthopaedic Surgery
University of Pittsburgh
Pittsburgh, Pennsylvania

Eric J. Kropf, MD
Associate Professor
Department of Orthopaedic Surgery
Lewis Katz SOM/Temple University
Chair
Department of Orthopedic Surgery and Sports Medicine
Temple University
Philadelphia, Pennsylvania

Bradley Kruckeberg, MD
Orthopedic Resident
Department of Orthopedic Surgery
Mayo Clinic
Rochester, Minnesota

Alexander S. Kuczmarski, MS
Medical Student
Department of Orthopaedic Surgery
The Warren Alpert Medical School of Brown University
Providence, Rhode Island

Drew A. Lansdown, MD
Assistant Professor in Residence
Sports Medicine & Shoulder Surgery
Orthopedic Surgery
University of California, San Francisco
San Francisco, California

Robert F. LaPrade, MD, PhD
Adjunct Professor
Department of Orthopaedic Surgery
University of Minnesota
Minneapolis, Minnesota
Chief Medical Officer
Steadman Philippon Research Institute
Vail Health Hospital
Vail, Colorado

Christopher M. Larson, MD
Program Director–FV/MOSMI Sports Medicine Fellowship
Twin Cities Orthopedics
Edina, Minnesota

George F. LeBus, MD
Physician
Orthopaedic Surgery
Texas Health Physicians Group Orthopaedic Specialty Associates
Fort Worth, Texas

Simon Lee, MD
House Officer
Orthopedic Surgery
University of Michigan
Ann Arbor, Michigan

Bryson P. Lesniak, MD
Associate Professor
Division of Sports Medicine
Department of Orthopedic Surgery
University of Pittsburgh Medical Center
Team Physician, University of Pittsburgh
Head Team Physician, Carnegie Mellon University
Pittsburgh, Pennsylvania

Ryan T. Li, MD
Sports Medicine Fellow
Department of Orthopaedic Surgery
University of Pittsburgh Medical Center
Pittsburgh, Pennsylvania

Albert Lin, MD
Associate Professor
Department of Orthopaedic Surgery
University of Pittsburgh
Associate Chief of Sports Medicine
Department of Orthopaedic Surgery
University of Pittsburgh Medical Center
Pittsburgh, Pennsylvania

C. Benjamin Ma, MD
Professor in Residence
Chief, Sports Medicine & Shoulder Surgery
Department of Orthopedic Surgery
University of California, San Francisco
San Francisco, California

Arthur R. McDowell, BS
Basic Science Research Fellow
Foot and Ankle Injury Research Group
Department of Orthopaedic Surgery
University of Pittsburgh School of Medicine
Pittsburgh, Pennsylvania

W. Scott McGuffin, MD, FRCSC
Clinical Fellow
Fowler Kennedy Sport Medicine Clinic
Western University
London, Ontario, Canada

Mitchell B. Meghpara, MD
Sports Medicine Fellow
Department of Orthopedic Surgery
University of Pittsburgh
Pittsburgh, Pennsylvania

Kellie K. Middleton, MD, MPH
Surgical Resident
Department of Orthopaedic Surgery
University of Pittsburgh Medical Center
Pittsburgh, Pennsylvania
Fellow
Orthopaedic Surgery Sports
Hospital for Special Surgery
New York, New York

Mark D. Miller, MD
S. Ward Casscells Professor
Department of Orthopaedic Surgery
University of Virginia
Charlottesville, Virginia

Peter J. Millett, MD, MSc
Director of Shoulder Surgery
Shoulder, Knee, Elbow and Sports Medicine
Orthopaedic Surgery at The Steadman Clinic
Center for Outcomes-Based Orthopaedic Research
Steadman Philippon Research Institute
Vail, Colorado

Emily Monroe, MD
Fellow, Sports Medicine
Department of Orthopedic Surgery
University of California, San Francisco
San Francisco, California

Bernard F. Morrey, MD
Professor
Orthopedic Surgery
Mayo Clinic
Rochester, Minnesota
University of Texas Health Center
Professor
San Antonio, Texas

Mark Morrey, MD, MSc
Associate Professor
Department of Orthopedic Surgery
Mayo Clinic
Rochester, Minnesota

Kyle Muckenhirn, BA
Research Assistant
Department of Biomedical Engineering
Steadman Philippon Research Institute
Vail, Colorado

Conor I. Murphy, MD
Resident Physician
Department of Orthopedic Surgery
University of Pittsburgh Medical Center
Pittsburgh, Pennsylvania

Volker Musahl, MD
Associate Professor
Department of Orthopaedic Surgery and Bioengineering
University of Pittsburgh Medical Center
Chief of Sports Medicine and Medical Director
UPMC Rooney Sports Complex
University of Pittsburgh
Pittsburgh, Pennsylvania

Neal B. Naveen, BS
Researcher
Department of Orthopedics
Rush University Medical Center
Chicago, Illinois

Russell Nord, MD
Chairman
Orthopaedic Surgery Section
Washington Hospital
Fremont, California

Benedict U. Nwachukwu, MD, MBA
Sports Medicine Fellow
Midwest Orthopaedics at Rush
Chicago, Illinois

Brett D. Owens, MD
Professor of Orthopaedic Surgery
Department of Orthopaedic Surgery
Brown University Alpert Medical School
East Providence, Rhode Island

Thierry Pauyo, MD, FRCSC
Assistant Professor
Department of Orthopedic Surgery
McGill University
Assistant Professor
Orthopedic Surgery
Montreal Children & Shriners Hospital
Montreal, Quebec, Canada

Jonas Pogorzelski, MD, MHBA
Research Fellow
International Scholars Program
Steadman Philippon Research Institute
Vail, Colorado
Technical University of Munich
Department of Orthopaedic Sports Medicine
Munich, Germany

Christopher Potts, MD
Orthopedic Sports Medicine Surgeon
Department of Orthopedic Sports Medicine
Northside Hospital
Atlanta, Georgia

Stephen J. Rabuck, MD
Clinical Assistant Professor
Department of Orthopaedic Surgery
University of Pittsburgh School of Medicine
Clinical Assistant Professor
Department of Orthopaedic Surgery
University of Pittsburgh Medical Center
Pittsburgh, Pennsylvania

Mikel L. Reilingh, MD, PhD
Orthopaedic Surgeon
Department of Orthopaedic Surgery
St. Antonius Hospital
Utrecht, The Netherlands

Samuel I. Rosenberg, BA
Researcher
Department of Biomedical Engineering
Steadman Philippon Research Institute
Vail, Colorado

James R. Ross, MD
Associate Professor
Department of Orthopedic Surgery
College of Medicine
Florida Atlantic University
BocaCare Orthopedics–Boca Raton Regional Hospital
Boca Raton, Florida

Benjamin B. Rothrauff, MD, PhD
Postdoctoral Fellow
Department of Orthopaedic Surgery
University of Pittsburgh Medical Center
Pittsburgh, Pennsylvania

Marc R. Safran, MD
Professor
Department of Orthopaedic Surgery
Stanford University
Stanford, California
Chief
Division of Sports Medicine
Department of Orthopaedic Surgery
Stanford University
Redwood City, California

Alexander M. Satin, MD
Resident Physician
Department of Orthopaedic Surgery
Donald and Barbara Zucker School of Medicine at Hofstra/Northwell
Hofstra University
Resident Physician
Department of Orthopaedic Surgery
Long Island Jewish Medical Center
New Hyde Park, New York

William Schulz, BS
Medical Student
Department of Orthopaedic Surgery
University of Pittsburgh School of Medicine
Pittsburgh, Pennsylvania

Andrew Schwartz, MD
Resident
Department of Orthopaedics
Emory University
Resident
Department of Orthopaedics
Emory University Orthopaedics and Spine Hospital
Atlanta, Georgia

Jon K. Sekiya, MD
Professor
Department of Orthopaedic Surgery
University of Michigan
Ann Arbor, Michigan

Nicholas A. Sgaglione, MD
Professor and Chair
Department of Orthopedic Surgery
Northwell Health
Great Neck, New York

Humza S. Shaikh, MD
Surgical Resident
Department of Orthopaedic Surgery
University of Pittsburgh Medical Center
Pittsburgh, Pennsylvania

Jason J. Shin, MD, FRCSC
Assistant Professor
Department of Surgery
University of Saskatchewan
Saskatoon, Canada
Staff Surgeon
Department of Surgery
F.H. Wigmore Hospital
Moose Jaw, Saskatchewan, Canada

Michael Shin, MD
Orthopaedic Surgeon
Valley Orthopaedics & Sports Medicine
Spring Valley, Illinois

Mark Slabaugh, MD
Associate Professor
Department of Surgery
Uniformed Services University of the Health Sciences
Bethesda, Maryland
Chief of Sports Medicine
Department of Orthopaedics
U.S. Air Force Academy
USAFA, Colorado

Harris Slone, MD
Assistant Professor
Department of Orthopaedics
Medical University of South Carolina
Surgeon
Division of Sports Medicine
Department of Orthopaedics
MUSC Health
Charleston, South Carolina

Jeremy S. Somerson, MD
Assistant Professor of Orthopedic Surgery
Department of Orthopaedic Surgery
University of Texas Medical Branch
Galveston, Texas

Taylor M. Southworth, BS
Researcher
Department of Orthopedics
Rush University Medical Center
Chicago, Illinois

Spencer M. Stein, MD
Resident Physician
Department of Orthopaedic Surgery
Donald and Barbara Zucker School of Medicine at Hofstra/Northwell
Hofstra University
Hempstead, New York
Resident Physician
Department of Orthopaedic Surgery
Long Island Jewish Medical Center
New Hyde Park, New York

Miho J. Tanaka, MD
Director
Women's Sports Medicine Program
Department of Orthopaedic Surgery
Johns Hopkins Medicine
Baltimore, Maryland

Tracy M. Tauro, BS, BA
Research Assistant
Researcher
Department of Orthopedics
Rush University Medical Center
Chicago, Illinois

Ekaterina Urch, MD
Orthopaedic Surgeon
Department of Sports Medicine
The Center–Orthopedic and Neurosurgical Care and Research
Bend, Oregon

C. Niek van Dijk, MD, PhD
Professor
Orthopaedic Surgeon
Department of Orthopaedic Surgery
Academic Medical Center
Amsterdam, The Netherlands

Maayke van Sterkenburg, MD, PhD
Trauma Surgeon
Department of Surgery
North West Hospital Group
Alkmaar, The Netherlands

Danica Davies Vance, MD
Resident Physician
Department of Orthopaedic Surgery
Columbia University Medical Center
New York, New York

Zachary Vaughn, MD
Clinical Assistant Professor
Department of Orthopaedic Surgery & Sports Medicine
Stanford University
Los Gatos, California

Armando F. Vidal, MD
Associate Professor
Department of Orthopedic Surgery
University of Colorado School of Medicine
Denver, Colorado

Dharmesh Vyas, MD, PhD
Assistant Professor of Orthopedic Surgery
Department of Orthopaedic Surgery
University of Pittsburgh Medical Center
Pittsburgh, Pennsylvania

Megan Walters, MD
Fellow
Foot and Ankle Surgery
Department of Orthopaedics and Sports Medicine
Harborview Medical Center
University of Washington
Seattle, Washington

Juntian Wang, MD
Resident
Department of Orthopaedic Surgery
Cedars-Sinai Medical Center
Los Angeles, California

J. Kristopher Ware, MD, DPT
Orthopedic Surgeon
Department of Orthopedic Surgery
Orthopedic Associates of Hartford/Hartford Hospital
Hartford, Connecticut

Jeffrey C. Wera, MD
Resident Physician
Orthopaedic Surgery and Sports Medicine
Lewis Katz School of Medicine at Temple University
Philadelphia, Pennsylvania

Robin Vereeke West, MD
Associate Professor
Department of Orthopaedics
Georgetown University Medical Center
Washington, District of Columbia
Chairman, Inova Sports Medicine
Inova Medical Group Orthopaedics and Sports Medicine
Inova Fairfax Hospital and Inova Loudoun Hospital
Fairfax, Virginia

Megan R. Wolf, MD
Resident
Department of Orthopaedic Surgery
University of Connecticut Health Center
Farmington, Connecticut

Vonda Joy Wright, MD, MS, FAOA
Chief of Sports Medicine
Northside Hospital Orthopedic Institute
Northside Hospital System
Alpharetta, Georgia

Frank B. Wydra, MD
Resident
Department of Orthopedics
University of Colorado School of Medicine
Resident
Department of Orthopedics
University of Colorado Hospital
Aurora, Colorado

John Xerogeanes, MD
Chief of Sports Medicine
Professor of Orthopaedic Surgery
Emory University School of Medicine
Head Orthopaedist and Team Physician
Georgia Tech, Emory University, Agnes Scott College and the Atlanta Dream Basketball Club
Medical Director Atlanta Hawks Basketball Club
Team Orthopaedist, Atlanta Braves
Atlanta, Georgia

Alan Yong Yan, MD
Assistant Professor
Department of Orthopedic Surgery
University of Pittsburgh Medical Center
Attending
Foot and Ankle Division
Mercy Hospital
Pittsburgh, Pennsylvania

M. Christopher Yonz, MD
Orthopaedic Surgeon
Summit Sports Medicine and Orthopaedic Surgery
Southeast Georgia Health System
St. Marys, Georgia

Jason P. Zlotnicki, MD
Orthopaedic Surgery Resident
Orthopaedic Surgery
University of Pittsburgh Medical Center
Pittsburgh, Pennsylvania

目录

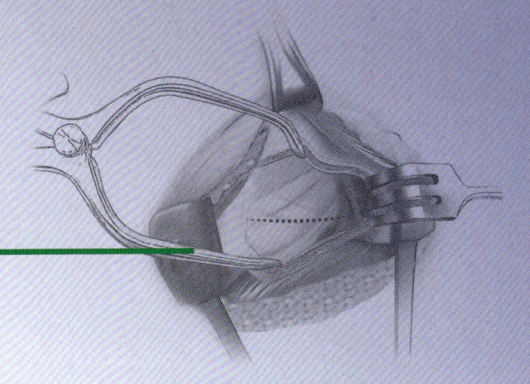

第Ⅰ部分 肘 1

第1章 肘关节外翻伸直过载综合征 1

第2章 尺侧副韧带重建术 13

第3章 后外侧旋转不稳 25

第4章 关节镜治疗肘关节剥脱性骨软骨炎 37

第5章 运动员肱二头肌腱远端断裂 55

第6章 运动员肱三头肌腱的修复与重建术 85

第Ⅱ部分 肩 97

第7章 肱二头肌近端损伤：开放及关节镜下肌腱固定术 97

第8章 内撞击与SLAP损伤 107

第9章 关节镜下前方稳定术 123

第10章 肩关节后方稳定术 141

第11章 开放肩关节前方稳定术 155

第12章 Latarjet手术 167

第13章 HAGL损伤：关节镜/开放 179

第14章 关节镜肩峰下间隙减压术 191

第15章 关节镜下双排锚钉肩袖修补术 199

第16章　多向不稳定　211

第17章　肩胛下肌腱修复术　223

第18章　上方肩关节囊重建术　235

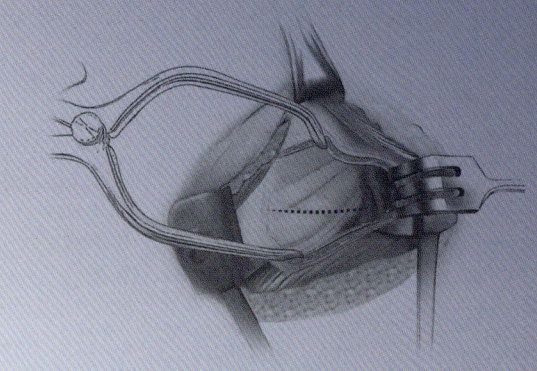

第 I 部分 肘

第1章　肘关节外翻伸直过载综合征

Danica Davies Vance, Frank J. Alexander, Christopher S. Ahmad

病因

竞技运动员反复做过顶高速投掷动作会在肘关节局部产生独特的应力，1959年，Bennett首次报道这种应力会导致肘关节外翻伸直过载综合征（Valgus Extension Overload，VEO）。高速投掷时肘关节局部产生3个主要的应力：内侧出现张力，外侧出现压力，肘后侧出现剪切力。1969年，King等首次以"肘内侧应力综合征"为名称描述了类似的三联损伤，即肘内侧软组织功能不全、后内侧撞击和外侧间室软骨软化。1983年，Wilson等推断，在投掷动作的加速期鹰嘴在鹰嘴窝内产生楔入效应是形成VEO的重要机制。这些都是早期的发病机制探讨，后来的研究进一步阐释了其发病原因。

过顶投掷动作中肘关节迅速伸直和外翻产生的应力主要由关节、韧带和肌肉一起抵消。投掷动作激发晚期和加速早期肘关节外翻力矩可以达到64Nm。内侧副韧带前束（Medial Ulnar Collateral Ligament，MUCL）是对抗外翻应力的首要结构，因此最容易受伤。在肘关节完全伸直的过程中，骨性结构维持肘关节稳定的作用大于MUCL，因此在后间室导致肱尺关节后内侧产生剪切力。投掷加速期肘关节伸直产生的关节角度变化可以达到5000°/s。上肢在加速期产生的速度必须在随动期降下来，当靠肌肉的动态收缩不能有效控制肘关节降速时，在肘关节完全伸直时鹰嘴后内侧就会碰触后间室内侧骨皮质，因此外翻伸肘应力会伤及鹰嘴，即VEO。鹰嘴和鹰嘴窝之间的反复剪切应力会导致肱尺关节后内侧出现软骨软化和骨赘形成（图1-1）。有的运动员也可看到后内侧形成骨赘但并没有临床症状，而症状通常会在骨赘出现骨折并发展成不愈合时出现。

有多个学者专门就后内侧撞击和外翻稳定之间的关系做了生物力学研究。Ahmad等做的研究显示MUCL功能不全会导致后间室骨性结构间接触关系产生变化，由此导致

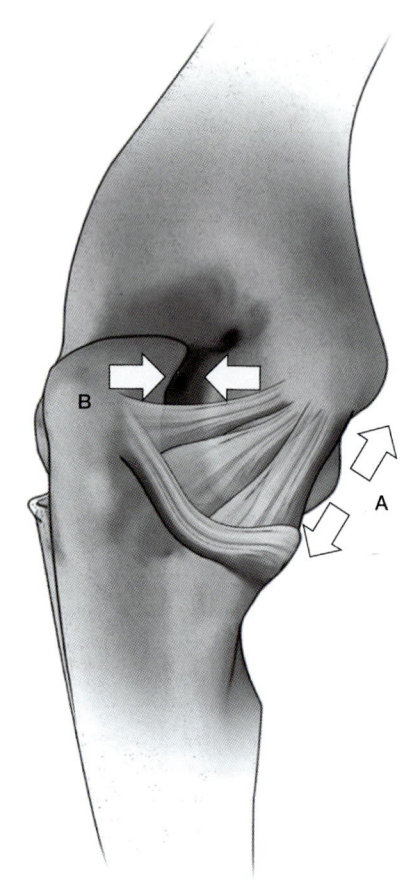

图1-1
肘外翻时肘后间室的尺骨鹰嘴要承受向内的剪切应力，如果有外翻松弛，这种应力会随之增加。A，韧带拉紧；B，后内侧接触并相互剪切

症状性软骨炎和骨赘形成，而出现这些情况就可以确诊为VEO。在临床上，当出现后内侧撞击并且表现为有症状的VEO时，即使没有不稳定表现，我们仍然要怀疑患者同时伴有肘外翻不稳定。

病史

患者一般都有频繁的过顶运动史。尽管VEO在棒球运动员最常见，但也有报道其他几项运动，比如标枪、足球、网球和曲棍球也会导致VEO。如果是单纯的后内侧撞击，疼痛多局限于鹰嘴内侧，而且多出现于投掷动作中出球后的减速期，在这一阶段肘关节处于即将完全伸直的状态。当加速期出现疼痛时提示并发有肘内侧不稳定。在后内侧撞击出现骨赘或游离体导致关节交锁时，患者会出现伸肘受限。其他主诉还包括比赛或训练中难以迅速达到状态、肘关节容易疲劳、肘关节出现较大弹响声；另外还可能有竞技状态受影响的表现，比如投丢球、投球速度和准确度下降。也可并发尺神经炎和尺神经半脱位，因此要检查第4指和第5指皮肤是否感觉麻木、异常。MUCL和尺神经损伤情况及其治疗前后的病史一定要采集完整。

专科检查

影像学检查有时可看到鹰嘴后内侧有骨赘，但未必会有撞击性疼痛。因此准确诊断症状性VEO一定要依靠病史和体格检查。触诊时鹰嘴后内侧一般会出现压痛和捻发音，主动伸肘时的终末活动度常受限。

怀疑VEO时，可以采用伸直撞击试验进行检查。检查者把患者部分屈曲的肘关节迅速甩直，如果出现和投掷时相似的肘后或后内疼痛，那么该试验即为阳性。在做这个试验的同时对肘关节施加外翻应力疼痛会加重，而施以内翻应力疼痛会减轻。

做臂杠杆试验时，患者肩关节前屈90°极度内旋，手放于检查者肩部，此时检查者向下拉尺骨鹰嘴，使肘关节在杠杆机制作用下完全被动伸直。有后内侧撞击时就会出现肘后疼痛。

投掷运动员肘内侧有疼痛时，为了评价MUCL情况，一定要对内侧进行直接触诊并做外翻应力试验检查。检查尺神经时要注意手部内在肌是否有肌力下降和萎缩、Tinel征以及尺神经是否有半脱位。

影像学检查

肘关节正侧位、斜位和轴位X线片可能会看到鹰嘴增生和游离体（图1-2）。Conway等曾报道后侧撞击位X线检查，此检查在怀疑外翻撞击综合征时可以辅助诊断（Conway AAOS 肘关节镜 ICL 2009），这种检查是改良的正位，做检查时患者肱骨处于40°外旋、肘关节处于140°屈曲。最后的影像学检查是CT扫描二维冠状面重建（图1-3）和三维重建（图1-4），三维重建可以整体显示形态改变、游离体和骨赘。磁共振成像（MRI）也有帮助，尤其是在MUCL出现问题时。MRI可看到骨软骨的破坏、滑膜褶皱、水肿和鹰嘴的早期应力性骨折。一般的MRI扫描序列即可以看到应力性骨折，确实怀疑有骨折时进行骨扫描检查也可以。

手术适应证和禁忌证

VEO多见于投掷运动员，非投掷运动员很少发病。初始保守治疗方式包括改变活动方式，休息并不再做投掷动作，关节内注射激素和应用非甾体类抗炎药（NSAIDs）。要仔细分析患者的投掷过程，任何可能导致损伤的不规范动作一定要通

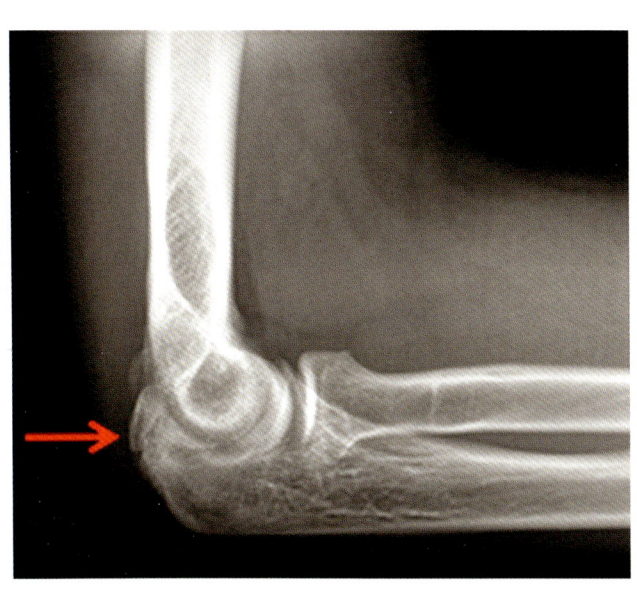

图1-2
肘关节侧位X线片可见鹰嘴后侧骨赘（红色箭头）

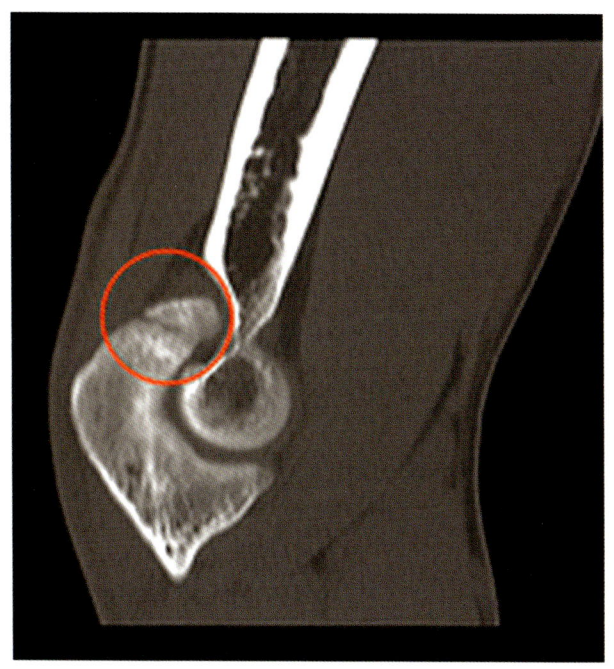

图1-3
CT矢状位扫描清晰显示鹰嘴后侧骨赘

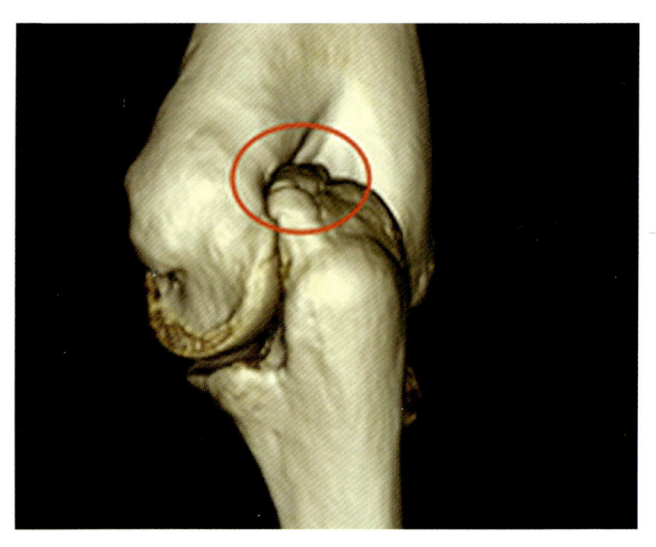

图1-4
三维重建可显示整体形态和骨赘具体位置

过合适的指导予以纠正。经过一段时间的休息后，可以在经验丰富的理疗师和运动训练师直接监督下稳步地开始训练。保守治疗无效并且要求恢复正常竞技状态的运动员可以考虑手术治疗。

有学者报道25%的专业棒球运动员行尺骨鹰嘴清理手术后出现外翻不稳定，并且最终需要再行MUCL重建治疗。之后进行的基础研究显示鹰嘴切除过多，肘关节在承受外翻应力时会更加依赖MUCL，而且外翻不稳定会加重。这些研究认为后内侧减压可能会导致MUCL功能不全，因此现在的主张是对鹰嘴仅做有限切除，要避免切及鹰嘴的正常部分。尸体研究发现MUCL功能不全会引起后内侧间隙骨与骨的接触面发生改变，这些改变会导致软骨增生和骨赘形成，并出现临床症状，最终发展为我们之前所描述的VEO综合征。另外，在并发有MUCL损伤时，骨赘反而可能有维持肘关节稳定的作用，那么切除骨赘就可能把一个无症状的MUCL损伤转化为有疼痛症状的MUCL损伤。总之，肘后内侧疼痛要全面检查MUCL，不能过度切除后内侧骨赘。

手术技术

麻醉方式有多种，可以选择局麻、全麻或者联合麻醉。局麻优点是有利于术后镇痛，减轻术后恶心、呕吐，有利于体位摆放；缺点是不能在术后即刻全面检查术侧肢体神经情况。全麻优点是可以提供整体肌肉松弛，可选择包括俯卧位在内的更多手术体位，手术结束可以查看神经情况；缺点是较高的术后恶心、呕吐风险，术后疼痛加

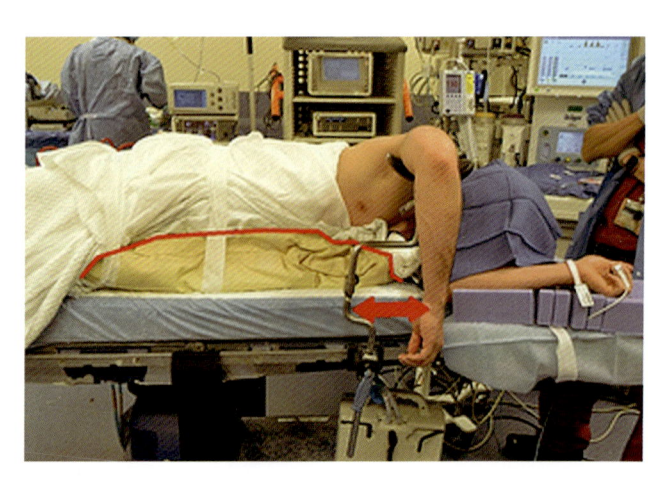

图1-5
侧卧位，肩关节前屈90°置于支架上，由此可以保证做肘内侧操作时肘和胸部之间有足够操作空间。前臂可以自由屈伸。患者身下的垫子位置要合适（注意红线），不要和手术器械相互干扰

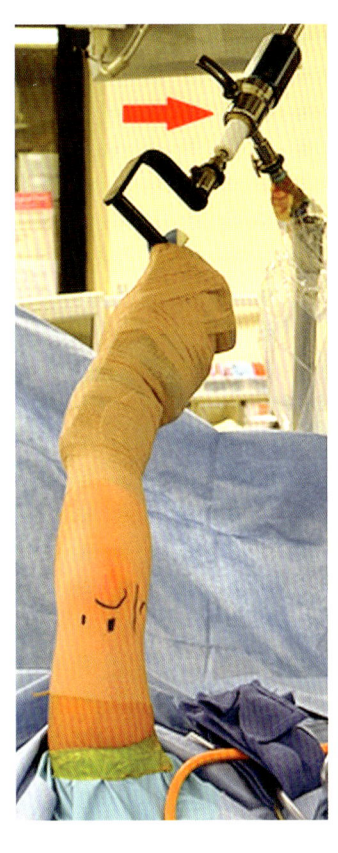

图1-6
如同时行切开操作时要变换肢体的体位，一个多关节可活动的肢体固定装置固定在手术床对侧（红箭头），跨过手术床悬吊固定术侧肢体

剧，术后复苏区留置时间更长。

侧卧位时肩关节前屈90°、肘关节屈曲90°，上肢使用支撑装置固定（图1-5）。消毒上肢并包裹，术中可以灵活操作以利于建立关节镜通道。术中患者体下可垫小布袋作为固定。对侧腋窝下方要垫一个腋卷支撑胸部，同时可以保护臂丛神经。如果要采用尺神经转位或者MUCL重建等切开手术时，最好用仰卧位，将Spider肢体固定装置固定在手术床对侧，跨过手术床悬吊固定术侧上肢。在这种情况下，可以先做镜下操作再行切开操作（图1-6）。

上臂前屈90°，前屈不足时躯干会干扰肘关节尺侧的操作。上肢支撑固定装置要靠近腋窝，这样可以方便前间室的操作。侧卧位的优点是易于摆放肘关节，前后间室操作都容易，不需要其他的附加设备，比如液压驱动的上肢固定装置；缺点是在转换为MUCL重建或者尺神经转位等切开术式时需要重新摆放体位，肥胖患者采用侧卧位的入路建立也比较受限。

入路

手术第一步是标记包括骨性标志、入路、尺神经走行和预定切除骨赘在内的所有体表相关解剖标志（图1-7和图1-8）。自后外侧软组织穿刺点（位于肱骨外上髁、桡骨头和尺骨鹰嘴之间）注射10~15 mL生理盐水扩张肘关节。

首先建立近端前外侧入路作为观察入路，检查前间室软骨损伤情况、游离体、滑膜炎和滑膜褶皱情况，此入路位于内上髁上2 cm、骨间膜偏前1 cm左右。前臂内侧皮神经走行距此入路平均2.3 mm，因此其损伤风险最高。尺神经走行距此入路平均12~23 mm。对于有尺神经半脱位或之前曾做过尺神经转位的患者，在建立此入路之前一定要显露或明确尺神经的位置。

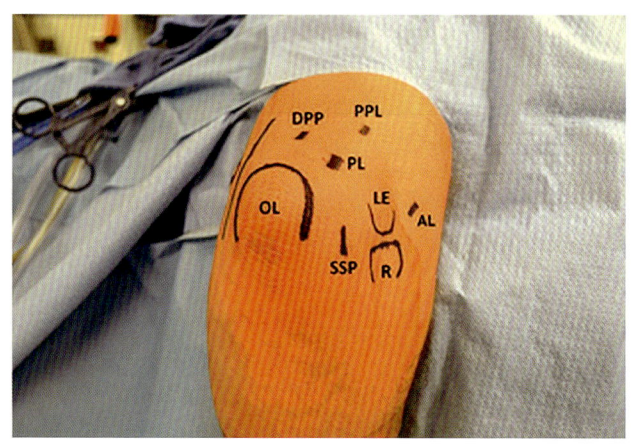 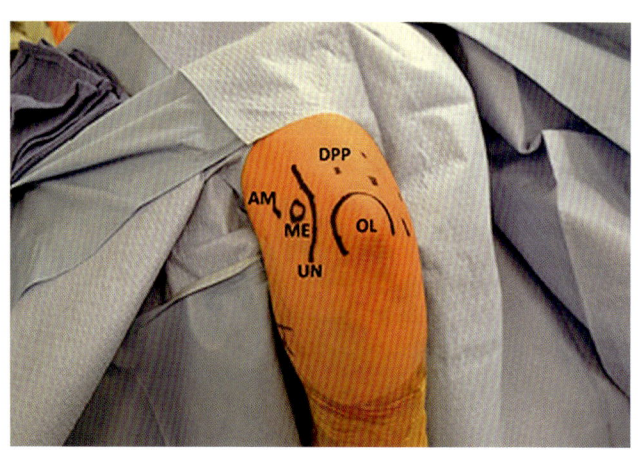

图1-7
肘关节后外侧。OL，鹰嘴；R，桡骨头；LE，外上髁；SSP，软组织穿刺点；DDP，后正中入路；PL，后外侧入路；PPL，近端后外侧入路；AL，辅助入路

图1-8
肘关节后内侧。DDP，后正中入路；AM，前内侧入路；OL，鹰嘴；UN，尺神经；ME，内上髁

建立近端前外侧入路作为前间室清理的操作入路，此入路位于外上髁近端2 cm，在直视下此入路正对肱骨前表面。前臂后侧皮神经距此入路平均距离6.1 mm，但紧贴此入路的可能性也高达29%。

处理VEO后内侧撞击的初始入路包括高位后外侧入路和后正中入路。后外侧入路可以位于从鹰嘴尖到肱三头肌腱外缘后外侧沟近端3 cm的任何位置。做后内侧清理时我们倾向于把此入路做在鹰嘴尖近端1 cm处，在建立此入路时肘关节要屈曲30°使肱三头肌放松，后侧这个入路周围是范围最大的安全区之一。此入路提供了极佳的后间室视野，对清理鹰嘴窝和鹰嘴尖很有效，必要时也可用于清理外侧沟。

后正中入路位于尺骨鹰嘴尖近端3 cm肱三头肌腱中线上，此入路是处理VEO的主要入路，可以用来清理鹰嘴后内侧骨赘、取出游离体和处理所有后间室软骨损伤。软组织穿刺点位于外上髁、鹰嘴尖和桡骨头所围成的三角区的中心，可以用来扩张肘关节腔，清理后外侧滑膜褶皱和处理肱骨小头剥脱性骨软骨炎（Osteochondritis Dissecans，OCD）。

手术步骤

麻醉成功后患者摆放合适体位，消毒铺巾。标记所有骨性解剖标志、可能用到的入路、尺神经走行和计划处理的鹰嘴骨赘位置。每个入路点注射1~2 mL局麻药，橡胶绷带驱血后止血带止血。

采用18号针头自外侧的软组织穿刺点注入60 mL生理盐水，扩张肘关节（图1-9）。关节扩张后更容易置入套管针，但更重要的是关节扩张将血管神经结构推离骨面降低了损伤风险。手术从前间室镜检开始，第一步用11号刀片在近端内侧入路部位建立一个表浅切口，为避免损伤血管神经结构，要用钝性钳子扩张分离深部组织。钝性套管针紧贴肱骨前缘朝向肱桡关节方向插入前间室（图1-10）。

前间室镜检查包括探查游离体，对关节软骨和滑膜情况彻底检查。查看前侧肱桡关节主要是检查肱骨小头和桡骨头的骨软骨损伤情况。检查冠状突尖和冠突窝情况，之后查看滑车关节面是否有软骨损伤。有被动活动受限时要查看前关节囊是否有增厚

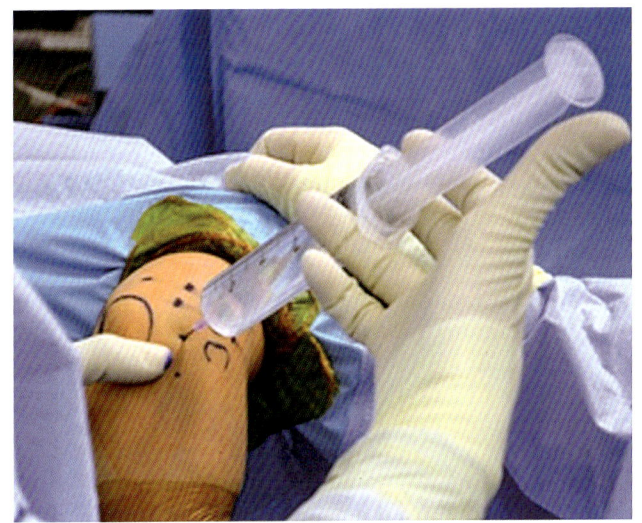

图1-9
用60 mL注射器和18号针头进行自软组织穿刺点注水扩张关节

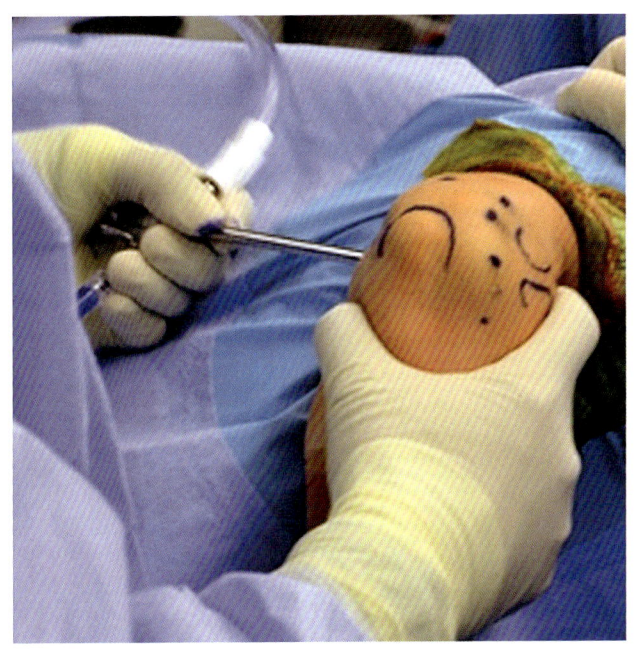

图1-10
钝性套管针和关节镜镜壳自前内侧入路穿入关节，穿刺时要固定住关节

和挛缩。要注意桡神经贴着前关节囊走行，为了避免医源性神经损伤，在这个区域做清理时要从辅助入路插入一个拉钩装置，比如用交换棒作为拉钩来保护神经组织，吸引器吸引时要采用最小的负压，刨刀口要背向关节囊。可以在镜下用外翻应力试验查看MUCL情况。做外翻应力试验操作时，关节镜镜头要自近端外侧入路插入查看内侧间室情况。冠状突和内侧滑车之间的间隙超过3 mm即可确认MUCL功能不全。

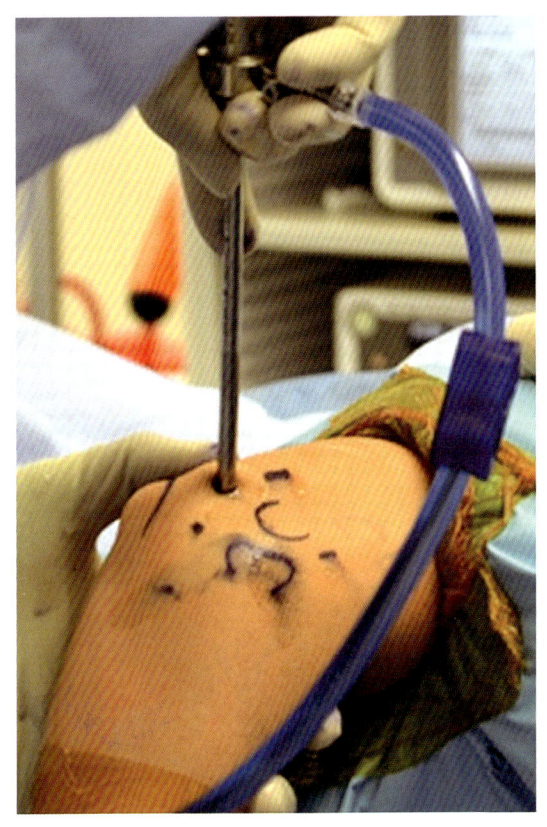

图1-11
建立后外侧入路

前间室镜检查后在屈肘30°位建立后外侧入路（图1-11）。建立后正中入路作为操作入路。诊断性镜检查看鹰嘴后内侧骨赘情况、外侧沟是否有游离体和软骨软化。滑膜褶皱、纤维组织和其他软组织妨碍视野时可以用电刀或刨刀予以清除，我们偏好用直径3.5 mm无齿刨刀。肱桡关节后侧也可以通过后外侧入路查看。

骨赘骨折通过后外侧入路置入镜头确认，骨赘可能会被软组织包绕，可以从后正中入路置入探钩或者刨刀进行软组织清理即可看清楚。骨赘可以从后正中入路置入1个小骨刀或骨剥进行游离（图1-12）。鹰嘴也可以用磨钻或刨刀进行进一步的修整成形（图1-13）。通常鹰嘴窝也会有骨赘，可以一并清理。可以用组织抓钳取出骨赘或者用磨钻剔除骨赘，去除骨赘后可以更清晰地观察肱骨远端软骨面，直视和骨赘相对冲的软骨损伤（图1-14）。呈片状的软骨剥脱应该清理掉，必要时可以对骨面进行微骨折或打孔处理。以2~3 mm间距做微骨折可以让骨内髓质释放并靠愈合反应诱导纤维软骨形成（图1-15）。鹰嘴窝成形（图1-16）后可以在术中拍侧位片评估骨赘剔除是否足够。一定要注意位于后内侧沟走行于关节囊浅面的尺神经，在这个区域不要用电刀处理关节囊，用刨刀时也不要开负压。

对鹰嘴骨折的剔除要适可而止，不要剔除正常骨质。当视野不好时有可能不能确认骨赘清理是否足够，此时可以尽量多地剔除肱骨侧骨质。后内侧鹰嘴骨赘剔除过多会加重肘外翻，由此会进一步拉紧MUCL。

完成镜下操作后，从后侧通道引流关节内残余液体，所有入路用4-0尼龙线简单间断缝合。如果需要做MUCL重建或者尺神经转位，可以把患者上肢从蜘蛛臂放下后开始切开操作。MUCL重建技术在第2章有详细描述。

术后康复

术后肘关节加压包扎并保持上肢悬吊。术后第二天即可更换敷料，可以淋浴但切口要保持干燥。悬吊带仅是为了提高患者的术后舒适度，因此使用1周即可。术后尽早开始进行肘关节主动屈伸锻炼，重点是恢复屈伸力量，锻炼肩袖和肩周肌群的力量，以避免恢复投掷训练后出现肩部损伤。术后6周开始投掷训练并逐渐加大强度，增强式训练和神经肌肉协调性训练也要同时进行。一般术后3~4个月可以重返赛场，但前提是患者肘关节活动度和力量已经恢复正常，在做应力试验时也没有疼痛或压痛。

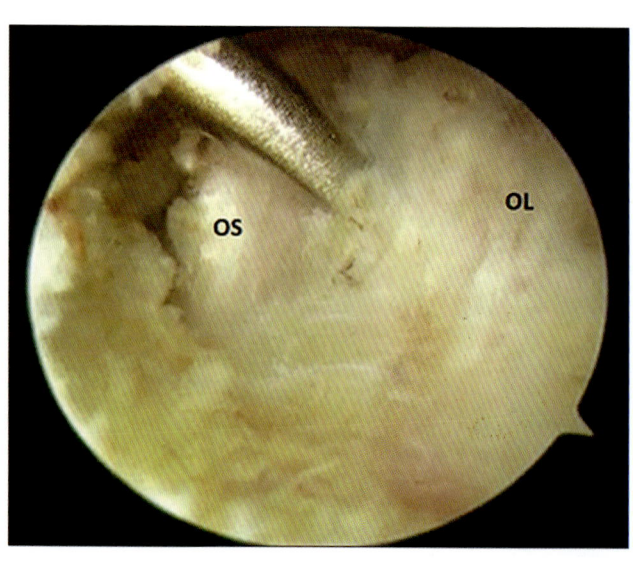

图1-12

骨刀处即是鹰嘴尖骨赘。OS，骨赘；OL，鹰嘴

第1章 肘关节外翻伸直过载综合征

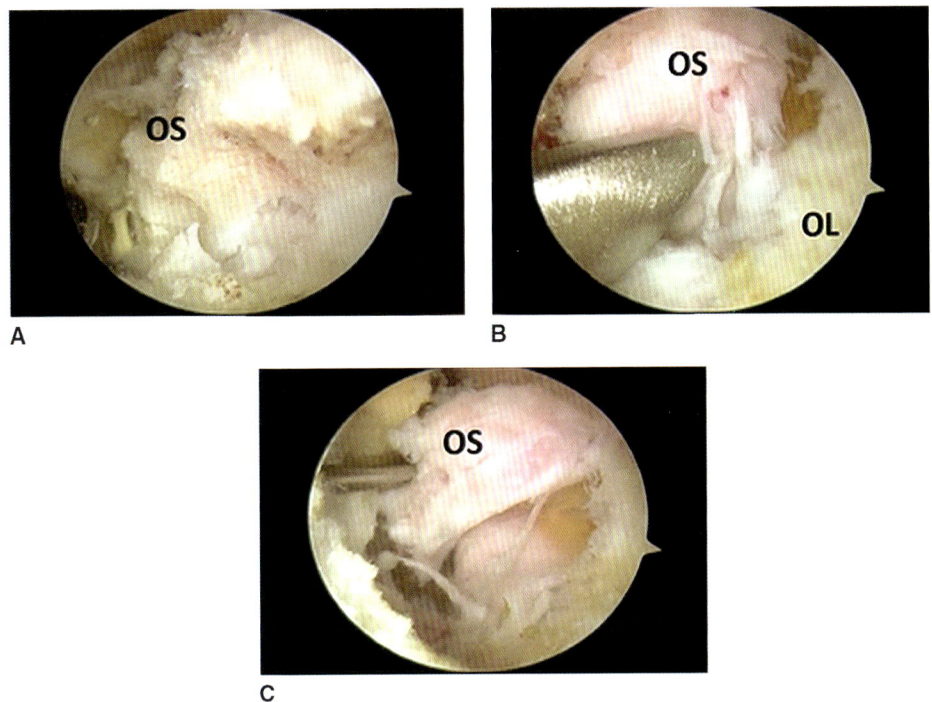

图1-13
使用电刀（A）和骨剥（B，C）将骨赘的主要骨块从周围软组织和正常鹰嘴中剥离出来。OS，骨赘；OL，鹰嘴

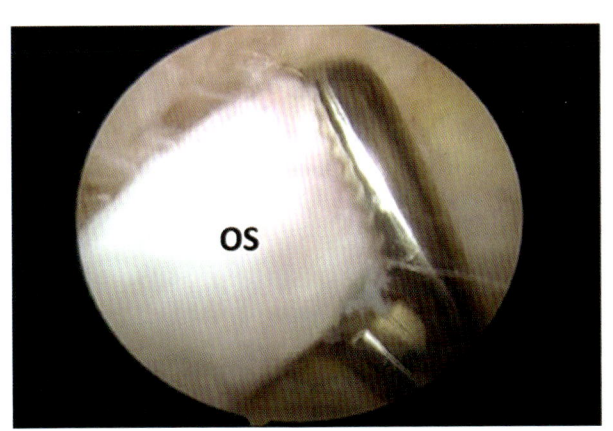

图1-14
摘除骨赘。OS，骨赘

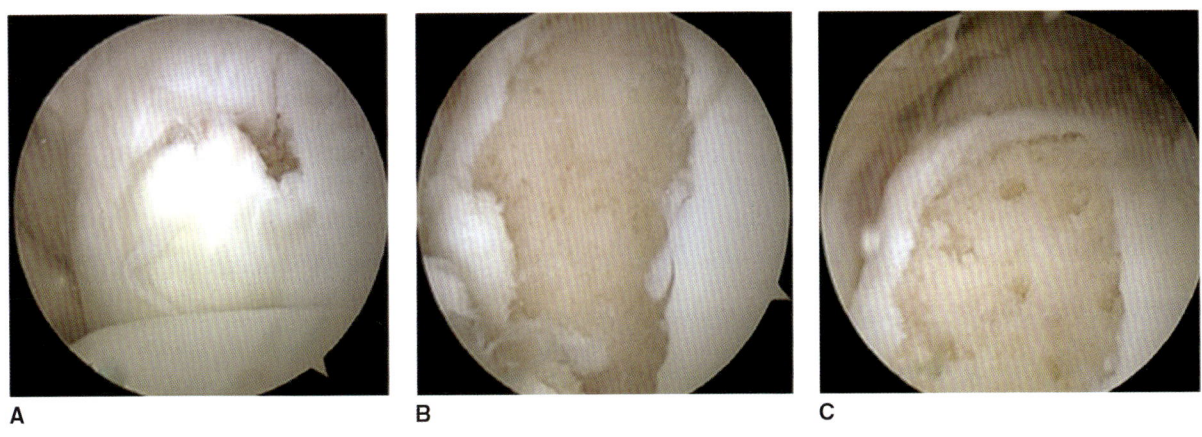

图1-15
软骨损伤部位清理并微骨折处理。（A）不稳定的软骨损伤。（B）松动的软骨片清理之后。（C）微骨折之后

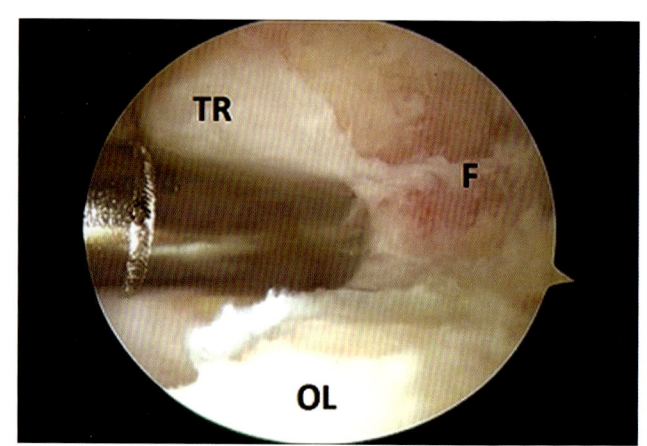

图1-16
鹰嘴窝成形以恢复正常形态。OL，鹰嘴；TR，滑车；F，鹰嘴窝

结果

随着关节镜设备的持续发展，以及对入路定位及其周围血管神经解剖位置的深入了解，肘关节镜已经成为治疗投掷运动员肘关节病变的一种可靠、安全、有效的方法。游离体取出、骨赘清理等多种镜下操作已经用于投掷运动员VEO和OCD的治疗，其优良疗效也多次见诸报道。

Wilson等报道了5例保守治疗无效转为切开骨赘清理的病例，所有患者术后均重返赛场并且打满了一个赛季，随访时间为8~20个月。Andrews和Timmerman报道了72例专业棒球运动员切开或镜下处理的病例，其中65%的患者有鹰嘴后内侧骨赘，鹰嘴清理病例中41%的患者需要再次手术，有25%的患者最终发展为外翻不稳定并且需要重建MUCL，通过这一组病例可以看出，初始治疗很容易忽略对MUCL功能不全本身的处理，而单单专注于处理其继发的骨赘问题，由此导致最终疗效不佳。

Reddy等报道了一组187例肘关节镜病例，后侧撞击最常见（51%），另外有31%的病例有游离体，22%的病例有关节退变，全组平均Figgie评分从27.7分提高到45.4分，疼痛评分的提高最显著。结果为优的病例占比51%、良占比36%、可占比11%，4%的病例结果为差。这组病例中有55例为棒球运动员，其中的47例（85%）恢复了之前的竞技水平，并发症发生率为1.6%。

2016年Park等回顾了一组青少年棒球运动员VEO病例，所有病例采用了单纯镜下鹰嘴尖切除或阶梯治疗，即先行鹰嘴尖切除，2周后再行MUCL重建。本组所有病例中有85%重返赛场，两种治疗方法之间对比显示术后2年单纯镜下操作病例的疗效要优于阶梯治疗的病例。

并发症

对神经血管结构要深入了解，在建立入路、做关节囊和其周围结构操作时要避免损伤这些结构，以此为基础，肘关节镜手术已经发展为日益安全的手术，但神经损伤的风险仍然是存在的，尤其是肘关节镜经验不足的医生。

神经损伤是肘关节镜最灾难性的并发症。损伤方式有多种，建立入路时手术刀从皮肤刺入直接划伤神经、置入套管时直接撕裂神经、刨削刀清理过度时刨到神经、磨钻直接把神经卷进去，这些都有可能。其他原因还可能有局部持续渗出激惹、局麻时直接穿刺到神经并把药注射到神经上、套管或器械直接挤压到神经。如上所述，有些文献中所描述的部分入路其血管神经损伤风险可能是高于其他入路的，因此为了降低神经血管损伤风险，我们选择了上面所描述的入路，建立入路时仅仅刺穿皮肤，深部组织的分离采用直钳、用钝头的鞘芯穿刺关节、使用拉钩，尤其是在尺神经周围操作时要使用拉钩。

必须要明确的是，肘关节镜技术本身就有关节镜或者骨科手术操作的固有风险，这些风险包括感染、关节软骨损伤、滑液渗出瘘管形成、操作器械断在关节内、止血带损伤等。最终结果也取决于患者的依从性，因为这一点对术后康复极其重要，如果不能遵从医嘱严格地进行术后锻炼，很可能造成手术失败或术后出现肘关节僵硬。

VEO行鹰嘴清理本身的并发症包括漏诊MUCL损伤和鹰嘴切除过多。前面我们已经提到了潜在MUCL损伤有可能在镜下清理后出现症状，仅仅清理骨赘而不要清理到正常鹰嘴非常重要，剔除正常部分的鹰嘴会增加肘关节外翻角度，肘关节外翻时会加大MUCL的张力，进一步加重MUCL的损伤。我们建议在术前一定要告知患者后内侧减压可能会继发MUCL损伤并出现相关症状，另外在肘管周围操作时要注意避免损伤尺神经。软组织拉钩的应用极其重要，尤其是在内侧沟操作时应用拉钩可以保护尺神经。

参考文献

[1] Bennett GE. Elbow and shoulder lesions of baseball players. Am J Surg. 1959;98:484–492.

[2] King J, Brelsford HJ, Tullos HS. Analysis of the pitching arm of the professional baseball pitcher. Clin Orthop Relat Res. 1969;67:116–123.

[3] Wilson FD, Andrews JR, Blackburn TA, et al. Valgus extension overload in the pitching elbow. Am J Sports Med. 1983;11(2):83–88.

[4] Morrey BF, An KN. Articular and ligamentous contributions to the stability of the elbow joint. Am J Sports Med. 1983;11(5):315–319.

[5] Pappas AM, Zawacki RM, Sullivan TJ. Biomechanics of baseball pitching. A preliminary report. Am J Sports Med. 1985;13(4):216–222.

[6] O'Driscoll SW. Valgus extension overload and plica. In: Levine WN, ed. The Athlete's Elbow. Rosemont, IL: American Academy of Orthopaedic Surgeons; 2008:71–83.

[7] Ahmad CS, Park MC, Elattrache NS. Elbow medial ulnar collateral ligament insufficiency alters posteromedial olecranon contact. Am J Sports Med. 2004;32(7):1607–1612.

[8] Kamineni S, ElAttrache NS, O'Driscoll SW, et al. Medial collateral ligament strain with partial posteromedial olecranon resection. A biomechanical study. J Bone Joint Surg Am. 2004;86-A(11):2424–2430.

[9] Kamineni S, Hirahara H, Pomianowski S, et al. Partial posteromedial olecranon resection: a kinematic study. J Bone Joint Surg Am. 2003;85-A(6):1005–1011.

[10] Conway JE, Jobe FW, Glousman RE, et al. Medial instability of the elbow in throwing athletes. Treatment by repair or reconstruction of the ulnar collateral ligament. J Bone Joint Surg Am. 1992;74(1):67–83.

[11] Field LD, Altchek DW, Warren RF, et al. Arthroscopic anatomy of the lateral elbow: a comparison of three portals. Arthroscopy. 1994;10(6):602–607.

[12] Stothers K, Day B, Regan WR. Arthroscopy of the elbow: anatomy, portal sites, and a description of the proximal lateral portal. Arthroscopy. 1995;11(4):449–457.

[13] Field LD, Altchek DW. Evaluation of the arthroscopic valgus instability test of the elbow. Am J Sports Med. 1996;24(2):177–181.

[14] Andrews JR, Carson WG. Arthroscopy of the elbow. Arthroscopy. 1985;1(2):97–107.

[15] O'Driscoll SW, Morrey BF. Arthroscopy of the elbow. Diagnostic and therapeutic benefits and hazards. J Bone Joint Surg Am. 1992;74(1):84–94.

[16] Andrews JR, Timmerman, LA. Outcome of elbow surgery in professional baseball players. Am J Sports Med. 1995;23(4):407–413.

[17] Reddy AS, Kvitne RS, Yocum LA, et al. Arthroscopy of the elbow: a long-term clinical review. Arthroscopy. 2000;16(6):588–594.

[18] Park JY, Yoo HY, Chung SW, et al. Valgus extension overload syndrome in adolescent baseball players: clinical characteristics and surgical outcomes. J Shoulder Elbow Surg. 2016;25(12):2048–2056.

[19] Haapaniemi T, Berggren, M, Adolfsson L. Complete transection of the median and radial nerves during arthroscopic release of post-traumatic elbow contracture. Arthroscopy. 1999;15(7):784–787.

[20] Thomas MA, Fast A, Shapiro D. Radial nerve damage as a complication of elbow arthroscopy. Clin Orthop Relat Res. 1987;215:130–131.

[21] Walcott GD, Savoie FH, Field LD. Arthroscopy of the elbow: setup, portals, and diagnostic technique. In: Altcheck DW, Andrews JR, eds. The Athlete's Elbow. Philadelphia, PA: Lippincott Williams & Wilkins; 2001:249–273.

第2章 尺侧副韧带重建术

Ekaterina Urch

概述

过顶投掷运动员的肘内侧结构常要承受过高的应力，在投掷过程中肘关节处于屈肘位时，抵消外翻应力的结构主要是内侧副韧带（Ulnar Collateral Ligament，UCL）前束。UCL损伤曾经被视为终结棒球投手职业生涯的一种疾病，Frank Jobe医生于1974年发明了肘关节UCL重建术式，此术式也常被称为Tommy John手术。Tommy John手术的发明已经帮助无数运动员获得重返赛场的机会，其疗效甚至可以使运动员达到受伤前的竞技水平。

自从Frank Jobe医生发明Tommy John术式以来，虽然有很多不同的术式被报道，但其首要目标很明确，即恢复过顶投掷运动员肘关节内侧结构的稳定性。内侧副韧带功能不全可以通过自体游离肌腱移植固定在张力同心点以获得修复，按照Frank Jobe医生自己的说法，"目标是把一片好的胶原按照正确的方向摆放"。

适应证

保守治疗失败或者韧带完全断裂的运动员，如果希望迅速恢复到受伤前的竞技状态，都可以接受手术治疗。既有文献显示韧带撕裂后直接修复的效果明显不如重建，而也有研究报道新鲜的内侧副韧带撕裂直接修复也是可以的，尤其对于比较年轻又非专业运动员的患者。最近，Dugas报道了采用缝线锚钉加强缝合软组织的一种修复方式，这种术式可以获得和标准重建术式一样的生物力学强度。尽管临床报道疗效不一，但对于内侧韧带完全撕裂的高水平投掷运动员，直接修复也不失为一种选择。被诊断为内侧副韧带损伤的患者有年轻化的趋势，因此直接修复的比例有可能在未来的10年会有所增长。陈旧性损伤导致的内侧副韧带功能不全仍然要考虑取同侧掌长肌腱进行韧带重建，股薄肌腱或对侧掌长肌腱也可作为备选。

禁忌证

有些运动员虽然有内侧副韧带损伤，但可以对肘外翻动作进行自我限制，因此并没有临床症状，这种情况禁忌进行内侧副韧带重建术。当患者不再从事投掷运动时同样禁忌行内侧副韧带重建术。非投掷类运动员或者对肘关节要求较低的运动员的内侧副韧带损伤可以通过保守治疗获得满意疗效，例如足球运动员。另外，如果患者不能或者不愿进行术后高强度康复锻炼，那么同样也不适合进行内侧副韧带重建术。

即使运动员肘内侧有疼痛症状，如果年龄较小，这属于相对禁忌证，年轻运动员骨骼系统尚未发育成熟，尺侧副韧带附着点非常贴近内上髁的骨骺，因此其损伤常常会涉及内上髁。有明显肱尺关节炎或肱桡关节炎的患者，在进行内侧副韧带重建前一定要告知其关节炎的疼痛症状术后很可能持续存在甚至加重。

术前准备

诊断内侧副韧带功能不全导致肘关节外翻不稳定，一定要有详细的病史和认真的体格检查，影像学检查在诊断中有很高的辅助价值，但不能单靠影像学检查就决定进一步的治疗措施。

病史

肘关节投掷损伤多出现于投掷过程中肘关节迅速伸直的加速阶段，在这个阶段，较高的外翻应力被快速的肘部伸展所抵消。因此如果反复地做投掷动作，那么运动员在激发期末段和加速期出现肘内侧疼痛就比较容易理解了。在详细询问病史时也可能会发现该患者曾在投球时肘内侧突然出现过剧痛，或者曾突然出现"啪"的清脆响声，以至于不能继续做投掷动作。运动员也可能会提到自己是在做某次强力投掷动作之后出现的剧烈疼痛，之后肘内侧出现慢性疼痛，持续不能缓解，投球也受到影响，投球速度难以达到受伤前的75%甚至50%。投球速度、精度和持久度的改变提示患者有肘内侧不稳定，而这些重要的细节变化只有通过详细询问病史才能发现。最后要注意检查是否有尺神经分布区的感觉异常和神经根症状，这些情况也都要记录在病历里。

体格检查

全面的体格检查包括活动度和骨性突起的触诊，尤其是内侧副韧带和屈曲旋前肌群附着点的检查、前臂和跨肘关节肌群肌力的检查。内侧副韧带和屈曲旋前肌群压痛提示局部有炎症。腕关节抗阻屈曲和前臂抗阻旋前时出现疼痛，或者屈曲旋前肌群起点周围触诊有缺失，这些都提示屈曲旋前肌群的肌肉可能有损伤，而不是内侧副韧带不稳定。可以进一步通过压颞骨试验来确定屈曲旋前肌群损伤，让患者用自己的拇指、中指和食指用力压同侧头部的颞骨，如果出现肘内侧疼痛则试验为阳性，提示有肌肉损伤。术前要确认掌长肌腱是否缺失，因为这关系到手术方案的制订（图2-1）。

包括屈肘25°~30°、前臂极度旋后位进行的外翻应力试验在内，外翻不稳定有多种方法进行检查。挤奶征（Milking Maneuver）是内侧副韧带损伤检查中敏感度较高的一个试验，操作时运动员双肘和双肩均屈曲90°并在身前相互交叉，下方一侧的手部握住上方一侧的拇指，向外侧牵拉以施加外翻应力，上方一侧的肘内侧出现疼痛时检查为阳性，提示内侧副韧带损伤。弹回试验（Bounce Home Test）可用于评价肘后侧撞击和外翻伸直过载，嘱患者反复快速地屈曲和完全伸直肘关节，快速连续地重复该动作，在肘部伸展时产生挥鞭的效果。肘后出现疼痛提示尺骨鹰嘴后内侧有骨赘或者鹰嘴窝有增生，这些导致了后间室撞击。

所有患者都要详细检查神经血管情况，尤其是尺神经的感觉和运动情况。触诊范

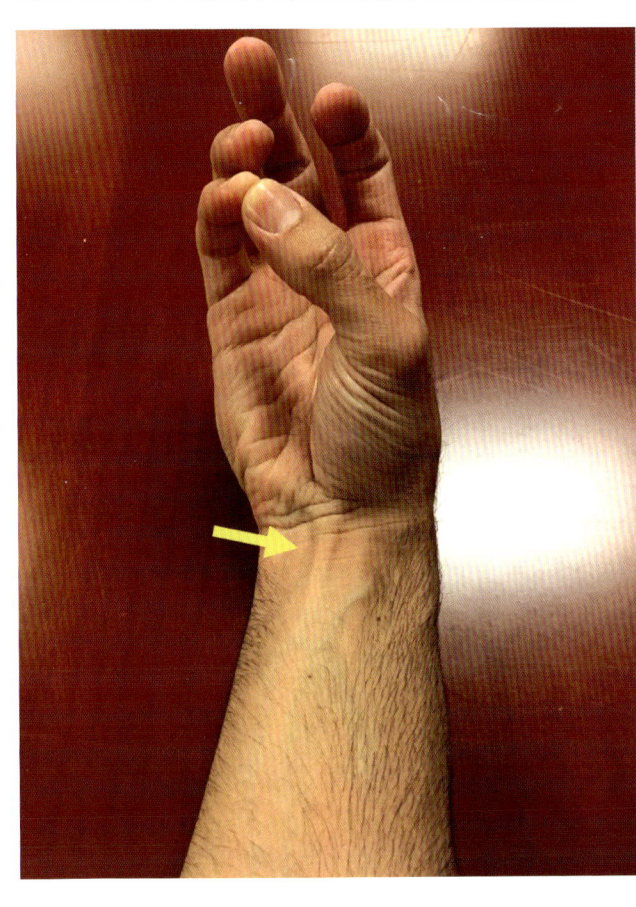

图2-1
检查掌长肌腱：前臂旋后，腕关节中立位，拇指和小指相对并向掌中线内收。腕中间桡侧腕屈肌尺侧的高突条索状结构即为掌长肌腱（黄色箭头）

围包括内上髁的上下，可以在肘屈曲时将尺神经轻轻向前压，判断尺神经是否会从肘尺管滑到内上髁前方出现前向半脱位。检查肘尺管是否有Tinel征。有41%的内侧副韧带功能不全的过顶投掷运动员会并发尺神经症状。肘内侧间隙反复张开、后内侧骨赘的压迫都会导致尺神经分布区感觉异常，这也会影响到运动员的竞技水平。如果有尺神经炎的临床证据，一定要在术前进行肌电图（EMG）检查。

影像学检查

每名患者都要进行正侧位、斜位和肘尺管位X线检查，确认是否有关节炎、内侧副韧带骨性撕脱、韧带本身钙化和形成骨刺，后内侧和关节边缘是否有骨赘形成。关节间隙和健侧对比差别如果超过0.5mm则提示内侧副韧带完全或重度损伤。有研究报道投掷运动员的肘内侧间隙可有适应性轻度张开，这种情况就降低了应力位X线检查确诊内侧副韧带损伤的可信度。患者肘内侧有松弛，即使X线检查也提示内侧间隙张开，如果并没有疼痛和不稳定，同样不适合进行手术干预。

磁共振成像（MRI）在确认软组织解剖关系和损伤的结构方面有优势。冠状位脂肪抑制T2加权像如果显示内侧副韧带有高信号异常，比如出现变薄或轮廓冗余但又没有明显失去连续性，这种情况提示内侧副韧带重度撕裂。另外，MRI可以帮助确认其他病变，比如关节内游离体、骨软骨损伤、屈曲旋前肌群水肿。有文献报道即使不使用造影剂，MRI一样可以判断内侧副韧带完全撕裂；而传统观点认为非造影MRI判断内侧副韧带部分损伤的敏感度只有14%。虽然MRI技术持续进步，但现在造影MRI仍然是检查内侧副韧带损伤的金标准。

造影剂渗入到韧带内部或者周围，韧带松弛或呈褶皱状、纤维连续性中断，以及冠状位MRI显示Tinel征，这些均是判断内侧副韧带部分撕裂的重要征象。造影剂进入关节后会沿着关节间隙分布，当深部出现撕裂，而表浅的部分未完全撕裂时，造影剂会沿着皮质分布到高耸结节。需要注意的是，内侧副韧带即使没有问题也可看到造影剂沿着其走行向远端分布，一般可延伸到距离尺骨侧关节面远端2.8 mm。

动态超声检查作为辅助手段已逐渐流行，并且对判断UCL损伤已经表现出较高的可信度。经验丰富的超声医生判断韧带增厚、钙化、肘外翻内侧间隙张开等异常表现很容易。外翻应力位超声检查判断UCL损伤的敏感度高达96%、特异度高达81%。如果联合应力位超声检查，那么MRI确定UCL撕裂的敏感度会从74%增加到92%，特异度从90%增加到100%。很明显，超声检查是判断UCL损伤的良好辅助手段，但需要强调的是超声的准确性受限于超声和肘外翻试验操作者的专业水平。

手术技术

患者取仰卧位，患肢置于侧台。不要进行臂丛神经阻滞，要直接插管全麻，因为术后要第一时间准确判断尺神经情况。采用非消毒止血带，要注意止血带尽量向上臂近端放置。

以内上髁为中点，从肱骨内侧肌间隔近端至高耸结节远端2cm处做一长10 cm弧形切口（图2-2）。用脑膜剪分离皮下组织。注意辨识并保护前臂内侧皮神经分支。在内上髁近端确认内侧肌间隔，将肌群向前侧牵拉显露内上髁前侧骨皮质。确认内上髁顶点后用电刀标记UCL附着点的中心位置。尺骨侧确认高耸结节后向远端沿内上髁和高耸结节连线纵向切开屈曲旋前肌群表面的筋膜（图2-3）。用一把小骨剥钝性劈开深部肌纤维，显露下方的UCL。在这个部位尺神经走行于UCL的后缘，用手术刀或小骨剥将尺神经与UCL表面小心分离，游离尺神经前缘（图2-4），这样在显露高耸结节的整个韧带附着区时可以安全地牵拉开尺神经。如果有尺神经卡压症状，要对神经做彻底松解并转位。

确认高耸结节中心并用电刀标记，尺骨内缘沿高耸结节向远端延伸，是一个可以用手明确感触到的结构，可以靠这个内缘确认高耸结节中心点。沿高耸结节和UCL的

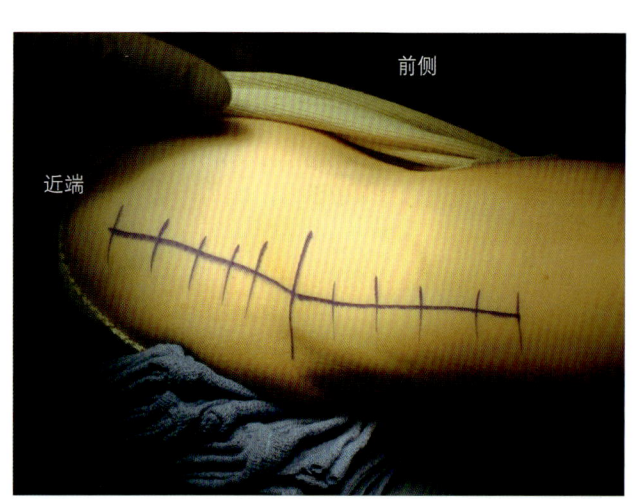

图2-2
手术切口以内侧上髁为中心，从可触及的肌间隔近端至前臂高耸结节远端2cm处。对于肌肉发达的患者，可能需要延长切口以获得最佳暴露

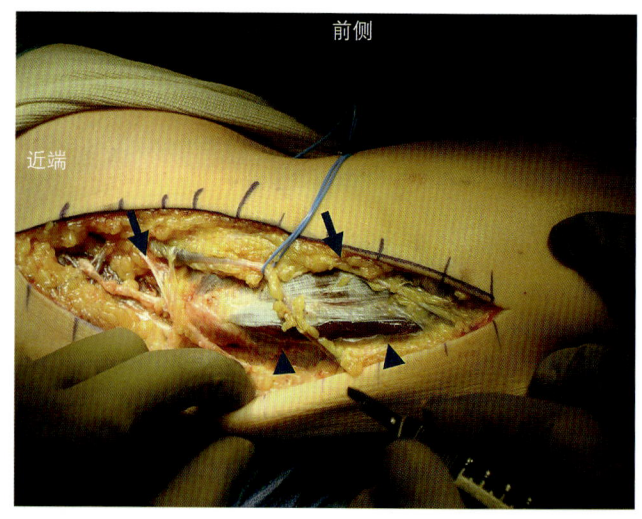

图2-3
在分离软组织过程中，注意保护前臂内侧皮神经（MABC）的分支（箭头）。覆盖屈曲旋前肌群的后1/3筋膜被纵向切开（三角）

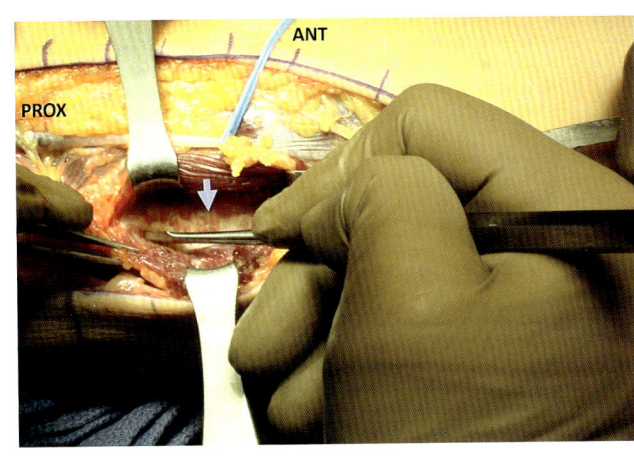

图2-4
尺神经走行于尺侧副韧带的后缘（箭头），用小骨剥将尺神经与UCL分离。ANT，前侧；PROX，近端

肱骨侧附着点纵向切开UCL，显露肱尺关节（图20-5）。韧带的尺骨侧和肱骨侧附着点要完整保留，外翻肘关节确认内侧稳定性，内侧副韧带功能不全时内侧关节间隙会张开。交叉角成55°的V型导向器放置于高耸结节中心，并且距离关节面至少5 mm以上。钻的方向稍偏远端以远离关节面，使用3.5 mm直径限深钻头在高耸结节的前后打两个相交的隧道。V型导向器在两个隧道之间预设了一个宽度为6.6 mm的骨桥。用一把小刮匙贯通两个骨道（图2-6）。

使用4.5 mm直径的钻头在肱骨侧UCL解剖切迹部位打入深15 mm建立肱骨侧主骨道。主骨道方向向近端指向内侧肌间隔在内上髁的附着点。要注意避免贯穿内上髁的背侧皮质（图2-7A、B）。为了能够容纳3束移植肌腱，用一个大的直型刮匙将主骨道扩大到5 mm直径。使用可调节的C型导向器在内上髁近端打两个和主骨道连接的穿出骨道，C型导向器卡定的一侧头端放置于肱骨侧主骨道内，另外要打钻的一侧沿髁上嵴定位于内上髁近端。使用3.5 mm直径的钻头做第一个和主骨道连接的穿出骨道（图2-7C）。劈开旋前圆肌后向前调整C型导向器方向，使用2.0 mm直径的钻头建立前侧第二个和主骨道连接的穿出骨道（图2-7D），一定要在两个穿出骨道间保留8~10 mm宽度的骨桥。

冲洗切口后开始取肌腱。最好取同侧掌长肌腱，如果同侧掌长肌腱缺失也可以取对侧掌长肌腱或者股薄肌腱。

术前在患者清醒时通过直视和触诊来确认掌长肌腱。在腕远侧横纹行2 cm横向切

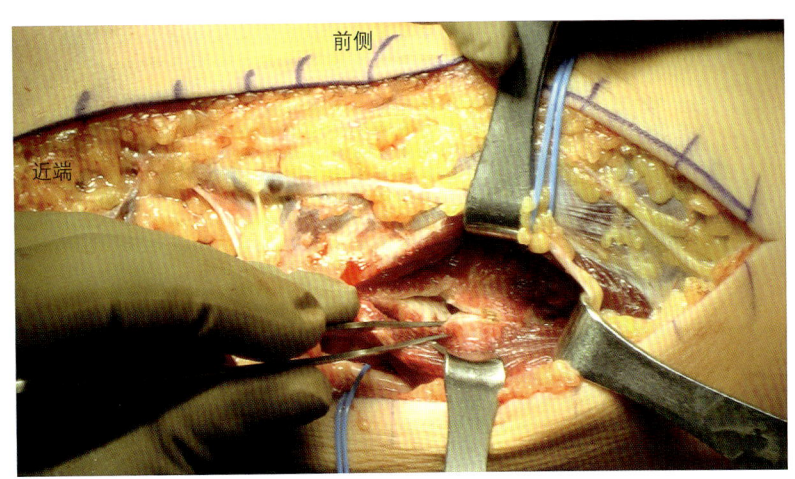

图2-5
沿高耸结节和附着点连线纵向切开UCL，显露肱尺关节

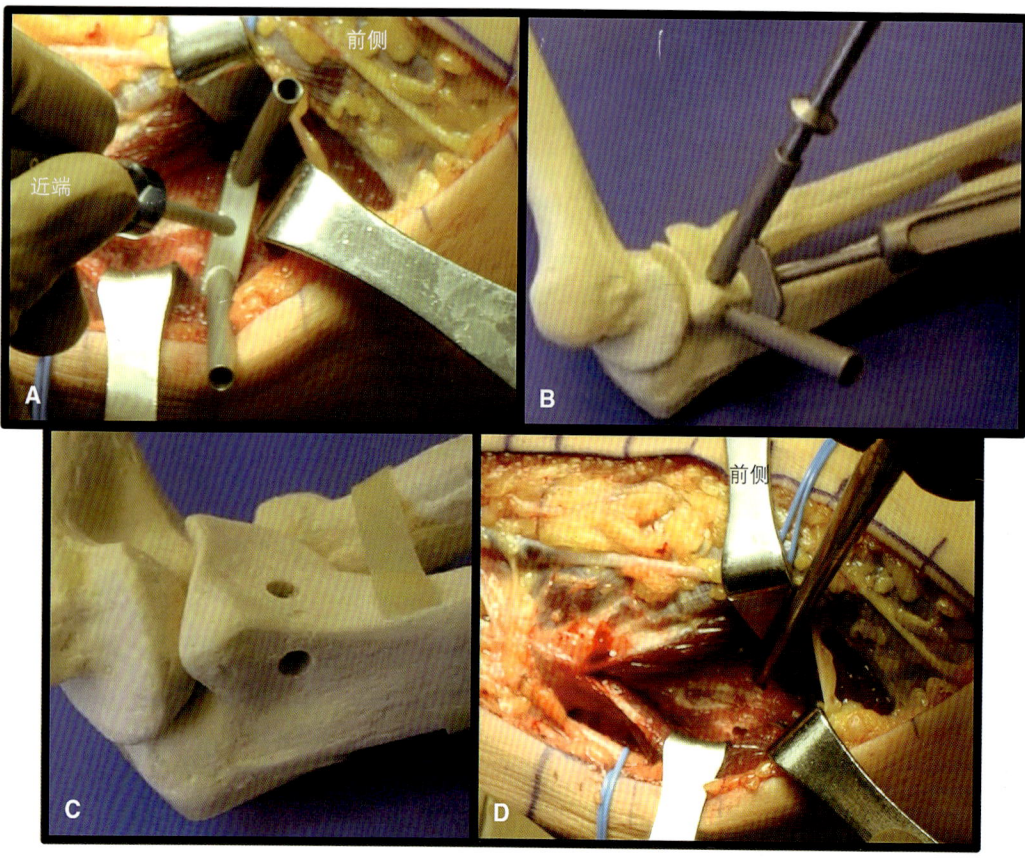

图2-6
在高耸结节的中心远端用55° V型导向器钻两个连接的骨道（A，B）；用小刮匙贯通两个骨道（C，D）

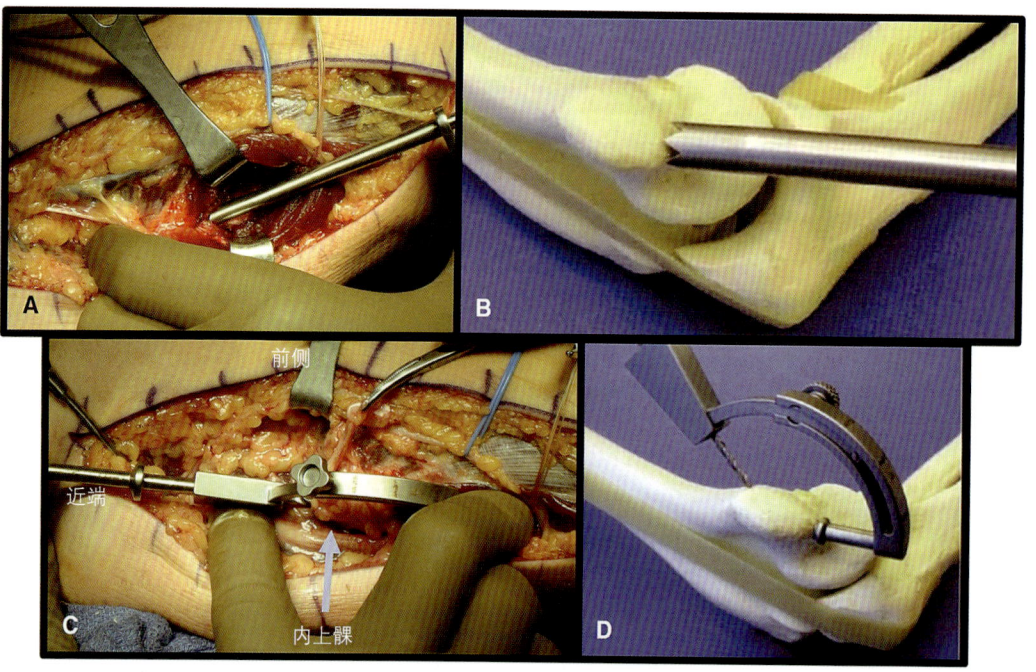

图2-7
（A）用固定深度为15 mm、直径4.5 mm的钻头在内上髁打主骨道。（B）骨道方向和内上髁最高点一致，注意避免打穿后侧皮质。（C）用C型导向器在髁上嵴打一个3.5 mm直径的穿出骨道。（D）偏前的穿出骨道使用2 mm直径的钻头建立

口，确认肌腱后使用血管钳进行游离。使肌腱处于牵张状态，在近端7.5 cm处做第二个横向2 cm长度切口，以同样方式在近端15 cm处腱腹交接部位做第三个横向切口。要在近端的切口内直视到肌腱，以保证从腱腹交接部位到远端切口之间所取肌腱的完整性（图2-8）。在远端切口切断肌腱，向近端从各切口拉出，直至从腱腹交接部位的切口拉出肌腱。肌腱游离端用0号不可吸收线编织，取肌腱前要确认所取肌腱的长度一定不能短于15 cm。

肌腱编织端自后向前穿过尺骨上的骨道。可以用一个一端带环的装置帮助过腱（图2-9A）。肌腱编织端纳入肱骨侧主骨道后编织线尾端从前侧2.0 mm的穿出骨道穿出，这构成了重建后的UCL前束的前支。

移植肌腱的后支向近端拉向内上髁，在超过肱骨侧主骨道入口1 cm处进行标记（图2-9B），这保证了移植肌腱有1 cm长度可以纳入内上髁，再多留5 mm的长度做牵张预留长度。将移植肌腱反复环转几次，以确认标记在了正确的旋转同心点。在标记处缝线编织并留置，另外一端游离旷置，缝线穿过主骨道入口并从3.5 mm的穿出骨道穿出，缝线拉紧将肌腱完全拉入主骨道后另外的游离旷置端即形成了反折，这样就形成了3束肌腱移植（图2-9C）。

肘关节保持在屈曲60°，前臂旋转中立位避免任何外翻应力，移植肌腱的两端纳入骨道，拉紧肌腱。检查同心点后将两支缝线打结、捆绑在内上髁骨桥上。再次活动肘关节确认肌腱移植固定于同心点。如果要避免移植肌腱张力下降，可以在移植肌腱的前后支之间用可吸收缝线做"8"字缝合。最后后支反折回来形成的游离支一端用缝线编织，自后向前从尺骨侧隧道穿过后和前支缝在一起，不仅加强了后侧支的强度，同时完成了3束重建（图2-10）。

如果UCL残余组织仍足够，被纵向劈开的UCL可以叠加缝合、覆盖在移植肌腱表面，构成一个整体。也可以将整个移植结构用0号不可吸收缝线绑、扎3道（图2-11）。冲洗切口后用可吸收缝线间断缝合，屈曲旋前肌筋膜，切口采用常规方式缝合。在患者麻醉苏醒前将肘关节用支具固定于屈曲75°位前臂旋转中立位，7~10天拆线后即可停止制动。

经验和教训

表浅软组织显露时要小心分离，注意辨识和保护前臂内侧皮神经的分支，这些结构的损伤会导致麻木、疼痛和形成神经瘤。

取掌长肌腱时可能会误取正中神经，最常见的原因是：①术前没有确认掌长肌是

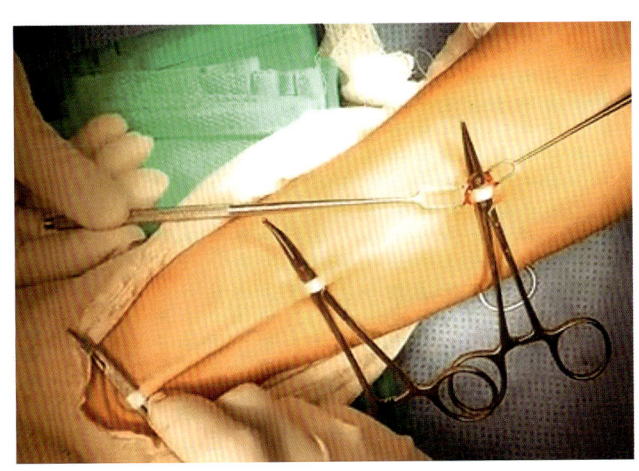

图2-8
用3个2 cm长的切口取掌长肌腱，切取肌腱之前一定要逐次从3个切口拉出肌腱，以保证从近端的腱腹交接部位到远端的掌长肌筋膜之间所切取肌腱的完整性

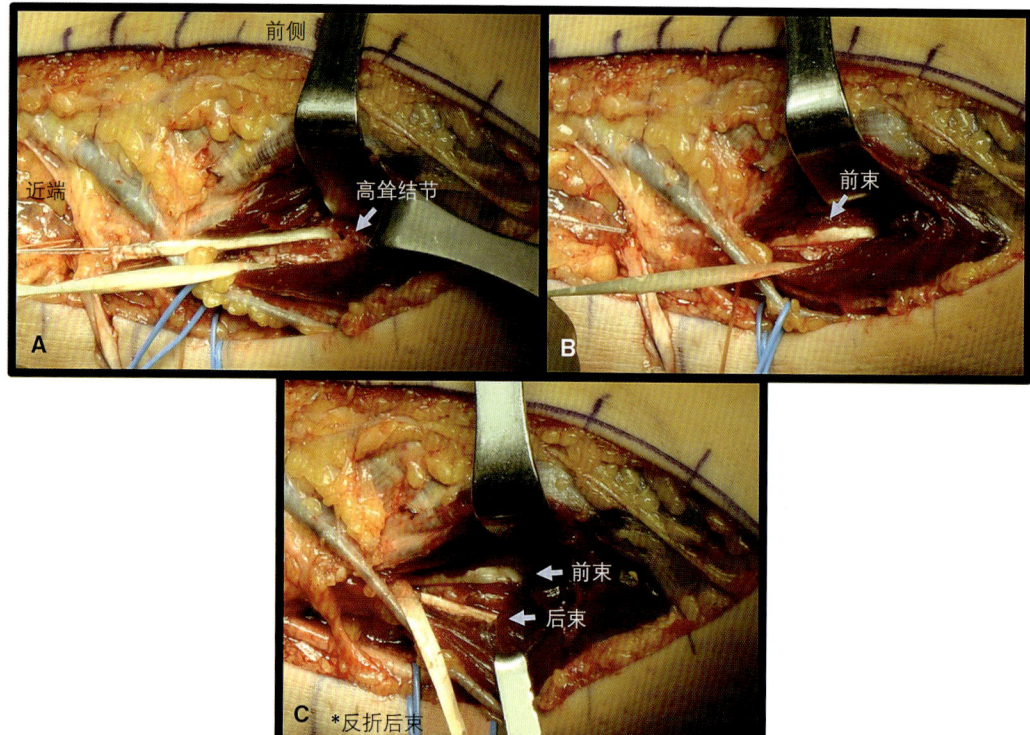

图2-9

（A）肌腱从后向前穿过尺骨上的骨道。（B）前支纳入肱骨侧主骨道作为重建韧带的前支。后支缝合编织后纳入主骨道，缝线出内上髁的穿出骨道形成重建韧带的后支。（C）反折后的部分固定于远端形成第三支即3束结构重建

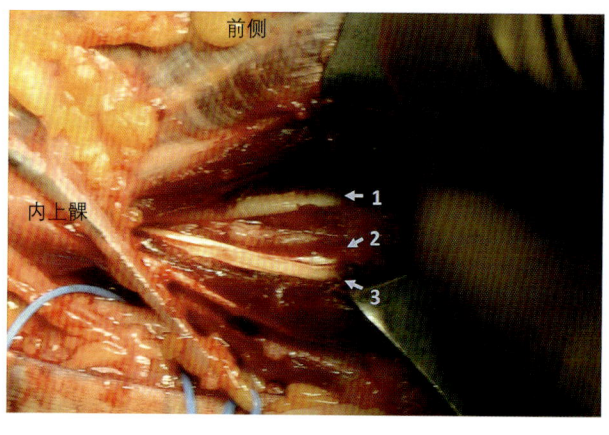

图2-10

肱骨侧的前后缝线相互打结固定于内上髁骨桥以固定移植肌腱；后支的反折支末端编织，再次自后向前穿过尺骨上的骨道，并和前支缝合在一起，即完成了3束结构重建的固定

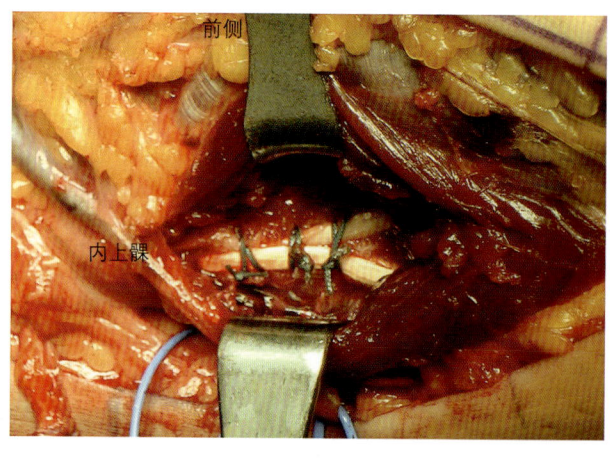

图2-11

最后对3束肌腱做3次环扎，进一步加大重建结构的张力

否缺失；②采用单一切口取腱。采用3个切口取腱有利于在最终切取前辨识肌腱，可以降低取腱风险。肌肉发达的患者在取腱完成后应该缝合近端掌长肌表面的筋膜，这样可以避免形成肌疝，术后出现有症状的肌疝可能需要二次手术处理。

尺骨内缘位置恒定，可以作为UCL在高耸结节等距附着点的标志，对于骨性结构已经出现变化的翻修病例这一点尤有帮助。确认等距点之后，在建立骨道时要注意尺骨的关节面是呈弧形凹陷的，方向直接垂直于骨面或者距离关节太近可能会打穿关节面。另外，无论尺骨侧还是肱骨侧的骨道建立，一定要注意骨道出口间的骨桥要保留足够宽度，骨桥宽度不足可能会导致固定失效。尺骨侧骨桥要保留6~7 mm的宽度，肱骨侧骨桥要保留8~10 mm的宽度。

翻修病例或者内上髁固定缝线破坏了骨桥时，要尽量少打骨道以避免骨折（图2-12），这时肱骨侧的固定可以用纽扣板，纽扣板固定也适用于因肌肉过于发达或者前侧覆盖有静脉丛导致难以显露内上髁前侧的病例。

术后康复

术后康复不是所有患者都要统一，而是要考虑个体差异。通常，可以将重建术后1年恢复到受伤前的竞技水平作为康复目标。

在术后早期肩腕关节就可以进行正常幅度的主动活动，同时可以加强手部抓握练习。去除制动后肘关节可以进行屈伸锻炼，术后4~6周肘关节活动度应该能恢复正常，此时可以开始轻度对抗性锻炼以加强肘和腕的力量。

4个月之内都要避免任何有外翻应力的对抗性训练，全身训练计划要强调核心肌群的力量锻炼、心肺功能训练，且不要忽视肩胛带肌群和肩袖的力量锻炼。以上这些锻炼要在术后早期就开始（切记避免外翻应力），要贯穿患者整个康复过程始终。

如果患者在术后3~4个月时肘关节活动度已经完全恢复正常，没有疼痛和肿胀，那么就可以开始做简单的投掷性训练。术后4~6个月时投掷性训练和正常训练可以交替进行。如果按照正常训练计划进行，没有出现肘关节的肿胀和不适，那么基本上每2~3周就可以看到在投掷距离上的进步。术后7~8个月可以在监控下以50%的投球速度进行训

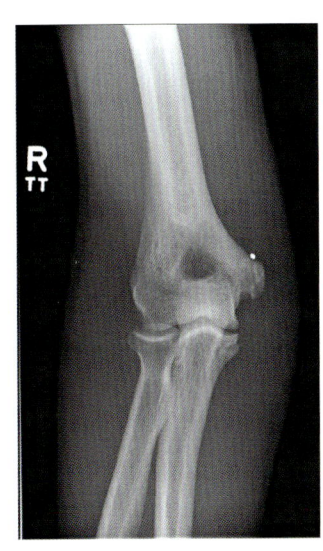
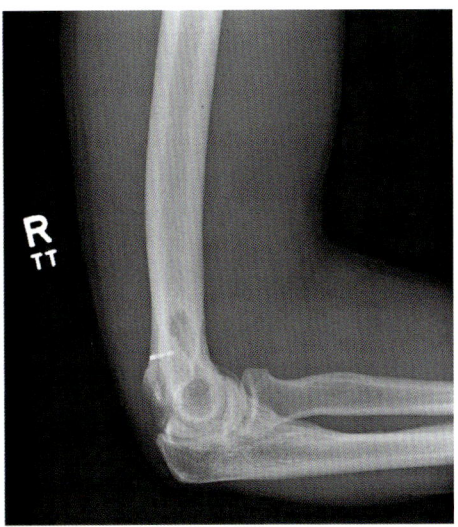

图2-12
UCL重建翻修病例术后X线片，用纽扣固定以保护内上髁骨性结构完整性

练。投球姿态的正确在这一阶段很重要，而且这一点是贯穿康复锻炼始终的。术后8~9个月在投手球的投球速度可提高到正常的70%。

康复训练的最后2~3个月要专注于正确投球体态的训练和整体状况的调整。投手要在准备区内逐渐增加投掷强度以最终达到正常的竞技状态。如果术后12个月运动员肩肘活动度、上肢力量和身体稳定性完全恢复正常，做投掷动作时没有疼痛，就可以重返赛场了。节奏感、本体感觉和精确度的最终恢复可能还要几个月时间。专业投手恢复术前的竞技状态可能需要18个月以上，而场上其他位置的运动员和从事其他过顶运动的运动员的康复会更快一些。

并发症

UCL重建最常见并发症是尺神经麻痹，一般术后几个月可以恢复。据报道其发生率达16%，但这主要和采用了尺神经前置这种陈旧的术式有关。通过对包括进坞（Docking）技术在内的多种技术的研究发现，术中如果少干扰尺神经，那么术后麻痹发生率就会显著下降。只有在尺神经症状持续不见好转或肘后间室有其他异常时才可以考虑在肘管局部进行神经松解。其他并发症还包括内上髁撕脱性骨折、切口感染和关节僵硬，但这些都很少见。

结果

Conway等首先对UCL重建的远期疗效进行了报道，其优良率高达80%，包括专业运动员在内的56例重建患者中有38例可以恢复至受伤前的水平。过去几十年中对UCL损伤初次重建疗效的报道也显示这种术式疗效很好。近期一项743例患者的大样本疗效研究显示，UCL重建术后83%的患者可以恢复到术前甚至超过术前的竞技水平，平均术后恢复时间是11.6个月。有报道显示采用进坞技术的患者中有90%疗效都可以定为优，和采用改良Frank Jobe术式相比，这种术式重返赛场的概率有增加的趋势。DANE TJ改良术式的疗效也很好，86%的运动员都恢复了受伤前的竞技水平。

最新文献报道专业运动员的UCL重建翻修率3.9%~15%不等。翻修的主要因素是显露困难、解剖变异、高并发症发生率等。尽管初次UCL重建手术疗效不错，但文献报道翻修术后重返赛场的概率明显较低，仅有33%~65%，而且并发症发生率高达40%。

总结

手术技术推陈出新，和移植物相关的并发症发生率也会持续降低。自1974年Jobe医生做第一例UCL重建以来，这种术式的疗效一直很好的。因此，当专业过顶运动员出现UCL功能不全又要求重返赛场时，UCL重建仍然是首选。

致谢

本章节的编写建立在Neal S. ElAttrache医生在本书第1版内容基础之上。

参考文献

[1] Werner SL, Fleisig GS, Dillman CJ, et al. Biomechanics of the elbow during baseball pitching. J Orthop Sports Phys Ther. 1993;17(6):274–278.

[2] Davidson PA, Pink M, Perry J, et al. Functional anatomy of the flexor pronator muscle group in relation to the medial collateral ligament of the elbow. Am J Sports Med. 1995;23(2):245–250.

[3] Morrey BF, An KN. Articular and ligamentous contributions to the stability of the elbow joint. Am J Sports Med. 1983;11(5):315–319.

[4] Andrews JR, Timmerman LA. Outcome of elbow surgery in professional baseball players. Am J Sports Med. 1995;23(4):407–413.

[5] Cain EL Jr, Dugas JR, Wolf RS, et al. Elbow injuries in throwing athletes : a current concepts review. Am J Sports Med. 2003;31(4):621–635.

[6] Savoie FH III, Trenhaile SW, Roberts J, et al. Primary repair of ulnar collateral ligament injuries of the elbow in young athletes : a case series of injuries to the proximal and distal ends of the ligament. Am J Sports Med. 2008;36(6):1066–1072.

[7] Dugas JR. Ulnar collateral ligament repair : an old idea with a new wrinkle. Am J Orthop (Belle Mead, NJ). 2016;45(3):124–127.

[8] Dugas JR, Walters BL, Beason DP, et al. Biomechanical comparison of ulnar collateral ligament repair with internal bracing versus modified Jobe reconstruction. Am J Sports Med. 2016;44(3):735–741.

[9] Erickson BJ, Nwachukwu BU, Rosas S, et al. Trends in medial ulnar collateral ligament reconstruction in the United States : a retrospective review of a large private-payer database from 2007 to 2011. Am J Sports Med. 2015;43(7):1770–1774.

[10] Dodson CC, Slenker N, Cohen SB, et al. Ulnar collateral ligament injuries of the elbow in professional football quarterbacks. J Shoulder Elbow Surg. 2010;19(8):1276–1280.

[11] Wei AS, Khana S, Limpisvasti O, et al. Clinical and magnetic resonance imaging findings associated with Little League elbow. J Pediatr Orthop. 2010;30(7):715–719.

[12] Cain EL Jr, Dugas JR . History and examination of the thrower's elbow. Clin Sports Med. 2004;23(4):553–566, viii.

[13] Erickson BJ, Bach BR, Jr, Cohen MS, et al. Ulnar collateral ligament reconstruction : the rush experience. Orthop J Sports Med. 2016;4(1):2325967115626876.

[14] Thompson WH, Jobe FW, Yocum LA, et al. Ulnar collateral ligament reconstruction in athletes: muscle-splitting approach without transposition of the ulnar nerve. J Shoulder Elbow Surg. 2001;10(2):152–157.

[15] Rijke AM, Goitz HT, McCue FC, et al. Stress radiography of the medial elbow ligaments. Radiology. 1994;191(1):213–216.

[16] Ellenbecker TS, Mattalino AJ, Elam EA, et al. Medial elbow joint laxity in professional baseball pitchers. A bilateral comparison using stress radiography. Am J Sports Med. 1998;26(3):420–424.

[17] Fowler KA, Chung CB . Normal MR imaging anatomy of the elbow. Magn Reson Imaging Clin N Am. 2004;12(2):191–206, v.

[18] Timmerman LA, Andrews JR. Undersurface tear of the ulnar collateral ligament in baseball players. A newly recognized lesion. Am J Sports Med. 1994;22(1):33–36.

[19] Joyner PW, Bruce J, Hess R, et al. Magnetic resonance imaging-based classification for ulnar collateral ligament injuries of the elbow. J Shoulder Elbow Surg. 2016;25(10):1710–1716.

[20] Dugas JR, Ostrander RV, Cain EL, et al. Anatomy of the anterior bundle of the ulnar collateral ligament. J Shoulder Elbow Surg. 2007;16(5):657–660.

[21] Ciccotti MG, Atanda A Jr, Nazarian LN, et al. Stress sonography of the ulnar collateral ligament of the elbow in professional baseball pitchers : a 10-year study. Am J Sports Med. 2014;42(3):544–551.

[22] Roedl JB, Gonzalez FM, Zoga AC, et al. Potential utility of a combined approach with US and MR arthrography to image medial elbow pain in baseball players. Radiology. 2016;279(3):827–837.

[23] Jobe FW, Stark H, Lombardo SJ . Reconstruction of the ulnar collateral ligament in athletes. J Bone Joint Surg Am. 1986;68(8):1158–1163.

[24] Bruce JR, Andrews JR . Ulnar collateral ligament injuries in the throwing athlete. J Am Acad Orthop Surg. 2014;22(5):315–325.

[25] Cain EL Jr, Andrews JR, Dugas JR, et al. Outcome of ulnar collateral ligament reconstruction of the elbow in 1281 athletes: results in 743 athletes with minimum 2-year follow-up. Am J Sports Med. 2010;38(12):2426–2434.

[26] Bowers AL, Dines JS, Dines DM, et al. Elbow medial ulnar collateral ligament reconstruction: clinical relevance and

the docking technique. J Shoulder Elbow Surg. 2010;19(2 suppl):110–117.

[27] Conway JE, Jobe FW, Glousman RE, et al. Medial instability of the elbow in throwing athletes. Treatment by repair or reconstruction of the ulnar collateral ligament. J Bone Joint Surg Am. 1992;74(1):67–83.

[28] Watson JN, McQueen P, Hutchinson MR. A systematic review of ulnar collateral ligament reconstruction techniques. Am J Sports Med. 2014;42(10):2510–2516.

[29] Dines JS, ElAttrache NS, Conway JE, et al. Clinical outcomes of the DANE TJ technique to treat ulnar collateral ligament insufficiency of the elbow. Am J Sports Med. 2007;35(12):2039–2044.

[30] Erickson BJ, Gupta AK, Harris JD, et al. Rate of return to pitching and performance after Tommy John surgery in Major League Baseball pitchers. Am J Sports Med. 2014;42(3):536–543.

[31] Wilson AT, Pidgeon TS, Morrell NT, et al. Trends in revision elbow ulnar collateral ligament reconstruction in professional baseball pitchers. J Hand Surg [Am]. 2015;40(11):2249–2254.

[32] Dines JS, Yocum LA, Frank JB, et al. Revision surgery for failed elbow medial collateral ligament reconstruction. Am J Sports Med. 2008;36(6):1061–1065.

[33] Marshall NE, Keller RA, Lynch JR, et al. Pitching performance and longevity after revision ulnar collateral ligament reconstruction in Major League Baseball pitchers. Am J Sports Med. 2015;43(5):1051–1056.

第3章 后外侧旋转不稳

James B. Cowan, Russell Nord, Marc R. Safran

背景、解剖学和病因

肘关节后外侧旋转不稳（Posterolateral Rotatory Instability，PLRI）最早见于Osborne和Cottrell的描述，而O'Driscoll等于1991年进一步阐明并推广了其病理学和诊断。PLRI定义为桡骨近端从肱骨远端半脱位，从而导致桡骨头向后半脱位。这与桡骨头脱位不同，因为上尺桡关节保持完整。它也不同于急性肘关节脱位，因为PLRI描述的是慢性外侧旋转不稳定，而肘关节脱位时外侧结构（偶尔内侧结构）发生破坏。

肘关节外侧由4个结构支撑：外侧尺骨副韧带（Lateral Ulnar Collateral Ligament，LUCL）、桡侧副韧带（Radial Collateral Ligament，RCL）、环状韧带（Annular Ligament，AL）和副桡侧副韧带（Accessory Radial Collateral Ligament，ARCH）（图3-1）。LUCL起于肱骨外上髁，止于尺骨旋后肌结节和旋后肌嵴。RCL起于肱骨外上髁，止于环状韧带。AL起止均源于尺骨近端，包绕于桡骨近端。ARCH从环状韧带的下部延伸至尺骨旋后肌嵴。其他学者未能在尸体标本上发现分离的韧带结构，而是认为一个具有不同厚度的融合关节囊或"联合韧带"为肘关节外侧提供稳定性。上方的肌肉和下方的骨骼结构也同样有助于动态与静态的稳定性。

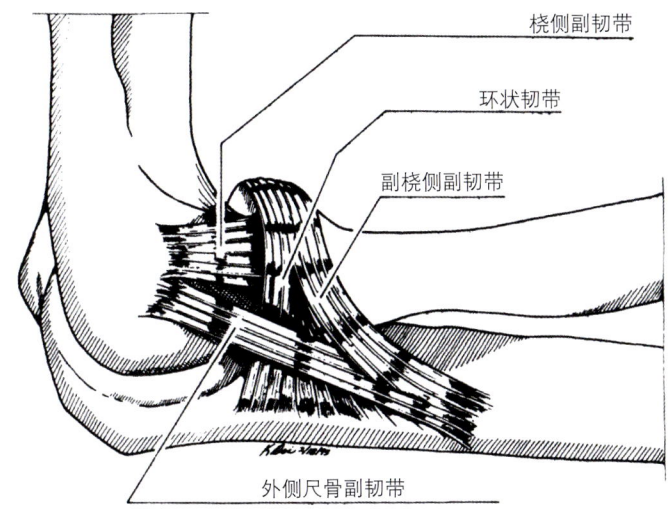

图3-1
肘外侧的韧带解剖。注意外侧尺骨副韧带、桡侧副韧带、环状韧带和副桡侧副韧带

O'Driscoll及其同事最初将LUCL作为导致PLRI的必需解剖病变。然而，因为RCL的重要性，以及覆在上面的伸肌总腱肌群也已显示出在肘关节外侧稳定性的重要作用，这个观点已经受到挑战。Seki等研究证明外侧韧带复合体通过一种Y形结构而发挥功能，前束破坏会导致内翻扭转时的显著松弛，而后束进一步中断则会导致完全不稳定。这表明孤立的远端RCL或LUCL损伤（Y的前臂和后臂）可能不会导致PLRI，而外上髁近端损伤（Y的基部）会破坏另外两臂的功能，从而导致PLRI。

创伤是PLRI的典型病因。PLRI是肘关节脱位或半脱位最常见的晚期后遗症，此时外侧结构被拉伸或撕裂且无法通过非手术治愈。一些其他创伤后的情况也能导致PLRI，比如儿童肱骨髁上骨折畸形愈合后肘内翻所导致的冠状面不稳或外侧结构逐渐拉伸。PLRI也可能是医源性的。已有文献描述在桡骨头切除中未能识别而损伤LUCL后，在3名中年女性病例中多次注射类固醇激素治疗外上髁炎后，以及过度积极的外上髁炎手术的后果。

诊断

PLRI的诊断可能难以描述。患者经常表现出模糊的症状，尽管他们可能会发现卡住、弹响、反复不稳或恐惧。例如，患者可能发现在转动汽车方向盘，前臂即将旋后时交锁或卡住。

PLRI诊断检查的金标准是轴移试验（图3-2）。但是，它的用途因在诊室无法麻醉

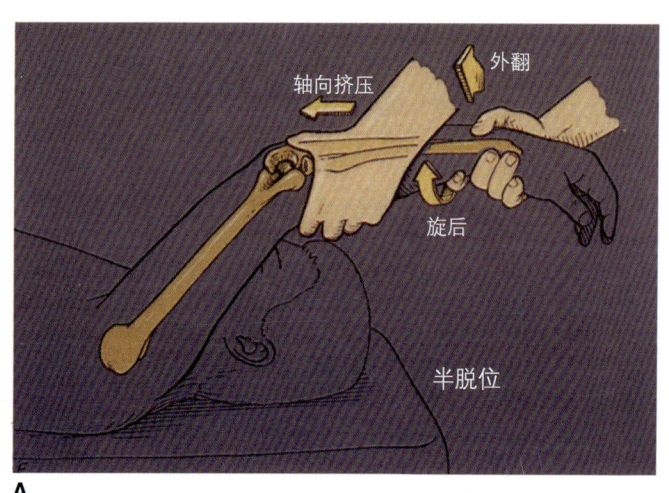

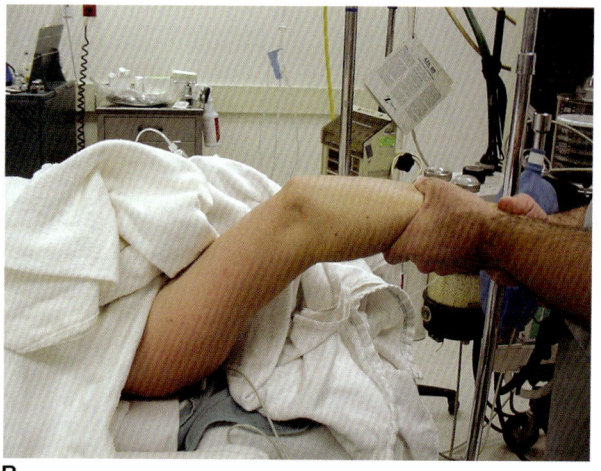

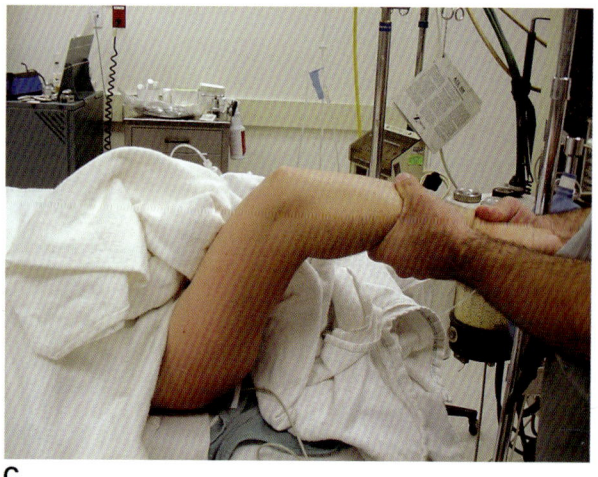

图3-2
肘关节轴移试验评估后外侧旋转松弛度和不稳定性。（A）患者仰卧，手臂完全向前抬高。肘关节旋后并施加外翻应力。当后外侧韧带结构松弛或受伤时，桡骨头在此位置向后半脱位。（B）当施加轴向应力时，肘关节弯曲，并且通常因桡骨头复位而出现"哐啷"感觉。（C）这通常发生在肘关节屈曲40°时，但可能发生在更大程度的屈曲中，并伴有韧带松弛或损伤。在清醒的患者中，可能因为恐惧而不愿进行该操作

而受到限制，因为患者通常会保护对抗半脱位。在这种情况下，检查者可能只意识到清醒状态的患者感到的恐惧或不适感。在一项针对8例PLRI患者的研究中，在清醒时只有3例轴移试验阳性，而麻醉下所有8例轴移试验均为阳性。

麻醉下半脱位能更好地展现，此时进行轴移试验是最可靠的。患者取仰卧位，患肢举过头顶，前臂完全旋后，肩膀完全向前抬高，这种情况下最容易进行轴移试验。肘关节处于伸直，并施加外翻的轴向载荷，使桡骨头向后半脱位，这通常可以通过桡骨头的突起和邻近凹陷来识别（图3-2）。当施加轴向载荷和外翻力时，肘关节缓慢弯曲。当肘关节弯曲约40°时，肱三头肌就会绷紧并复位桡骨头，检查者会有一种"哐啷"的感觉。随着肘关节后外侧结构的松弛度增加，肘关节需要更大的弯曲度以产生复位。在清醒患者中进行的其他检查可能提示初步诊断PLRI，包括向后半脱位桡骨头的触诊、座椅试验、俯卧撑试验和桌面复位试验。我们发现，屈肘90°时仅慢慢外旋就可能会导致桡骨头向后半脱位。Regan的研究展示了座椅试验和俯卧撑试验对PLRI诊断的效率。在这两个试验中，肘关节的体位和施力方式都类似于轴移试验。对于座椅试验（座椅征），患者坐在有扶手的座椅上，然后将手放在扶手上，屈肘90°，前臂外旋，手臂外展至略超肩宽（图3-3）。然后，患者仅使用上肢的力量从椅子上站起来。患者如果出现恐惧、不愿充分伸直肘关节或半脱位则为座椅试验阳性。而当前臂旋前并重复测试时，患者的症状应该消失。对于俯卧撑试验（活动地板俯卧征），患者俯卧在地板上，屈肘90°，前臂外旋，手臂外展稍大于肩宽（图3-4）。然后进行俯卧撑，出现伸直末期恐惧、保护或脱位则认为试验阳性。在上述研究中，8例PLRI患者中有7例座椅试验和俯卧撑试验均为阳性。

桌面复位试验是另一项体格检查。试验中患者靠在桌子边缘，并在前臂完全外旋的情况下进行单臂撑起，患者出现恐惧或桡骨头直接半脱位则表示试验阳性。然后检查者的拇指按住桡骨头以防止半脱位或恐惧感再重复该试验。我们没有常规应用该试验，因为我们发现它比上述临床试验并不更具灵敏性或特异性。

对于任何可能诊断为PLRI的患者，我们会常规获取肘关节X线片以排除外上髁撕脱性骨折、桡骨头或肱骨小头的病变。我们发现对清醒状态的患者施加内翻和后外侧应

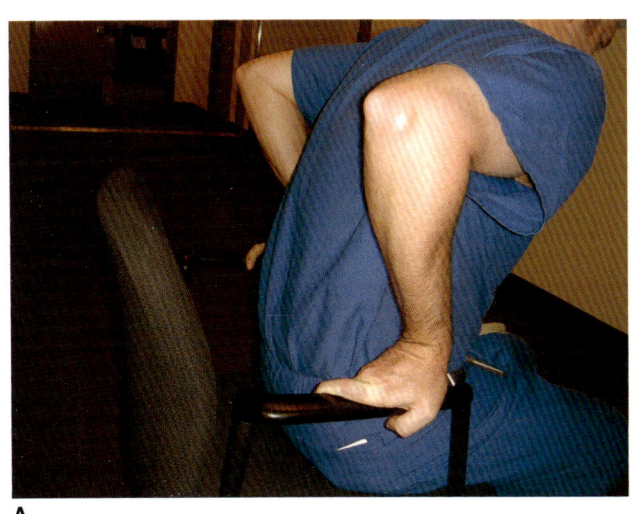
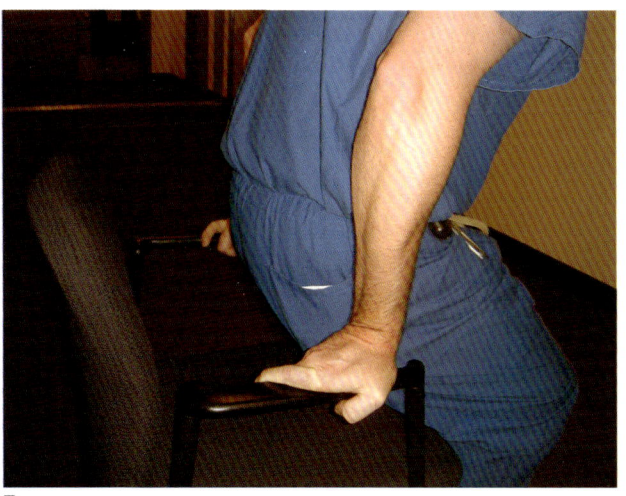

图3-3
（A，B）座椅试验：后外侧旋转不稳的另一个症状是疼痛，患者无法或害怕用双手支撑座椅而起身。患者双臂旋后，与肩同宽，肘关节屈曲，患者尝试使用双臂离开椅子。无法完成此动作或起身时肘关节出现"哐啷"感觉，则可能提示PLRI

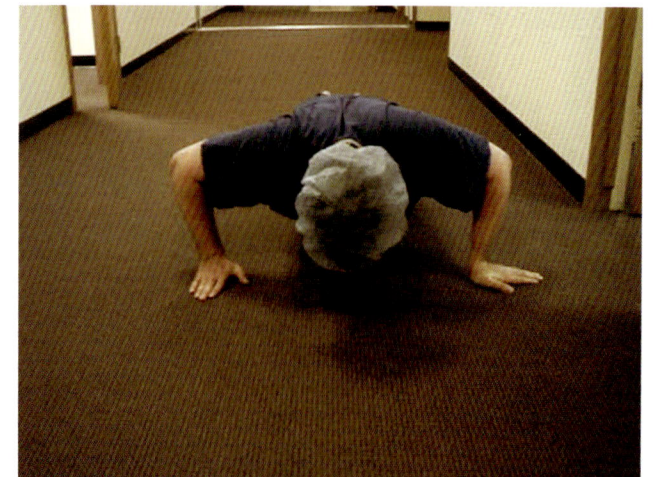

图3-4
俯卧撑试验：后外侧旋转不稳定的另一个症状是疼痛，患者无法或害怕用双手做俯卧撑。患者双臂旋后，与肩同宽，肘关节屈曲，患者尝试做俯卧撑。患者出现恐惧、疼痛或肘关节出现"哐啷"感觉，则可能提示PLRI

力的应力位X片，由于保护而没有辅助意义。但是，麻醉下的应力位X线片则可能有助于佐证和确认肘关节PLRI。

我们建议对所有初步诊断为PLRI的患者进行术前MRI检查（图3-5）。尽管有些研究者认为MRI对鉴别LUCL的敏感性不够，但是有人发现MRI评估LUCL是可靠的，这与我们的经验相似。Hackl等发现在MRI上，矢状面上肱桡关节不匹配程度＞2 mm、轴位肱尺关节不匹配程度＞1 mm可高度怀疑PLRI。

为了将体格检查和影像学表现相结合来评估PLRI，Camp等进行了尸体研究，以评估超声是否可以准确评估肘关节静息时和进行手法后外侧旋转应力测试时PLRI的增加程度。当认识到尸体研究的局限性和需要进行其他临床研究时，作者得出结论，该试验是用于评估可能患有PLRI的患者的标准病史、检查和静态影像学的有用辅助手段。

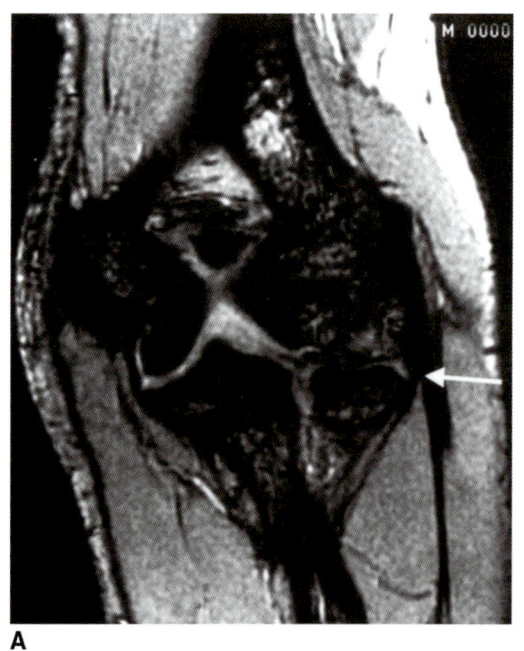
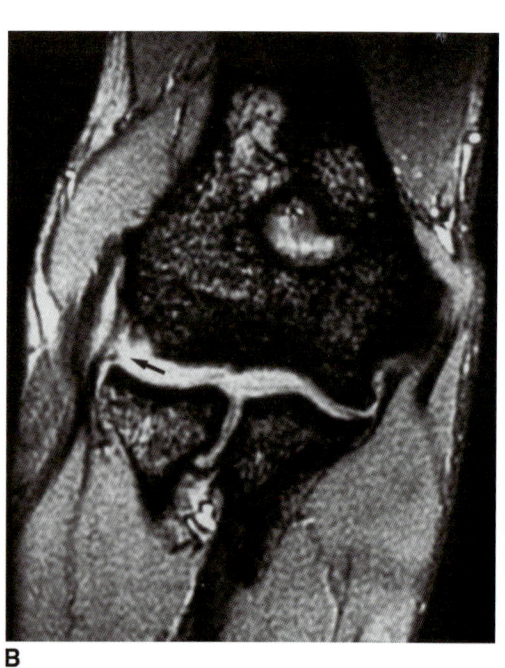

图3-5
（A）完整无损伤的外侧副韧带复合体的MRI征象（箭头）。（B）是PLRI患者的MRI，注意外侧副韧带复合体的损伤

治疗和手术适应证

与通常可以通过非手术方式有效治疗的急性肘关节脱位不同，除了对症处理和活动改变外，PLRI没有公认的有效非手术治疗方式。但是，在急性情况下通常可修复外侧韧带复合体。当手术治疗急性肘关节脱位，由于其他原因我们面临急性修复外侧韧带复合体的需求，例如桡骨头或肱骨小头骨折，骨折复位后仍持续不稳定，还有外上髁撕脱性骨折。在这种情况下，我们用一颗或两颗锚钉在外上髁上进行缝合锚修复，在撕脱的韧带袖套中使用Krackow或Bunnell法缝合（图3-6）。

在慢性损伤中，我们通常主张通过重建而非修复来治疗PLRI。该建议与一项回顾性研究结果一致，该研究比较了12例接受直接修复的PLRI患者与32例接受自体腱重建的PLRI患者的预后。在这个系列中，重建组中27/32的患者对此感到满意，而只有7/12接受修复的患者对其结果感到满意。在说明本研究及其结果时必须谨慎，因为这既不是随机研究也不是前瞻性研究。

尽管PLRI的病理生理学可能并不仅仅与LUCL的功能缺失有关，但当前的重建策略都集中在LUCL的重建上。LUCL重建有多种选择，包括不同的自体移植和同种异体移植，但我们建议使用同侧掌长肌腱自体移植（如果可用）。这可以通过使用标准的取腱器处在远端掌侧腕横纹的1 cm切口获取。如果无法做到这一点，则对侧手掌是另一个选择。我们的第三个选择是腘绳肌腱自体移植——股薄肌或半腱肌。一些外科医生喜欢使用一些同种异体软组织移植物，例如半腱肌腱、股薄肌腱或胫骨肌腱。这些移植物尺寸合适，与原始韧带尺寸相匹配，并且可以很好地穿过直径适中的骨隧道。移植物的长度大约20 cm。

我们的手术技术与那些最初报道的相似。在进行无菌准备之前，先对两侧肘关节进行麻醉下检查，包括轴移试验以及内侧和外侧稳定性测试。患者取仰卧位，上肢置于一小桌上。前臂旋前使做入路过程中对骨间后神经损伤的风险最小。辨认好肘关节的内侧和外侧以避免混淆。通过肘关节外侧入路做8~10 cm切口，该切口起于外上髁近端3 cm，止于肘肌前缘（图3-7）。通过尺侧腕伸肌（由骨间后神经支配）和肘肌（由

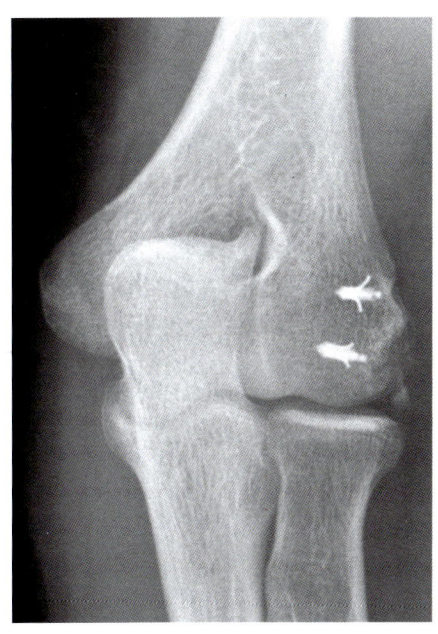

图3-6
一名16岁男性在滑雪事故导致肘关节脱位后自发复位的X线片。其肘关节在清醒及麻醉状态下检查均不稳定。他接受了外侧副韧带复合体近端撕脱缝合锚一期修复

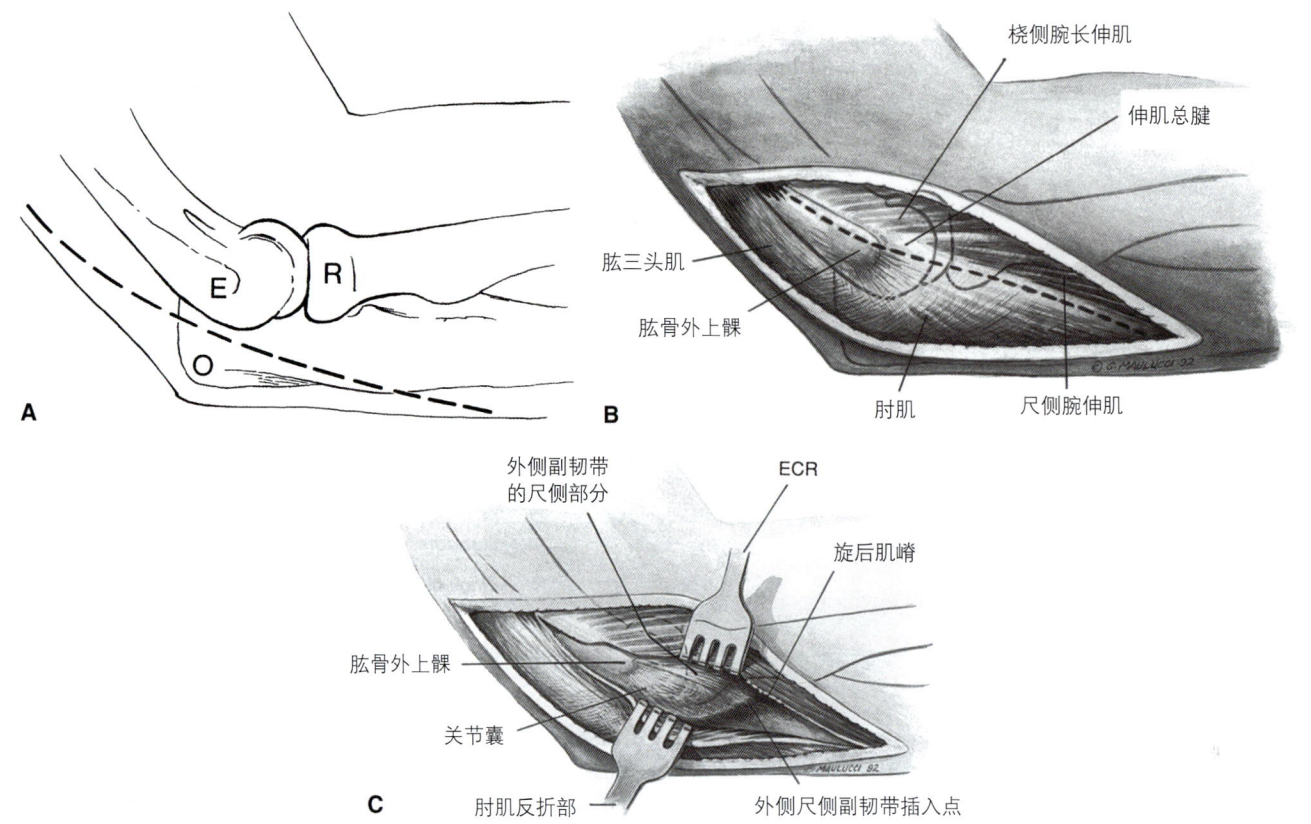

图3-7
LUCL复合体的切开修复或重建的切口——Kocher入路。（A）切口的示意图。（B）显示沿着肱骨远端髁上嵴的筋膜切口的Kocher间隔，并继续在肘肌和尺侧腕伸肌之间向远端延伸。（C）更深解剖显示肱三头肌和肘肌从肱骨剥离，露出肱骨远端和尺骨近端。伸肌总腱起点反折以显露关节囊和破损的关节囊韧带结构。O，鹰嘴；E，外上髁；R，桡骨头

桡神经支配）之间的Kocher间隔进行解剖。向近端，肘肌和肱三头肌远端可能会从髁上外侧嵴和外上髁翻转以增加暴露。向远端，尺侧腕伸肌从环状韧带上剥离并向前翻转。肘肌远端也可能向后翻转，以显露外侧副韧带在尺骨旋后肌嵴的远端附着。伸肌总腱的起点从外上髁前缘剥离，显露外侧韧带复合体。伸肌总腱剥离时，必须保护外侧韧带复合体和前方关节囊。最好从远端开始解剖，这里更容易辨别肌肉和关节囊之间的间隔，然后用神经剥离子或骨膜剥离器而不是用刀解剖，以防止从该间隔无意中滑出。

这时，外侧韧带复合体的牵拉伤或断裂通常得以直视。如果不能确定，轴移试验应该清楚地说明桡骨头半脱位。应该尝试保留所有尚存的外侧组织。如果它们非常坚固，可以尝试进行修复或折叠，当然我们对此具有选择性，因为有文献反对这样做。否则，该组织可用于对重建的强化，并提供额外的胶原蛋白以促进愈合。

由于韧带复合体通常在近端损伤，因此如果选择一期修复，应将外侧韧带复合体重新附着于外上髁的下后部。缝合锚或穿骨缝线都可以使用。我们宁愿使用双线锚钉而不是穿骨缝线，因为双线锚钉可以消除骨桥相关的风险。采取Krackow缝合法将缝线的两端用来修复剩下的韧带。如果关节囊出现任何松弛，可使用叠瓦式水平褥式缝合法在关节囊前和/或后方进行折叠。术后用夹板将肘关节固定于屈曲60°~90°并前臂旋前。

如果选择重建，应在外侧韧带复合体前方切开关节囊，以便检查关节是否存在游离体或关节损伤。该切口随后用叠瓦式的方法进行关闭。

接下来，在尺骨上钻两个3.5 mm的孔。其中第一个孔恰好位于外侧关节囊附着部远端的旋后肌结节中，第二个孔位于第一个孔后1~1.5 cm处。这两个孔的方向应使它们之间的连线垂直于即将重建的LUCL的长轴（图3-8）。尺骨上的两个孔通过弯锥或刮匙连接形成通道，并注意尽可能保持坚固的骨桥。最近的生物力学尸体研究发现尺骨隧道的位置可能不像肱骨隧道的位置那么关键，只要至少一条尺骨隧道在桡骨头-颈交界处水平或远端位置即可。

下一步是确定肱骨侧的等距点。缝线穿过由两个尺骨钻孔形成的隧道并用钳子夹住。将夹子放置于肱骨的候选位置上，并在一定范围内屈曲肘关节。如果缝线在整个活动范围内都保持紧张状态，则表明等距点已经确定（图3-9）。一项研究发现从侧位片观察时，LUCL的等距点在肱骨小头中心近端约2 mm，而另一项研究则无法确定完美等距的单个点，但发现肱骨的旋转中心是最等距的点。

在等距点的近端和前面钻一个4.5 mm的孔，以便重建的LUCL越过孔的远端而覆盖在等距点上。如果该孔太靠后，移植物将在伸直时仍然会松弛，则通常会发生PLRI。该钻孔应向内侧和近端倾斜。然后使用电动钻头将孔扩大到5~6 mm。使用3.5 mm钻头，在髁上嵴的后方紧靠第一个孔1.5 cm处钻第二个肱骨孔。用弯曲的刮匙或弯锥通过连接两个孔来制作隧道，再次注意保持骨桥。在第二个孔的远端1~1.5 cm处钻第三个也是最后一个肱骨孔。它通过弯曲的刮匙或弯锥通过隧道连接到第一个孔（肱骨等距点的孔）（图3-10）。后方的孔用于非等距肱骨孔，因为肱骨后方骨质比前方更坚固。

将通穿过的缝线缝入移植物的一端，将弯针留于缝线末端，这样有利于移植物通过。然后，将移植物从前向后穿过尺骨隧道。接下来，将移植物穿入肱骨等距孔中，并从肱骨的近端孔中穿出。将移植物沿肱骨后方皮质穿行，进入远端/后方孔，最后从

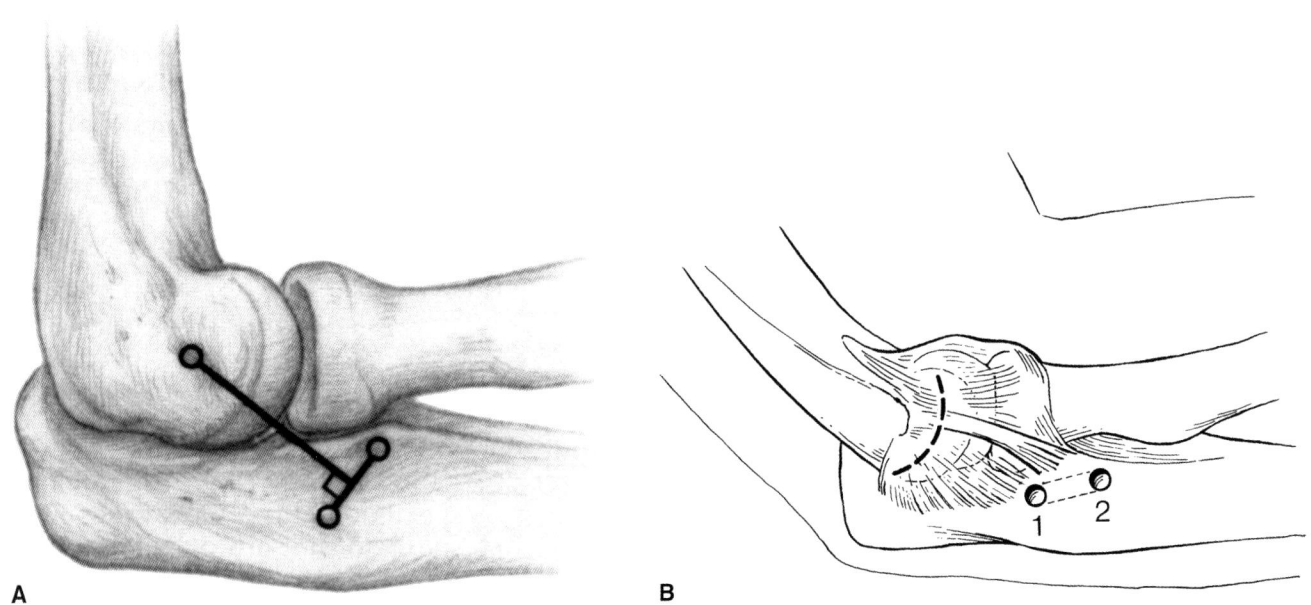

图3-8
（A）连接两个旋后肌嵴上的钻孔形成的LUCL重建的尺骨隧道，并垂直于拟建的LUCL。（B）用于显示确定肱骨隧道的关节囊切口。1和2表示两个隧道相对于关节囊切口的位置

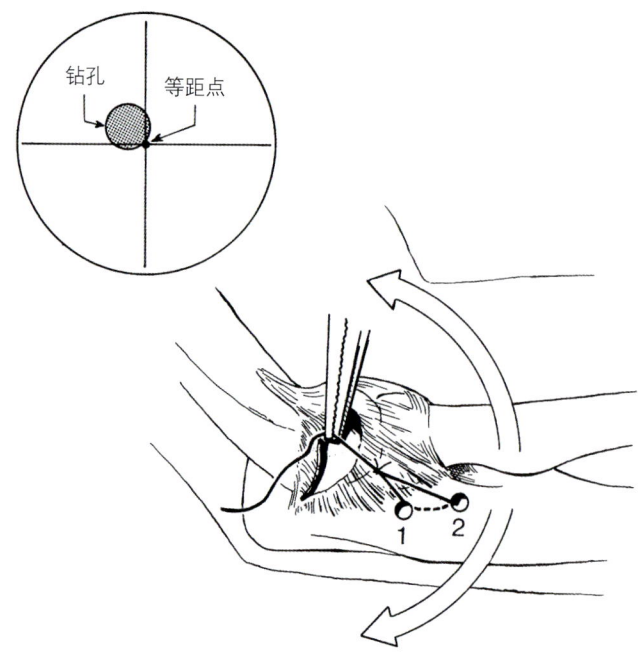

图3-9
确定进行LUCL重建的肱骨远端等距点,并确定与该等距点相对应的隧道位置(稍微靠近端和靠后方)。1和2代表了尺骨近端/旋后肌嵴的两个相邻隧道

等距孔中显露出来(图3-11)。也可用弯曲的22号钢丝辅助移植物通过。

然后,屈肘30°~40°、前臂完全旋前,轻度的外翻力量向下拉紧移植物。在保持张力的情况下将移植物的末端缝合至自身(图3-12)。请注意消除移植物"8"字形通路中所有部分的松弛。通过向前拉动移植物并将其缝合到关节囊上,可以进一步拉紧移植物(图3-13A)。将"8"字形的臂彼此缝合可使移植物产生更大的张力,从而减小"8"字形的远端环的尺寸(图3-13B)。然后将关节囊缝合,并将软组织逐层缝合。

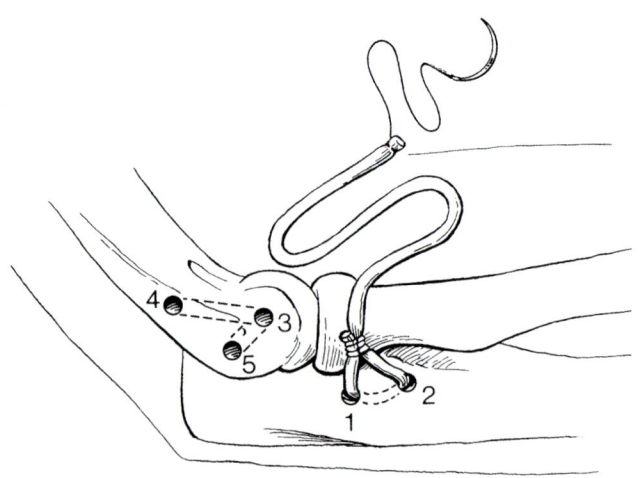

图3-10
以Y形方式钻取的肱骨隧道,可以使移植物以"8"字形穿过。在外上髁等距点上钻取孔3,并钻取孔4和孔5,并与孔3连接而形成肱骨远端隧道的Y形结构。首先穿过尺骨隧道的移植物被穿入孔3并从孔4穿出。肌腱的缝线通常使用针或袢状缝线或钢丝导引穿过隧道

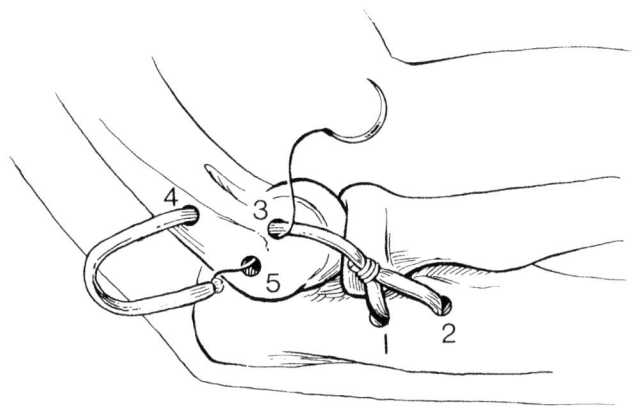

图3-11
移植物通过肱骨隧道。将孔3穿入和孔4穿出的移植物用缝线、针头或钢丝再带回到孔5中，并从等距点穿出（孔3）

除了经典的"8"字形移植物以外，其他构架类型也可以用于重建。最近的一项生物力学尸体研究比较了3种重建方法（单束LUCL重建、RCL增强的单束LUCL重建以及LUCL和RCL的双束重建），发现在肘关节后外侧旋转稳定性和随后全范围活动之间无显著差异。虽然我们没有发生尺骨或肱骨隧道的失败，但如果发生这种情况，可以使用Endo Button（Smith and Nephew，Andover，MA）或类似的悬吊固定装置来进行挽救性固定，依靠尺骨或肱骨的对侧皮质，同时将软组织带入骨道进行生物固定。然而在肱骨钻取Endo Button骨道时，应向前瞄准以避开肱骨内侧的尺神经。

最后，可以在肱骨和尺骨的一侧或两侧同时通过盲道使用界面螺钉，而不是使用"8"字形结构。这将导致双束而不是3束LUCL重建，但这可以通过开始使用尺寸稍大的移植物进行弥补。如果使用该技术，关节囊的缝合与折叠与"8"字形结构的方法相似。

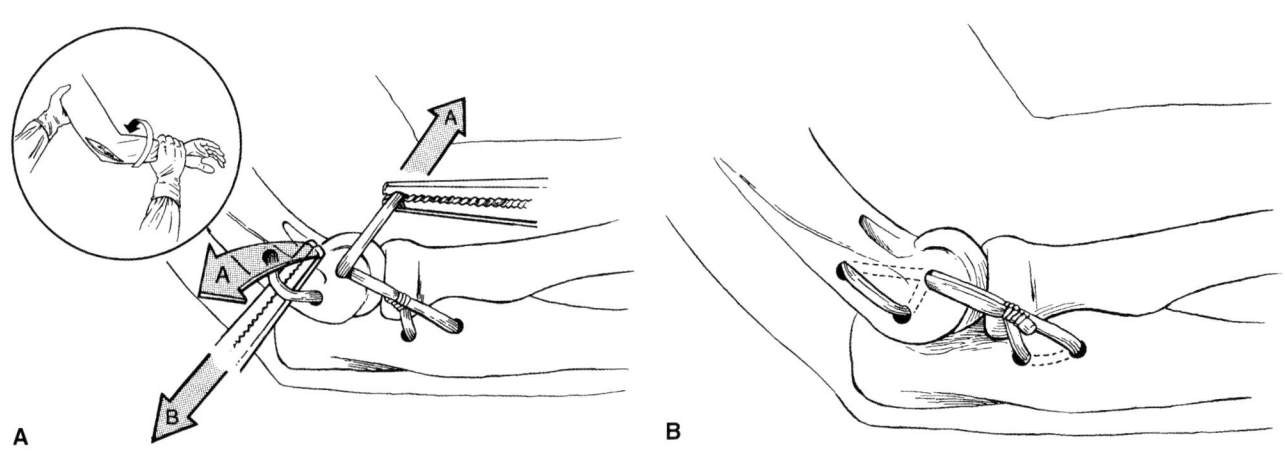

图3-12
（A）紧张移植物并将其缝合至自身。屈肘30°~40°，前臂完全旋前，拉紧移植物的自由端以紧张移植物。（B）然后再将移植物缝合至自身

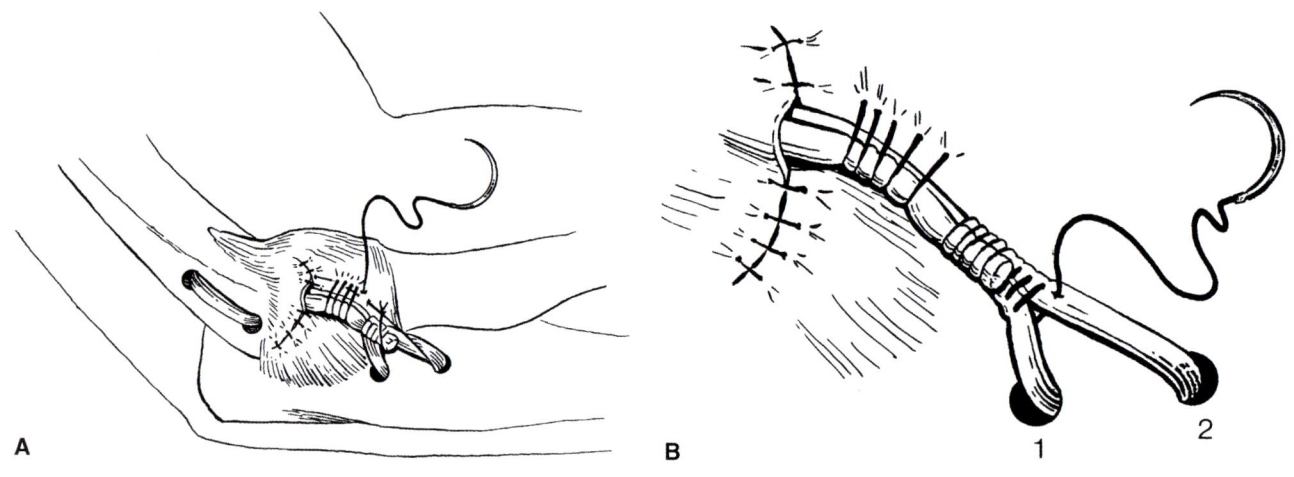

图3-13
将移植物缝合到关节囊和原来LUCL复合体上（A），并将移植物的臂彼此缝合使移植物进一步紧张。这使"8"字形结构完成闭合并使整体结构收紧（B）

术后康复

对于PLRI手术后的术后康复尚无循证医学共识。但是无论采用何种修复或重建方法，都必须在术后保护肘关节。应该用夹板将肘关节固定于屈曲90°、前臂完全旋前。术后1周取下该夹板，并换成带有30°伸直限制度的铰接支具。术后第6周开始全范围活动。佩戴该支具直到患者术后3个月，此时开始逐步加强康复计划。完全康复并重返运动预计需要6~9个月，具体取决于患者个人、康复情况以及他们所重返的运动。该方案的风险之一是存在轻度屈曲挛缩（<10°）的可能性。但是这种挛缩可能会起到保护作用，因为它将使患者避免了PLRI发生的位置。

结果

就客观的稳定性和主观的患者疗效而言，重建LUCL治疗PLRI的结果总的来说是良好的（表3-1）。 Anakwenze等完成了对8项研究的系统评价，包括130例患者，以观察LUCL重建治疗肘关节PLRI的结果。其中包含1项Ⅱ级证据的前瞻性队列研究、1项Ⅲ级证据的回顾性队列研究和6项Ⅳ级证据的病例系列研究。患者平均年龄为38.1岁，从症状发作到手术干预的平均时间为55.7周，平均随访时间为44.5个月。尽管纳入研究的报告和结果有所不同，但术后轴移试验阴性的患者为92%（5项研究中为72/78患者）、患者满意度为98%（5项研究中为50/51患者）和91%的Mayo肘关节功能评分（MEPS）被认为是优秀或良好（3项研究中为43/47患者）。总体并发症发生率为11%（8/76），其中8%（6/76）的患者出现反复性松弛或不稳。总体而言，该篇综述因纳入研究的质量、所纳入患者人群、手术技术和报告结果的异质性而受到限制。

表3-1 LUCL重建后的结果

作者	年	平均随访（月）	结果
Lee和Teo	2003	24	6/6（100%）稳定；6/6（100%）满意
Olsen和Sojbjerg	2003	44	14/18（78%）稳定；17/18（94%）满意
Sanchez-Sotelo等	2005	72	30/32（94%）稳定；27/32（84%）满意
Savoie等	2009	41	主观和客观的Andrews-Carson评分显著改善
Jones等	2012	85	6/8（75%）稳定；8/8（100%）满意
Lin等	2012	49	13/14（93%）稳定；13/14（93%）满意
Kim等	2016	23	13/13（100%）稳定；12/13（92%）MEPS评分优秀

参考文献

[1] Osborne G, Cotterill P. Recurrent dislocation of the elbow. J Bone Joint Surg Br. 1966;48(2):340–346.

[2] O'Driscoll SW, Bell DF, Morrey BF. Posterolateral rotatory instability of the elbow. J Bone Joint Surg Am. 1991;73(3):440–446.

[3] Mehta JA, Bain GI. Posterolateral rotatory instability of the elbow. J Am Acad Orthop Surg. 2004;12(6):405–415.

[4] Morrey BF, An KN. Functional anatomy of the ligaments of the elbow. Clin Orthop Relat Res. 1985(201):84–90.

[5] Cohen MS, Hastings H II. Rotatory instability of the elbow. The anatomy and role of the lateral stabilizers. J Bone Joint Surg Am. 1997;79(2):225–233.

[6] Dunning CE, Zarzour ZD, Patterson SD, et al. Ligamentous stabilizers against posterolateral rotatory instability of the elbow. J Bone Joint Surg Am. 2001;83-a(12):1823–1828.

[7] McAdams TR, Masters GW, Srivastava S. The effect of arthroscopic sectioning of the lateral ligament complex of the elbow on posterolateral rotatory stability. J Shoulder Elbow Surg. 2005;14(3):298–301.

[8] Seki A, Olsen BS, Jensen SL, et al. Functional anatomy of the lateral collateral ligament complex of the elbow: configuration of Y and its role. J Shoulder Elbow Surg. 2002;11(1):53–59.

[9] Nestor BJ, O'Driscoll SW, Morrey BF. Ligamentous reconstruction for posterolateral rotatory instability of the elbow. J Bone Joint Surg Am. 1992;74(8):1235–1241.

[10] Okazaki M, Takayama S, Seki A, et al. Posterolateral rotatory instability of the elbow with insufficient coronoid process of the ulna: a report of 3 patients. J Hand Surg [Am]. 2007;32(2):236–239.

[11] O'Driscoll SW, Spinner RJ, McKee MD, et al. Tardy posterolateral rotatory instability of the elbow due to cubitus varus. J Bone Joint Surg Am. 2001;83-a(9):1358–1369.

[12] Morrey BF. Reoperation for failed surgical treatment of refractory lateral epicondylitis. J Shoulder Elbow Surg. 1992;1(1):47–55.

[13] Hall JA, McKee MD. Posterolateral rotatory instability of the elbow following radial head resection. J Bone Joint Surg Am. 2005;87(7):1571–1579.

[14] Kalainov DM, Cohen MS. Posterolateral rotatory instability of the elbow in association with lateral epicondylitis. A report of three cases. J Bone Joint Surg Am. 2005;87(5):1120–1125.

[15] Charalambous CP, Stanley JK. Posterolateral rotatory instability of the elbow. J Bone Joint Surg Br. 2008;90(3):272–279.

[16] Regan W, Lapner PC. Prospective evaluation of two diagnostic apprehension signs for posterolateral instability of the elbow. J Shoulder Elbow Surg. 2006;15(3):344–346.

[17] Arvind CH, Hargreaves DG. Tabletop relocation test: a new clinical test for posterolateral rotatory instability of the elbow. J Shoulder Elbow Surg. 2006;15(6):707–708.

[18] Potter HG, Weiland AJ, Schatz JA, et al. Posterolateral rotatory instability of the elbow: usefulness of MR imaging in diagnosis. Radiology. 1997;204(1):185–189.

[19] Terada N, Yamada H, Toyama Y. The appearance of the lateral ulnar collateral ligament on magnetic resonance imaging. J Shoulder Elbow Surg. 2004;13(2):214–216.

[20] Hackl M, Wegmann K, Ries C, et al. Reliability of magnetic resonance imaging signs of posterolateral rotatory instability of the elbow. J Hand Surg [Am]. 2015;40(7):1428–1433.

[21] Camp CL, O'Driscoll SW, Wempe MK, et al. The sonographic posterolateral rotatory stress test for elbow instability: a cadaveric validation study. PM R 2017;9(3):275–282.

[22] Sanchez-Sotelo J, Morrey BF, O'Driscoll SW. Ligamentous repair and reconstruction for posterolateral rotatory instability of the elbow. J Bone Joint Surg Br. 2005;87(1):54–61.

[23] Rightmire E, Safran MR. Posterolateral Instability of the Elbow. In: Cole B, Sekiya J, eds. Surgical Techniques of the Shoulder, Elbow and Knee in Sports Medicine. New York: Elsevier; 2008:371–378.

[24] Kim HM, Andrews CR, Roush EP, et al. Effect of ulnar tunnel location on elbow stability in double-strand lateral collateral ligament reconstruction. J Shoulder Elbow Surg. 2017;26(3):409–415.

[25] Alaia MJ, Shearin JW, Kremenic IJ, et al. Restoring isometry in lateral ulnar collateral ligament reconstruction. J Hand Surg [Am]. 2015;40(7):1421–1427.

[26] Moritomo H, Murase T, Arimitsu S, et al. The in vivo isometric point of the lateral ligament of the elbow. J Bone Joint Surg Am. 2007;89(9):2011–2017.

[27] Dargel J, Boomkamp E, Wegmann K, et al. Reconstruction of the lateral ulnar collateral ligament of the elbow: a comparative biomechanical study. Knee Surg Sports Traumatol Arthrosc. 2017;25(3):943–948.

[28] Reuter S, Proier P, Imhoff A, et al. Rehabilitation, clinical outcome and return to sporting activities after posterolateral elbow instability: a systematic review. Eur J Phys Rehabil Med. 2016.

[29] Anakwenze OA, Kwon D, O'Donnell E, et al. Surgical treatment of posterolateral rotatory instability of the elbow. Arthroscopy. 2014;30(7):866–871.

[30] Lee BP, Teo LH. Surgical reconstruction for posterolateral rotatory instability of the elbow. J ShoulderElbow Surg. 2003;12(5):476–479.

[31] Olsen BS, Sojbjerg JO. The treatment of recurrent posterolateral instability of the elbow. J Bone Joint Surg Br. 2003;85(3):342–346.

[32] Savoie FH 3rd, Field LD, Gurley DJ. Arthroscopic and open radial ulnohumeral ligament reconstruction for posterolateral rotatory instability of the elbow. Hand Clin. 2009;25(3):323–329.

[33] Jones KJ, Dodson CC, Osbahr DC, et al. The docking technique for lateral ulnar collateral ligament reconstruction: surgical technique and clinical outcomes. J Shoulder Elbow Surg. 2012;21(3):389–395.

[34] Lin KY, Shen PH, Lee CH, et al. Functional outcomes of surgical reconstruction for posterolateral rotatory instability of the elbow. Injury. 2012;43(10):1657–1661.

[35] Kim JW, Yi Y, Kim TK, et al. Arthroscopic lateral collateral ligament repair. J Bone Joint Surg Am. 2016;98(15):1268–1276.

第4章 关节镜治疗肘关节剥脱性骨软骨炎

Guillem Gonzalez-Lomas, Abigail L. Campbell

概述

随着青少年运动员参与体育运动年龄越来越小、运动强度越来越高，其运动相关损伤的发生率呈逐年上升趋势。在诸如投掷等重复性的训练动作或运动中，肘关节肱桡间室承受应力显著增大，这使得肘关节受力方式类似于负重关节（比如体操运动）。肘关节外侧间室异常生物力学改变可导致青春期前（6~10岁）儿童罹患Panner病（骨软骨病），青少年、年轻运动员罹患剥脱性骨软骨炎（Osteochondritis Dissecans，OCD）。OCD又会形成游离体，从而加重病情。本章重点介绍Panner病和OCD病理学与治疗原则，并详细介绍关节镜下处理方法。

Panner病

1927年，Hans Jessen Panner描述了肱骨小头"骨软骨病"，并将其与髋关节的Legg-Calvé-Perthes病（股骨头骨骺的特发性无菌性坏死）归为一类病变。与其他骨软骨病类似，它是由非炎性的、软骨内骨化紊乱所导致，其具体病因及其与OCD的关系仍有争议。目前普遍认为：异常肱桡关节应力使此阶段运动的儿童更易患这种疾病。就病因而言，可能是由于局部缺血（可能与肱骨小头的主要末端动脉供血有关）和反复的微小创伤共同导致的。

流行病学

Panner病多见于10岁以下的男孩。究其原因主要有两点：其一，男孩二次骨化中心的出现和成熟比女孩更迟；其二，男孩一般从事运动强度较大的运动，更容易受伤。但随着越来越多的女孩早期参与高风险体育运动，这种情况可能会改变。尽管Panner病可能与OCD混淆、两者发病年龄可能重叠，但Panner病具有3种显著的流行病学特征：第一，与OCD不同，Panner病发病与反复投掷运动关系并不密切；第二，Panner病通常是自限性疾病；第三，Panner病治疗后无长期后遗症。

临床表现

Panner病患者最初临床表现为肘部疼痛和僵硬，休息后可缓解。体格检查时，肘

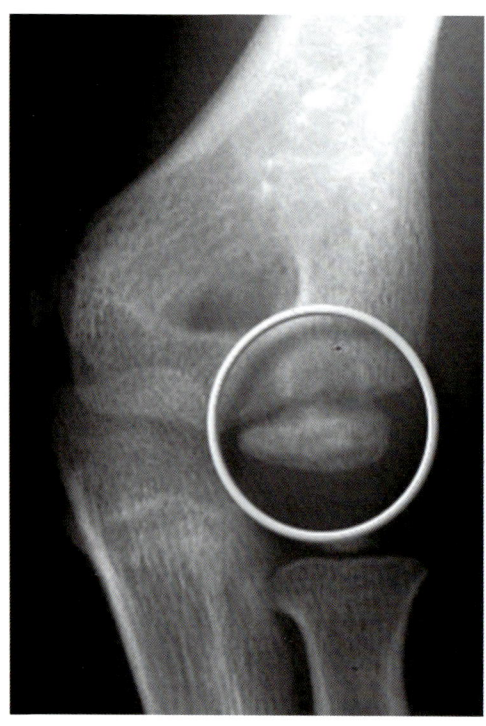

图4-1

Panner病。左肘关节正位片显示邻近肱骨小头软骨表面（圆圈）碎裂、中间有透亮影

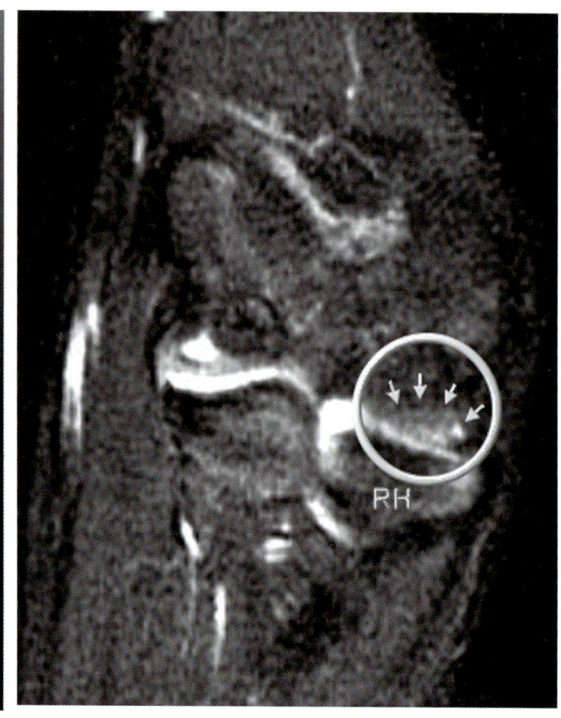

图4-2

Panner病。MRI T2加权像。圆圈内用小箭头标示的是与桡骨头相对应的Panner病变（右）。注意，Panner病典型的水肿信号位于肱骨小头软骨表面，并不像OCD一般侵及软骨下骨

关节外侧有轻度局限性压痛。早期X线片显示肱骨小头出现裂缝、透亮、碎裂等形态不规则影像（图4-1），尤其是在软骨表面或附近。在随后的3~5个月，肱骨小头骨骺骨化，临床症状相应缓解，影像上随之表现为肱骨小头周围更大的放射透亮区。在1~2年内，骨骺会恢复轮廓，通常不会变平。值得注意的是，与Legg-Calvé-Perthes病类似，X线影像学征象常常落后于临床表现。MRI也可以用来评估病变范围。与OCD相比，Panner病的水肿信号通常局限于软骨表面，而软骨下骨较少受累（图4-2）。

治疗

治疗上包括绝对休息、制动、冰敷和服用抗炎药等措施。患肘关节短暂制动有助于缓解肘部症状。症状通常在6~8周内消失，偶尔会持续数月，应在耐受疼痛情况下逐步恢复运动。该病总体上远期预后良好，在某些患者中可能残留轻微肘关节屈曲挛缩。

剥脱性骨软骨炎（OCD）

肱骨小头OCD是一类非炎性软骨下骨退变性疾病，通常发生在肘关节外侧间室遭受反复损伤的情况下。据估计，有2.1%~3.4%的青少年棒球运动员罹患肱骨小头OCD。Panner病和OCD可能代表同一疾病的两个不同阶段。但这两种疾病在某些特征上（发病年龄、病因和自然病史）又有所差异。第一，Panner病多见于10岁以下的儿童，OCD则好发于11~15岁的年轻运动员；第二，与Panner病不同，OCD与反复损伤直接相

关；第三，OCD并非自限性疾病。如果不加以干预，将导致肱骨小头的严重破坏。

病因

肱骨小头OCD病因众多，病理生理改变涉及解剖、骨骺发育不成熟、受力方式、血管解剖等因素。OCD的发生与肘部受到持续的、过度的压应力密切相关，这种非正常应力通常是由于投掷或球拍摆动过程中肘部外翻过大、体操运动员手臂轴向撑地动作时产生。这就提示从事某些特定动作的运动员更易患这种疾病。以棒球运动员为例，在训练中运动员需要不断地投球和断球，且平均每个赛季投球量超过600个，如此大的运动强度使得运动员随着年龄的增长，罹患OCD的风险就越高。研究表明在投掷运动的后期肘关节伸直和早期前臂加速摆动阶段，肱桡关节反复承受剪切应力。女子体操运动员OCD的发生与其过度的训练（包括过度的倒立动作）导致肘关节重复承受轴向应力有关。Kajiyama等最近证实OCD病变类型在体操与棒球运动员中有所差异：由于两种运动导致肘关节所承受的应力模式不同，棒球运动员OCD肱骨小头病变的位置较体操运动员更靠前。

其他危险因素包括遗传易感性、肱骨小头乏血运供应等。年轻人肱骨小头血运由两条从后向前的终末动脉供应，分别来自桡侧返动脉和骨间返动脉的分支（图4-3）。基于肱骨小头骺板的纵向血液供应、侧支循环少等特点，重复性微小创伤和创伤后软骨下骨挫伤都会破坏肱骨小头血运。

临床表现

OCD患者最初表现为肘关节疼痛、僵硬，休息后即可缓解。如果不处理，肘关节症状会加重，活动时常由于关节内游离体而出现关节"交锁"或"卡压"。体格检查示肱桡关节外侧局部轻度压痛，肘关节15°~20°屈曲挛缩，伸直受限较屈曲受限多

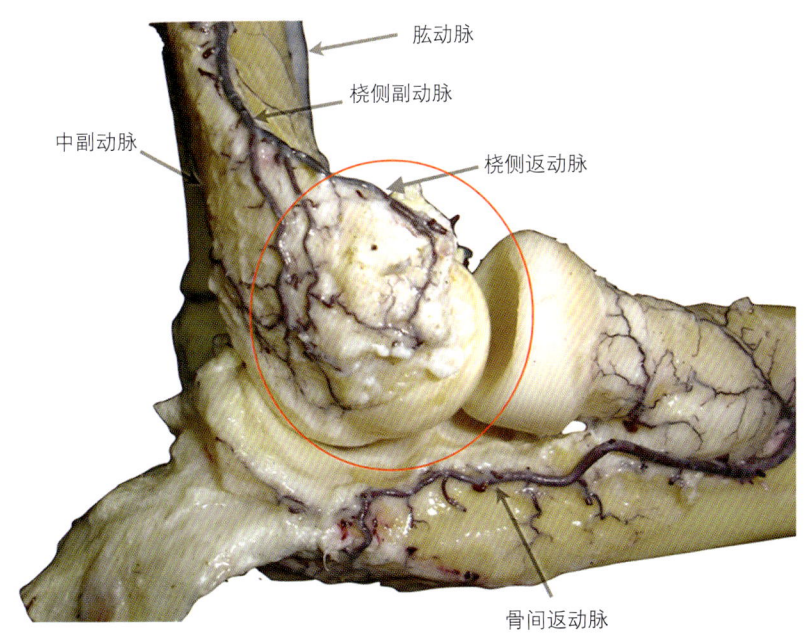

图4-3

肱骨小头血液供应。年轻人（20岁以下），桡侧返动脉和骨间返动脉从后向前发出分支，供应肱骨小头（红色圆圈内）。此种血运供应使肱骨小头成为乏血运区

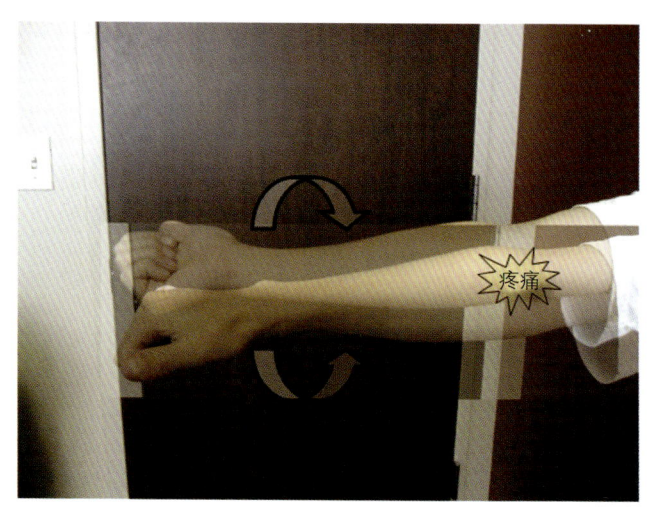

图4-4
肱桡关节挤压试验。肘关节伸直，前臂旋前旋后，引起肘关节外侧疼痛，即为阳性

见。肱桡关节专科体格检查包括肱桡关节挤压试验（图4-4）。嘱患者肘关节伸直，前臂主动旋前旋后，若诉肘关节外侧疼痛，则提示试验阳性。

影像学检查

肘关节伸直、屈曲45°前后正位片和肘关节侧位片是诊断必不可少的。在病变早期，X线片可能无明显异常表现，对肱骨小头骨骺闭合阶段的动态观察就显得尤为重要。随着病情的进展，肱骨小头变扁平、硬化、裂缝、出现碎裂，X线片上表现为肱骨小头不规则的透亮影和关节内游离体。在肘关节屈曲45°前后正位片上，可以清楚地看到OCD病变位于肱骨小头前外侧（图4-5）。

对于疑似OCD患者，应行MRI，因为普通X线片可能会漏诊1/3的病例。MRI可以在病变早期发现骨水肿。MRI关节造影能显示与软骨下骨分离的软骨碎片，可以进一步

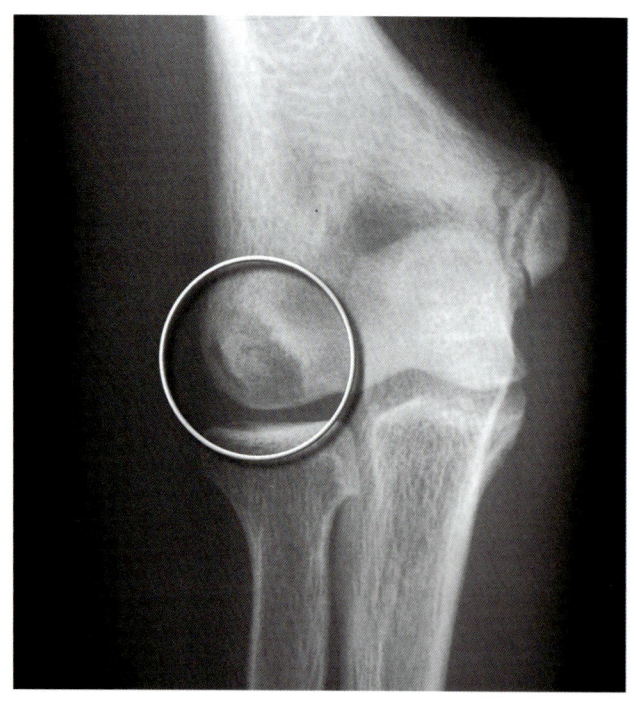

图4-5
肘关节屈曲45°正位片。肘关节屈曲45°，OCD病变（圆圈）显示更加清晰

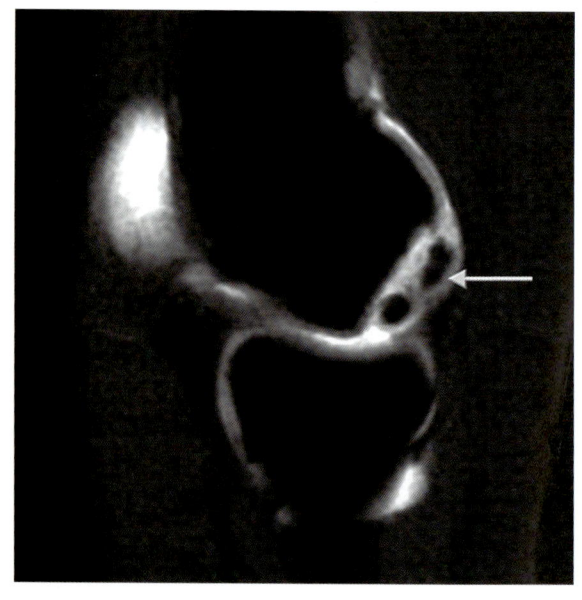

图4-6
肘关节MRI关节造影显示造影剂充填于不稳定的OCD碎片周围（箭头）

评估损伤的严重程度（图4-6）。Peiss等认为骨软骨碎片增强提示活力尚存时（图4-7B和图4-6所示的碎片周围均增强不同），可能是非手术治疗的指征。作者猜测软骨下骨与软骨碎片之间界面扩大是由血管肉芽组织增生引起的，是病变不稳定的征象，需要采取手术干预。此外在MRI还要注意区别"假性OCD"。"假性OCD"是一种解剖学变异，通常出现在肱骨小头关节面后内侧和非关节部位，而OCD则位于肱骨小头前外侧。

超声检查对于影像学表现异常的肱骨小头，能够比较准确地鉴别出肱骨小头OCD。超声检查的准确性依赖于超声诊断医生的经验。

治疗

OCD的治疗主要依据是表层关节软骨的形态和稳定性，此外病变的大小和位置以及肱骨小头骨骺发育成熟度也会影响治疗方案的选择。依据影像学和关节镜下表现，将肱骨小头OCD进行详细分类，便于指导临床治疗。作者进一步将肱骨小头OCD简要地划分为3个阶段便于简化临床决策，分类如表4-1所示。

第一阶段

在此阶段，骨软骨碎片完整、稳定且无移位。X线片常无明显阳性表现。MRI上的表现不一致，通常在T1像异常、T2像正常，有时T2像信号也可能异常。图4-7A和B显示第一阶段OCD冠状位MRI T1、T2像信号异常表现。关节镜下可见关节软骨完整、软骨下骨稳定，此阶段首选非手术治疗。图4-7C和D显示同一患者保守治疗6个月后随访（与图4-7A和B患者相同）的MRI冠状位T1、T2像。MRI显示软骨下骨明显重建。如果症状复发，则需要休息制动。如果出现顽固性症状，投手则需要调整投掷姿势，体操运动员则不得不改练其他运动项目。如若病变进展至第二阶段，则应予以相应处理。

第二阶段

在此阶段，影像学检查和关节镜下表现均证实：软骨碎片与软骨下骨部分分离。X线片均显示软骨与软骨下骨间有裂隙、透亮影与软骨碎裂。在MRI上，T1和T2像均显示异常信号，碎片周围的高信号影表明其不稳定（图4-8）。CT扫描也可以发现部分分离的软骨碎片。关节镜下可见软骨骨折，软骨下骨不稳定及部分移位（图4-9）。治

表4-1　肱骨小头剥脱性骨软骨炎病变的分类和治疗原则

稳定性	病变阶段	MRI结果	关节镜检表现	治疗
稳定	第一	XR正常 T1异常 T2正常	关节软骨完整 软骨下骨水肿但结构完整	铰链式肘关节支具固定：3~6周 物理治疗 服用非甾体类抗炎药 X线和/或MRI检查随访3~6个月
不稳定	第二	XR异常 T1/T2异常；造影显示病变周围透亮影	部分分离碎片 软骨骨折 软骨下骨塌陷 涉及外侧柱支撑：预后较差	急性：考虑软骨片固定术，但采用慢性（见下栏）的治疗方法成功率更高； 慢性： 累及外侧柱<6~7 mm/不伴桡骨头嵌插：软骨碎片清理+微骨折/钻孔 累及侧柱>6~7 mm/伴桡骨头嵌插：软骨碎片清理+自体骨软骨移植/人工关节置换
	第三	游离体	完全分离的游离体	清除游离体 参考第二阶段处理
		与桡骨头相关的OCD	以上任何一项	累及桡骨头<30%：参考第二阶段处理 累及桡骨头>30%：微骨折术钻孔，不行骨软骨移植

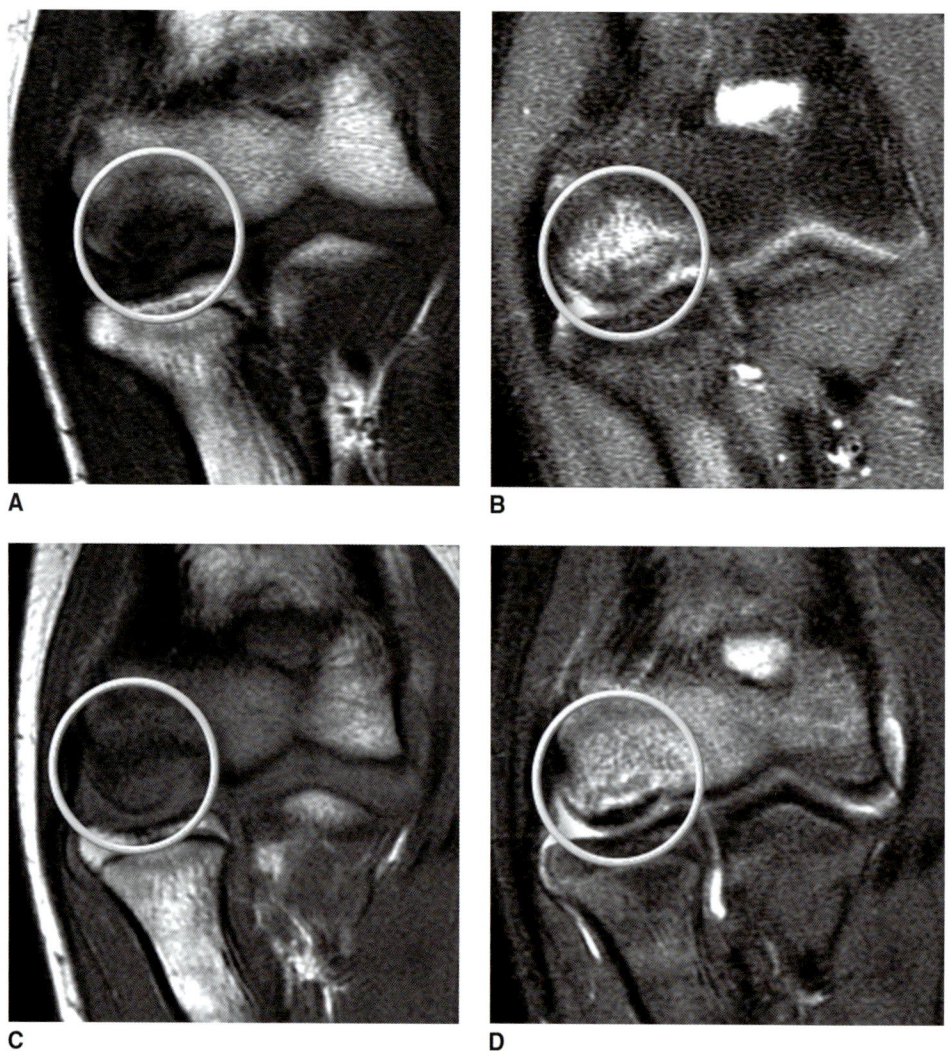

图4-7
OCD第一阶段病变进展。（A）T1和（B）T2信号异常，冠状位图像显示病变稳定、完整、无移位（圆圈）。保守治疗6个月后，（C）T1和（D）T2显示病变区域软骨下骨重建。随访6个月，患者无症状

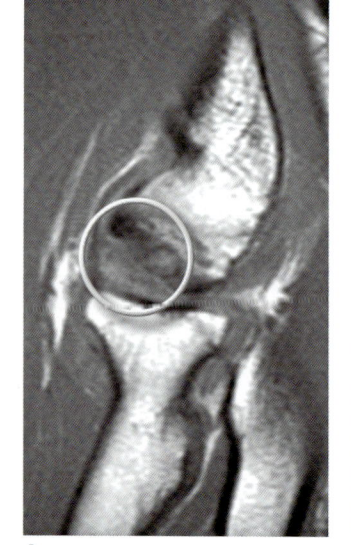
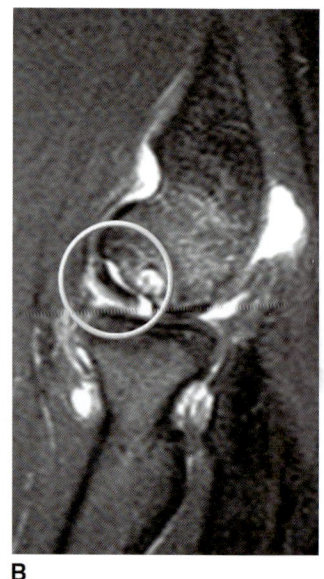

图4-8
OCD第二阶段MRI表现。（A）T1和（B）T2序列显示OCD软骨碎片（圆圈）周围有高信号影，提示其不稳定

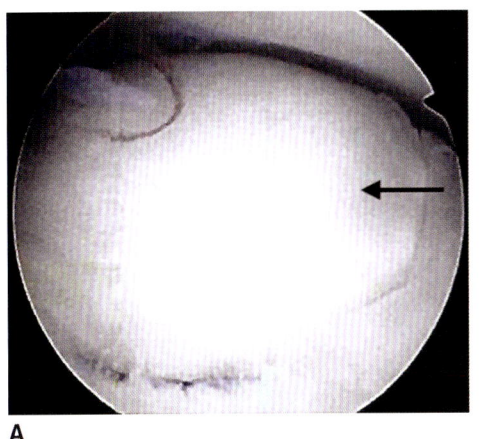 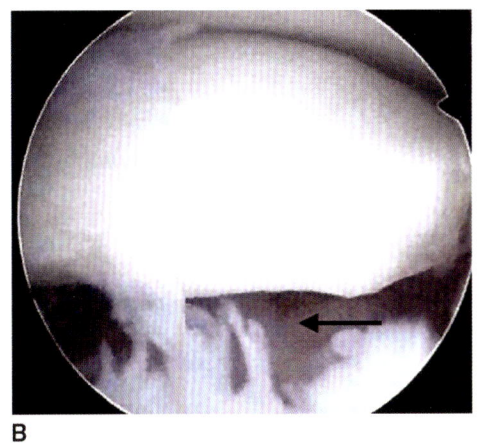

图4-9
OCD第二阶段关节镜下表现。（A）箭头指向位于病变部位的骨软骨碎片。（B）箭头指向软骨碎片和软骨下骨之间的空隙，表示软骨破裂和不稳定

疗前应仔细评估OCD病灶的稳定性，若病灶不稳定，保守治疗无效，需要及时的外科手术干预，以使运动员尽快恢复运动和日常生活。在OCD第二阶段，常根据病变的大小和位置决定手术方式。对于较小病变，可以选择病灶清理术，患者症状通常立即缓解，但远期可能会遗留关节炎。尽管对软骨固定术的长期愈合潜力和术后效果存疑，仍有一些学者提倡软骨固定术。此外，骨软骨自体移植术或人工关节置换术可用于较大的、由于肱骨小头外侧骨缺损导致外侧柱失去支撑，引起肱骨小头与桡骨头嵌插的病变。相比较软骨块固定和骨软骨修复两种术式，从长期临床随访结果来看，作者更倾向于选择骨软骨移植术或人工关节置换术。

病灶大小。Takahara等将小的（肘关节正位片上肱骨小头病灶<50%，侧位片上沿病灶边缘画线形成的角<60°）、中等的（50%~70%）和大的（>70%，>90°）病变分类处理，他们的经验是大的病变应该手术治疗。若病灶累及肱骨小头50%以上，仅仅行病灶清理术比病灶清理合并损伤重建术的效果差。Shimada等建议较小的病灶（<1 cm²）可以采用病灶清理、软骨成形术，也可以用Bradley和Dandy描述的微骨折或钻孔治疗。较大的病变（>1 cm²）建议选用自体骨软骨移植术。肋骨软骨自体移植术作为一项新技术，用于肱骨小头外侧直径>15 mm病灶，短期效果良好。但该方法技术上要求很高，并且存在严重并发症的风险。

病变部位。相对于病灶大小，我们认为病灶部位对选择治疗方式更为重要。如ElAttrache及Ruch等所描述，病变若涉及肱骨小头外侧柱，则预后较差。当肘外翻或受到轴向负荷时，肱骨小头外侧柱承受较大压应力。当肱骨小头外侧柱完好时，病灶缺损仅行微骨折术就可以得到很好的保护，利于纤维软骨形成。关节镜下观察（肘关节伸直位，前臂旋前和旋后）：若病灶不明显累及肱骨小头外侧柱部分、不伴桡骨头的嵌插，适用于采用微骨折术或钻孔术；如果软骨帽完整，建议逆行钻孔；当软骨被破坏时，可行顺行钻孔或微骨折术治疗。图4-10显示一个肱骨小头外侧柱完整的OCD病变。

相反，肱骨小头外侧柱缺损超过7 mm的病灶，不能通过微骨折术来处理。在此种情况下，肱骨小头外侧柱失去支撑造成缺损区域受到更大轴向应力，可明显阻碍纤维软骨愈合。此外，桡骨小头与缺损部位的嵌插也会影响愈合，还可导致肱桡关节病变进展。对于这些较大的引起肱桡嵌插或延伸到外侧柱（超过7 mm）的缺损（图4-11），我们建议清理软骨碎片结合马赛克技术或自体骨软骨移植术（OATS），进

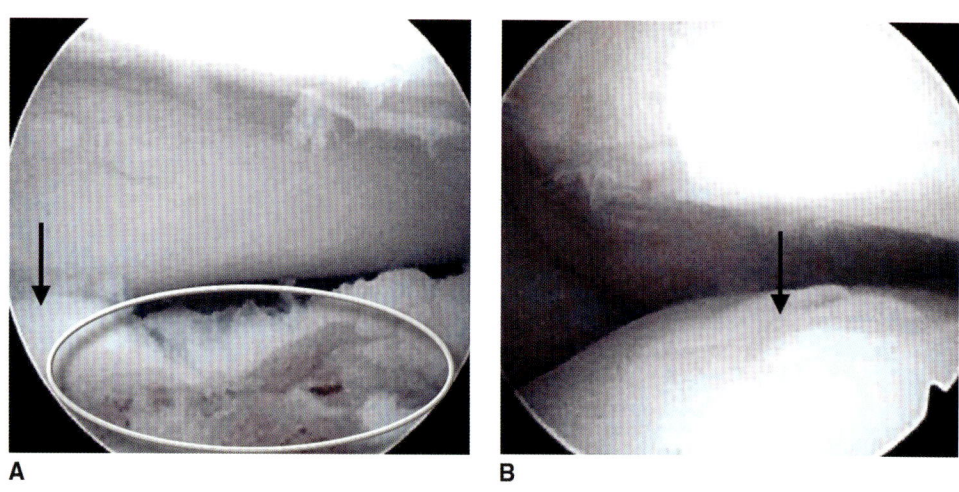

图4-10
外侧柱完整的OCD病变。（A）OCD病变（圆圈），与完好的外侧柱（箭头）相邻。（B）外侧柱（箭头）支撑桡骨头，避免发生由于外侧柱缺损导致桡骨小头嵌插于缺损区

行骨软骨修复。对于早期部分分离的骨软骨片，应该从病灶中央到周边进行清理。一旦获得稳定的骨软骨边界，则应在镜下仔细评估，以确定外侧柱受累范围、桡骨头是否与缺损处嵌插等。正如Chappell和ElAttrache研究表明对于>1 cm²（平均1.32 cm²）且无外侧柱受累的病变微骨折术治疗疗效较好，而肱骨小头外侧柱受累者则建议行骨软骨移植术。骨软骨片固定术也是一种治疗选择，但骨软骨移植术治疗效果更为确切。在较大的不稳定软骨病变适合骨软骨片固定术，使用生物可吸收固定可获得较高愈合率。

第三阶段

在此阶段，骨软骨片已完全脱落，成为游离体。图4-12显示此阶段病变的MRI影像（图4-12A，B）和关节镜下表现（图4-12C，D）。患者可能会出现游离体导致的交锁症状。此阶段，病灶清除、软骨下钻孔术或骨软骨置换术是主要治疗方式。在OCD

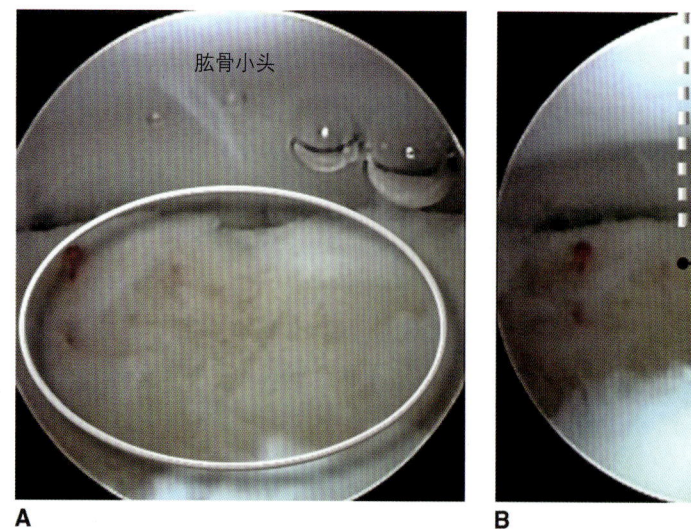

图4-11
病灶延伸到肱骨小头外侧柱。（A）OCD病变（圆圈）。（B）白色虚线表示外侧柱的尺边缘。病灶延伸到外侧柱（黑色虚线）7 mm，并与桡骨小头嵌插

诊断明确患者，若骨软骨片明确脱落，术者可以尝试将其固定到缺损部位，但固定术后效果尚不确切。清除游离体（通过X线或MRI证实），对缺损部位进行清理，以便为后续的治疗做准备。这一阶段病变的患者预后较差，可能无法恢复运动，且远期存在罹患肱桡关节炎的可能。

桡骨头受累

除肱骨小头病变外，桡骨头受累也不少见，并常常预示着病情的进展。运动员肱骨头OCD很少合并桡骨头病变。如果桡骨头病灶小于整个桡骨头30%，则应按上述步骤对肱骨小头OCD进行治疗。对于病灶大于整个桡骨头30%的患者，肱骨小头OCD的处理就仅限于病灶清理、软骨下骨钻孔术和微骨折治疗。严重退行性肱桡关节炎是马赛克骨软骨移植术的相对禁忌证。

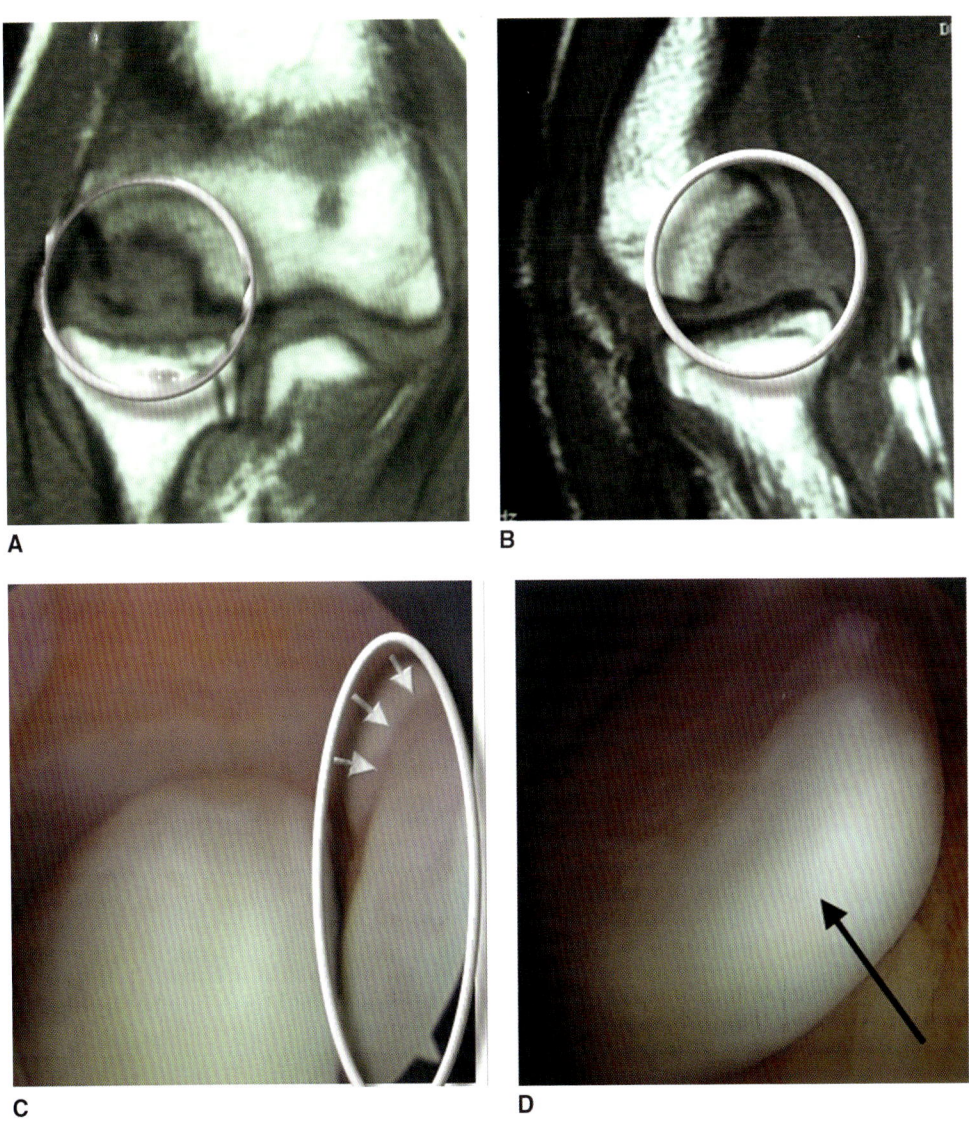

图4-12
第三阶段OCD病变。MRI的T1冠状位（A）和T1矢状位（B）显示裸露的OCD病变（圆圈）。（C）关节镜下显示无软骨覆盖的OCD病变（椭圆形），小箭头标出病变边缘。（D）在关节中发现骨软骨碎片游离体（箭头）

肱桡皱襞

投掷运动员OCD行肘关节镜检时，有时会发现合并病变：由肱桡皱襞增厚引起的肘后外侧撞击。皱襞可导致桡骨头和肱骨小头软骨软化，可引起疼痛、卡压、积液等临床表现，部分症状与OCD病变类似。部分患者在前臂旋后、肘关节屈曲超过90°时出现肘关节部位弹响。关节镜检下若发现肱桡皱襞，应予以切除。Kim等报道投掷和高尔夫运动员行皱襞清理术后效果良好。

结果

非手术治疗

对第一阶段软骨剥脱稳定OCD患者以及肱骨小头骺板未闭患者，建议行非手术治疗。Takahara等回顾性分析了106例平均随访7年的肱骨小头OCD患者。他们发现OCD早期病变经非手术治疗疗效确切。OCD稳定病变一般有以下3个共同特征：肱骨小头骺板未闭；软骨下骨局部扁平或透光；肘部有良好的活动度。

非手术治疗包括患肘严格制动；禁止从事投掷、体操、扳手腕、俯卧撑和举重等运动；短期（少于3周）肘部固定。去除固定后，尽早恢复循序渐进功能锻炼。症状减轻后应开始进行渐进式物理治疗。应每隔2~3个月行肘部X线片和MRI复查，以了解病变进展。在4~5个月时，若患者影像学检查和临床表现有所好转，可从事间歇投掷训练。重返运动的时间主要取决于患者的临床表现（通常在6个月左右恢复运动），而影像学结果往往滞后于临床症状几个月甚至几年。

休息。Takahara等报道对已确诊的OCD病灶施加持续应力，会扩大病灶。因此要向运动员的父母、教练和队长明确强调：禁止参加肘部反复受力的运动。同时要告诫他们：OCD是一种可导致运动生涯提前结束、潜在的严重损伤，最终导致退行性关节炎。值得注意的是，在高水平投手中，实际上发生肱骨小头残留畸形的情况比较少。这可能说明，那些因为OCD治疗失败而导致肘关节退变的运动员不会继续参加高水平棒球比赛。

阶段。使用非手术治疗早期OCD的疗效要优于晚期OCD，因此尽早确诊对OCD预后非常重要。Matsuura等发现，约91%早期OCD患者采用非手术治疗效果良好，仅有53%的晚期OCD患者非手术治疗有效。

稳定性。软骨块的稳定性也会影响最终结果。Mitsunaga等指出如果软骨块初始是稳定的，在后期<50%的软骨块将会失稳。然而，Takahara等证实不稳定的软骨块愈合率极低。

患者年龄和生长板状态。患者年龄与愈合率没有关系。但Mihara等提出肱骨小头骺板与愈合率存在显著相关性。94%的早期骺板未闭患者骨软骨愈合，而骺板闭合患者的骨软骨愈合率仅为71%。

手术治疗

对于早期、稳定OCD患者保守治疗失败或晚期、不稳定OCD患者，均需要进一步手术治疗。手术最终目的是消除机械症状、促进骨软骨愈合。Takahara等发现与肘关节制动相比，具有下列特点的不稳定OCD手术治疗效果更好：肱骨小头骨骺闭合；影像学表现显示骨软骨碎片；肘关节活动受限>20°。肱骨小头骨骺闭合患者的手术治疗效果明显优于肘关节制动。对于较大的病灶，关节面重建比单纯骨软骨片固定效果好。

已有报道表明患者肱骨小头病灶缺损面积<50%且不累及肱骨小头外侧柱时，关节镜下游离体摘除和关节清理术可缓解疼痛并改善肘关节活动度，但患者大多恢复不到损伤前运动水平。

在不累及肱骨小头外侧柱的OCD中，微骨折术和软骨下骨钻孔术疗效确切。微骨折术后的MRI随访显示，在80%的患者病灶缺损纤维软骨生成、肱桡关节对合恢复，可以重返运动。Bojanic等报道对3例2期青春期体操运动员OCD，行关节镜清理和微骨折术后5个月症状缓解，术后1年症状消失。Chappell和ElAttrache报道对11位平均年龄为15岁的运动员进行微骨折术，术后3年随访疗效较好，所有运动员均恢复到以前的运动水平。其中OCD病灶大小从7 mm×6 mm~17 mm×15 mm不等。

对于病灶面积累及>关节面50%、肱骨小头外侧或外侧柱较大病变，以前的治疗效果并不乐观。但最近研究表明在骨软骨块移植术中使用更大直径的移植骨充填病灶缺损区，术后疼痛缓解率、愈合率和恢复运动率明显提高。Iwasaki对8例患有OCD的青少年棒球选手行OATS（自体骨软骨移植术），7位患者术后效果良好。Yamamoto等发现在接受OATS治疗后，9例3期OCD青少年中有6例、9例4期OCD青少年中有8例均重返运动。Chappell和ElAttrache使用OATS治疗5例OCD棒球运动员，全都重返竞技场，术后5年仍在从事职业运动。当累及外侧柱的长度超过7 mm，并且关节镜下探查见肘关节伸直、屈曲位下前臂旋后/旋前动作时，桡骨头与肱骨小头病变嵌插，作者主推OATS术。

手术技术

关节镜手术患者体位

行肘关节镜检查，患者处于仰卧、俯卧或侧卧位均可。我们通常采用仰卧位，此体位便于全麻实施，在需要时也可顺利地转换为开放手术（图4-13）。此体位操作，术者具有更好的解剖方向感、便于各个角度和方向观察关节内结构。患者仰卧位时，将2.67 kg牵引力通过滑轮将手臂悬吊，维持肩外展90°、肘部弯曲90°，也可更容易进入肘关节后间室。俯卧位操作也可以很方便进入后侧间室，而且不需要牵引。全麻不仅可以放松全身肌肉，并且相对于区域阻滞麻醉而言，可以有助于早期发现后者术后神经并发症。止血带可用也可不用。

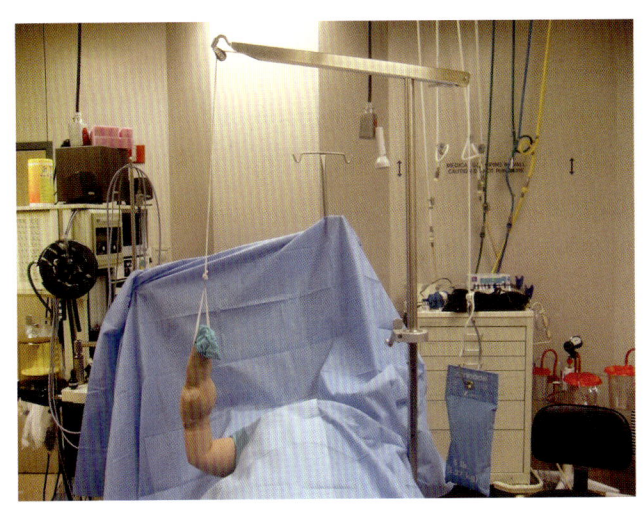

图4-13
仰卧位

关节镜技术

器械准备：2.9 mm和4.0 mm两种规格30°关节镜头、骨锉和刨刀。通过直接侧方入路向肘关节注入30~50 mL生理盐水，充盈关节腔。建立标准肘关节镜入路，通常于前内侧入路置镜，前外侧入路置入操作器械，行关节镜检评估是否存在关节内游离体、骨赘和软骨损伤。在投掷运动员关节镜检，可行肘关节屈曲70°外翻应力试验，镜下观察肘关节内侧1~2 mm张口提示尺侧副韧带松弛，二者存在相关性。待关节镜检结束后，建立外侧软点入路。经此入路可以更好地观察桡骨头、肱骨小头、滑车切迹和滑车嵴。应注意避开位于入口附近的前臂外侧皮神经。在外侧正中附近稍尺侧创建一个工作入路。此入路既不会损坏侧方韧带结构，并且可以很好地观察肱骨小头。OCD和伴有外侧间室疼痛的患者有时还会出现肱骨小头皱襞增厚（图4-14）。如果发现肱骨小头皱襞增厚，应予以切除。

接下来对OCD病灶进行评估和分级。如果病灶不稳定、游离，应取出所有游离的骨碎片，并暴露软骨下骨，显露出正常软骨边界（图4-15）。用探针评估病灶的大小。如果拟行骨软骨移植术，则应适当扩大入口，以允许4~6 mm大小器械通过。根据适应证不同，可选择相应手术治疗：病灶清理术、软骨下骨钻孔术、微骨折术、骨软骨碎片固定术和自体骨软骨移植术（马赛克技术）。

微骨折术与软骨下骨钻孔术

微骨折术与软骨下骨钻孔术的指征类似：纤维软骨变性和裂痕的早期病变，以及不明显累及肱骨小头外侧柱的、骨外露的2期病变。病灶区准备如上所述（图4-15）。清除分离的软骨碎片或游离体。于直接外侧入路置镜，经辅助外侧入路置入1.57 mm的克氏针于病灶处钻孔（图4-16A）。于病灶处钻孔，使从孔中释放出来的骨髓中间充质干细胞覆盖软骨缺损表面，后者能在应力作用下转换为纤维软骨部分替代透明软骨的功能（图4-16B）。

如果选择微骨折术，可以使用微骨折锥代替克氏针。

自体骨软骨移植术

近年来自体骨软骨移植术（OATS）逐步用于肘部OCD的治疗。先从股骨髁的外侧缘或滑车边缘获取小尺寸圆柱形骨软骨移植物，而后移植到事先准备好的骨软骨缺损部位。关节镜检查观察，肘关节伸直前臂旋转肱骨小头缺损病灶与桡骨头嵌插，或缺

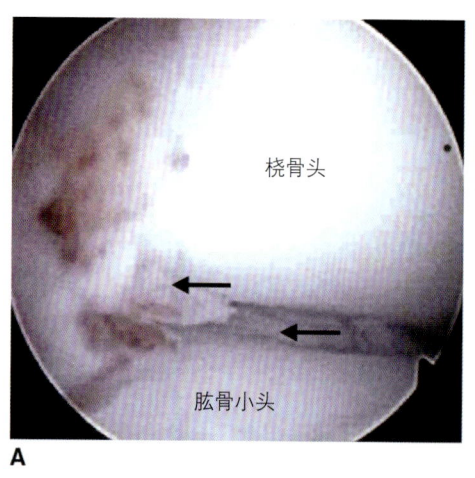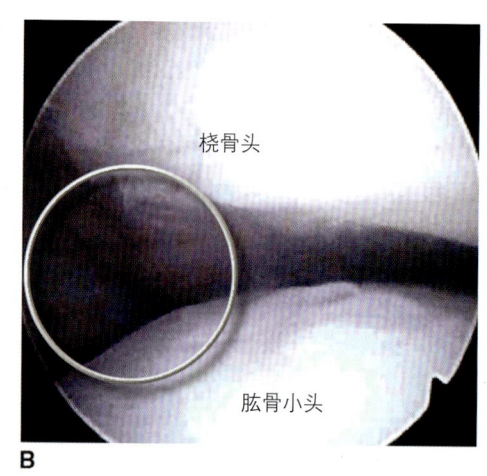

图4-14

肱桡间隙皱襞。（A）箭头指向肱骨小头皱襞，可能导致肱骨小头和桡骨头软骨磨损。（B）切除术后：圆圈标示术前皱襞所在部位，已被清除

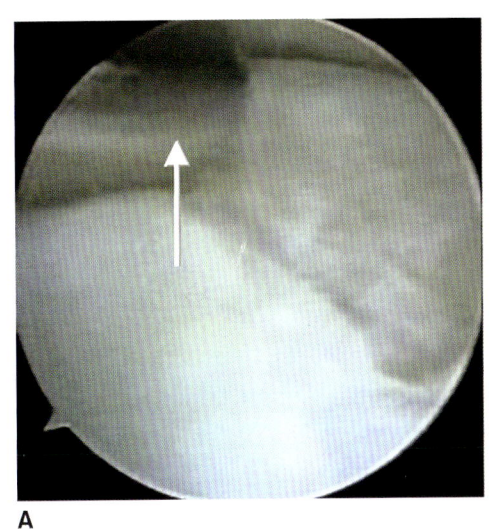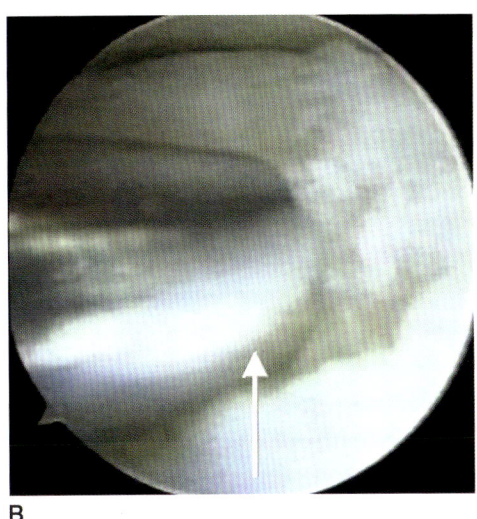

图4-15
(A,B) 刨刀(箭头)清理OCD病变,直至确定稳定软骨边界

损累积明显的外侧柱(超过7 mm)时(图4-17A),是OATS较好的适应证。桡骨头退变和肱骨小头严重畸形则是相对禁忌证。

通常经正中外侧入路评估确定正常、稳定的软骨边界。对于部分脱落的骨软骨碎片,首先评估骨缺损区域,通常脱落缺损区域位于中央。在这种情况下,有经验的医生一般从中央开始横向(朝向外侧柱)清理脱落的关节软骨,直到完整边界(由碎片和软骨下骨之间的骨连接组成)。此后评估后外侧柱受累程度(图4-17A),并在关节镜下评估桡骨头缺损是否与肱骨小头嵌插情况(前臂伸直位旋后和旋前)。如果累及肱骨小头外侧柱长度超过7 mm,或肱骨小头骨缺损与桡骨小头嵌插,则应行骨软骨移植术。手术目的是恢复肱骨小头的骨性支撑,防止桡骨头嵌插到肱骨小头缺损处,而并不需要完全覆盖所有缺损面。

骨软骨移植术中,将肘部弯曲90°~100°,通过肘肌插入一根定位针确定切口,调整方向使得定位针完全垂直于病灶区。扩大切口以便顺利放置直径4~6 mm的栓塞,

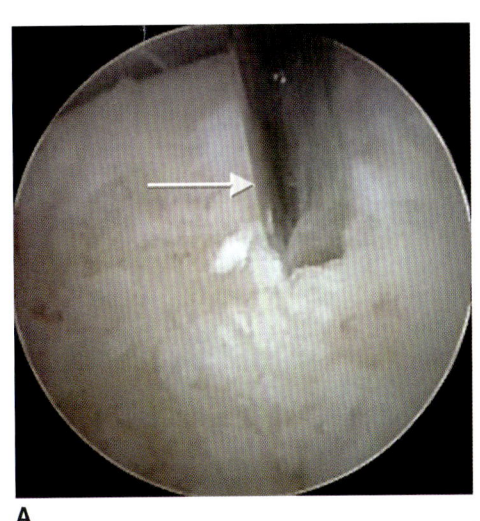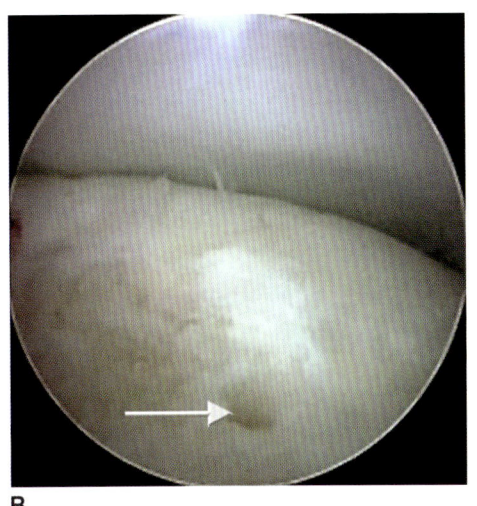

图4-16
微骨折术。(A)经外侧入路置入一根1.57 mm的克氏针(箭头)。(B)于病灶处钻孔(箭头),使从孔中释放出来的骨髓中间充质干细胞覆盖软骨缺损表面,后者能在应力作用下转换为纤维软骨部分替代透明软骨的功能

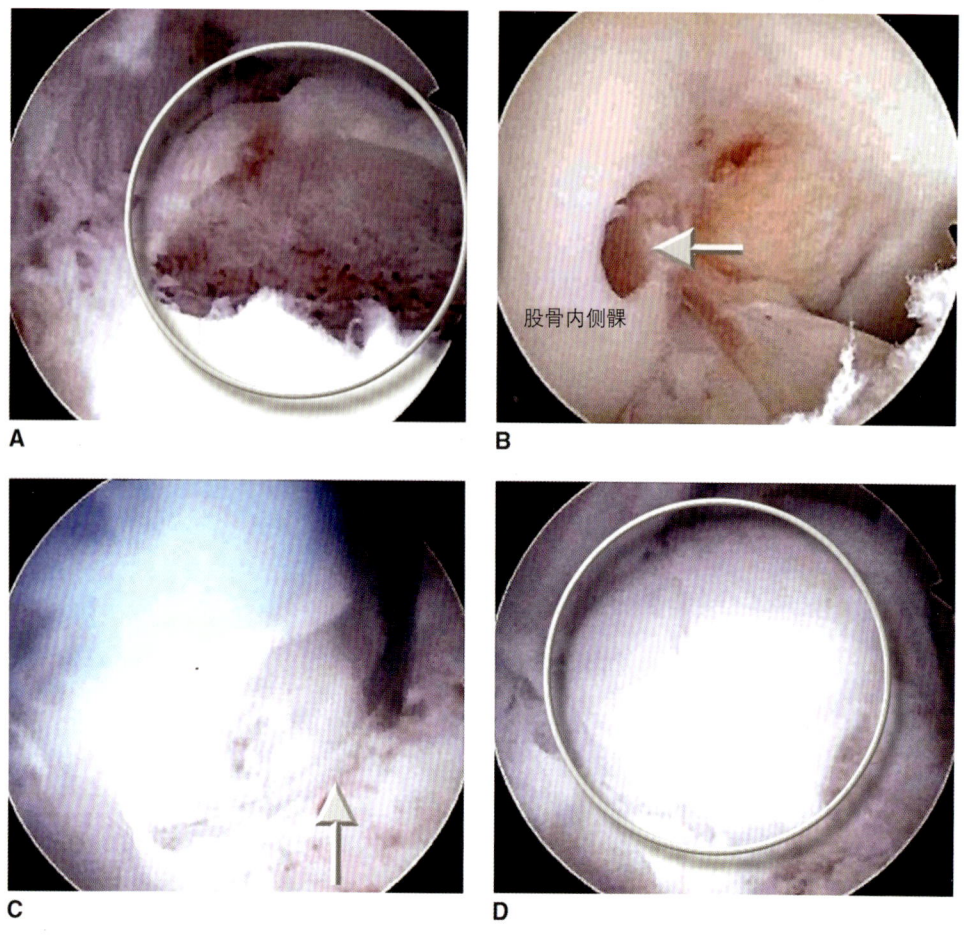

图4-17

利用骨软骨移植术，修复肱骨小头OCD缺损延伸至外侧柱的病例。（A）肱骨小头OCD缺损延伸至外侧柱（圆圈）。（B）箭头指向骨软骨块的供体部位（直径6 mm，深度1 cm），取自膝内侧滑车，位于股骨内侧髁外侧。（C）箭头指的是使用插入器植入骨软骨块。（D）圆圈标出植入骨软骨块后的图片

确保切口与针头的垂直路径一致。为了避免破坏神经血管结构，直接将软组织牵开，在骨缺损受体部位，尽可能垂直于软骨表面钻孔，为后续移植做准备。同时，在关节镜下，从膝关节的髁间取出大小相同的骨软骨塞。于前外侧入路置镜，前内侧入路置入操作仪器，使用移植工具，从股骨内侧髁（MFC）的滑车边缘切取直径6 mm、深度1 cm的骨软骨块（图4-17B）。鉴于肱骨小头缺损病灶体积较小，通常一个上述大小的骨软骨移植块就足够了。将骨软骨移植块植入缺损受体部位，深度与周围的软骨齐平（图4-17 C，D）。手术目的是重建肱骨小头外侧柱侧向支撑（图4-18A，B），避免桡骨小头与肱骨小头外侧柱的缺损嵌插。重复上述步骤，直到恢复肱骨小头外侧柱完整性。如果缺损不能被骨软骨移植物完全覆盖，则对未被覆盖的缺损行钻孔术或微骨折术（图4-18C，D）。如果不能行自体移植术，可以使用同种异体骨软骨移植或人工材料置换。

骨软骨固定

对于不稳定、部分开放性OCD病变，可通过关节镜下或开放手术进行骨软骨块固定术。此种手术方式需要足够的空间放置固定器械。最近的一项Meta分析发现骨软骨固定后患者重返运动的概率低于清理术或OATS。我们建议对部分分离的软骨病灶行切除、钻孔或移植术。

术后功能锻炼

所有患者术后均应使用长臂石膏或铰链式支具保护2~3周。在X线片上未见骨愈合前，不应开始主动运动。术后3个月时开始进行轻柔的抗阻训练，4个月时逐步增大抗阻训练强度。对于投掷运动员，投掷运动5个月后开始。通常在手术后6个月即可完全恢复运动。经过简单关节清理术、钻孔术或微骨折术的运动员通常可以提前1~2个月恢复，具体恢复时间取决于康复进展。

重返运动

运动员何时能够重返运动尚未可知。从过去经验来看，相对于投掷运动员，体操运动员成绩较差，这可能与他们肘部承受较大的轴向负荷有关。Jackson等对10例经非手术治疗无效的女性体操运动员采用清除关节内游离体、微骨折治疗，结果仅有1名运动员重返运动。他们认为尽管手术治疗可以改善疼痛，但对重返运动帮助不大。最近一项针对492例接受肱骨小头OCD治疗运动员Meta分析表明，损伤的大小或分级与运动类型无关。然而这项研究中纳入肱骨小头OCD患者数量最大。将OATS与关节清理术、碎片固定术相比而言，OATS治疗组患者的重返运动率最高（94%），其次是关节清理术（71%），然后是固定术（64%），但未描述病灶大小。有研究表明236例OCD患者

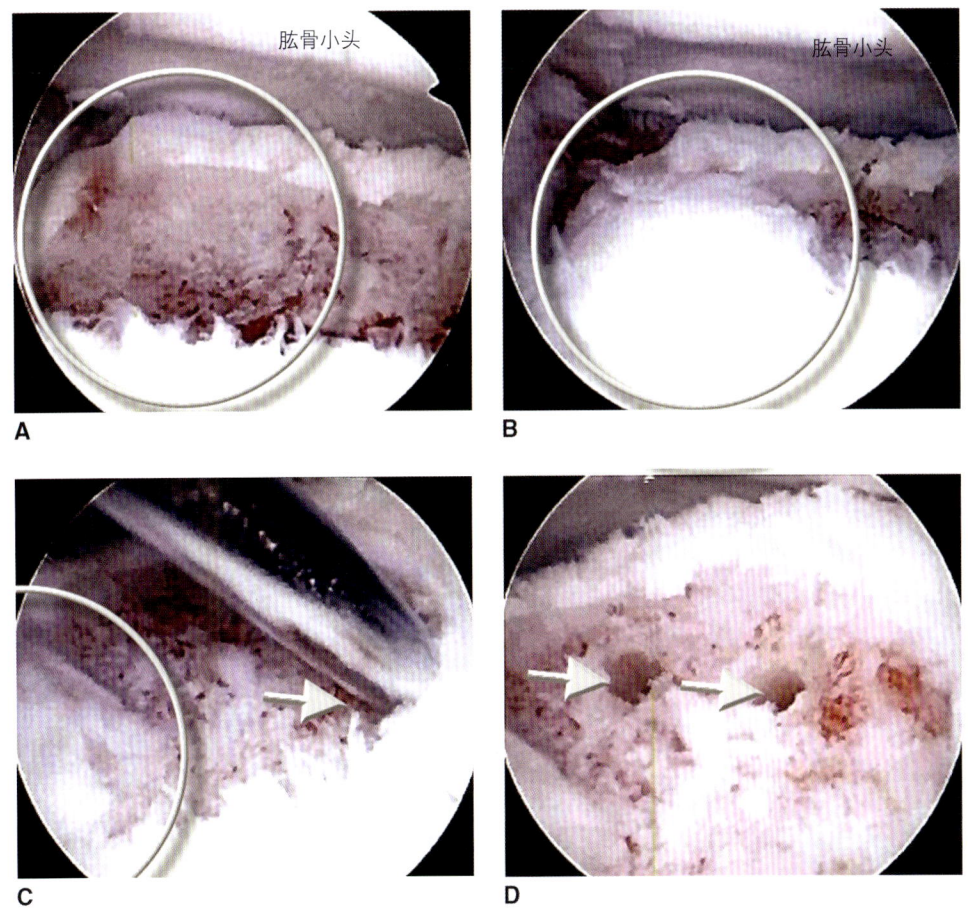

图4-18
自体骨软骨移植术重建肱骨小头外侧柱。（A）OCD病变延伸到肱骨小头外侧柱（圆圈）；关节镜检查时（肘伸直前臂前旋/旋后），右侧缺损处嵌插。（B）骨软骨移植块（圆圈）置于肱骨小头外侧柱，重建外侧支撑，右侧缺损处嵌插消失。（C）圆圈指骨软骨栓，箭头指向裸露的OCD病变（使用1.57 mm的克氏针进行微骨折治疗）。（D）微骨折后：箭头指向小孔（骨髓间充质干细胞可从此孔流出）

（平均年龄为14.5岁）接受肘关节微骨折术，术后平均4.2个月随访，约有71%的患者恢复到以前的运动水平，87%患者恢复到无障碍运动水平。接受碎片固定治疗的92例患者术后平均5.9个月随访，约有64%的患者恢复到以前的运动水平，68%的患者恢复到无障碍运动水平。164例患者行自体骨软骨移植术（包括膝和肋骨），术后平均5.9个月随访，约有94%的患者恢复到以前的运动水平，95%的患者恢复到无障碍运动水平。最近Matsuura等研究表明与肱骨小头外侧部病变相比，OATS治疗肱骨小头中心部病变，术后影像学表现、功能结果以及重返运动率更加令人满意。总而言之，这项Meta分析结果表明如果能对OCD患者进行正确的手术决策，患者重返运动率很大。

预后

肱骨小头OCD若能在一期早期诊断，预后良好。遗憾的是大多数OCD患者都在二期病变时被诊断。手术治疗能缓解症状、使患者重返运动，但是远期预后较差。一系列的研究表明50%的肱骨小头OCD患者最终导致骨关节炎。但是包括骨软骨移植术（马赛克技术）在内的新技术可能会延缓骨关节炎的发生。归根结底，防胜于治！对于投掷运动员而言，应严格控制投球数量，运动量应维持在每周600次以下。运动员或体操运动员不应在疼痛或服用止痛药情况下坚持训练。

结论

随着外界对运动成绩的要求和运动员自身运动期望值不断提高，年轻投掷和体操运动员罹患Panner病和OCD的风险增加。对于Panner病和早期OCD患者，主要是采取非手术治疗（患肢严格制动）。进展型OCD则需要手术干预，可以行肘关节镜下治疗，疗效可靠。OCD病灶的大小、位置、病灶缺损与桡骨头的功能关系决定治疗方案的选择。像其他运动项目一样，通过纠正投球姿势、限制过度的训练，并对运动员及其家长和教练进行预警教育，为这些可能因为Panner病和OCD导致运动生涯提早终止的罹患人群提供最可靠的帮助与解决方案。

致谢

本章是在第1版（Neal S. ElAttrache医学博士）的基础上撰写。

参考文献

[1] Brown R, Blazina ME, Kerlan RK, et al. Osteochondritis of the capitellum. J Sports Med. 1974;2(1):27–46.
[2] Douglas G, Rang M. The role of trauma in the pathogenesis of the osteochondroses. Clin Orthop Relat Res. 1981;(158):28–32.
[3] Jackson DW, Silvino N, Reiman P. Osteochondritis in the female gymnast's elbow. Arthroscopy. 1989;5(2):129–136.
[4] Ruch DS, Poehling GG. Arthroscopic treatment of Panner's disease. Clin Sports Med. 1991;10(3):629–636.
[5] Singer KM, Roy SP. Osteochondrosis of the humeral capitellum. Am J Sports Med. 1984;12(5):351–360.
[6] Panner H. An affection of the capitulum humeri resembling Calve-Perthes disease of the hip. Acta Radiol. 1927;8:617–618.
[7] Duthie RB, Houghton GR. Constitutional aspects of the osteochondroses. Clin Orthop Relat Res. 1981;158:19–27.
[8] Yamaguchi K, Sweet FA, Bindra R, et al. The extraosseous and intraosseous arterial anatomy of the adult elbow. J Bone Joint Surg Am. 1997;79(11):1653–1662.

[9] Kobayashi K, Burton KJ, Rodner C, et al. Lateral compression injuries in the pediatric elbow: Panner's disease and osteochondritis dissecans of the capitellum. J Am Acad Orthop Surg. 2004;12(4):246–254.

[10] Matsuura T, Suzue N, Iwame T, et al. Prevalence of osteochondritis dissecans of the capitellum in young baseball players: results based on ultrasonographic findings. Orthop J Sports Med. 2014;2:2325967114545298.

[11] Kida Y, Morihara T, Kotoura Y, et al. Prevalence and clinical characteristics of osteochondritis dissecans of the humeral capitellum among adolescent baseball players. Am J Sports Med. 2014;42:1963–1971.

[12] Voloshin I, Schena A. Elbow injuries. In: Schepsis AA, Busconi BD, eds. Sports Medicine. Philadelphia, PA: Lippincott Williams & Wilkins; 2006.

[13] Lord J, Winell JJ. Overuse injuries in pediatric athletes. Curr Opin Pediatr. 2004;16(1):47–50.

[14] Lyman S, Fleisig G, Waterbor J, et al. Longitudinal study of elbow and shoulder pain in youth baseball pitchers. Med Sci Sports Exerc. 2001;33(11):1803–1810.

[15] Tis JE, et al. Short-term results of arthroscopic treatment of osteochondritis dissecans in skeletally immature patients. J Pediatr Orthop. 2012;32(3):226–231.

[16] Kosaka M, et al. Outcomes and failure factors in surgical treatment for osteochondritis dissecans of the capitellum. J Pediatr Orthop. 2013;33(7):719–724.

[17] Caine D, et al. Does repetitive physical loading inhibit radial growth in female gymnasts? Clin J Sport Med. 1997;7(4):302–308.

[18] Caine DJ, Nassar L. Gymnastics injuries. Med Sport Sci. 2005;48:18–58.

[19] Kajiyama S, Muroi S, Sugaya H, et al. Osteochondritis dissecans of the humeral capitellum in young athletes: comparison between baseball players and gymnasts. Orthop J Sports Med. 2017;5:2325967117692513.

[20] Haraldsson S. On osteochondrosis deformas juvenilis capituli humeri including investigation of intra-osseous vasculature in distal humerus. Acta Orthop Scand Suppl. 1959;38:1–232.

[21] Krappel FA, Bauer E, Harland U. Are bone bruises a possible cause of osteochondritis dissecans of the capitellum? A case report and review of the literature. Arch Orthop Trauma Surg. 2005;125(8):545–549.

[22] Yang Z, Wang Y, Gilula LA, et al. Microcirculation of the distal humeral epiphyseal cartilage: implications for posttraumatic growth deformities. J Hand Surg [Am]. 1998;23(1):165–172.

[23] Kijowski R, De Smet AA. Radiography of the elbow for evaluation of patients with osteochondritis dissecans of the capitellum. Skelet Radiol. 2005;34(5):266–271.

[24] Griffith JF, Roebuck DJ, Cheng JCY, et al. Acute elbow trauma in children: spectrum of injury revealed by MR imaging not apparent on radiographs. Am J Roentgenol. 2001;176(1):53–60.

[25] Peiss J, Adam G, Casser R, et al. Gadopentetate-dimeglumine-enhanced MR imaging of osteonecrosis and osteochondritis dissecans of the elbow: initial experience. Skeletal Radiol. 1995;24(1):17–20.

[26] Rosenberg ZS, Beltran J, Cheung YY. Pseudodefect of the capitellum: potential MR imaging pitfall. Radiology. 1994;191(3):821–823.

[27] Baumgarten TE, Andrews JR, Satterwhite YE. The arthroscopic classification and treatment of osteochondritis dissecans of the capitellum. Am J Sports Med. 1998;26(4):520–523.

[28] DiFelice GS, Meunier M, Paletta GJ. Elbow injury in the adolescent athlete. In: Andrews J, Altchek D, eds. The Athlete's Elbow. Philadelphia, PA: Lippincott Williams & Wilkins; 2001:231–248.

[29] Mihara, K., Tsutsui H, Nishinaka N, et al. Nonoperative treatment for osteochondritis dissecans of the capitellum. Am J Sports Med. 2009;37(2):298–304.

[30] Takahara M, Mura N, Sasaki J, et al. Classification, treatment, and outcome of osteochondritis dissecans of the humeral capitellum. J Bone Joint Surg Am. 2007;89(6):1205–1214.

[31] Takahara M, Mura N, Sasaki J, et al. Classification, treatment, and outcome of osteochondritis dissecans of the humeral capitellum. Surgical technique. J Bone Joint Surg Am. 2008;90(suppl 2 pt 1):47–62.

[32] Petrie RBJ. Osteochondritis dissecans of the humeral capitellum. In: De Lee J, Miller DD, eds. Orthopaedic Sports Medicine: Principles and Practice. Philadelphia, PA: W.B. Saunders; 2003.

[33] Bradley JP, Petrie RS. Osteochondritis dissecans of the humeral capitellum. Diagnosis and treatment. Clin Sports Med. 2001;20(3):565–590.

[34] Larsen MW, Pietrzak WS, DeLee JC. Fixation of osteochondritis dissecans lesions using poly(l-lactic acid)/poly(glycolic acid) copolymer bioabsorbable screws. Am J Sports Med. 2005;33(1):68–76.

[35] Kuwahata Y. Inoue G. Osteochondritis dissecans of the elbow managed by Herbert screw fixation. Orthopedics. 1998;21(4):449–451.

[36] Takahara M, Shundo M, Kondo M, et al. Nonoperative treatment of osteochondritis dissecans of the humeral capitellum. Am J Sports Med. 1999;27(6):728–732.

[37] Shimada K, Yoshida T, Nakata K, et al. Reconstruction with an osteochondral autograft for advanced osteochondritis dissecans of the elbow. Clin Orthop Relat Res. 2005;435:140–147.

[38] Bradley J, Dandy DJ. Results of drilling osteochondritis dissecans before skeletal maturity. J Bone Joint Surg Br. 1989;71(4):642–644.

[39] Nishinaka N, et al. Costal osteochondral autograft for reconstruction of advanced-stage osteochondritis dissecans of the capitellum. J Shoulder Elbow Surg. 2014;23(12):1888–1897.

[40] Shimada K, et al. Cylindrical costal osteochondral autograft for reconstruction of large defects of the capitellum due to osteochondritis dissecans. J Bone Joint Surg Am. 2012;94(11):992.

[41] Chappell JD, ElAttrache NS. Clinical outcome of arthroscopic treatment of OCD lesions of the capitellum. Paper presented at American Orthopaedic Society for Sports Medicine. Orlando, FL, 2008.

[42] Ruch DS, Cory JW, Poehling GG. The arthroscopic management of osteochondritis dissecans of the adolescent elbow. Arthroscopy. 1998;14(8):797–803.

[43] Hennrikus WP, et al. Internal fixation of unstable in situ osteochondritis dissecans lesions of the capitellum. J Pediatr Orthop. 2015;35(5):467–473.

[44] Antuna SA, O'Driscoll SW. Snapping plicae associated with radiocapitellar chondromalacia. Arthroscopy. 2001;17(5):491–495.

[45] Kim DH, Gambardella RA, Elattrache NS, et al. Arthroscopic treatment of posterolateral elbow impingement from lateral synovial plicae in throwing athletes and golfers. Am J Sports Med. 2006;34(3):438–444.

[46] Steinert AF, Goebel S, Rucker A, et al. Snapping elbow caused by hypertrophic synovial plica in the radiohumeral joint: a report of three cases and review of literature. Arch Orthop Trauma Surg. 2010;130(3):347–351.

[47] Takahara M, Mura N, Sasaki J, et al. Long term outcome of osteochondritis dissecans of the humeral capitellum. Clin Orthop Relat Res. 1999;363:108–115.

[48] Takahara M, Shundo M, Kondo M, et al. Early detection of osteochondritis dissecans of the capitellum in young baseball players. Report of three cases. J Bone Joint Surg Am. 1998;80(6):892–897.

[49] Mihara K. Osteoarthritic elbow caused by sports [in Japanese]. Rinsho Seikei Geka. 2000;35:1243–1249.

[50] Matsuura T, Kashiwaguchi S, Iwase T, et al. Conservative treatment for osteochondrosis of the humeral capitellum. Am J Sports Med. 2008;36(5):868–872.

[51] Mitsunaga MM, Adishian DA, Bianco AJ Jr. Osteochondritis dissecans of the capitellum. J Trauma. 1982;22(1):53–55.

[52] Byrd JW, Jones KS. Arthroscopic surgery for isolated capitellar osteochondritis dissecans in adolescent baseball players: minimum three-year follow-up. Am J Sports Med. 2002;30(4):474–478.

[53] Brownlow HC, O'Connor-Read LM, Perko M. Arthroscopic treatment of osteochondritis dissecans of the capitellum. Knee Surg Sports Traumatol Arthrosc. 2006;14(2):198–202.

[54] Churchill RW, Munoz J, Ahmad CS. Osteochondritis dissecans of the elbow. Curr Rev Musculoskelet Med. 2016;9(2):232–239.

[55] Bojanić I, Smoljanović T, Dokuzović S. Osteochondritis dissecans of the elbow: excellent results in teenage athletes treated by arthroscopic debridement and microfracture. Croat Med J. 2012;53(1):40–47.

[56] Bojanic I, Ivkovic A, Boric I. Arthroscopy and microfracture technique in the treatment of osteochondritis dissecans of the humeral capitellum: report of three adolescent gymnasts. Knee Surg Sports Traumatol Arthrosc. 2006;14(5):491–496.

[57] Lyons ML, et al. Osteochondral autograft plug transfer for treatment of osteochondritis dissecans of the capitellum in adolescent athletes. J Shoulder Elbow Surg. 2015;24(7):1098–1105.

[58] Maruyama M, et al. Outcomes of an open autologous osteochondral plug graft for capitellar osteochondritis dissecans: time to return to sports. Am J Sports Med. 2014;42(9):2122–2127.

[59] Yamamoto Y, Ishibashi Y, Tsuda E, et al. Osteochondral autograft transplantation for osteochondritis dissecans of the elbow in juvenile baseball players: minimum 2-year follow-up. Am J Sports Med. 2006;34(5):714–720.

[60] Davis JT. Dual direct lateral portals for treatment of osteochondritis dissecans of the capitellum: an anatomic study. Arthroscopy. 2007;23(7):723–728.

[61] Iwasaki N, Kato H, Ishikawa J, et al. Autologous osteochondral mosaicplasty for capitellar osteochondritis dissecans in teenaged patients. Am J Sports Med. 2006;34(8):1233–1239.

[62] Westermann RW, et al. Return to sport after operative management of osteochondritis dissecans of the capitellum: a systematic review and meta-analysis. Orthop J Sports Med. 2016;4(6):2325967116654651.

[63] Matsuura T, et al. Comparison of clinical and radiographic outcomes between central and lateral lesions after osteochondral autograft transplantation for osteochondritis dissecans of the humeral capitellum. Am J Sports Med. 2017;45(14):3331–3339.

[64] Bauer M, Jonsson K, Josefsson PO, et al. Osteochondritis dissecans of the elbow. A long-term follow-up study. Clin Orthop Relat Res. 1992;2(284):156–160. 0003628327.

第5章 运动员肱二头肌腱远端断裂

Mark Morrey, Bernard F. Morrey

既往认为,竞技类和休闲类项目运动员中出现肱二头肌腱远端从桡骨粗隆上撕脱为罕见损伤,现在却日益多发。一般这种损伤几乎只发生在其工作或业余爱好有举重要求的男性身上。

病理学

肱二头肌腱复合体远端可能由于肌腱本身连续性中断、完全或部分撕裂、撕脱等情况导致肌-腱联合处损伤(图5-1)。该肌腱的解剖结构显示其在由近端向远端走行时旋转了90°,使得长头止点相对于短头远端的止点来说更偏后侧、更靠近端(图5-2)。病损可单独累及肌腱的长头或短头(图5-3),但迄今为止,最常见的病损是联合肌腱头从粗隆上撕脱。这也是本章将要讨论的主要内容。在肌腱止点从桡骨粗隆上撕脱的情形中,有95%为完全撕脱,5%为部分撕脱。本章将讨论以上两种情况及其延期重建。

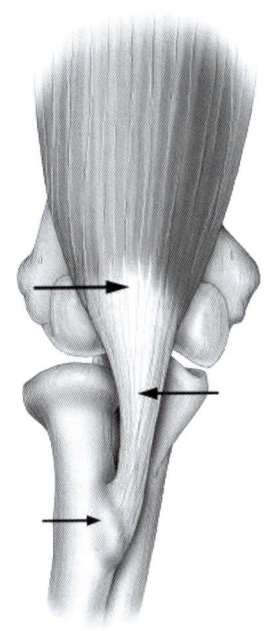

图5-1
肱二头肌腱机械装置可能在肌-腱联合处、肌腱内或粗隆止点发生损伤

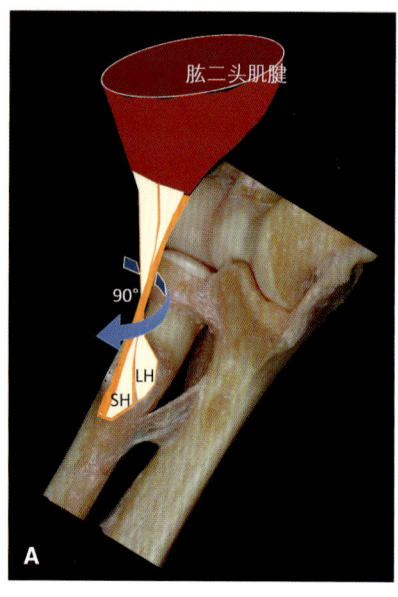 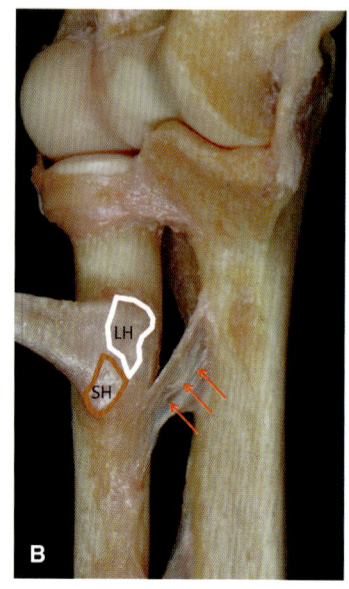 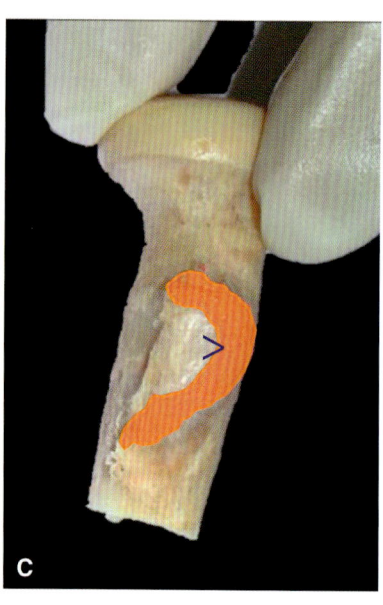

图5-2
肱二头肌腱由近端向远端延伸时发生旋转，其远端附着于桡骨粗隆（A）。其解剖结构示：短头（SH）呈新月形（C）附着于粗隆最高点（>）内侧，较长头（LH）附着点更靠前侧及远端（B）。箭头表示近端斜索（B）

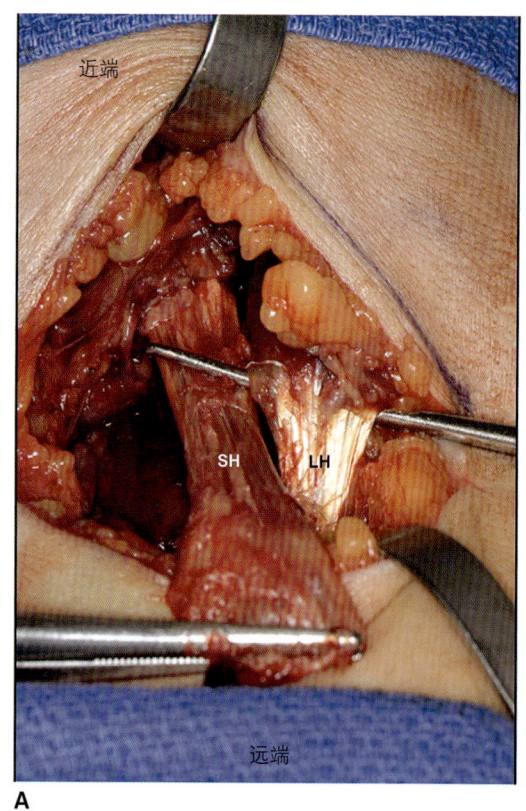 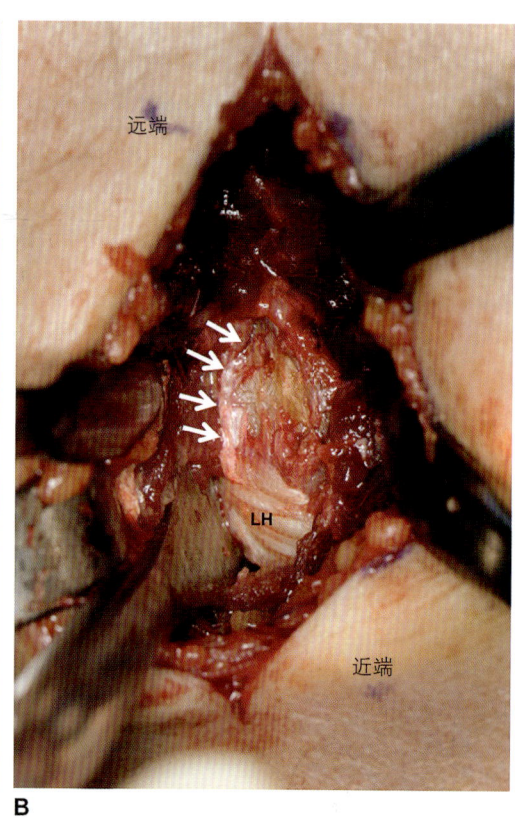

图5-3
单纯肱二头肌腱短头（SH）撕裂。（A）使用器械抬起肱二头肌腱长头（LH）后，从伤口中显露短头，可见其与肱二头肌腱长头不连续。（B）可见长头（LH）附着点在近端，而原本附着在粗隆远端新月形区域（箭头）的短头却不见了

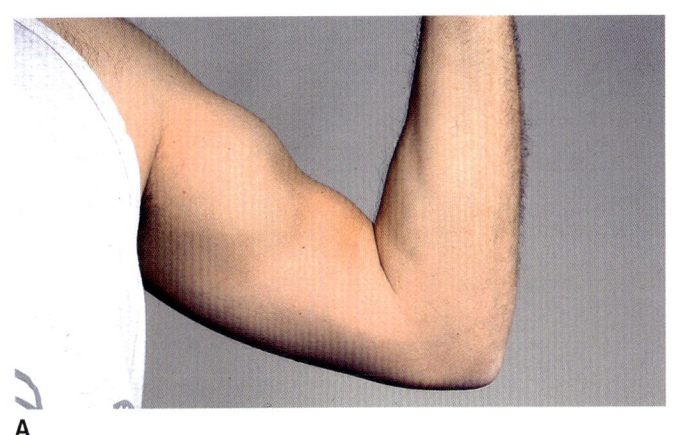
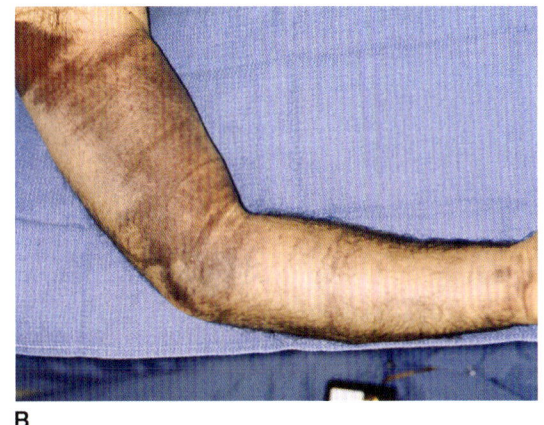

图5-4
（A）在大多数情况下，近端回缩容易确诊。瘀斑少见。（B）在这种情况下，该位竞技运动员在受伤时服用了大剂量阿司匹林

诊断

多数情况下，因为屈肘时肱二头肌远端肌腹回缩，完全断裂是很容易诊断的。病史有屈肘时的负荷史。血肿形成和疼痛部位均不固定（图5-4）。

影像学检查

大多数完全撕裂的情况下，体格检查联合阳性Hook试验是可靠的。如果诊断有疑问，MRI可显著提高对损伤，特别是不完全撕裂的诊断能力。通过将手臂放在头顶上，可以使肱二头肌腱的走行保持水平，这样可以更准确地评估病理。这个位置是由Giuffre和Moss描述的，被称为"屈曲外展旋后"的FABS观（图5-5）。由于部分或慢性撕裂的瘢痕可能累及邻近的神经血管结构，该评估对手术计划有特殊价值。

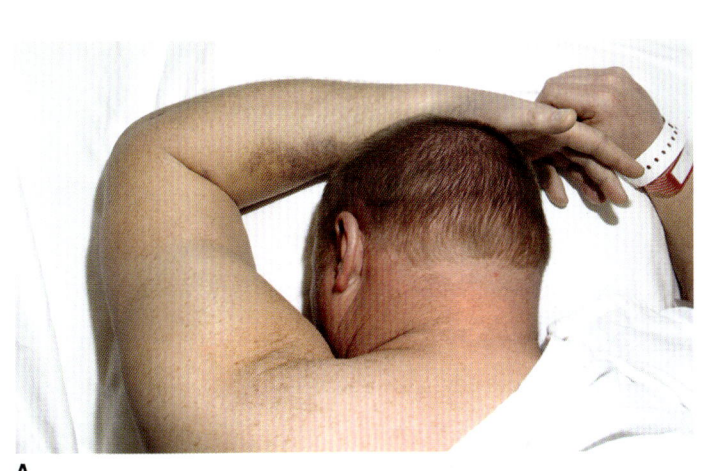
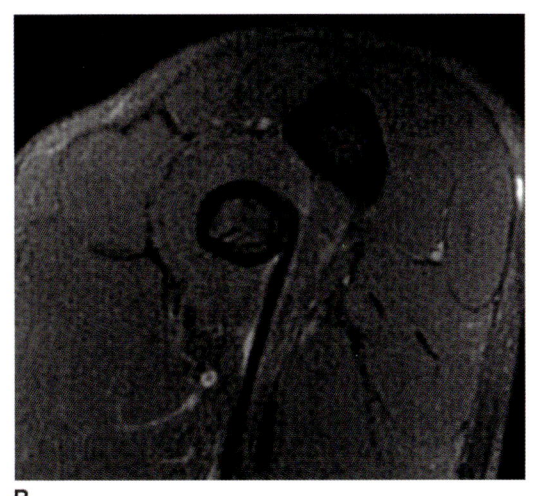

图5-5
MRI下FABS观。（A）可显示整个肌腱及其附着点。（B）示例FABS位MRI上远端肱二头肌腱断裂

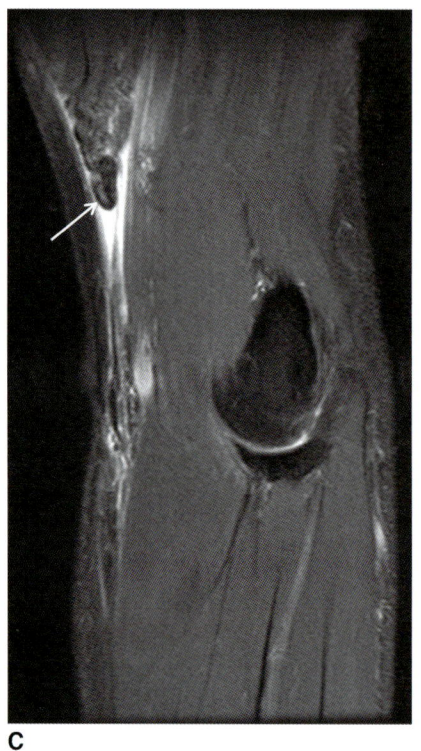
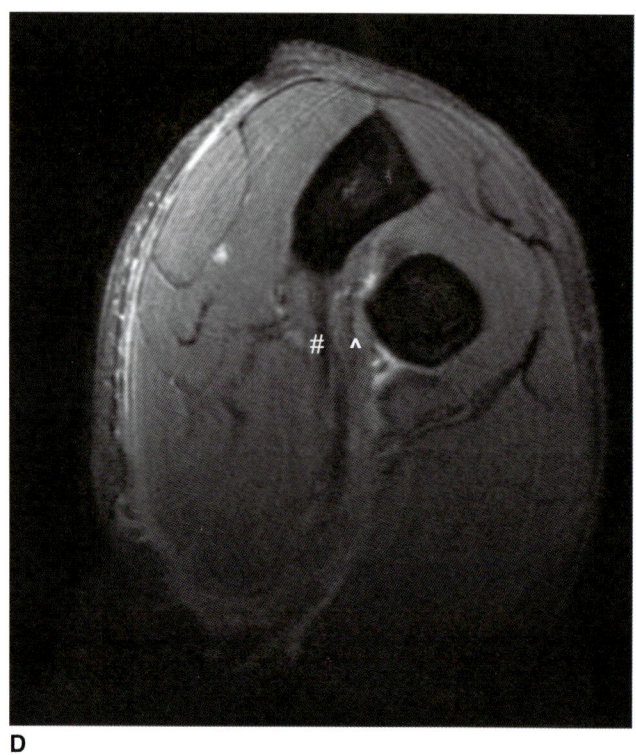

C D

图5-5（续）

（C）矢状面显示受回缩（→）影响的二头肌腱。（D）FABS位观察到广泛的瘢痕（∧）向下延伸至粗隆，并与肱肌腱（#）毗邻。这会使原本向下延伸至粗隆的肌腱所在的隧道性结构消失，必须在手术时挖掘出该结构

适应证/禁忌证

适应证

在我们看来，对于运动员来说，肱二头肌远端肌腱断裂毫无疑问应该尽快修复。已有数项研究，包括我们自己的，试图评估不修复肱二头肌腱在主观和客观上造成的功能障碍。这些研究普遍表明在大多数肱二头肌腱未经修复的情况下，患者仍能在最小疼痛的前提下获得合理的功能。然而一旦过度用力，患者确实会出现疼痛和耐力缺乏，因此，某些患者如果未在急性期进行修复，就需要后期进行重建。受伤患者的平均年龄约为55岁，且每个研究都报道患者几乎全为男性。在Mayo的行医过程中，治疗了100多例该病患者，其中女性只有2例，且均为部分撕裂。通常患者从事重体力劳动或体育运动，这进一步强调了早期确定性治疗的必要性。因为肌腱收缩和瘢痕化，延迟止点重建就变得困难。如果发生了这种情况，肱二头肌腱止点重建或将其埋入肱肌虽易于操作，但因为它对恢复旋后力量毫无用处，如今已不被临床所接受。近年来为挑选的患者进行重建是有效的，但技术要求较高，通常需要有此类手术经验的外科医生。作者认为，如果原始肌腱质量不佳，不足以使用Krackow缝合法在肌腱残端以间隔5~8 mm缝最少4针，或在腱-腹交界前的肌腱残端没有超过2.5 cm，则使用同种异体跟腱进行重建。其次，如果肘关节屈曲超过90°而肌腱仍不能延伸至粗隆，如前文所述，可考虑使用异体跟腱。幸运的是，我们可在患者肘屈曲不超过90°的情况下进行修复，而不用考虑残余活动度丢失或功能缺失。

禁忌证

对于无明显功能损害的患者,不宜止点原位重建。这不太适用于运动员,但可考虑实施于久坐患者,然而久坐患者很少经受这种损伤。需要仔细考虑试图对延期3周以上的损伤进行肌腱止点重建,因为此时肌腱通常会回缩进肱二头肌,且原有肌腱通道也会布满瘢痕。如果延期的时间更长,肌腱可能没有足够的长度拉伸到桡骨粗隆。此外,肌腱到粗隆的软组织通道会布满瘢痕,不易辨别,这使得手术更加困难,并发症发生率更高。

手术注意事项

术者在治疗这些患者时有两个相互关联的技术性问题需要考虑。一是选择一个切口还是两个切口;二是固定的方法。在本章中,我们将讨论3种不同的固定方法,它们几乎反映了当今使用的所有方法:骨隧道、缝合锚和纽扣钢板(Endo Button)。

手术方式显然依据外科医生偏好。手术可使用既往描述过的改良Henry入路或使用Boyd和Anderson描述的双切口入路。前方Henry入路的优点是,认为它不太可能产生异位骨(ectopic bone),尽管最近的研究已经挑战了这个概念。缺点是它可能会损伤桡神经。然而,必须强调的是,目前使用的双切口入路并非Boyd和Anderson原始描述的那样。双切口入路的优点在于它可以减少或者说基本上消除桡神经损伤的可能性。最初的Boyd-Anderson入路暴露尺骨,因此可能产生异位骨。多年来,我们采用了Boyd-Anderson入路的Mayo改良方式,这种方法不暴露尺骨,因此只会产生很少异位骨。

作者一直采用双切口入路,效果良好且并发症少。这项技术允许解剖复位肌腱,并可恢复桡骨粗隆的凸轮效应。数项研究表明,双切口技术比单切口技术更有优势将肌腱复位于解剖位置,并且随着肌腱原始解剖的恢复,旋后力量也较单切口技术稍大。然而,人们也认识到,单切口入路之所以也很流行,是因为它可以减少异位骨形成的可能性。虽然这还没有被证实,异位骨的并发症促使许多人使用单切口的前方入路。此外,对外科医生个体进行特定技术的培训以获得最佳治疗效果也相当重要,外科医生应该采用他们觉得最舒服的入路。暴露方式直接与固定方式有关。前入路可采用纽扣钢板或缝合锚。想使用骨隧道技术,需要采用双切口入路。

术前计划

如果损伤发生超过4周,在仔细阅读MRI后,准备好在肘前间隙进行更精细的解剖,以避开神经血管。如果肌腱已经缩回,推荐屈肘90°后直接将止点固定在粗隆。如果做不到这一点,采用异体跟腱移植恢复长度是首选。患者必须为这些可能性做好准备。

手术技术

完全撕裂——一期原位止点重建

切口

患者仰卧位,患肢常规消毒铺单。患肩下垫沙袋,取手臂舒适位置于胸前。在全麻下,于肘前褶皱做一长3~4 cm横向切口(图5-6)。

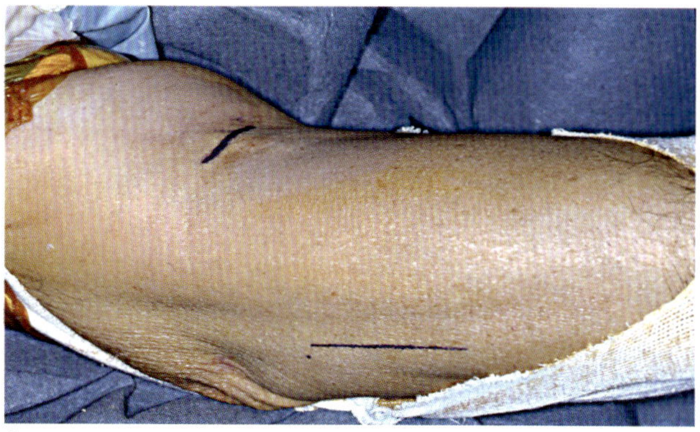

图5-6
（A）两切口技术采用肘前间隙单一长约4 cm的横向切口和（B）前臂近侧后侧一长5~7 cm的切口

图中标注：桡骨旋前、有限的横向切口、背外侧切口

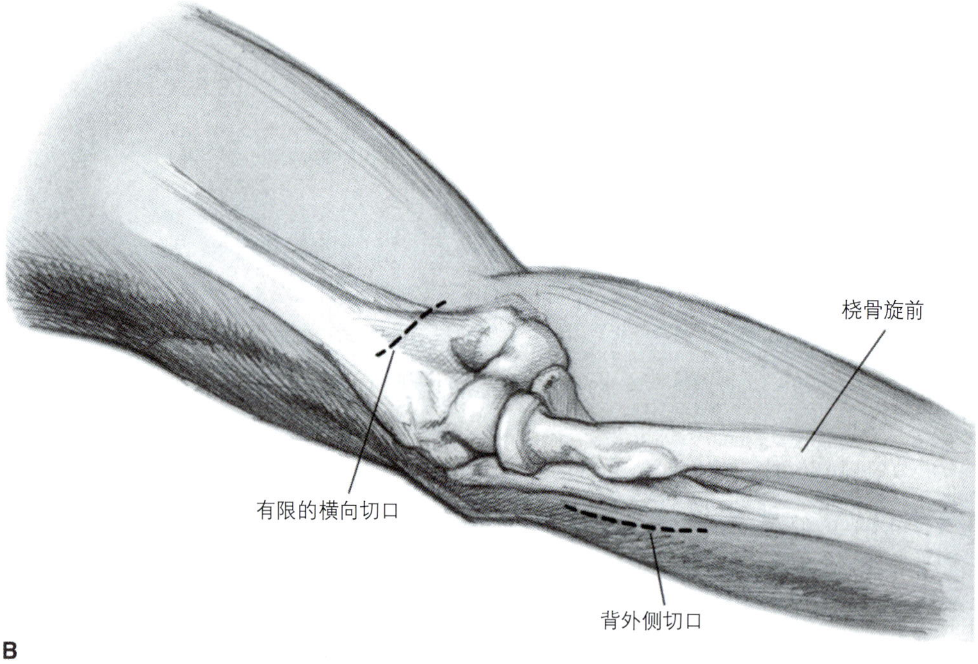

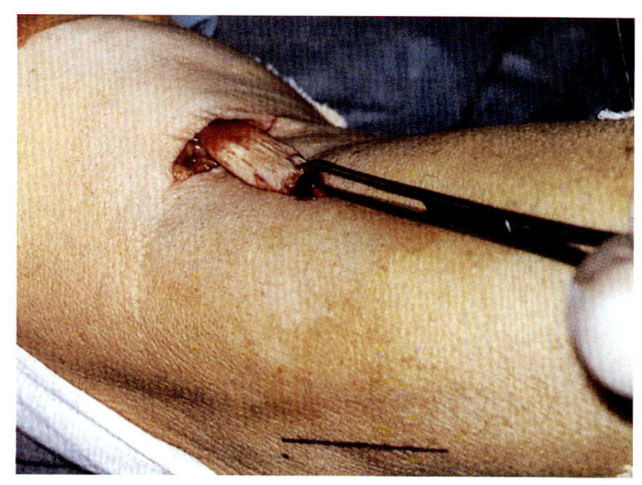

图5-7
通过手指触诊确定肌腱，并经皮肤切口引出，见断端呈球形退变

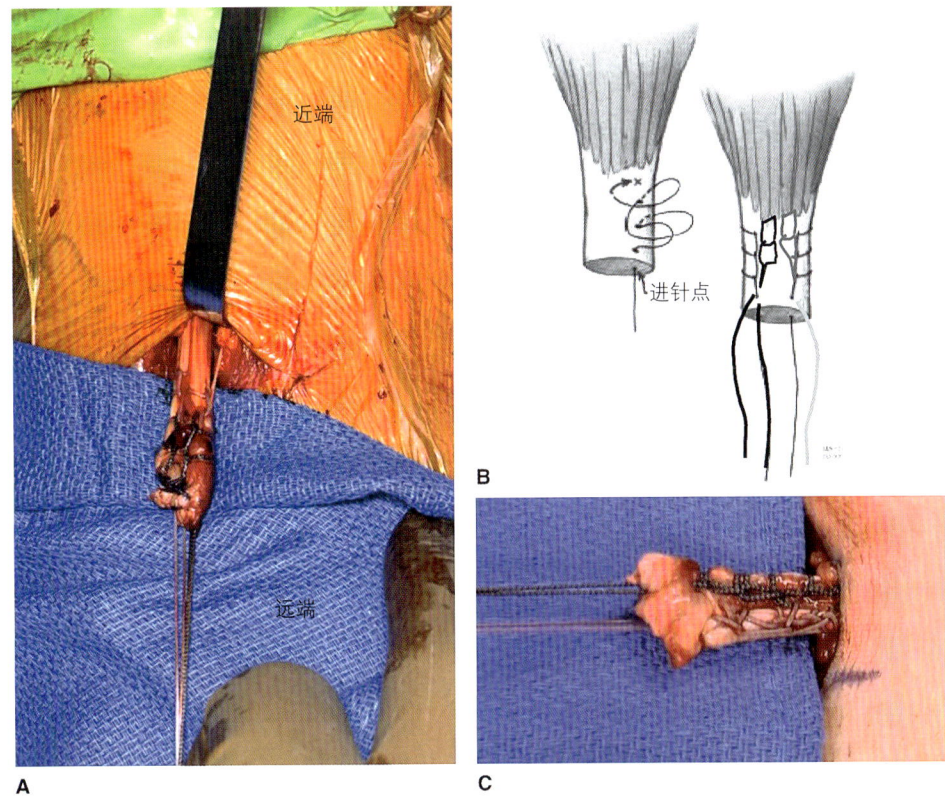

图5-8
(A, B) 两根不可吸收线采用Krackow缝合法, (C) 分别从肱二头肌的长头和短头末端穿出

肌腱制备

通过手指触诊或有限切开, 识别分离肌腱, 将肌腱从切口抽出 (图5-7)。肌腱的末端往往呈球形, 需修剪末端以使其更好地贴附于粗隆。在肌腱被修剪后, 两根加粗不可吸收缝线穿过撕裂部分进入肌腱末端。通常我们使用Krackow锁边缝合法, 缝线需用两种不同的颜色或长度, 以区分肱二头肌腱的长头和短头。由于肌腱在向粗隆下行过程中发生旋转, 使得肱二头肌长头止点较位于远端前侧的短头来说更靠近端和后侧, 区分长、短头也有利于实现这种解剖重建 (图5-8)。

前臂切口

将一弯钳引入先前被肱二头肌腱占据的软组织隧道 (图5-9)。通过触诊粗隆, 引导弯钳经桡骨、尺骨之间通过粗隆。通过旋转前臂确认器械在桡骨尺侧的正确位置。弯钳抓住引导线并向前推, 直到顶起前臂背侧的肌肉和皮下组织。然后在突起处做一切口, 分离伸肌总腱并切开旋后肌 (图5-10)。

识别粗隆并制备

前臂完全旋前, 识别粗隆并清除其上附着的残余肌腱、滑囊。从粗隆顶端后方用高速磨钻于松质骨上钻孔 (图5-11)。该位置挖槽有助于保留粗隆顶端的凸轮效应。在制作完成这一10~12 mm×7~8 mm大小足以容纳肌腱的孔道后, 将前臂部分分段, 并在粗隆桡侧钻3个孔, 以便于缝针通过 (图5-12)。使前臂稍旋后, 以使桡骨粗隆边缘看起来更像一条直线。在该体位下钻孔, 保留足够骨量, 以免骨桥坍塌或缝线切割 (图5-13)。

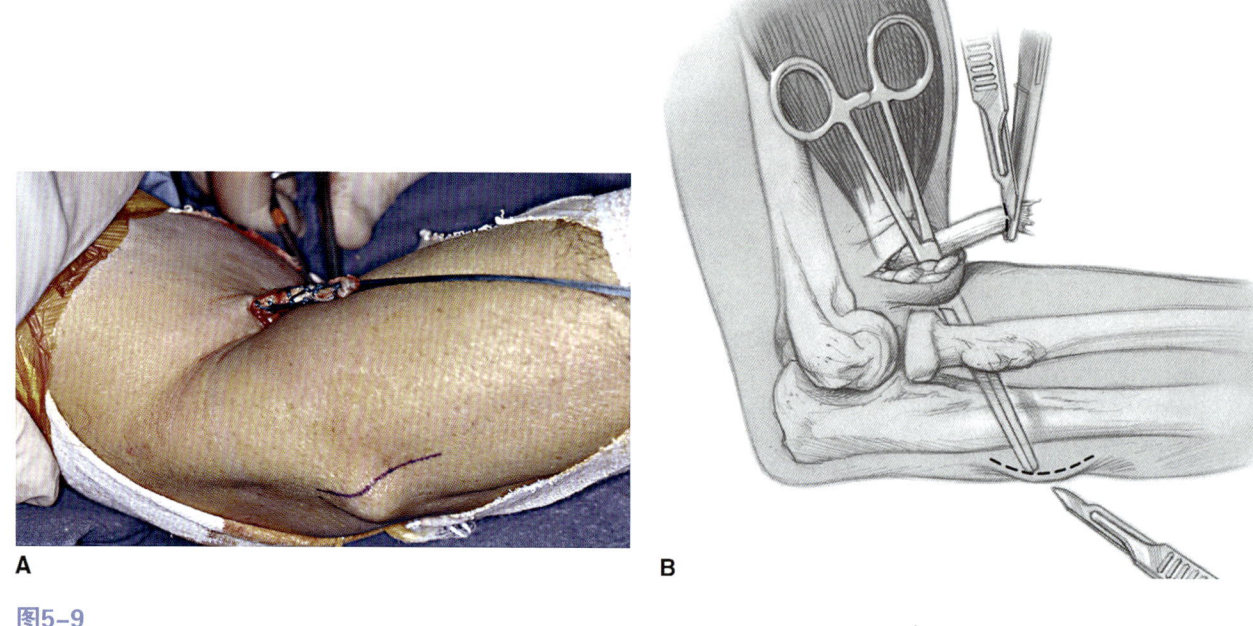

图5-9
（A）弯钳穿过桡骨粗隆和尺骨，（B）通过伸肌总腱，并顶起前臂的近端后外侧皮肤

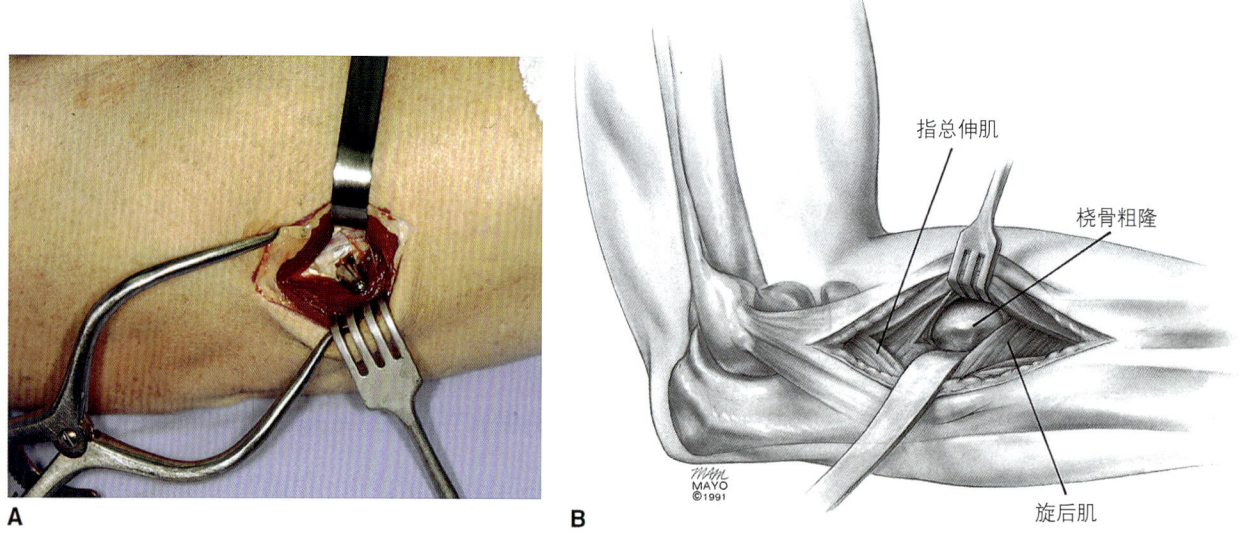
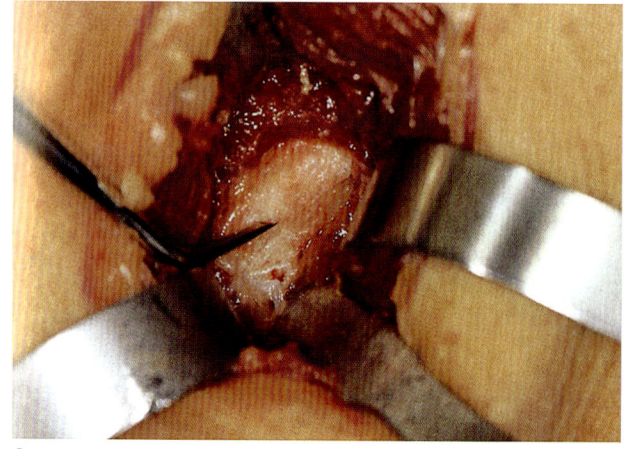

图5-10
（A~C）于突起处做一切口，分离肌肉，前臂旋前暴露粗隆

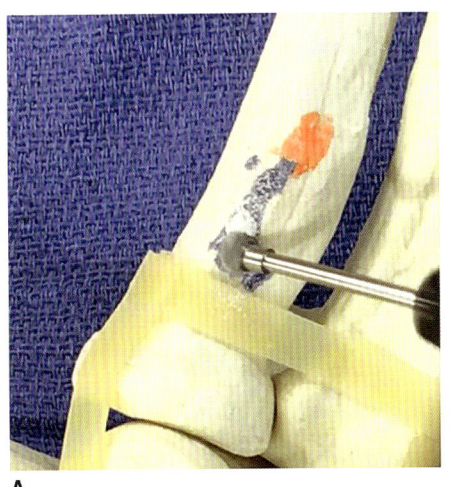
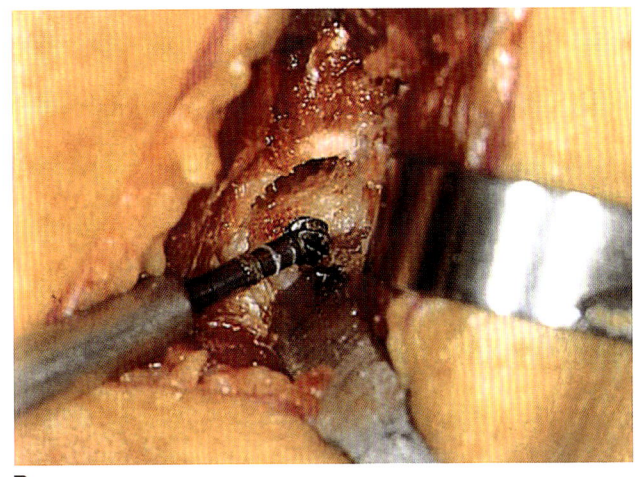

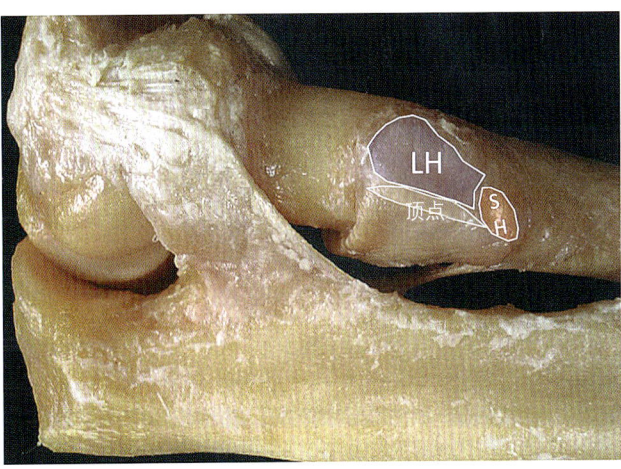

图5-11

为保持粗隆的凸轮效应，同时为肌腱长头（LH）（使用蓝色表示）和短头（SH）（使用橘色表示）提供解剖定位（C），使用高速磨钻在桡骨粗隆顶点稍后方挖槽［（A）模型骨和（B）术中观］

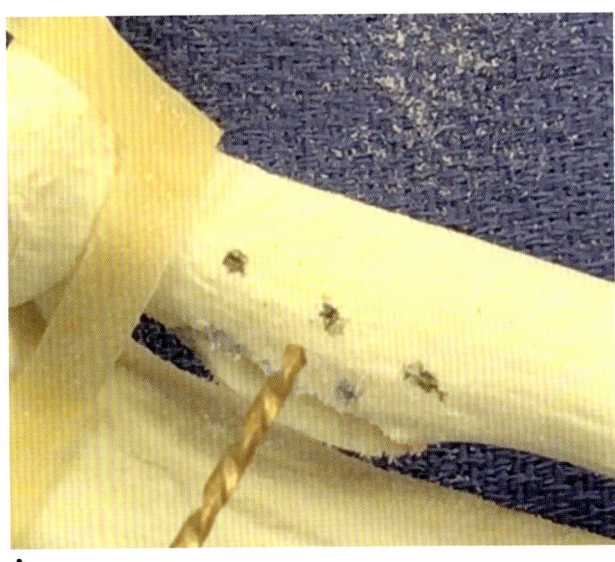
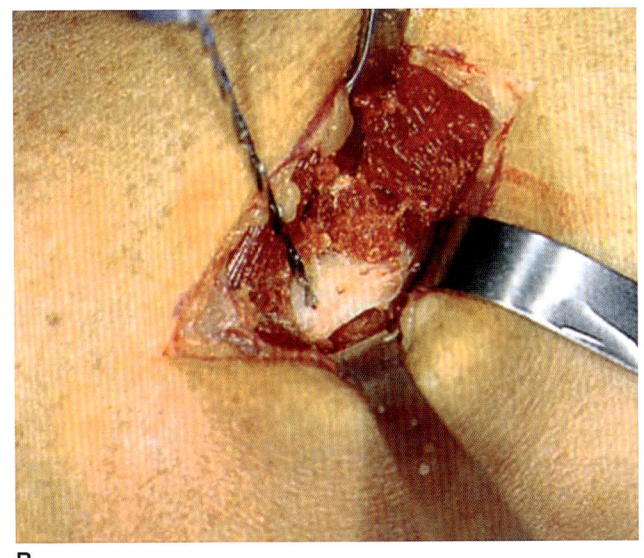

图5-12

（A，B）前步挖槽完成后，保持前臂最大旋前位稍旋后一点的姿势，［（A）模型骨和（B）患者实体骨］在距槽边缘5~7 mm处，间隔7~10 mm钻孔。钻洞（C）以便于缝针（D）穿过

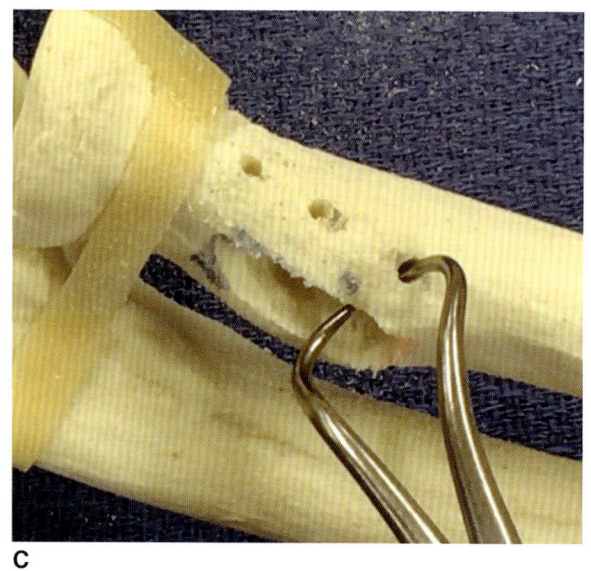
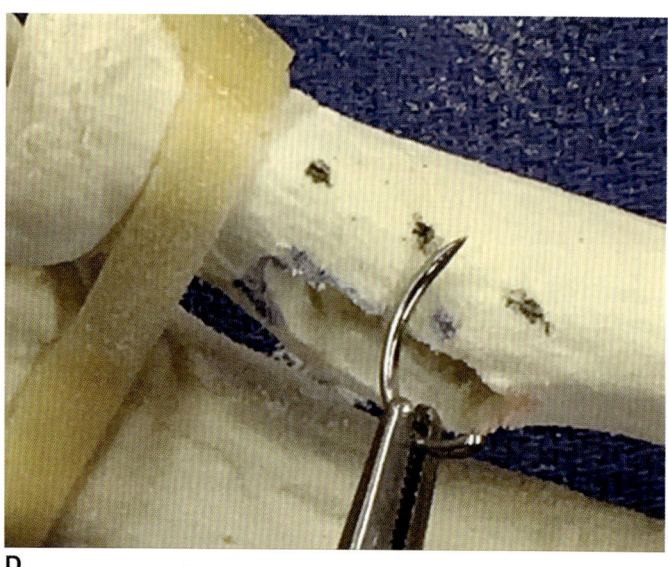

C　　　　　　　　　　　　　　　　D

图5-12（续）

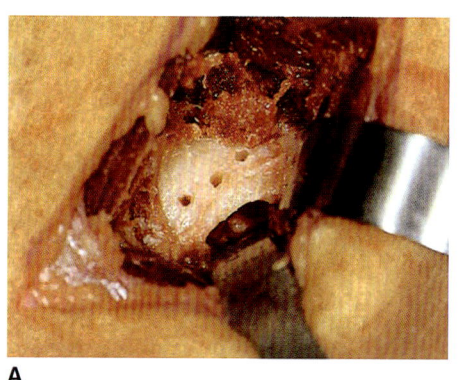
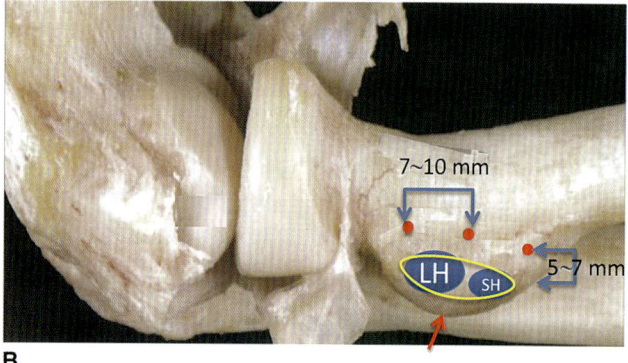

A　　　　　　　　　　　　　　　　B

图5-13

术中钻孔（A）和示意图（B）显示了槽与肌腱的相对解剖位置，以及钻孔（点）和粗隆顶点（箭头）之间的参考关系

肌腱止点重建

然后将肌腱从肘前间隙的软组织隧道引出（图5-14），经引导线引导穿过粗隆尺侧到达其解剖位置（肱二头肌长头更靠近端和后侧）（图5-15）。将缝线穿入粗隆边缘的各孔中。一条缝线穿入近端和远端，另两条缝线穿入中心孔（图5-16），分别对应于肱二头肌长头和短头的解剖位置。再次将前臂轻微旋后，将肱二头肌腱穿入粗隆。维持该体位后将缝线打结（图5-17）。

闭合切口

轻柔测试旋前、旋后，以确保没有撞击尺骨。伸直肘关节评估肱二头肌修复后的松紧度。常规闭合切口。于前臂近端，用2-0可吸收缝线缝合分离肌肉浅层的深筋膜，并缝合皮下组织和皮肤。归位肘前间隙各组织后逐层关闭手术切口。

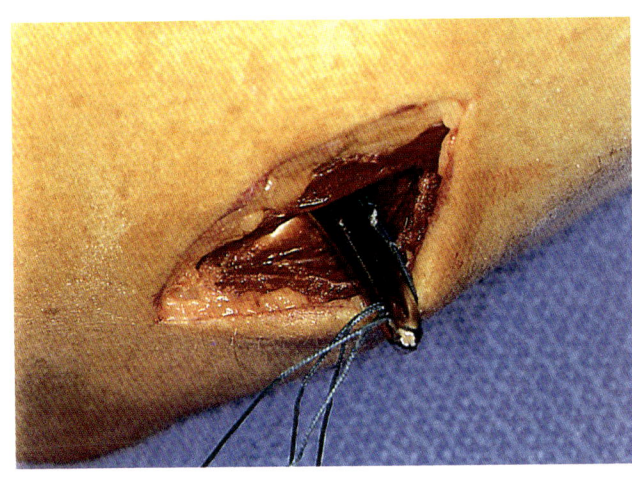

图5-14
弯钳再次抓住缝线,牵引其通过肱二头肌腱软组织隧道,从前臂切口穿出

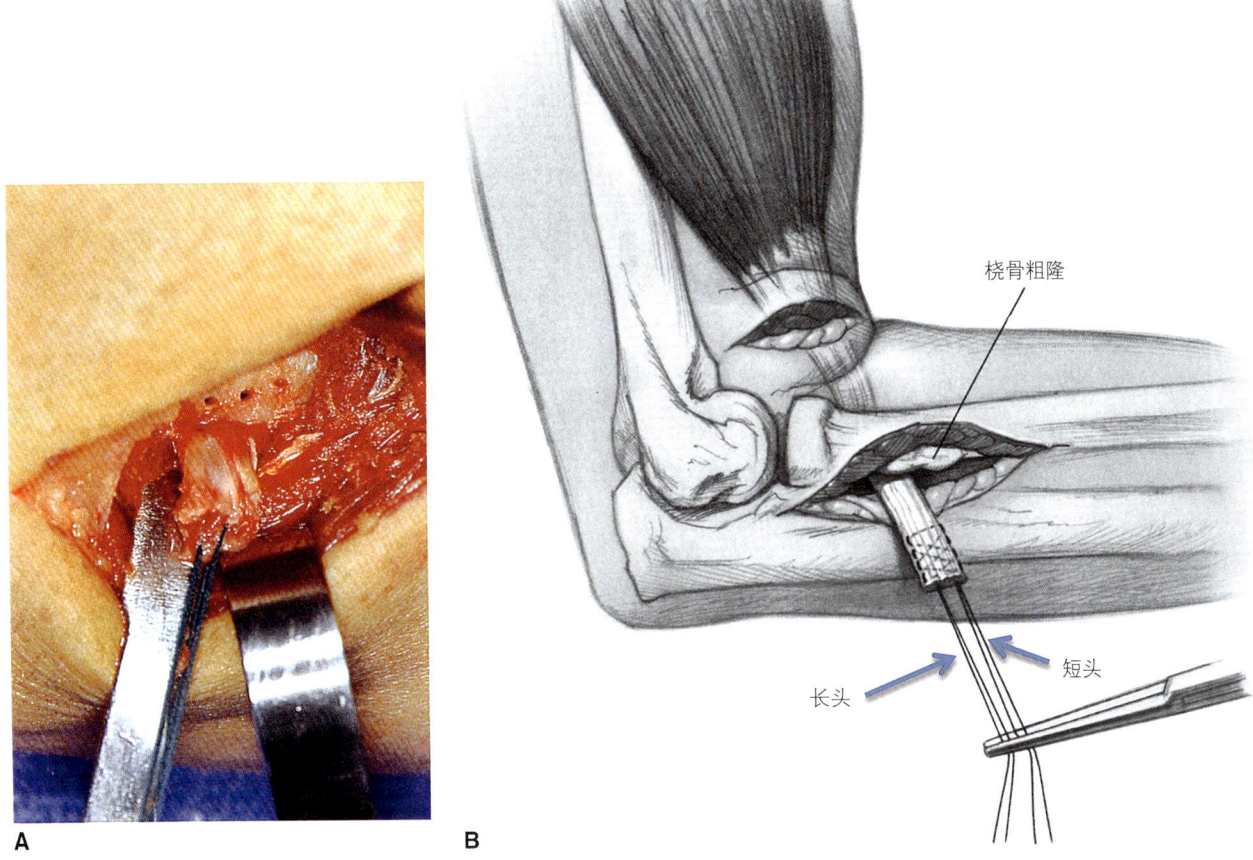

桡骨粗隆

长头　短头

图5-15
(A,B)保持长头在近端、短头在远端的解剖位置,将肌腱牵拉出外侧切口

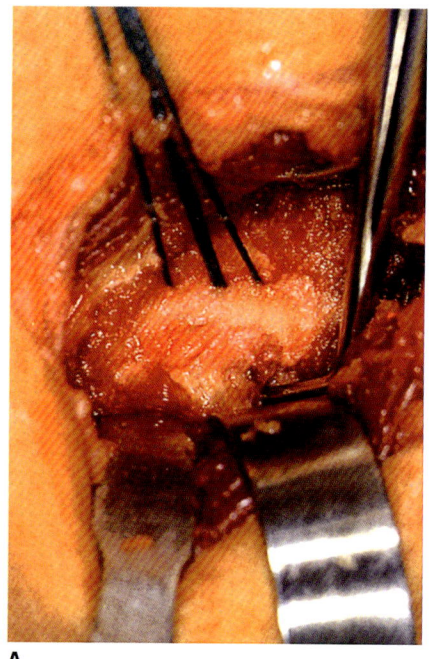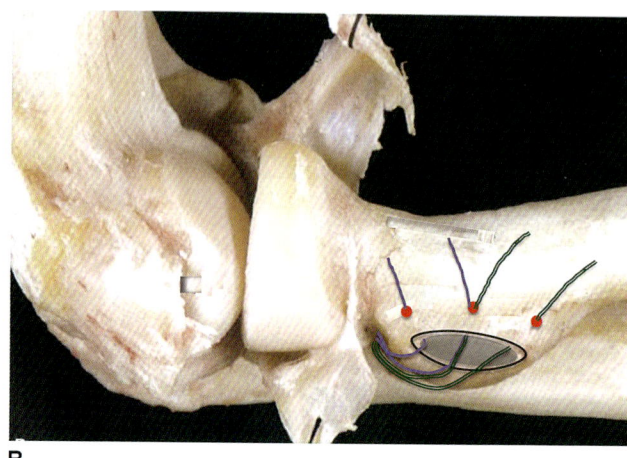

图5-16

（A）将肱二头肌腱远端穿入桡骨粗隆的挖槽。（B）将缝线穿过3个孔，中心孔接收每根缝合线的一个线尾，这样可保持长头和短头的解剖位置

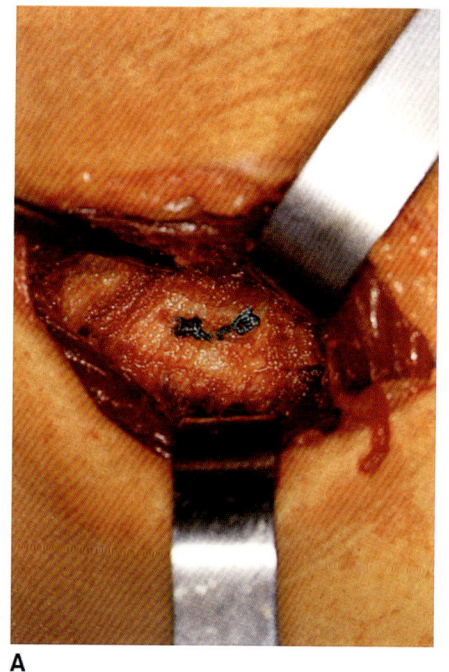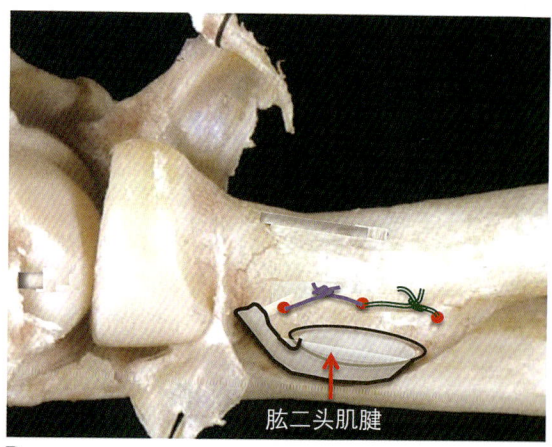

肱二头肌腱

图5-17

（A，B）前臂微旋后，方便系紧缝线

前方入路/缝合锚

缝合锚采用Henry或改良Henry皮肤切口，详细了解神经血管解剖是避免并发症的关键（图5-18）。可于内侧发现延续于前臂内侧深筋膜的纤维腱膜，如果上述结构完整，可防止肌腱向近端发生明显移位（图5-19）。在肱二头肌外侧缘识别前臂外侧皮神经并保护。桡神经与前臂外侧皮神经平行，行于后者外侧。可通过完全旋后前臂使进入旋后肌的桡神经外移，从而达到保护的目的（图5-20）。劈裂深筋膜，结扎桡动脉返支，显露粗隆（图5-21）。

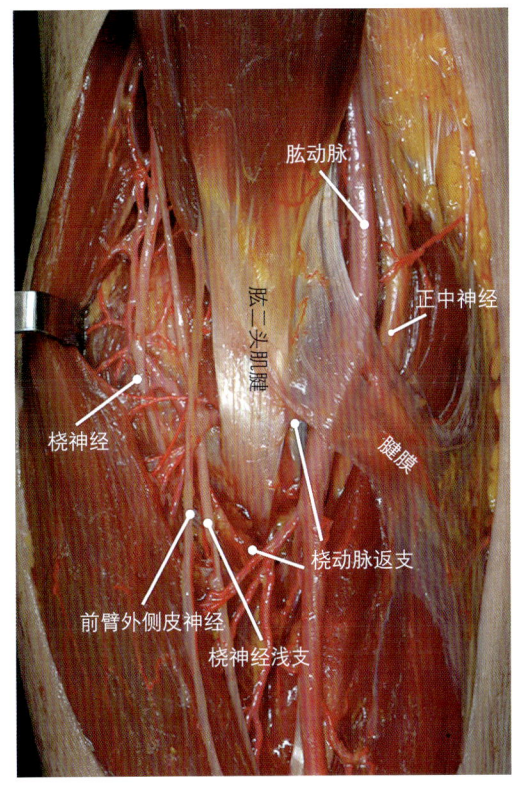

图5-18
肱二头肌前侧入路的解剖及易损伤的神经血管结构。前臂外侧皮神经为肌皮神经的终末支，自肱二头肌腱近端稍外侧穿出，由于其在损伤中过分收缩，使其成为该入路最常损伤的神经。桡神经位于前臂外侧皮神经深面，与后者大致平行。桡动脉返支必须结扎止血

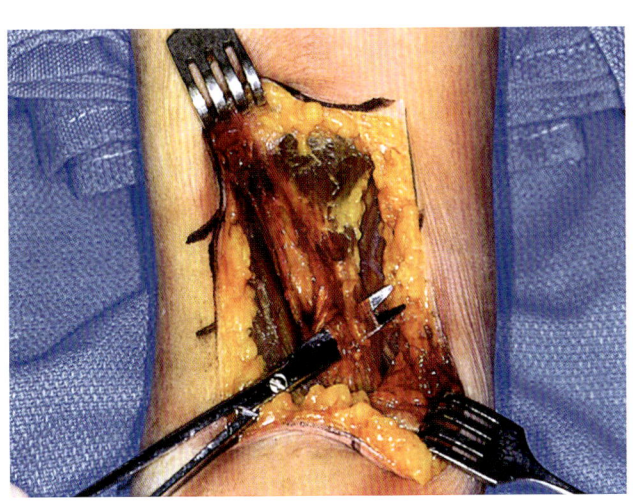

图5-19
通过Henry前侧入路暴露并识别肌腱和纤维腱膜。暴露程度依术者个人偏好

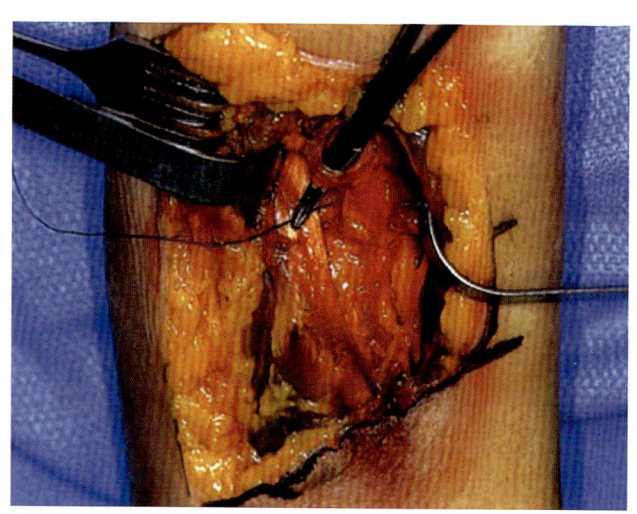
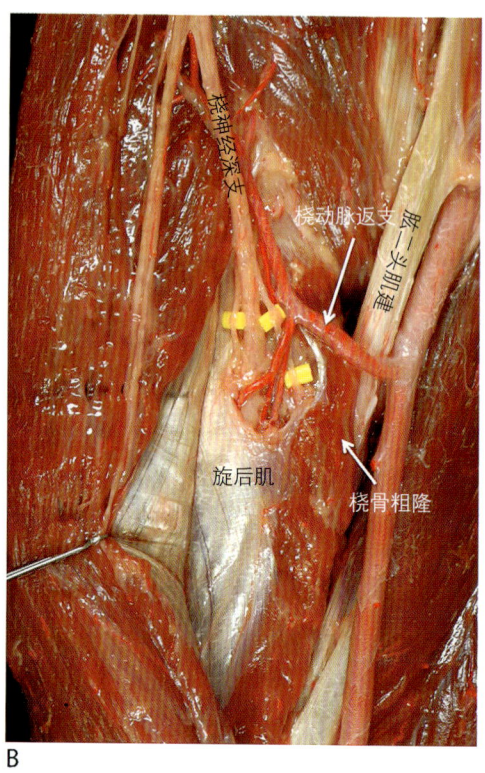

图5-20
桡神经深支自肱肌和肱桡肌（A）之间穿出，结扎桡动脉返支的近端分支。（B）深部解剖显示肱二头肌腱行径，桡神经深支毗邻桡动脉返支，以及骨间背神经与肱二头肌腱粗隆附着部位的关系

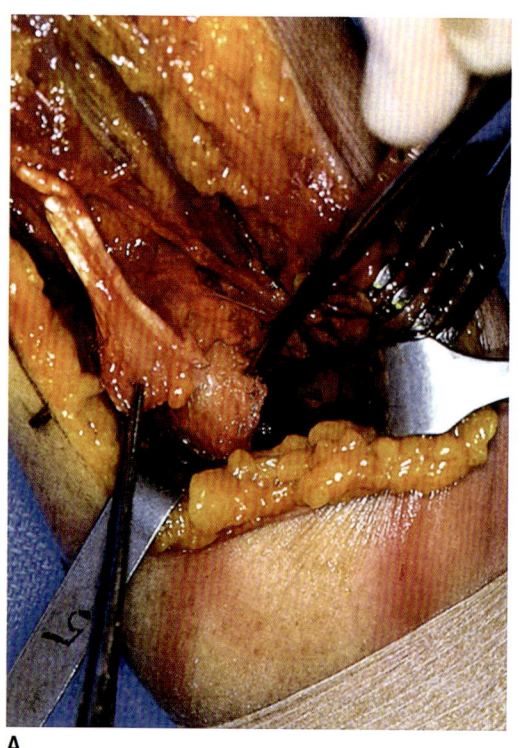
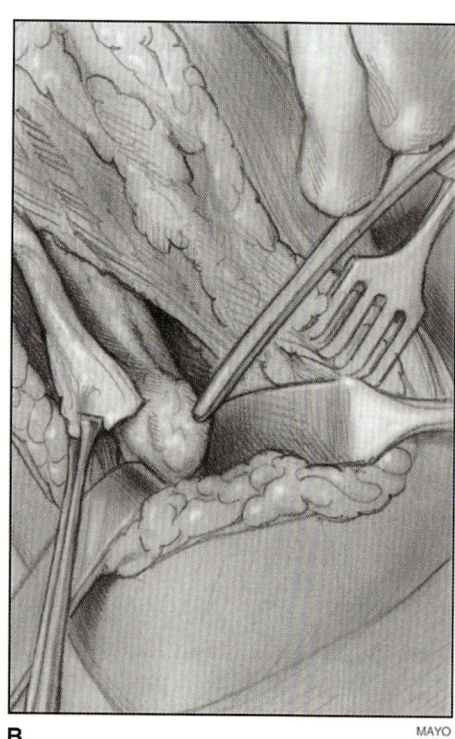

图5-21
（A，B）暴露粗隆

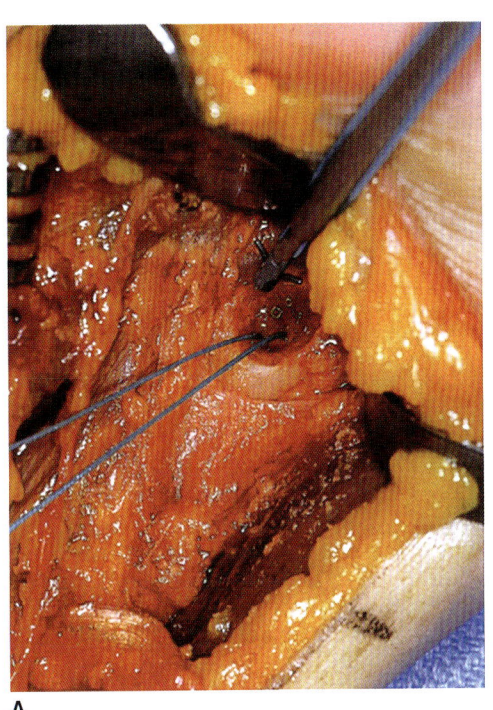
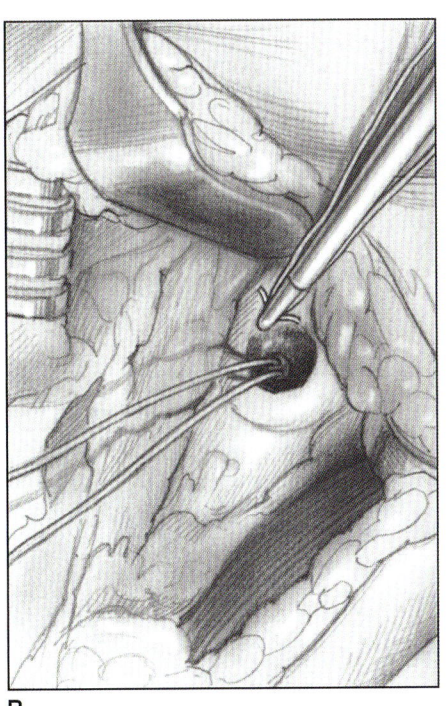

图5-22
（A，B）粗隆已挖孔，置入2枚缝合锚

如果使用缝合锚，粗隆需钻孔，并将两枚缝合锚埋入钻孔骨道底部（图5-22）。

缝线穿过肌腱末端并向近端缝合编织，将肌腱末端拉入准备好的粗隆骨床（图5-23）。前臂旋转中立位系紧缝线。

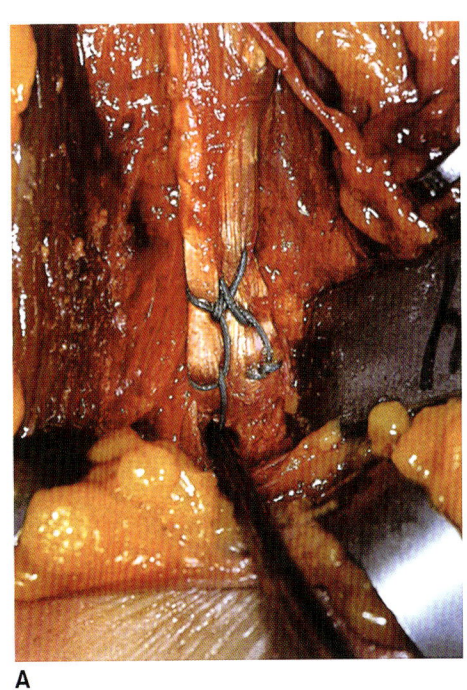
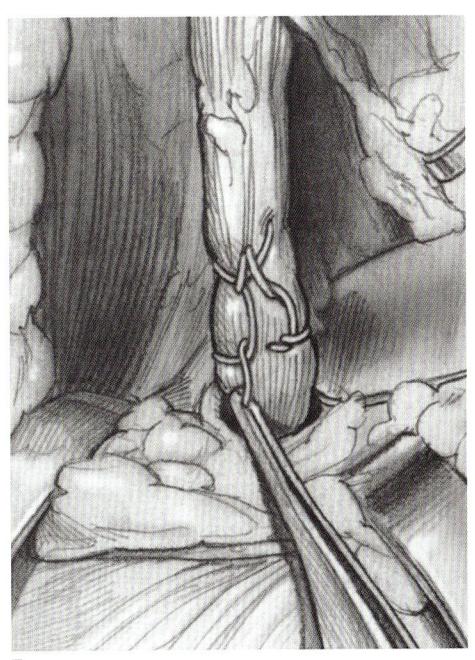

图5-23
采用"十"字交叉缝合法或Krackow缝合法编织肌腱，并导入粗隆（A）。（B）绘制图，（C）影像学图片

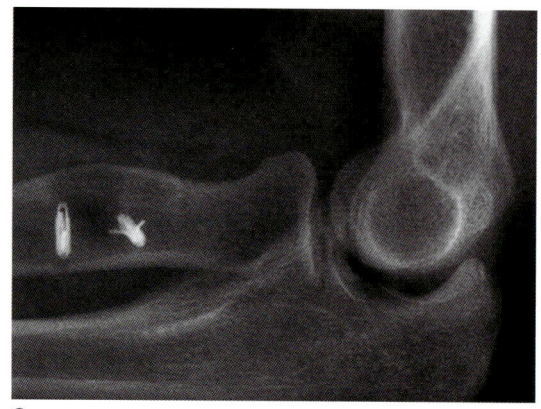

图5-23（续） C

Endo Button技术

Endo Button技术（ACUFEX, Smith & Nephew, Andover, MA）由Bain等于2000年提出，随后备受欢迎。

手术技巧

1. 如上述缝合锚技术所述暴露肱二头肌粗隆（图5-17~图5-21）。
2. 前臂置于完全伸直、最大旋后位。在粗隆最内侧制备一约6 mm×12 mm的椭圆形皮质窗。
   注：此步骤可使用磨钻或适当尺寸的钻头。
3. 在导向器保护下，将一枚2 mm导针经粗隆钻至对侧皮质窗（图5-24）。
4. 对侧皮层用4.5 mm的钻头开孔，以允许Endo Button通过（图5-25）。
5. 如前所述编织退变的肌腱。根据术者偏好固定好Endo Button，并通过连续锁边缝合与肌腱相连。肌腱末端与Endo Button末端之间保持2~3 mm的间隙（图5-26）。这允许Endo Button倾斜着穿过对侧皮质缺口，翻祥后与桡骨对侧皮质接触。
   注：本步骤首选5号不可吸收缝线。也可以使用纤维线或其他合适的不可吸收缝线。
   根据术者偏好，可以使用Bunnell或Krackow法对肌腱进行编织。
6. 将两条不同颜色的缝线置于Endo Button的两端。这些缝线应足够牢固，能施加张力将Endo Button拉过桡骨皮质上的孔。可通过大Keith针将两条缝线穿至钢板两端（图5-27）。

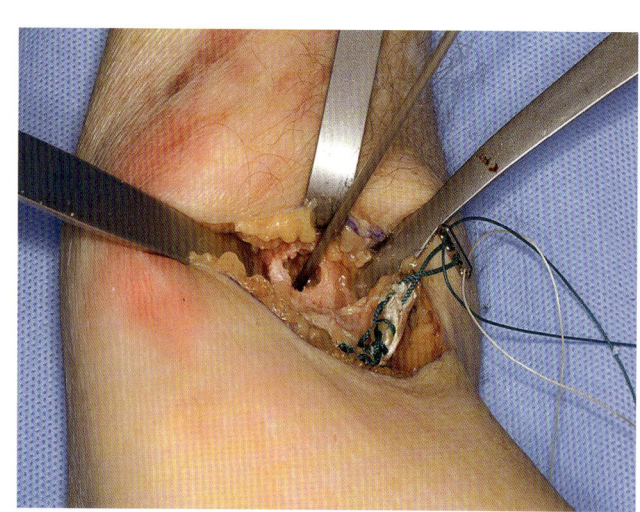

图5-24

Endo Button技术。在粗隆对侧皮质上钻入一枚2 mm导针

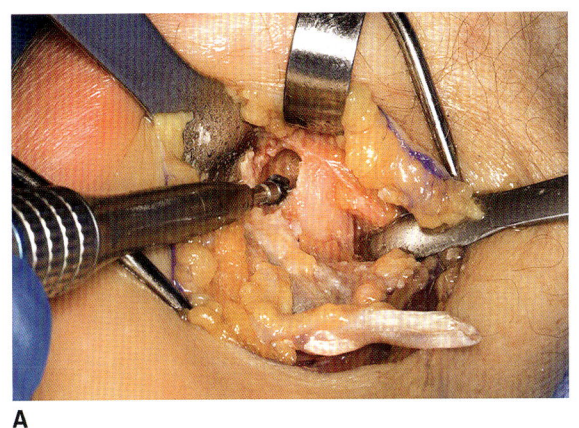
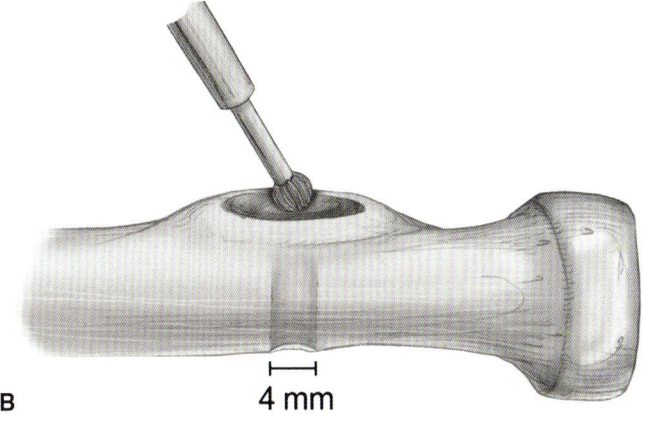

图5-25
（A，B）用4.5 mm钻头或磨钻在粗隆入口处扩大开口

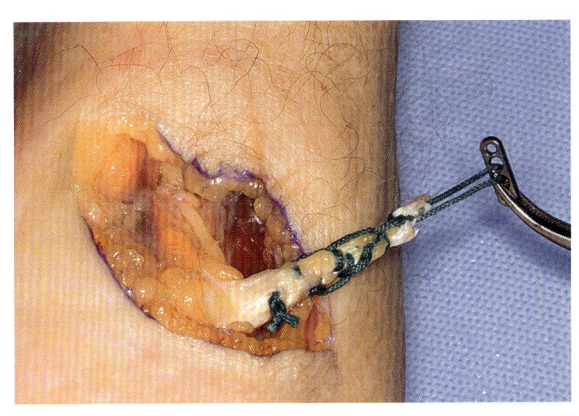

图5-26
连续锁边缝合穿过Endo Button后于近端开始缝合。注意在肌腱和钢板之间留出4~5 mm的空隙，以便其通过桡骨皮质窗并翻袢

7. 屈肘90°，前臂全幅度旋后。然后Keith针穿过制备好的肱二头肌粗隆，穿过对侧皮质的缺口，再穿出至前臂背侧皮肤（图5-28）。
8. 根据不同颜色区分牵引线和翻袢线，将牵引线拉紧，将Endo Button拉过桡骨对侧骨质缺口。随后牵拉翻袢线将Endo Button翻袢，以免其通过桡侧骨皮质缺损从桡骨对侧皮质表面滑脱（图5-29）。

注：可采用术中透视确认Endo Button位置（图5-30）。将缝线从皮肤拉出，常规闭合手术切口。

肱二头肌远端肌腱不完全断裂

该问题相对来说并不常见。根据作者经验，第一个要点是肌腱一旦部分撕裂，就不会愈合，因此需要外科手术介入。这在运动员身上尤其如此。第二个要点是残余肌腱不能直接缝合到骨上，而必须通过外科手段使部分断裂变成完全断裂，切除退行组织，然后将肌腱止点重建到粗隆上。从技术角度来看，该情况的一个重要特征就是：由于肌腱仍附着在粗隆上，因此可依前述经前臂背侧单切口找到肌腱。另外，一旦手术切开剩余附着肌腱纤维后，上述任一技术均可用于肌腱止点重建。

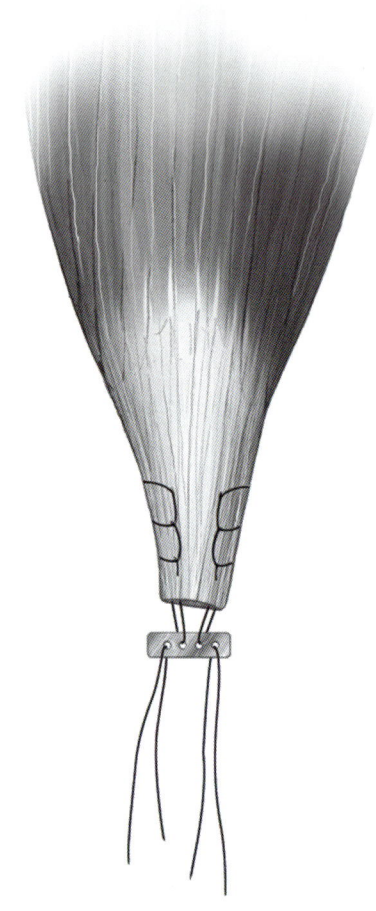

图5-27
通过将不同颜色的牵引线穿过Keith针的针鼻，再穿过钢板位于两端的边缘孔

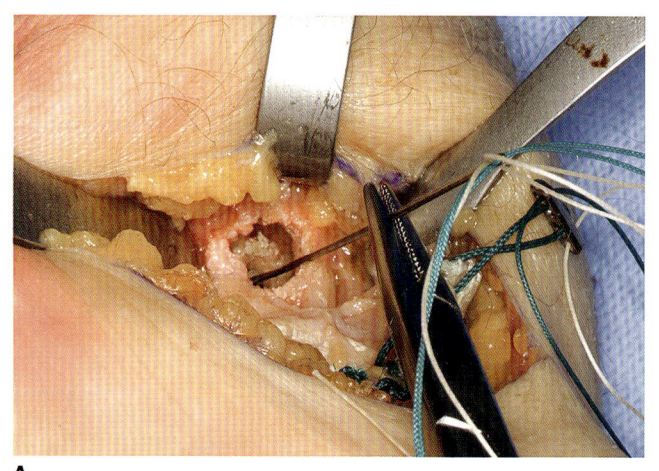
A

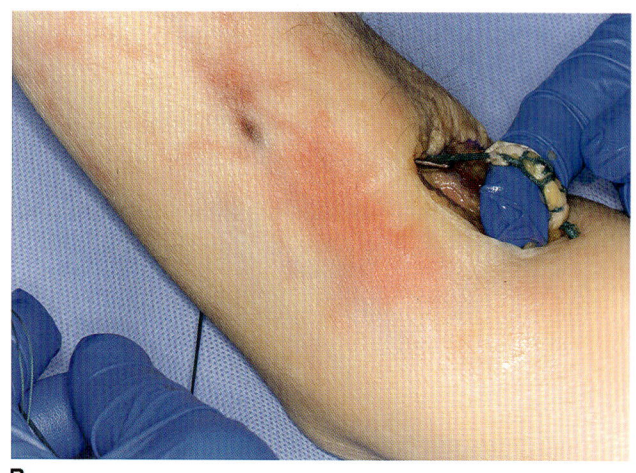
B

图5-28
屈肘90°，Keith针穿过粗隆（A），穿出对侧皮质，并从皮肤穿出（B）

手术技巧：肌腱部分断裂

体位

同前述技术一样，采用仰卧位，手臂置于胸前。

第5章　运动员肱二头肌腱远端断裂　　**73**

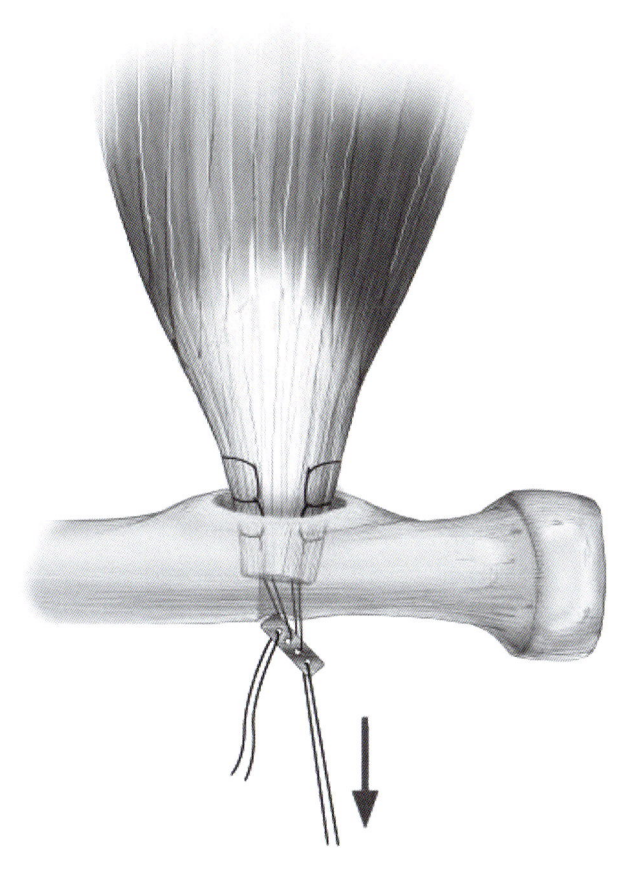

图5-29
首先通过拉动紫色牵引线使Endo Button到位，然后拉动白色"翻转"线使其翻袢固定

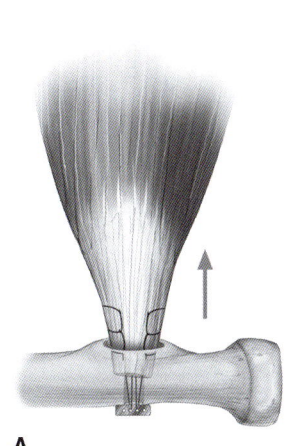 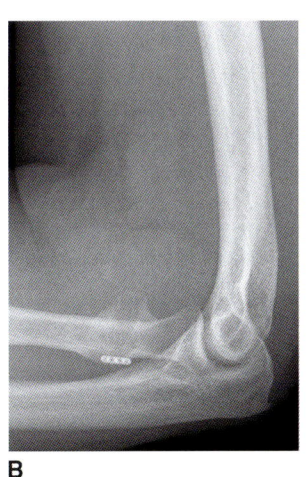

A　　　　B

图5-30
适当放置Endo Button（A）并经影像学确认（B）

切口

1. 在前臂做一长约5 cm的切口，该切口与双切口技术中的第二个切口类似，位于外上髁以远5~7 cm处（图5-31）。
2. 作者倾向于触诊肘肌和尺侧腕伸肌之间的间隙，以确保切口位于尺骨前方（图5-32）。
3. 分离伸肌总腱和旋后肌，暴露粗隆。
4. 多数情况下，残余肌腱纤维位于切口近端。使用0号不可吸收缝线牵引肌腱以防其回

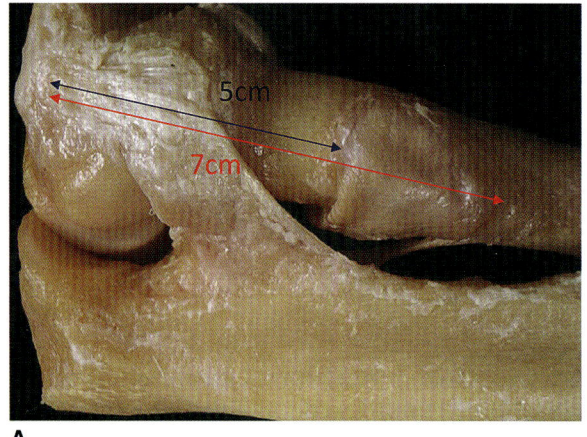
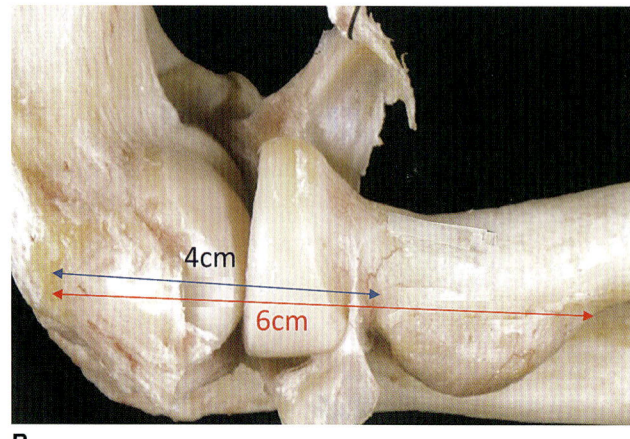
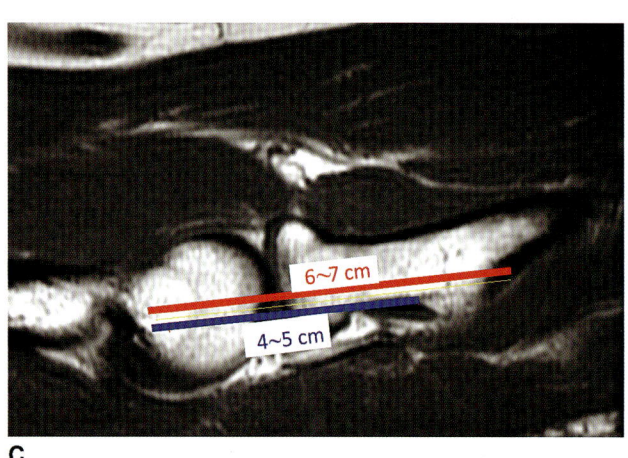
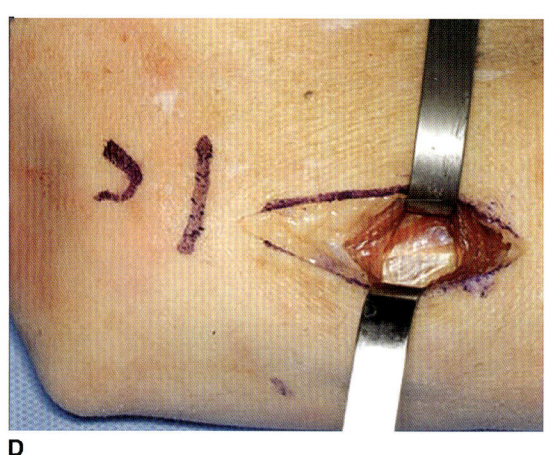

图5-31
如尸体标本（A，B）和MRI（C）所示，粗隆与外上髁的相对位置存在个体差异。平均粗隆定点位于外上髁远端5~6 cm处。自关节线以远，以粗隆为中心做一长约5 cm的切口，该切口可在肘关节屈曲90°，前臂完全旋后位（D）直达肱二头肌腱

缩，然后从粗隆上游离下剩余的肱二头肌腱纤维（图5-33）。

5. 剥离粗隆上附着的软组织，前臂全幅度旋前。

　　注：本步中滑囊反应性组织很常见，范围可能相当广泛（图5-34）。

6. 肱二头肌腱应有足够的部分进入手术切口，以便如上述步骤所示：第一，修剪退变末端；第二，使用缝线编织肌腱（图5-35）。此时，应依照双切口技术所示制备粗隆（图5-36）。缝线位置和肌腱固定方法与前述一致。

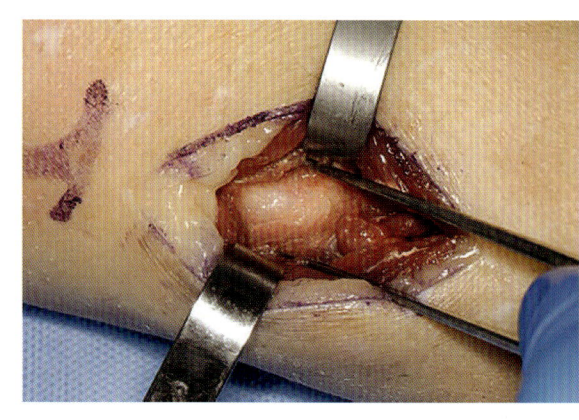

图5-32
自由旋前触诊前臂提供桡骨粗隆的位置

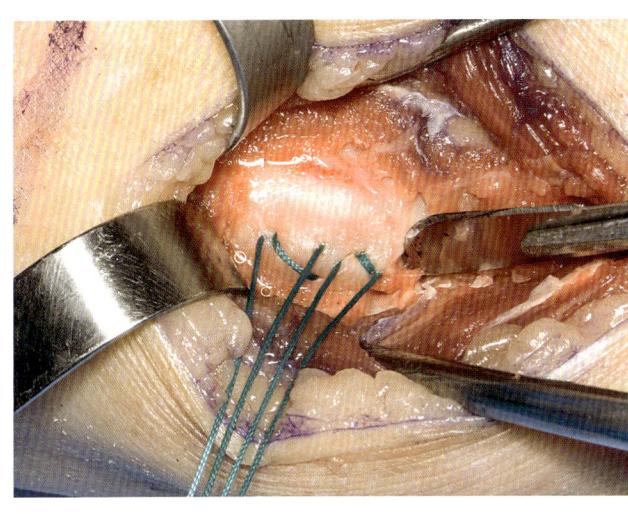

图5-33
将两根0号缝线缝在肌腱仍附着在粗隆上的部分

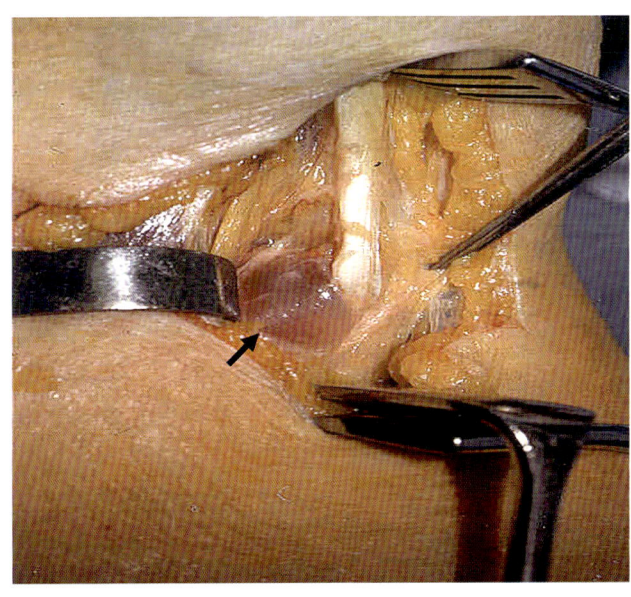

图5-34
如箭头所示,在某些情况下,远端腱性附着部周围可发生广泛反应

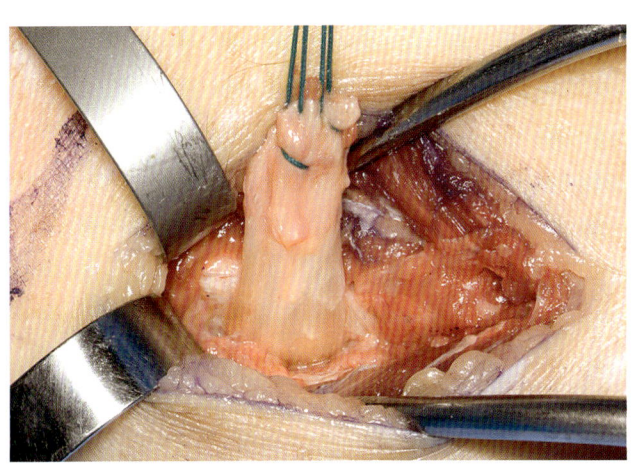

图5-35
游离肌腱并将其拉进手术切口

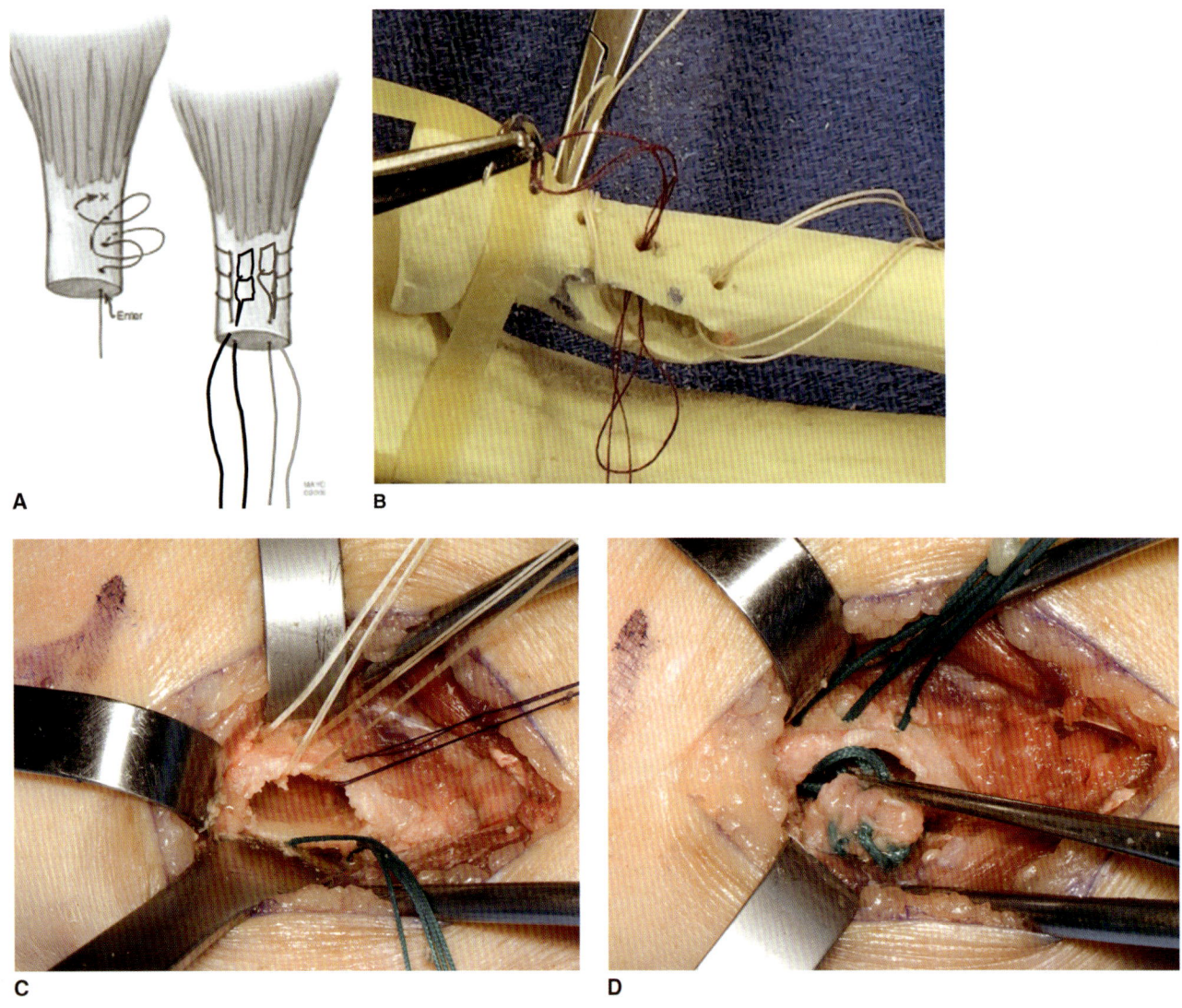

图5-36
修整残端后，采用Krackow锁定缝合法编织肌腱远端（A）。将缝线穿过骨孔，牵引肌腱进入挖出的空腔（B，C），将肌腱固定在槽中（D）

结果

几乎所有的止点重建技术效果都非常好。一般来说，患者可能会被告知有90%的概率可以恢复90%以上的正常功能。在大多数情况下，患者会有一个基本正常的肘关节。需预防两个因素导致的肘关节功能异常：异位骨和桡神经麻痹。

延期重建

近年来，延迟重建的频率似乎略有增加。然而如下所述，我们已经停止在跟腱上保留跟骨的骨块，转而单纯嵌入异体肌腱进行移植。

当肌腱已经回缩到不能直接在粗隆上进行止点重建的程度时，我们选择用同种异体跟腱进行增强。值得注意的是，如上所述，如果原肌腱可在肘关节屈曲90°时完成止点重建，我们倾向于不采用同种异体肌腱重建。90°位的肌腱挛缩会随着时间延长拉伸到近乎全幅度伸直，功能也会很好。

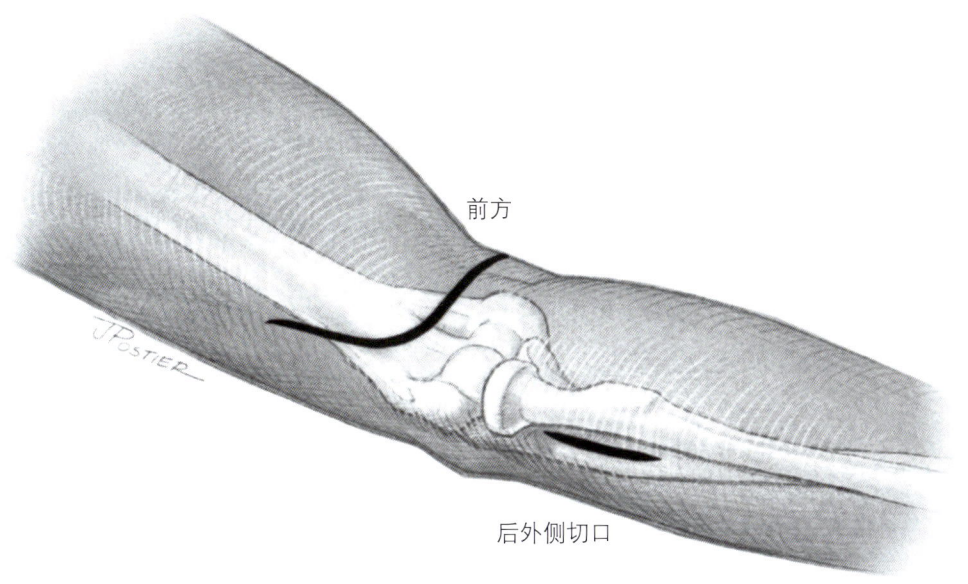

图5-37
采用双切口技术，在肘前间隙采用Henry切口，前臂近端后外侧做一长约4 cm切口。前侧切口按需延长，以显露肱二头肌

手术技术：同种异体跟腱移植术

1. 暴露范围更广，因必须暴露肱二头肌腹（图5-37）。
2. 在确定肱二头肌腱不足以行止点重建（图5-38）后，按需行钝性和锐性解剖暴露粗隆，弯钳确定前臂切口的位置（图5-39）。
3. 如上所述暴露粗隆并钻孔（图5-40）。
4. 用5号不可吸收线编织同种异体移植肌腱末端。

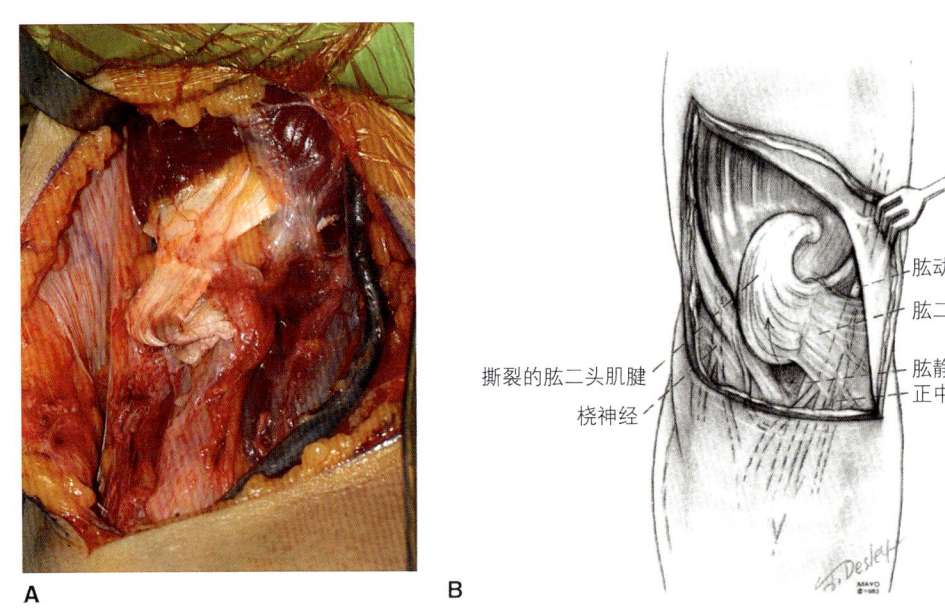

图5-38
肌腱通常回缩至不同长度［（A）患者实例和（B）示意图］，但肱二头肌残端足以固定同种异体肌腱

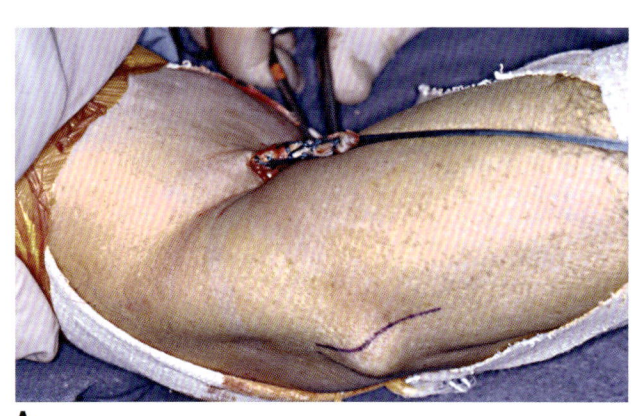
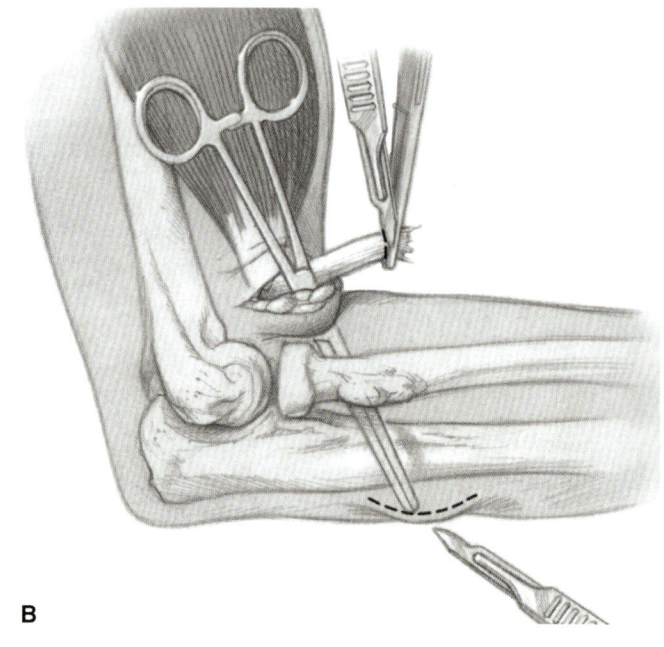

图5-39
（A，B）与急性损伤手术步骤一致：仔细解剖肘前间隙，识别桡骨粗隆。然后使用弯钳穿过桡骨粗隆和尺骨之间的空隙，从伸肌总腱穿出，顶起前臂近端后外侧皮肤

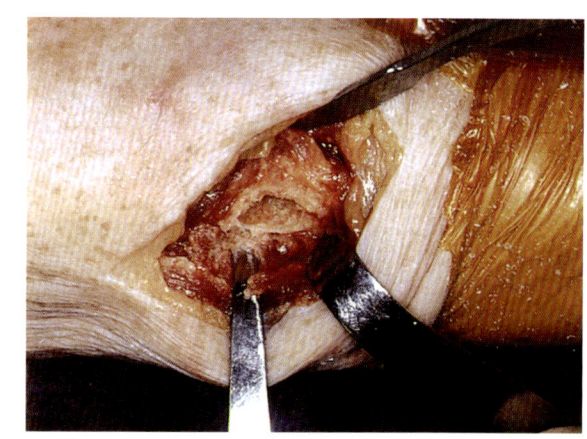

图5-40
粗隆的暴露和制备与上述急性损伤的暴露和制备相同

5. 然后肌腱自前侧切口穿入，从前臂切口穿过（图5-41）。
6. 将肌腱埋入粗隆，并经粗隆钻孔固定（图5-42）。
7. 肘关节以80°~90°屈曲，将跟腱肌筋膜边缘固定至肱二头肌，将后者尽可能地向远端牵拉，以形成适当的静息张力（图5-43）。

术后康复

急性期修复

使用肘关节后侧夹板维持肘关节屈曲90°，前臂旋转中立位3~7天。

固定1周内拆除后侧夹板，允许轻柔被动屈曲。术后1周起允许并鼓励肘关节行30°以内的主动伸直。如患者可耐受，通常于术后3周达到完全伸直。术后4周，允许

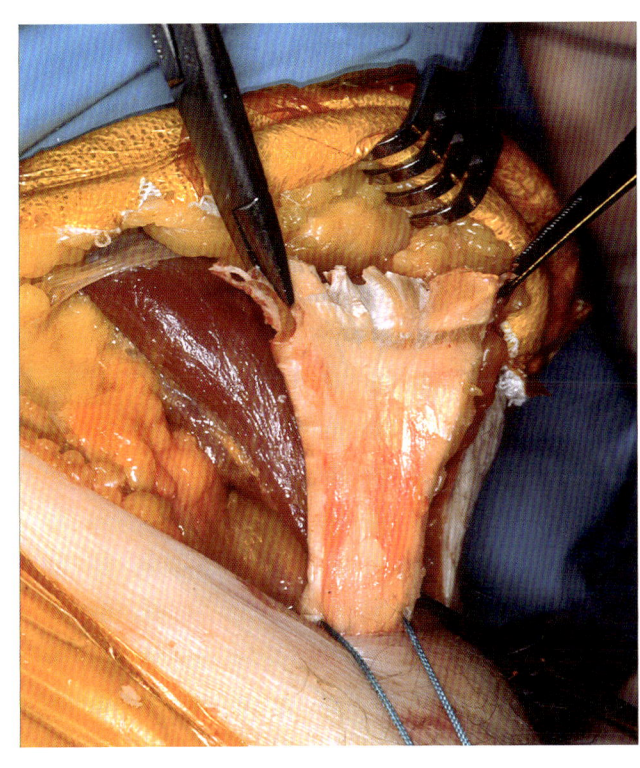

图5-41
从前侧切口引入同种异体跟腱移植物,自前臂切口引出

患者抵抗重力行屈伸锻炼。6周时,应从1 kg开始进行温和的屈肌力量加强训练。于术后3个月起在可耐受的范围内开始运动。术后6个月允许无限制的全幅度活动。

注:本康复进程同样适应于肘关节屈曲位施行的止点重建。具体进程随患者情况进行适度调整。

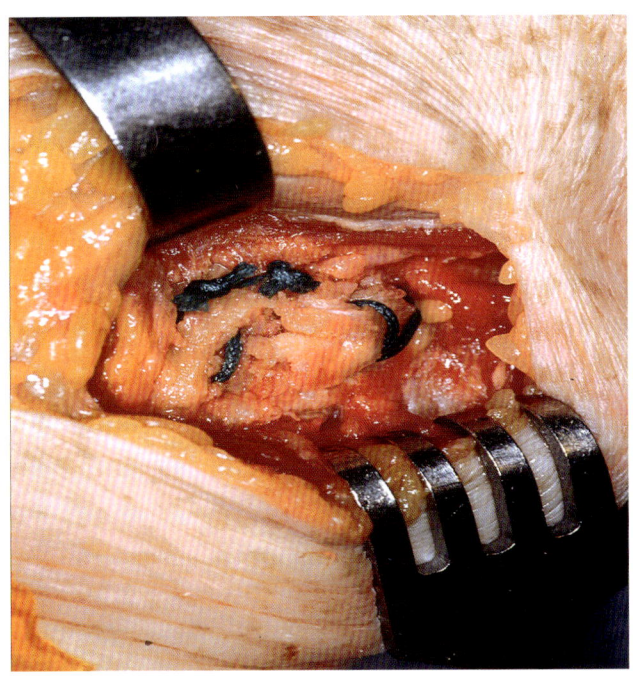

图5-42
在急性损伤中,将肌腱埋入粗隆,并经粗隆边缘的钻孔固定

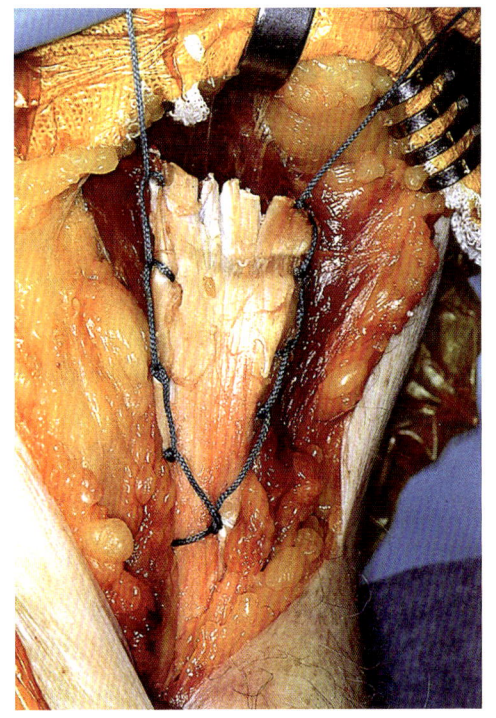

图5-43
肘关节屈曲80°~90°,肱二头肌被跟腱肌筋膜包绕

同种异体移植物重建

当使用同种异体移植物时,康复进程会适当推后。保护患肘3周。术后3~6周行被动辅助活动。6周后开始全幅度伸直肘关节。6~12周允许于日常生活中进行主动活动。术后4~8个月在可耐受前提下进行递进性运动。

结果

无论采用何种技术,即刻行肌腱止点重建的效果都很好。研究表明,屈曲和旋后力量基本可以100%恢复。未观察到活动度丢失,同时我们只观察到一例急性修复后发生再撕裂。缝合锚虽然很流行,但临床经验有限。截至当前,从几个综合来源得来的数据未显示明显问题。然而,实验室研究显示,经骨孔固定的初始强度比缝合锚初始强度更大,差异有统计学意义($P<0.01$)。已证明,Endo Button技术提供了这些技术中最好、最安全的初始固定,但可能无法恢复凸轮效应和真实解剖的肌腱锚定点。然而,从临床角度来讲,我们所描述的所有技术都是有效的,一项随机对照试验显示两种入路之间没有差异。

并发症

与该手术相关的两大并发症为:桡神经损伤和异位骨形成。肌腱再撕裂并不常见。已有关于经前侧改良Henry入路行肱二头肌远端肌腱止点重建术后桡神经损伤的报道,其发生率可达5%。异位骨是两种入路均有的公认的并发症;然而,双切口技术更常见出现桡骨近端和尺骨之间的骨桥(图5-44),以及前臂旋转受限。可以通过不使用前臂切口暴露尺骨骨膜表面(图5-45),并在暴露粗隆时劈裂肌肉纤维,避免肌肉损伤(图5-46),达到避免异位骨形成或使其最小化的目的。

骨性连接的出现意味着功能明显受限。在术后3~6个月间,可切除异位骨。一般经前述前臂切口进行暴露。暴露时应注意避免旋后肌过度回缩,这可能会损伤骨间背神经。偶尔异位骨会累及止点重建的肱二头肌腱本身。这种情况下,应于切除异位骨时

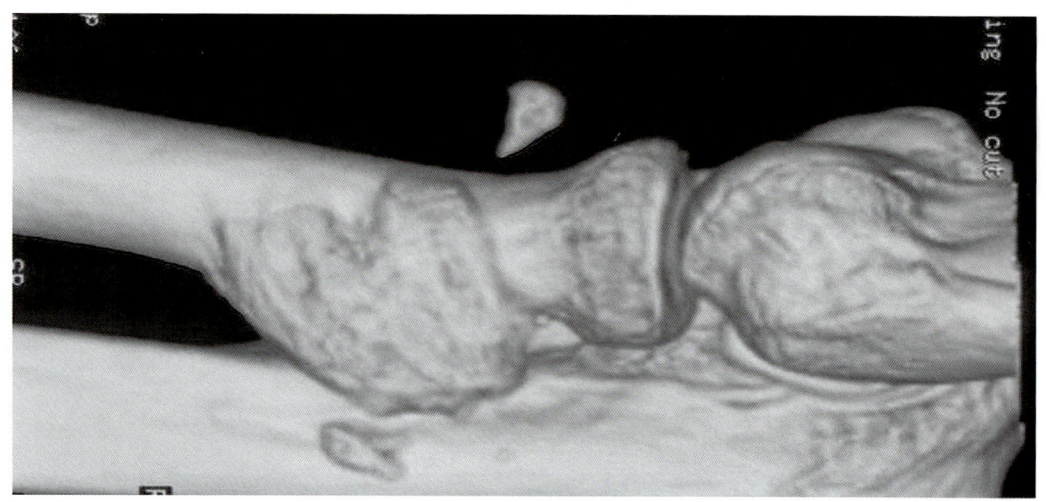

图5-44
异位骨桥接于近端尺骨与桡骨之间。经尺骨骨膜表面暴露桡骨粗隆

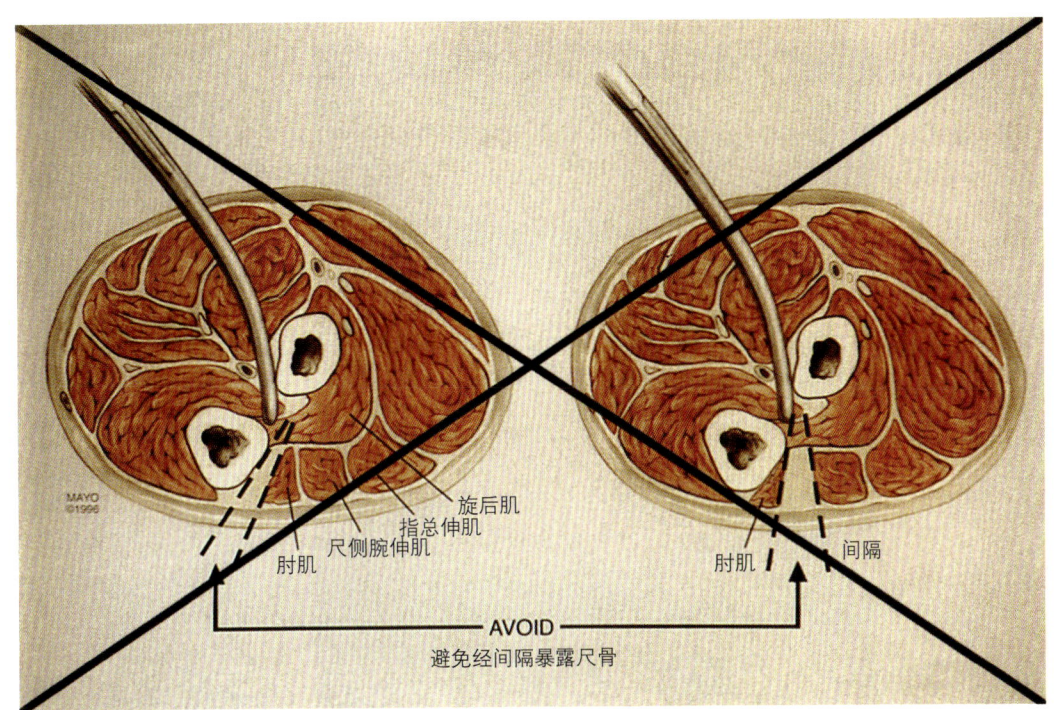

图5-45
前臂切口不应通过Kocher间隔或以其他方式暴露尺骨近端的骨膜表面

松解肌腱（图5-47），然后在松解末端重新进行止点重建。

Mayo经验

我们最初的经验认为该技术相当有利，有90%的患者功能几乎100%恢复。最近的评估显示，未经治疗的9名患者平均屈曲扭矩为26 Nm，而未受伤人的扭矩为41 Nm（损伤组比未损伤组减少37%）。旋后力矩在损伤组为4.5 mm，在未损伤组为8.3 mm（损伤组比未损伤组减少46%）。Kelly等进一步报道了Mayo的经验，重点是88例手术后的并

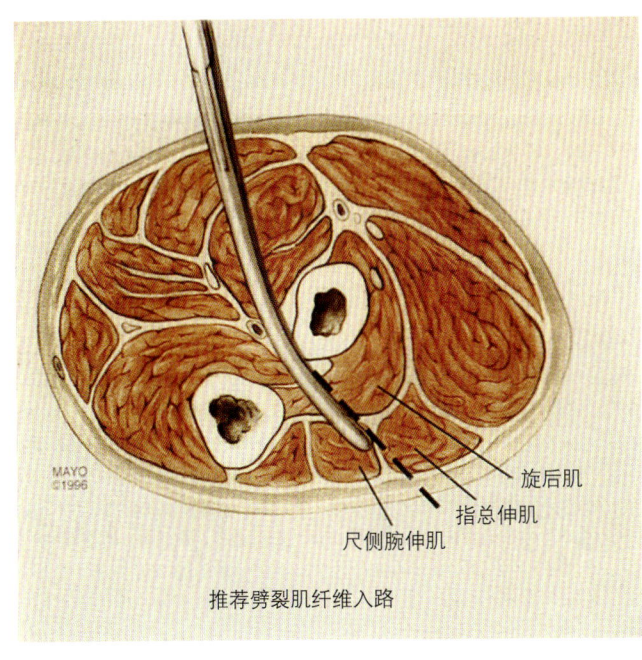

图5-46
前臂切口经劈裂肌纤维入路

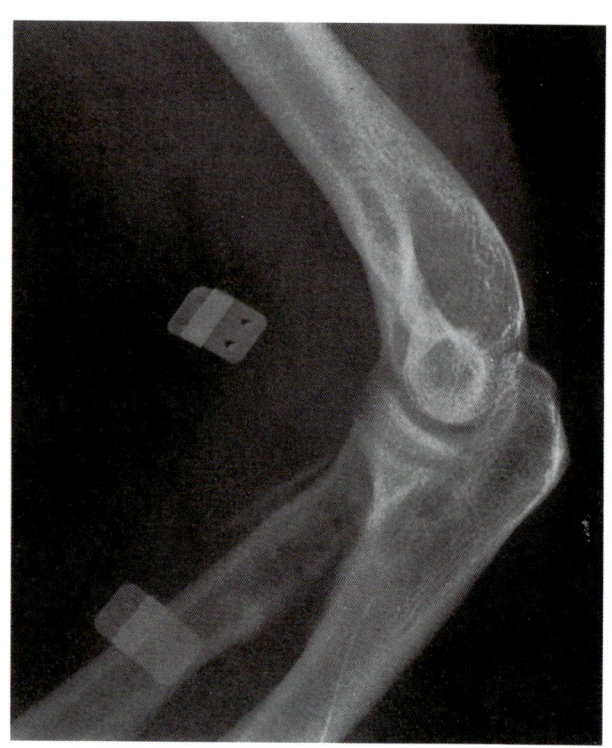

图5-47
大部分患者通过切除异位骨即可恢复前臂功能性旋转。在这种情况下（图5-42），异位骨累及肌腱止点，需重新进行止点重建

发症。总体满意率在90%以上。术后第一天，一位需要积极使用轮椅进行转移的患者发生了止点再撕脱。74例经Mayo改良切口进行的手术术后均未发生骨间骨性连接。值得注意的是，如果手术推迟超过伤后21天，并发症的发生率会加倍（$P<0.05$）。

作者最近还总结了12例经Mayo行骨桥切除术的经验。该样本群平均术后6.7年行骨桥切除术，术后12例均达到无痛，且肌力良好，平均有122°的旋转活动度。

参考文献

[1] O'Driscoll SW, Goncalves LB, Dietz P. The hook test for distal biceps tendon avulsion. Am J Sports Med. 2007;35(11):1865–1869.

[2] Giuffre BM, Moss MJ. Optimal position for MRI of the distal biceps brachii tendon: flexed abducted supinated view. AJR Am J Roentgenol. 2004;182:994–996.

[3] Agins HJ, Chess JL, Hoekstra DV, et al. Rupture of the distal insertion of the biceps brachii tendon. Clin Orthop. 1988;234:34.

[4] Baker BE, Bierwagen D. Rupture of the distal tendon of the biceps brachii. J Bone Joint Surg. 1985;67A:414.

[5] Louis DS, Hankin FM, Eckenrode JF, et al. Distal biceps brachii tendon avulsion: a simplified method of operative repair. Am J Sports Med. 1986;14:234.

[6] Morrey BF, Askew LJ, An KN, et al. Rupture of the distal biceps tendon: biomechanical assessment of different treatment options. J Bone Joint Surg. 1985;67A:418.

[7] Norman WH. Repair of avulsion of insertion of biceps brachii tendon. Clin Orthop. 1985;193:189.

[8] Hovelius L, Josefsson G. Rupture of the distal biceps tendon. Acta Orthop Scand. 1977;48:280.

[9] Morrey ME, Abdel MP, Sanchez-Sotelo J, et al. Primary repair of retracted distal biceps tendon ruptures in extreme flexion. J Shoulder Elbow Surg. 2014;23:679–685.

[10] Kelly EW, Morrey BF, O'Driscoll SH. Complications of repair of the distal biceps tendon with modified two-incision technique. J Bone Joint Surg. 2000;82A:1575.

[11] Dobbie RP. Avulsion of the lower biceps brachii tendon: analysis of 51 previously reported cases. Am J Surg. 1941;51:661.

[12] Boyd HB, Anderson MD. A method for reinsertion of the distal biceps brachii tendon. J Bone Joint Surg.

1961;43A:1041.

[13] Amin NH, Volpi A, Lynch TS, et al. Complications of distal biceps tendon repair: a meta-analysis of single-incision versus double-incision surgical technique. Orthop J Sports Med. 2016;4(10):2325967116668137.

[14] Grewal R, Athwal GS, MacDermid JC, et al. Single versus double-incision technique for the repair of acute distal biceps tendon ruptures: a randomized clinical trial. J Bone Joint Surg Am. 2012;94:1166–1174. Available at: http://dx.doi.org/10.2106/JBJS.K.00436.

[15] Failla JM, Amadio PC, Morrey BF, et al. Proximal radioulnar synostosis after repair of distal biceps brachii rupture by the two-incision technique: report of four cases. Clin Orthop. 1990;253:133.

[16] Forthman CL, Zimmerman RM, Sullivan MJ, et al. Cross-sectional anatomy of the bicipital tuberosity and biceps brachii tendon insertion: relevance to anatomic tendon repair. J Shoulder Elbow Surg. 2008;17:522–526. Available at: http://dx.doi.org/10.1016/j.jse.2007.11.002.

[17] Hasan SA, Cordell CL, Rauls RB, et al. Two-incision versus one-incision repair for distal biceps tendon rupture: a cadaveric study. J Shoulder Elbow Surg. 2012;21:935–941. Available at: http://dx.doi.org/10.1016/j.jse.2011.04.027.

[18] Jobin CM, Kippe MA, Gardner TR, et al. Distal biceps tendon repair: a cadaveric analysis of suture anchor and interference screw restoration of the anatomic footprint. Am J Sports Med. 2009;37:2214–2221. Available at: http://dx.doi.org/10.1177/0363546509337451.

[19] Prud'homme-Foster M, Louati H, Pollock JW, Papp S. Proper placement of the distal biceps tendon during repair improves supination strength—a biomechanical analysis. J Shoulder Elbow Surg. 2015;24:527–532. Available at: http://dx.doi.org/10.1016/j.jse.2014.09.039.

[20] Schmidt CC, Weir DM, Wong AS, et al. The effect of biceps reattachment site. J Shoulder Elbow Surg. 2010;19:1157–1165. Available at: http://dx.doi.org/10.1016/j.jse.2010.05.027.

[21] Bain GI, Prem H, Heptinstall RJ, et al. Repair of distal biceps tendon rupture: a new technique using the endo button. J Shoulder Elbow Surg. 2000;9(2):120–126.

[22] Greenberg JA, Fernandez JJ, Wang T, et al. Endo button-assisted repair of distal biceps tendon ruptures. J Shoulder Elbow Surg. 2003;12(5):484–490.

[23] Bourne MH, Morrey BF. Partial rupture of the distal biceps tendon. Clin Orthop. 1991;271:143.

[24] Lintner S, Fishcer T. Repair of the distal biceps tendon using suture anchors and an anterior approach. Clin Orthop. 1996;322:116–119.

[25] Mazzocca AD, Spang JT, Arciero RA. Distal biceps rupture. Orthop Clin North Am. 2008;39(2):237–249, vii.

[26] Schmidt A, Johann K, Kunz M. Operative treatment of ruptures of distal tendon of biceps muscle with a minimally invasive technique using suture anchors—clinical results. Z Orthop Ihre Grenzgeb. 2006;144(6):614–618.

[27] Brunner F, Gelpke H, Hotz T, et al. Distal biceps tendon ruptures—experiences with soft tissue preserving reinsertion by bone anchors. Swiss Surg. 1999;5(4):186–190.

[28] Strauch RJ, Michelson H, Rosenwasser MP. Repair of rupture of the distal tendon of the biceps brachii. Review of the literature and report of three cases treated with a single anterior incision and suture anchors. Am J Orthop. 1997;26(2):151–156.

[29] Verhaven E, Huylebroek J, Van Nieuwenhuysen W, et al. Surgical treatment of acute biceps tendon ruptures with a suture anchor. Acta Orthop Belgica. 1993;59(4):426–429.

[30] Woods DA, Hoy G, Shimmin A. A safe technique for distal biceps repair using a suture anchor and a limited anterior approach. Injury. 1999;30(4):233–237.

[31] Nesterenko S, Domire ZJ, Morrey BF, et al. Elbow strength and endurance in patients with a ruptured distal biceps tendon. J Shoulder Elbow Surg. 2010;19(2):184–189.

[32] Jost B, Morrey BF, Adams RA, et al. Ectopic bone excision following distal biceps tendon repair. Am JBJS. 2009, unpublished data.

第6章 运动员肱三头肌腱的修复与重建术

Jeremy S. Somerson, Bernard F. Morrey

肱三头肌远端的损伤很少见。最近的文献对肱三头肌腱的解剖结构、生物力学稳定性和手术修复后的预期结果提供了更深入的认识。远端肱三头肌断裂最常见于举重运动员、健身者、足球运动员和其他运动项目。此外，用于增强力量的合成型类固醇也被认为是其一种危险因素。这种损伤在病理解剖学上较远端肱二头肌损伤有更多的差异性。无论肱三头肌腱中央腱部分伴或不伴骨性撕脱，其肌腱固定处常会发生失效，甚至在肌腹本身发生失效。这类肱三头肌腱损伤常选择立即修复，与肱二头肌腱损伤修复不同的是，其恢复时间更长。肱二头肌远端损伤修复通常在6个月内恢复功能，而肱三头肌腱的断裂修复可能需要整整1年才能完全恢复。

解剖学

肱三头肌腱远端部分撕裂的相关解剖学研究主要集中在如何定义肌腱不同附着单元对应哪部分肱三头肌。Madsen发现深层肌腱对应肱三头肌内侧头，但同时指出在病理学检查时发现肱三头肌3束（内侧头、外侧头、长头）肌腱在末端混合形成一个肌腱附着单元。最近，Barco研究发现在内侧头深部肌肉插入（骨床）部位和长头、外侧头腱性插入部位之间有一个分割剖面（图6-1）。这表明了在鹰嘴的足印区上都有独立附着位置，包括后方关节囊、肱三头肌内侧头肌腱，以及最表层的长头、外侧头肌腱。对这种解剖结果的认识有助于理解临床表现和指导手术策略。这种解剖结构也解释了常常发生单独的肱三头肌表层肌腱部分撕裂的原因。由于有完整的深层内侧头腱骨组织，仍可表现出适度的伸展力量。

诊断

肌腱损伤的诊断通常并不困难，尽管仍有漏诊的报道。肱三头肌腱断裂通常可能出现鹰嘴近端附近的皮肤凹陷（"酒窝征"）（图6-2A）。此类损伤几乎都会残存一部分伸肘力量，从而影响临床干预决策。这是因为肘肌及其与外侧肱三头肌腱腱膜的连接部位很少发生损伤。与尺神经相关的牵拉损伤也有报道（常发生在举重运动员）。

现今，影像学的发展已大大提高了我们对肱三头肌腱损伤的诊断能力，并对其病理进行了特征性的描述。X线片显示骨性附着部撕脱或Dunn-Kusnezov征为远端肱三

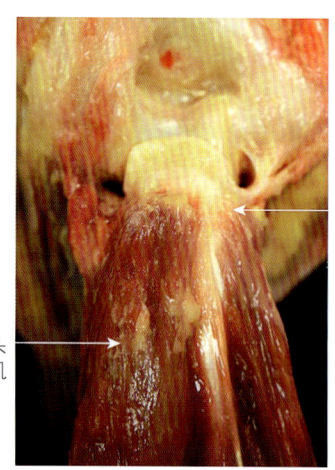
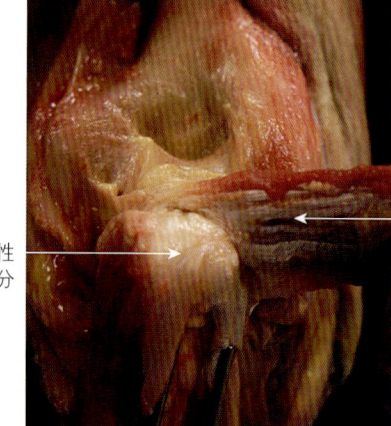
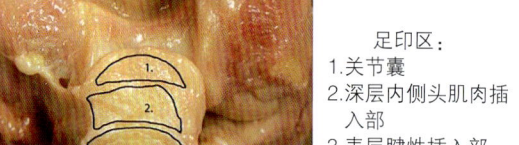

图6-1
（A）于肱骨中段切断肱三头肌，并显露出近端清楚的内侧肌肉和中心腱组成部分。（B）将内侧头与表层腱性部分组织分开，并分开显露两个腱性单元。（C）将鹰嘴足印区附着部位软组织完整切除，并显露出各自（肌腱）组成足印区部分（方法改良自Barco的一篇文献研究）

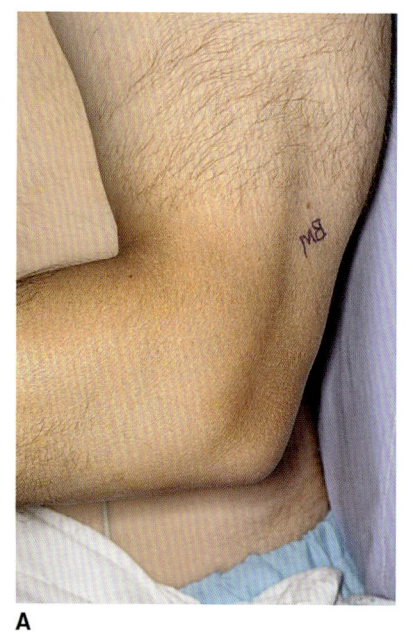
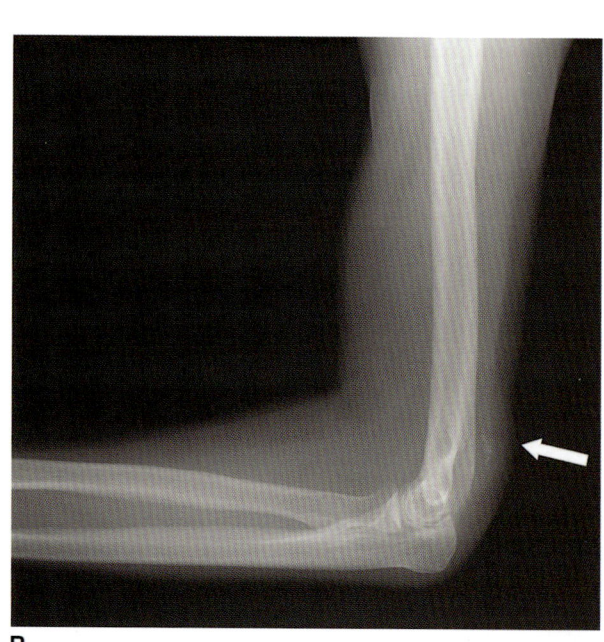

图6-2
（A）"酒窝征"：肌腱附着部位出现皮肤凹陷空虚的这一体征是有价值但不常见的临床表现。
（B）肘关节侧位X线片表现撕脱骨片（白色箭头）的影像特征常是肱三头肌撕裂的特异性征象

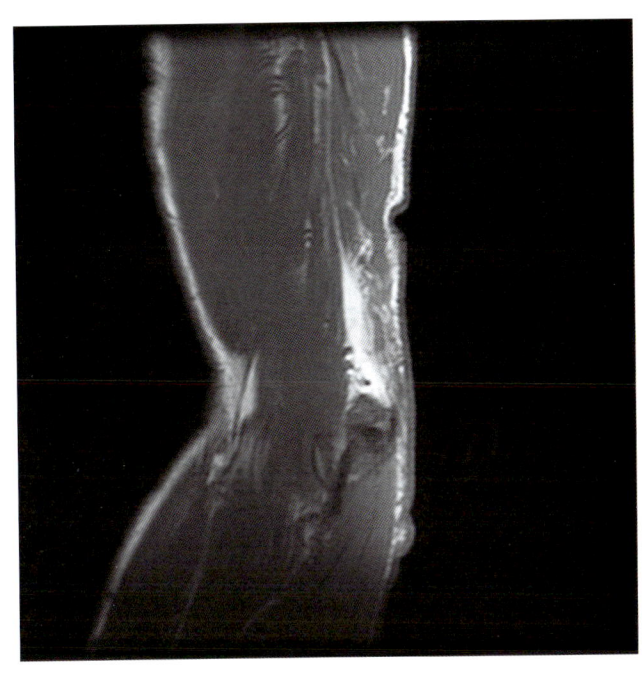

图6-3
磁共振在显示肱三头肌腱损伤方面非常敏感

头肌腱撕裂的特异性征象；一项肱三头肌腱撕裂的系统回顾性研究显示，该征象在61%~88%的已发表病例（已诊断为肱三头肌腱撕裂病例）中呈阳性（图6-2B）。今天，磁共振成像技术可以并且应该用于确诊，特别是存在有任何诊断疑问的情况时（图6-3）。常见的中央腱束断裂，如果急性期/早期修复，效果良好，但如果修复较晚，临床效果较差。超声检查也被报道为鉴别部分和完全撕裂的一种灵敏性和特异性的检查方法。

急性撕裂与修复术

适应证

1. 急性撕裂所致伸肘力弱或疲劳痛，以及对伸肘力量有要求的患者（包括几乎所有人）。
2. 经过几周的非手术治疗后，无法恢复伸肘力量者。
3. 持续疼痛，即使伸肘力量并非主要问题。

禁忌证

1. 如果患者有症状并且诊断准确的话，禁忌证很少。
2. 不愿意进行康复治疗者。

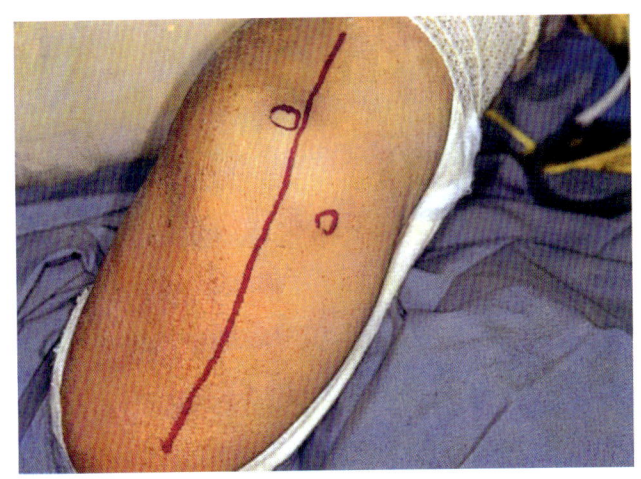

图6-4
中线切口、鹰嘴尖和内上髁（曲肘）

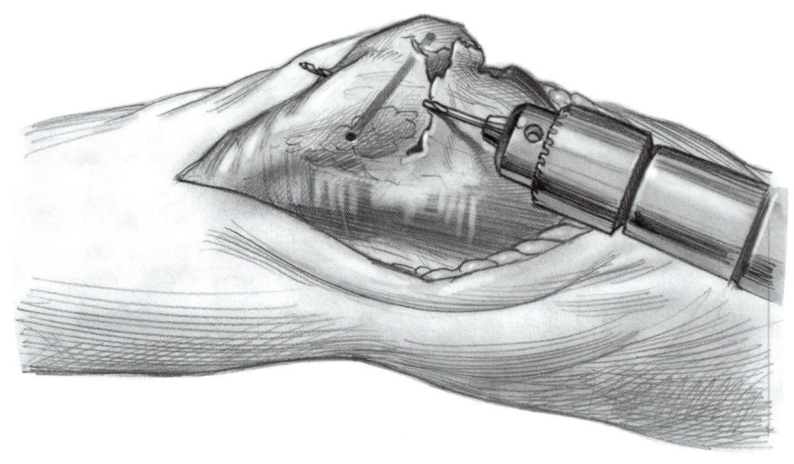

图6-5
在尺骨鹰嘴部位定位"十"字钻孔

3. 肱三头肌重建不能解决的持续性或广泛的肌腱末端炎和病变。

手术技术

1. 体位：仰卧位。手臂消毒准备，并垂挂悬吊，止血带充气。
2. 切口：肘后直切口，位于鹰嘴尖偏内侧（图6-4）。解剖通过肱三头肌筋膜，显露撕裂部位。在大多数情况下，为肱三头肌中央腱从鹰嘴附着部撕脱，从而致肱三头肌功能障碍。
3. 在尺骨近端定位"十"字钻孔（图6-5）。
4. 使用5号不可吸收缝线从远端向近端缝合，并在肌腱撕裂表面穿入撕裂部分。
5. 在肱三头肌腱中段两侧用锁针缝合法各缝3~4针。
6. 将缝线通过对面的"十"字孔带出（图6-6）。这种修复通常都非常牢固且修复充分，但如果仍对肌腱缝合修复部位牢靠性有疑虑，可再次置一横向钻孔并直接缝合打结。注：可用咬骨钳对撕裂部位骨表面进行新鲜化处理以促进腱骨愈合。
7. 肘关节伸展20°~30°时，在尺骨皮下进行缝线打结。
8. 手臂抬高，前侧夹板曲肘30°位固定。

术后康复

肘关节前侧夹板固定维持4~5天后允许轻柔被动屈曲至60°。3周时，允许弯曲至90°。在3周结束时，允许并鼓励屈肘超过90°。可借助健侧上肢重量被动地辅助患侧肘部活动。在4~6周时，允许进行主动屈伸，接下来的4周不允许进行外力辅助伸肘。在10周时，允许进行日常活动，但不允许施加大于4.54 kg的伸肘力量。3个月后，如无

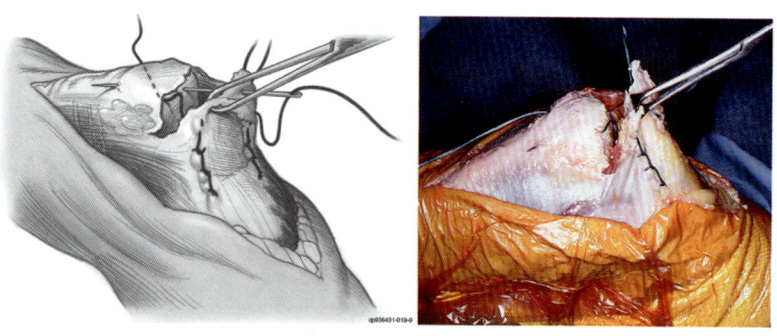

图6-6
用Krackow缝合技术缝合固定肌腱并牵引至鹰嘴。注意：用Allis夹持组织，避免挤压损伤

疼痛，患者可逐渐恢复完整的日常活动。在接下来的3个月里，可以进行充分的伸肘运动和力量练习。

重建术

我们对肱三头肌腱损伤导致的慢性功能障碍常规进行两种重建手术。一个是所谓的肘肌滑移（Anconeus Slide）重建，肘肌在Kocher间隔（肘肌上缘和尺侧腕伸肌之间的间隔）可被辨认（图6-7）。肘肌被从尺骨外侧骨床松解抬高，更重要的是，对肘肌肱骨附着部进行松解。整个结构随后从外侧转移到内侧，并覆盖到尺骨鹰嘴中央。这种办法用于那些没有足够的肱三头肌中央肌腱组织来进行直接修复连接，但仍然有一个连续的肘肌腱的患者。

注：据我们的观察，虽然这可能是一种恢复全肘关节置换术患者部分伸展力量的有效方法，但对于肘关节伸展力量有更高要求的运动员来说，这种方法的可靠性较低。出于这个原因，我们通常不推荐运动员使用这一办法。

肱三头肌重建术

适应证

1. 急性修复失败。
2. 伸肘力量弱已成为一个人的体育活动或职业的主要限制。
3. 症状较前3个月无改善。
4. 注：疼痛很少是主因，但通常存在。

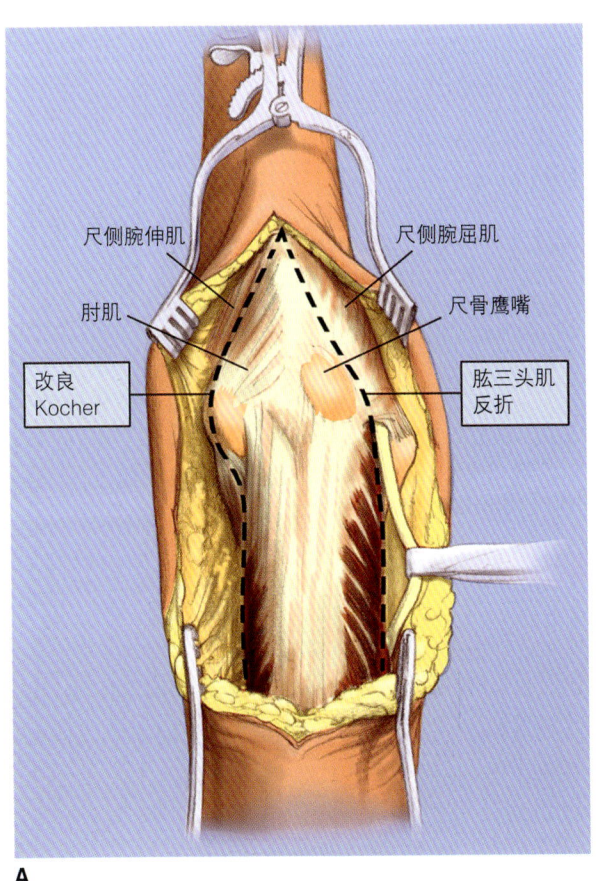
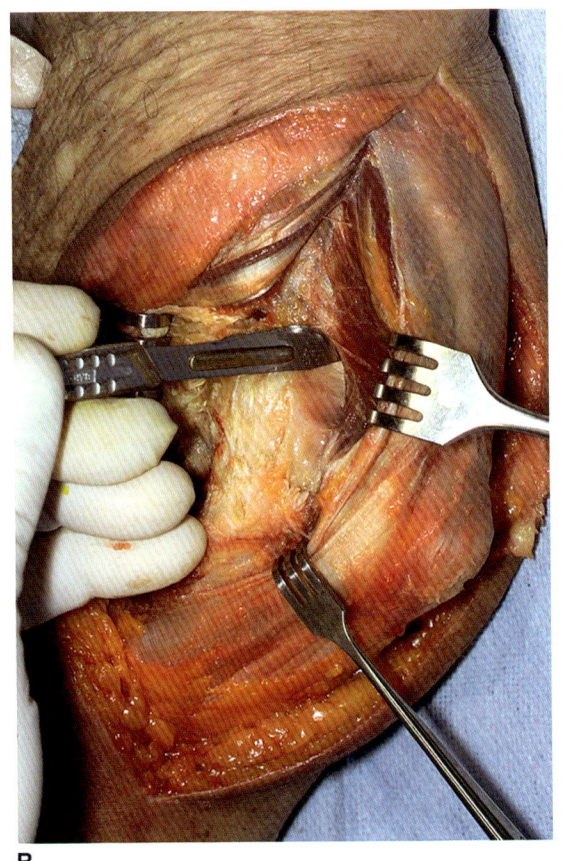

图6-7
（A）肘肌是伸肘的侧向动力结构。（B）通过松解抬高肘肌尺侧和肱骨侧附着部，可以很容易地进行肘肌移位重建

禁忌证

1. 不明确或不合理的期望。
2. 不能或不愿意参与术后计划或接受术后康复。

肘肌转位重建技术

肘肌转位重建技术通常不适用于运动员,但为了阐述的完整性在此进行描述。

1. 体位和切口:手术部位的定位、准备、手臂悬挂、皮肤初始切口同前所述。
2. 若残端肌腱回缩而不能牵拉至骨床(图6-8),并且肘肌完整,则可以定位肘肌以及尺侧腕伸肌之间的Kocher间隔。
3. 进入Kocher间隔后,将肘肌从其肱骨附着部进行松解转位(图6-9)。理想情况下,移位肌肉的远端保持完整,其近端筋膜予以保留连接至肱三头肌腱。
4. 将肘肌从尺骨分离提起并向内侧旋转转位。清理尺骨近端软组织,定位并"十"字形钻孔进行急性修复。
5. 肘关节维持在屈曲30°左右,用5号不可吸收缝线固定转位的肘肌/肱三头肌腱(图6-10)。
6. 另用一根缝线在原肱三头肌腱残端处进行缝合打结。

术后管理同前之前急性撕裂修复的术后管理。

同种异体跟腱移植术

在大多数运动员中或肌腱缺损较大时,采用同种异体跟腱重建(图6-11)。

注:除非发生尺骨鹰嘴骨溶解,带跟骨肌腱移植重建技术已不再使用。这种情况可见于肘关节置换术后,但在运动员中很少见。

1. 手术体位和切口同急性损伤修复。
2. 仔细解剖和充分松解肱三头肌腱,以确保最大可能的肱三头肌腱活动范围。
3. 在尺骨鹰嘴近端制备骨槽(图6-12)。

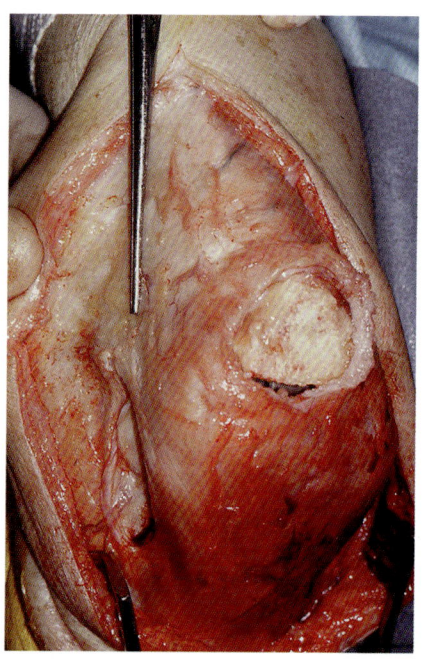

图6-8
全肘关节置换术患者肱三头肌腱中央腱部分大面积缺损

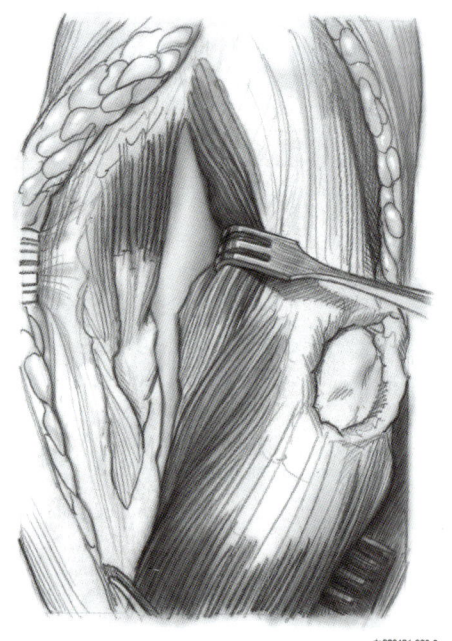

图6-9
松解肘肌并移动以覆盖近端尺骨,肘肌远端附着部分完整

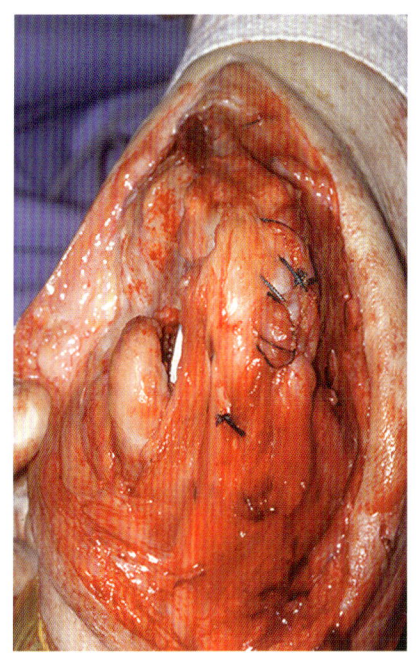

图6-10
通过尺骨鹰嘴的钻孔固定在尺骨上

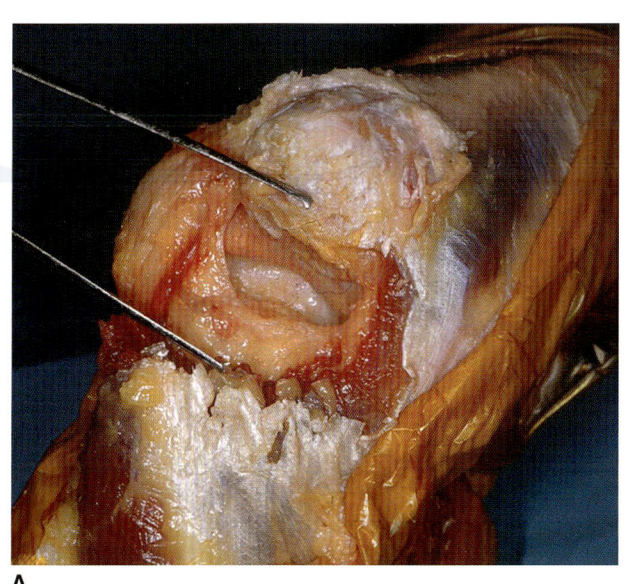

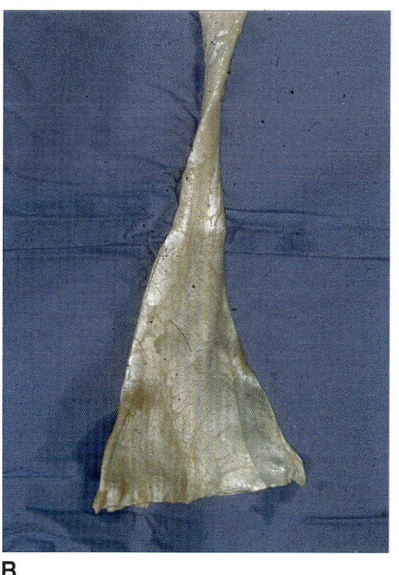

A   B

图6-11
（A）因肱三头肌腱巨大缺损导致不能直接进行肌腱修复重建。肘肌附着点受累及，排除了行肘肌转位重建术的可能。（B）去跟骨的跟腱移植物是非常理想的肱三头肌腱重建组织

4. 使用2~3根5号不可吸收缝线通过横向钻孔将肌腱固定在骨槽内（图6-13）。

5. 在移植物远端固定后，将肱三头肌残端尽可能地牵至远端。肱三头肌的中央部分（包含残余的肱三头肌腱）用双线连锁缝合法固定，然后肱三头肌腱在肘部伸展约20°时尽可能远地与同种异体肌腱移植物在中线上相连（图6-14）。

6. 一旦（移植肌腱）中心主腱部分张力确定后，移植跟腱近端的剩余部分被用于包裹肱三头肌肌肉组织（图6-15）。并使用0号可吸收缝线做连续锁边缝合固定。

术后管理

与急性修复相似。但是，我们延迟恢复力量的锻炼，前3个月只允许静力训练和无负荷屈伸关节活动，恢复期由不同病例个性化决定。建议谨慎对待。

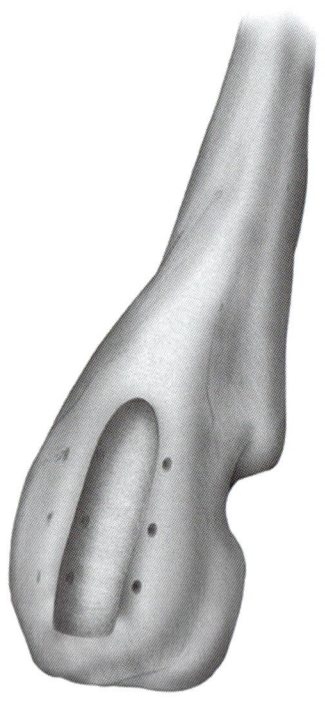

图6-12
在尺骨近端制备用于固定肱三头肌腱的骨槽

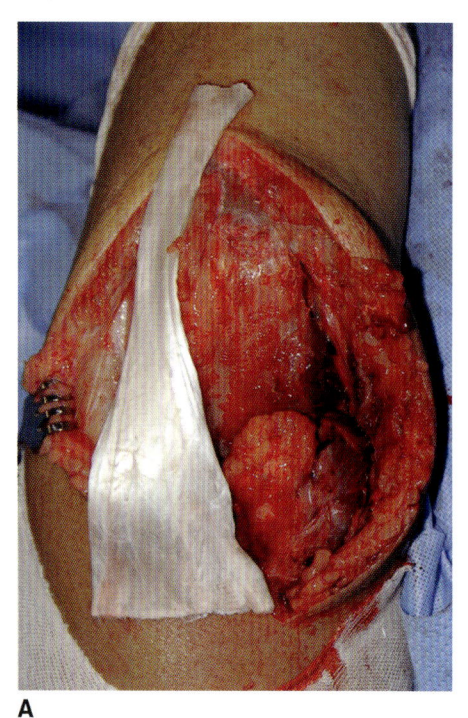

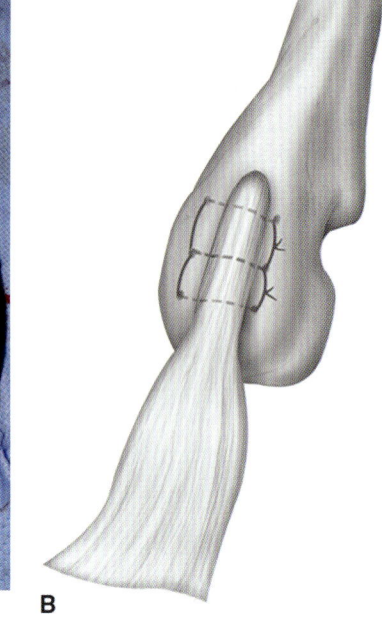

图6-13
（A）将肱三头肌移植物固定在尺骨鹰嘴骨槽内，并用5号不可吸收缝线固定在近端尺骨。（B）示意图

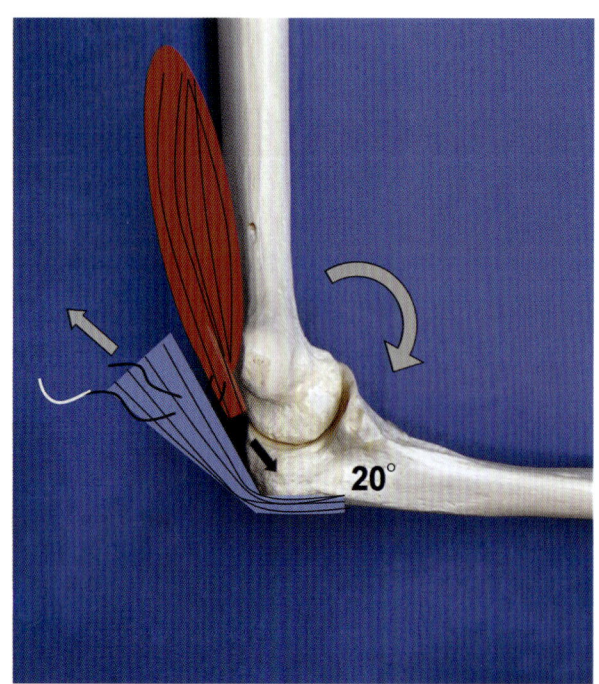

图6-14
将肱三头肌腱残端进行松解并向远端牵引，用5号不可吸收缝线与移植肌腱进行稳定缝合固定

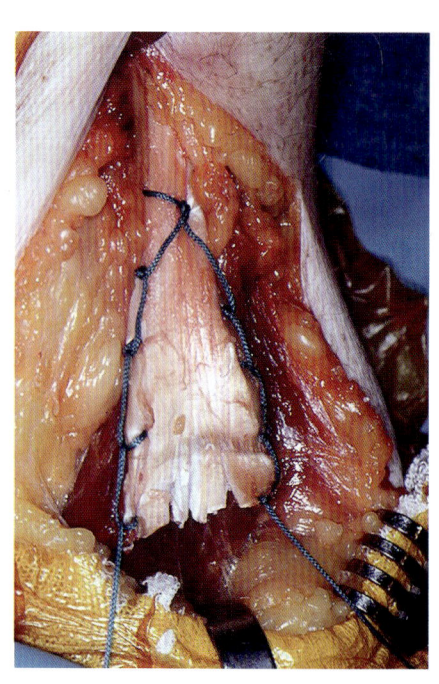

图6-15
将移植肌腱包裹住肱三头肌腱并进行连续锁边缝合

结果和并发症

到目前为止，关于远端肱三头肌腱修复的文献报道几乎很少或是个案报道。近期的文献对（重建修复术后）预期结果和并发症进行了研究报道。Mirzayan等报道了184例经手术治疗的远端肱三头肌腱断裂患者，其中7例发生再撕裂（4%），11例再次手术治疗（6%）。这11例再次手术患者除7例因再撕裂手术外，余感染2例，术后僵硬1例，皮下缝线断裂1例。术前和术后的结果评分未有报道，但使用穿骨隧道技术固定肌腱的患者较使用缝合锚钉固定的患者存在更高的再撕裂率。

最近一些多中心研究显示，肱三头肌腱修复术后发生再撕裂率为4%~7%，但都没有对缝合锚钉修复技术和穿骨隧道技术的术后再撕裂率进行比较。一项生物力学研究比较了经骨隧道技术和无结缝合锚钉修复技术，结果显示使用缝合锚钉修复产生了更大的负荷，尽管尚不清楚这种差异是否具有临床意义，以及增加的修复成本是否合理。

我们报告了Mayo诊所23例远端肱三头肌修复的结果，其中14例为急性修复，9例为慢性损伤修复重建。这其中8例被认为是部分损伤，主要涉及中央腱的撕裂。经治疗后，较健侧肘关节，在10项等速运动强度研究显示平均82%的患者表现"正常"；99%的患者耐力表现正常。90%的患者主观上对他们手术结果感到满意。最终的活动度平均为10°~135°。恢复时间有所延长，平均恢复时间超过6个月；一些接受慢性损伤重建的患者术后1年多仍有临床结果改善。在Mayo的经验中，肱三头肌腱修复重建没有遗留永久并发症。短暂的尺神经麻痹、再撕裂、持续的无力和不适感被认为是潜在问题。

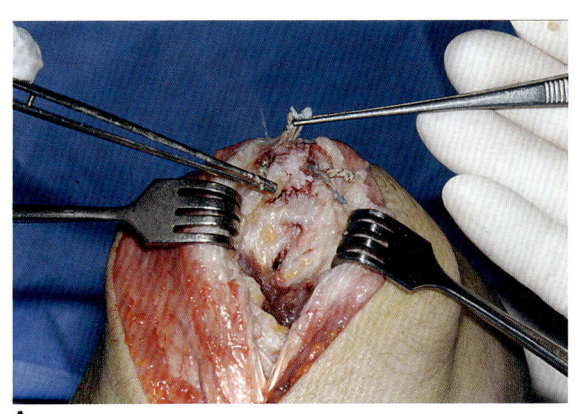
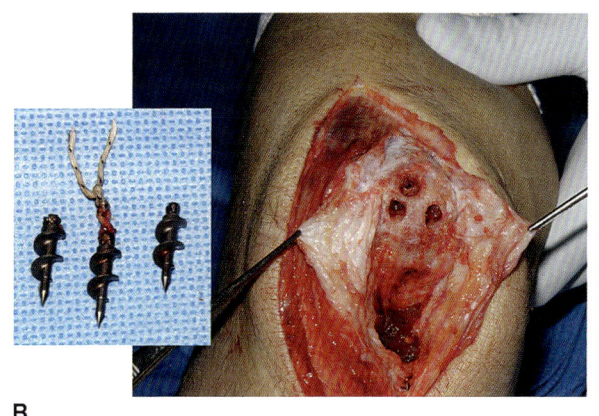
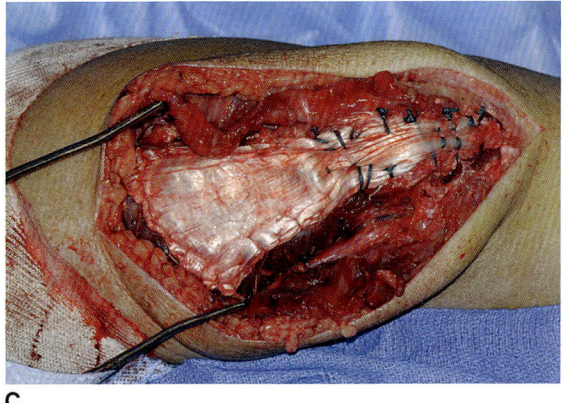

图6-16
缝合锚钉修复失败，引起疼痛（滑囊炎）和无力（A）。移除锚钉；清创致肱三头肌腱组织缺失（B）。如前所述成功进行跟腱移植重建肱三头肌腱（C）

案例展示

一名28岁的足球职业运动员在伸肘对抗障碍物阻挡时，发生了肱三头肌腱中央腱断裂。缝合锚钉修复失败（图6-16A），需要进一步评估并再次手术（图6-16B）。由于他的职业需要更"正常"肘关节运动功能，所以我们进行了跟腱移植重建术（图6-16C）。手术后，他成功重返赛场。

参考文献

[1] Barco R, Sánchez P, Morrey ME, et al. The distal triceps tendon insertional anatomy—implications for surgery. JSES Open Access. 2017;1(2):98–103. doi:10.1016/j.jses.2017.05.002.

[2] Clark J, Obopilwe E, Rizzi A, et al. Distal triceps knotless anatomic footprint repair is superior to transosseous cruciate repair: a biomechanical comparison. Arthroscopy. 2014;30(10):1254–1260. doi:10.1016/j.arthro.2014.07.005.

[3] Dunn JC, Kusnezov N, Fares A, et al. Outcomes of triceps rupture in the US military: minimum 2-year follow-up. Hand (N Y). 2017. doi:10.1177/1558944717745499.

[4] Giannicola G, Bullitta G, Rotini R, et al. Results of primary repair of distal triceps tendon ruptures in a general population. Bone Joint J. 2018;100-B(5):610–616. doi:10.1302/0301-620X.100B5.BJJ-2017-1057.R2.

[5] Horneff JG, Aleem A, Nicholson T, et al. Functional outcomes of distal triceps tendon repair comparing transosseous bone tunnels with suture anchor constructs. J Shoulder Elbow Surg. 2017;26(12):2213–2219. doi:10.1016/j.jse.2017.08.006.

[6] Kokkalis ZT, Mavrogenis AF, Spyridonos S, et al. Triceps brachii distal tendon reattachment with a double-row technique. Orthopedics. 2013;36(2):110–116. doi:10.3928/01477447-20130122-03.

[7] Kose O, Kilicaslan OF, Guler F, et al. Functional outcomes and complications after surgical repair of triceps tendon rupture. Eur J Orthop Surg Traumatol. 2015;25(7):1131–1139. doi:10.1007/s00590-015-1669-3.

[8] Mirzayan R, Acevedo DC, Sodl JF, et al. Operative management of acute triceps tendon ruptures: review of 184 cases. Am J Sports Med. 2018;46:1451–1458. doi:10.1177/0363546518757426.

[9] Neumann H, Schulz A-P, Breer S, et al. Traumatic rupture of the distal triceps tendon (a series of 7 cases). Open Orthop J. 2015;9:536–541. doi:10.2174/1874325001509010536.

[10] Herrick RT, Herrick S. Ruptured triceps in a powerlifter presenting as cubital tunnel syndrome. A case report. Am J Sports Med. 1987;15(5):514–516. doi:10.1177/036354658701500517.

[11] Louis DS, Peck D. Triceps avulsion fracture in a weightlifter. Orthopedics. 1992;15(2):207–208.

[12] Sherman OH, Snyder SJ, Fox JM. Triceps tendon avulsion in a professional body builder. A case report. Am J Sports Med. 1984;12(4):328–329. doi:10.1177/036354658401200415.

[13] Farrar EL, Lippert FG. Avulsion of the triceps tendon. Clin Orthop Relat Res. 1981;(161):242–246.

[14] Aso K, Torisu T. Muscle belly tear of the triceps. Am J Sports Med. 1984;12(6):485–487. doi:10.1177/036354658401200614.

[15] Match RM, Corryllos EV. Bilateral avulsion fracture of the triceps tendon insertion from skiing with osteogenesis imperfecta tarda. A case report. Am J Sports Med. 1983;11(2):99–102. doi:10.1177/036354658301100210.

[16] Tarsney FF. Rupture and avulsion of the triceps. Clin Orthop Relat Res. 1972;83:177–183.

[17] Wagner JR, Cooney WP. Rupture of the triceps muscle at the musculotendinous junction: a case report. J Hand Surg [Am]. 1997;22(2):341–343. doi:10.1016/S0363-5023(97)80175-X.

[18] Downey R, Jacobson JA, Fessell DP, et al. Sonography of partial-thickness tears of the distal triceps brachii tendon. J Ultrasound Med. 2011;30(10):1351–1356.

[19] Heikenfeld R, Listringhaus R, Godolias G. Endoscopic repair of tears of the superficial layer of the distal triceps tendon. Arthroscopy. 2014;30(7):785–789. doi:10.1016/j.arthro.2014.03.005.

[20] Khiami F, Tavassoli S, De Ridder Baeur L, et al. Distal partial ruptures of triceps brachii tendon in an athlete. Orthop Traumatol Surg Res. 2012;98(2):242–246. doi:10.1016/j.otsr.2011.09.022.

[21] Madsen M, Marx RG, Millett PJ, et al. Surgical anatomy of the triceps brachii tendon: anatomical study and clinical correlation. Am J Sports Med. 2006;34(11):1839–1843. doi:10.1177/0363546506288752.

[22] Sharma S, Singh R, Goel T, et al. Missed diagnosis of triceps tendon rupture: a case report and review of literature. J Orthop Surg (Hong Kong). 2005;13(3):307–309. doi:10.1177/230949900501300317.

[23] Duchow J, Kelm J, Kohn D. Acute ulnar nerve compression syndrome in a powerlifter with triceps tendon rupture—a case report. Int J Sports Med. 2000;21(4):308–310. doi:10.1055/s-2000-9468.

[24] Fritz RC, Steinbach LS. Magnetic resonance imaging of the musculoskeletal system: part 3. The elbow. Clin Orthop Relat Res. 1996;(324):321–339.

[25] Zionts LE, Vachon LA. Demonstration of avulsion of the triceps tendon in an adolescent by magnetic resonance imaging. Am J Orthop. 1997;26(7):489–490.

[26] Dunn JC, Kusnezov N, Fares A, et al. Triceps tendon ruptures: a systematic review. Hand (N Y). 2017;12(5):431–438. doi:10.1177/1558944716677338.

[27] Tagliafico A, Gandolfo N, Michaud J, et al. Ultrasound demonstration of distal triceps tendon tears. Eur J Radiol. 2012;81(6):1207–1210. doi:10.1016/j.ejrad.2011.03.012.

[28] Sanchez-Sotelo J, Morrey BF, Adams RA, et al. Reconstruction of chronic ruptures of the distal biceps tendon with use of an Achilles tendon allograft. J Bone Joint Surg Am. 2002;84(6):999–1005.

[29] Celli A. Triceps insufficiency following total elbow arthroplasty. J Bone Joint Surg Am. 2005;87(9):1957. doi:10.2106/JBJS.D.02423.

[30] Bach BR, Warren RF, Wickiewicz TL. Triceps rupture. A case report and literature review. Am J Sports Med. 1987;15(3):285–289. doi:10.1177/036354658701500319.

[31] Clayton ML, Thirupathi RG. Rupture of the triceps tendon with olecranon bursitis. A case report with a new method of repair. Clin Orthop Relat Res. 1984;(184):183–185.

[32] Inhofe PD, Moneim MS. Late presentation of triceps rupture. A case report and review of the literature. Am J Orthop. 1996;25(11):790–792.

[33] Pantazopoulos T, Exarchou E, Stavrou Z, et al. Avulsion of the triceps tendon. J Trauma. 1975;15(9):827–829.

[34] Balazs GC, Brelin AM, Dworak TC, et al. Outcomes and complications of triceps tendon repair following acute rupture in American military personnel. Injury. 2016;47(10):2247–2251. doi:10.1016/j.injury.2016.07.061.

[35] van Riet RP, Morrey BF, Ho E, et al. Surgical treatment of distal triceps ruptures. J Bone Joint Surg Am. 2003;85(10):1961–1967.

第Ⅱ部分 肩

第7章 肱二头肌近端损伤：开放及关节镜下肌腱固定术

Jason J. Shin, Thierry Pauyo, Albert Lin

适应证

尽管进行了大量的生物力学和临床研究，骨科医生对于肱二头肌长头肌腱的功能仍没有统一的认识。有些人认为肱二头肌长头肌腱在盂肱关节稳定性中起着重要作用，但也有人认为它仅是一个残留退化的解剖结构。无论功能如何，肱二头肌长头肌腱是由丰富的感觉神经和交感神经网络构成的，是引起肩关节疼痛和功能障碍的病因之一。

肱二头肌近端病变有多种病因，包括炎症、变性、过度使用、创伤和不稳定。原发性肱二头肌长头肌腱病变罕见，接近95%的肱二头肌长头肌腱鞘炎、撕裂和退变与继发原因有关。此外，大体和显微镜下研究表明，作为退行性变过程的一部分，腱鞘炎可以发展成细胞浸润和肌腱纤维化。这系列改变也可以导致结节间沟内肱二头肌腱的瘢痕化和粘连。最后，腱鞘炎的进展也可能导致自发性肌腱断裂。

肱二头肌长头肌腱病变的准确诊断通常是有挑战性的，因为肩关节附近的邻近结构，如肩袖、上盂唇或肩锁关节，可能是潜在的主要疼痛发生部位。因此，深入了解肩关节解剖对于成功诊断和治疗肱二头肌长头肌腱病变是非常关键的。

肱二头肌长头肌腱病变患者的典型病史包括肩关节前方疼痛，一部分患者可能会牵涉肱二头肌。年轻、运动量大的患者可能会主诉对重复的过顶活动感到不适。在老年患者中，肱二头肌长头肌腱病变常伴有肩袖撕裂。如果合并肩胛下肌受累，则要注意可能存在肱二头肌长头肌腱的不稳定和弹响。

进行体格检查时，患者在外展外旋肩关节时，肱二头肌长头肌腱在结节间沟处有压痛。另外，可以通过触诊靠近胸大肌远端边缘部位发现肱二头肌存在压痛。其他刺激性的特殊试验包括O'Brien试验、Speed试验和Yergason试验。虽然这些临床试验已经

表7-1 肱二头肌长头腱肌固定术适应证（相对指征和绝对指征）
肱二头肌腱撕裂超过25%
腱鞘炎
肱二头肌腱从结节间沟脱位
SLAP患者年龄大于35岁
SLAP修复失败
患者不接受因肌腱切断术而存在畸形的风险

广泛应用，但是很少有研究去验证它们的敏感性、可靠性或准确性。因为单纯体格检查对肱二头肌长头肌腱病变没有特异性，因此结合完整的病史和体格检查对于帮助我们准确诊断是非常重要的。

肱二头肌腱病变患者通常以非手术治疗作为首选治疗，包括休息、停止刺激性活动、服用非甾体类抗炎药物，并接受一个疗程的物理治疗。完整的物理治疗也可以针对肩关节的其他疾病，同时也要关注肩关节活动范围、肩胛骨运动和肩胛周围肌力强化。关于肱二头肌腱病变的自然过程，我们所知甚少，因此推测个体的临床病程是困难的，目前没有足够的临床依据来规范肱二头肌长头肌腱病变的保守治疗的时间，保守治疗的时间应该根据每名患者的具体情况而定。另一种非手术方法就是在肱二头肌结节间沟注射皮质类固醇，它可以用于诊断和治疗。然而，为了避免注射到肌腱本身和提高准确性，最好在超声引导下进行。伴发病变的非手术患者也可以从盂肱关节和肩峰下间隙注射中得到缓解。保守治疗失败的肱二头肌相关功能障碍的患者，推荐手术治疗（表7-1）。

在符合条件的患者中，肱二头肌腱切断术和肌腱固定术都已被证明可以明显缓解症状，患者满意度高。肌腱切断术的优点是操作简单，手术时间短，不需要植入物成本，术后无须制动。然而，对久坐的老年患者进行肱二头肌近端肌腱切断术，可能会有肱二头肌痉挛、旋后力量和耐力的降低以及造成畸形的潜在风险。

禁忌证

不愿或不能遵循术后制动或康复方案的患者禁用肱二头肌腱固定术。肱二头肌腱固定术的其他绝对禁忌证包括活动性感染、不能耐受手术及不能使用麻醉剂的患者。

术前准备

术前完整的病史和体格检查是必要的，而且需与其他相关的肩关节疾病相鉴别。通常肱二头肌疾病的其他伴随疾病是不常见的。重要的是，手术医生要告知患者所有可能引起疼痛和功能障碍疾病及相应的治疗方案。这样患者就能对病情充分知情后选择一个方案，从而更有可能取得好的疗效。

平片在鉴别肱二头肌长头肌腱病变中很少有用。然而，它们通常被用来排除肩峰撞击症、钙化性肌腱炎、止点撕脱、骨折、肩关节脱位和关节炎等其他引起肩痛的原因。肱二头肌结节间沟的X线片可通过Fisk方位获得。这一方位是通过X射线方向与结节间沟成一条直线并沿着肱骨干轴线，从而能够评估骨沟与骨赘的宽度和内侧壁角度而获得的。在我们的临床实践中，Fisk位X线片很少采用。MRI提供了关于肱二头肌长头肌腱和其他结构有价值的信息。标准的多平面MRI很适合鉴别炎症、软组织撕裂以及

第7章 肱二头肌近端损伤：开放及关节镜下肌腱固定术 **99**

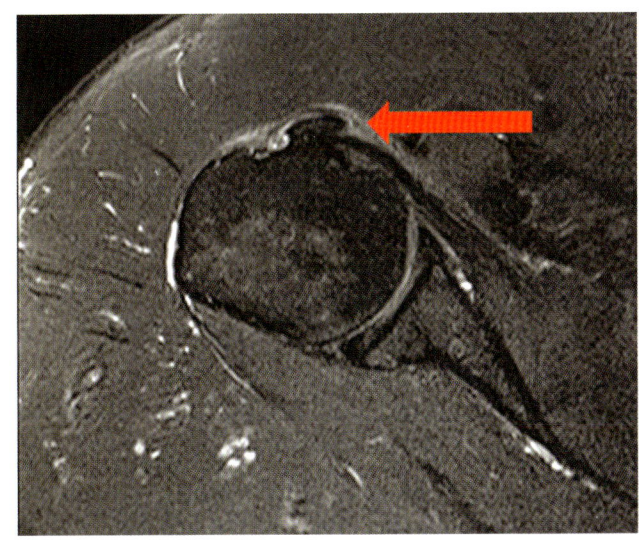

图7-1
T2轴位肩关节MRI示肱二头肌腱长头向内侧脱位，位于肩胛下肌浅层和深层之间（红色箭头）

肱二头肌半脱位（图7-1）。增强造影MRI有助于评估上盂唇病变。当怀疑有上盂唇病变时，我们要仔细检查，常规进行磁共振造影检查。

手术技术

麻醉

术前，在与麻醉师和外科医生讨论后，患者可以选择使用超声引导的肌间沟神经阻滞。然后在镇静或全麻下进行手术。根据外科医生的习惯，患者可以选择坐在沙滩椅上或侧卧位，所有易受损失的神经血管结构和骨性结构都应得到很好的保护。

手术开始前，每位患者都要在麻醉下行肩部体格检查。对患者手术区进行消毒和铺无菌单，标记肩关节的解剖标志后，建立一个后方观察入路。将关节镜放入盂肱关节，用套管在肩袖间隙建立前方工作入路。当计划实施关节镜下肌腱固定术时，考虑患者的头部可能会干扰锚钉的插入，建议在建立前方入路时稍偏外侧。然后进行系统的关节镜镜检以评估关节囊、肩袖和关节软骨。因为在盂肱关节内只能看到肱二头肌长头肌腱的一部分，所以应该使用探钩将肱二头肌长头肌腱拉入关节内以观察肌腱远端。此外，探查上盂唇以评估潜在的撕裂。某些肱二头肌病变可能更适合关节镜下肌腱固定术，如关节内部分有轻微的撕裂或退变的肱二头肌脱位和慢性肌腱炎；而关节内肱二头肌明显的撕裂或退变可能更适合于远端手术，如关节镜辅助下的胸大肌下肌腱固定术。

全关节镜下的关节内肱二头肌腱固定术

在决定进行关节镜下肌腱固定术后，从后方入路观察时，通过前方入路将射频刀放入关节腔内，用于清除盂肱关节内多余的软组织。为了获得肱二头肌结节间沟的视野，肩部可以从患者的身体平面向前屈30°，同时从后方手动牵引肱骨头向外。70°的关节镜也可以用来改善肱二头肌结节间沟的视野。然后用关节镜下的磨头轻轻去除皮质骨露出松质骨，为肌腱固定做准备。

将线环（FiberSnare; Arthrex, Naples, FL）首先通过前方入路进入关节腔，在肌腱下或肌腱上绕过。用抓线器取回绕过肌腱的线环。缝线自由端穿过线环围绕肌腱打结。

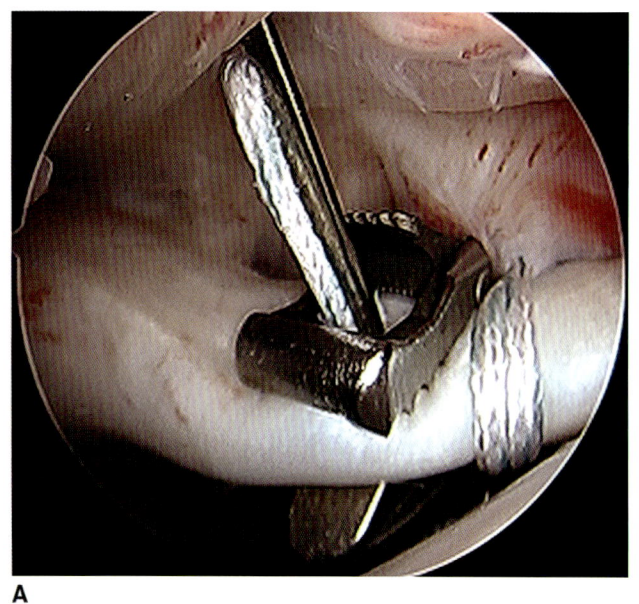
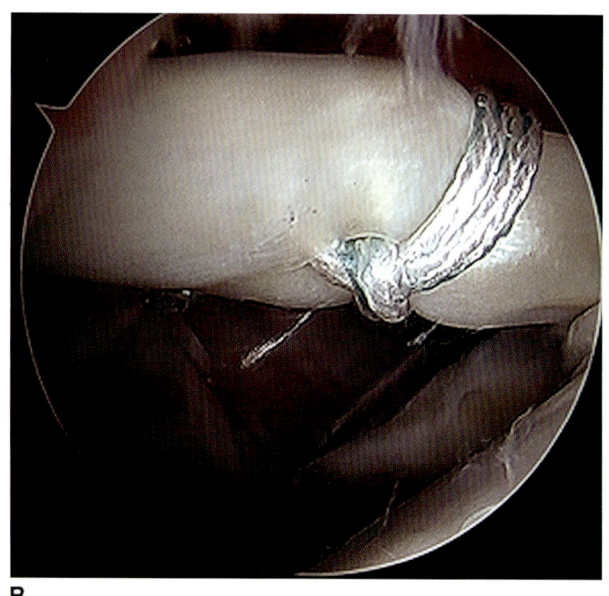

图7-2
（A）缝线穿过肌腱。（B）从上盂唇附着点离断之前完成对肱二头肌长头肌腱的控制

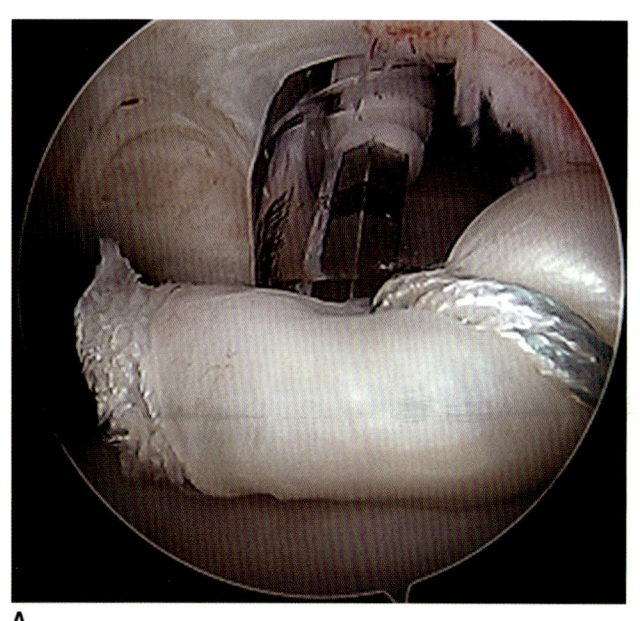
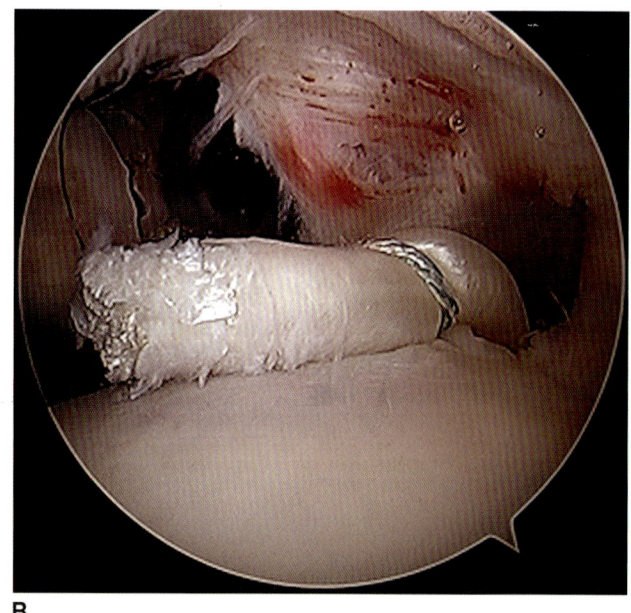

图7-3
（A）在肱二头肌结节间沟的顶部用锚钉固定肌腱。（B）切断缝线后完成肌腱固定术

然后将缝线的自由端穿过肩关节缝合器（Scorpion；Arthrex，Naples，FL）。将缝线穿过肱二头肌长头肌腱的中心点，从而获得对肌腱的控制（图7-2A，B）。使用关节镜剪刀，在靠近上盂唇起点处切断肌腱。剩下的二头肌残端可用刨削器或射频刀清除，直至上盂唇边缘稳定光滑。然后将缝线穿过全螺纹无结锚钉（Bio-SwiveLock 4.75 mm；Arthrex，Naples，FL）。在肌腱固定的位置，沿着结节间沟上缘的关节边缘，用锥子准备锚钉植入点。拉紧缝线将锚钉和肌腱固定在肱骨头（图7-3A，B），切除缝线多余部分，将肱二头肌的多余部分在肌腱固定处切断。

开放性胸大肌下肱二头肌长头肌腱固定术

关节镜下肱二头肌长头肌腱固定术的一种替代方法是开放性胸大肌下肱二头肌长头肌腱固定术，这是最近研究的重点。开放性胸大肌下肱二头肌长头肌腱固定术的支持者认为，解决肱二头肌长头肌腱病变的疼痛最好是从结节间沟中移除肌腱。与关节镜检查技术一样，整个过程从一个完整的诊断性关节镜检查开始，在关节镜下将肱二头肌长头肌腱从上盂唇起点离断。伴随的病变被处理后，移除关节镜仪器，转为开放手术。将手臂固定在外展90°和外旋90°位置。大约在位于胸大肌腱的内侧边缘的腋窝处做2~3 cm的皮肤纵向切口，电刀止血。分离胸大肌筋膜，胸大肌腱部分被暴露出

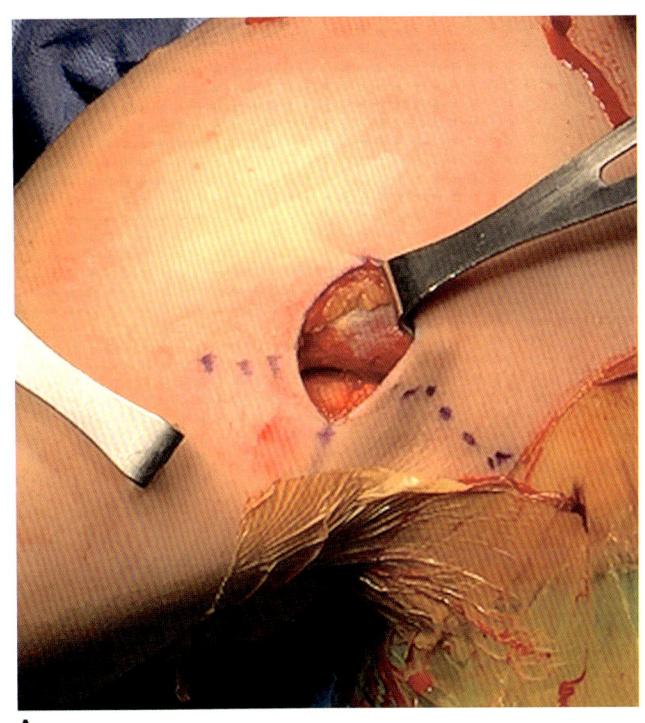
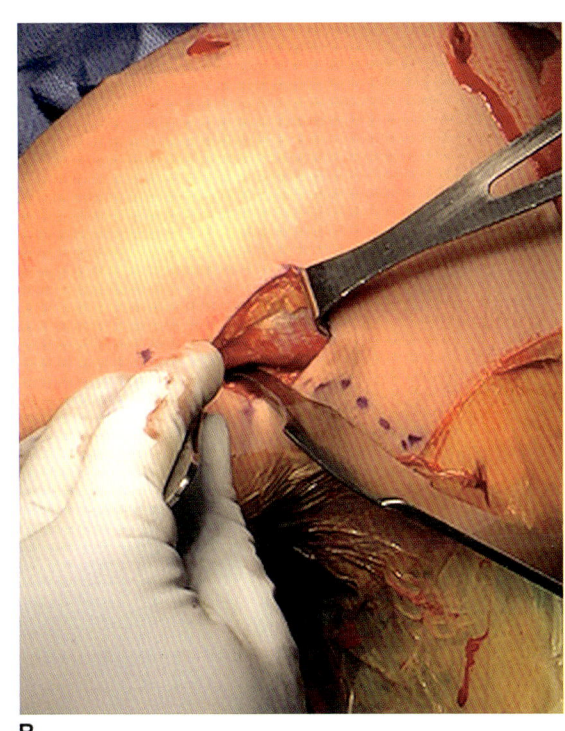
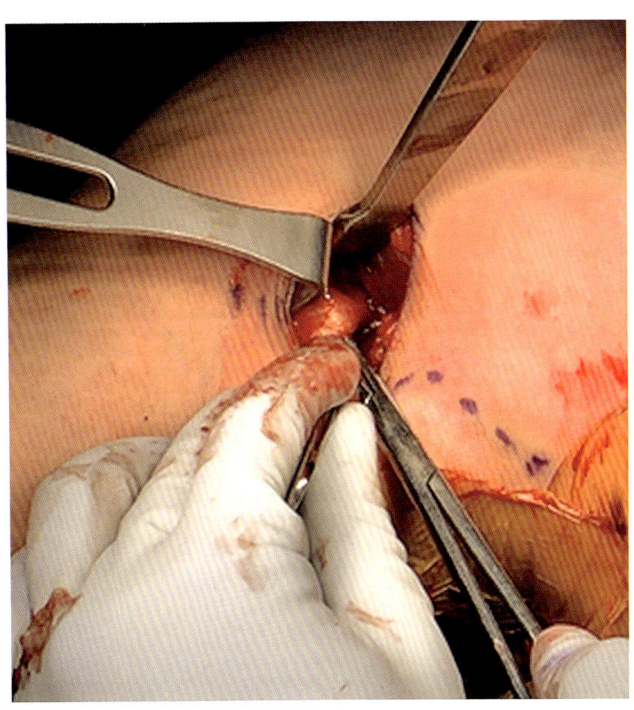

图7-4
（A）可以看到胸大肌腱的下缘。（B）将Hohmann拉钩插入胸大肌腱上外侧。（C）找到肱二头肌长头肌腱

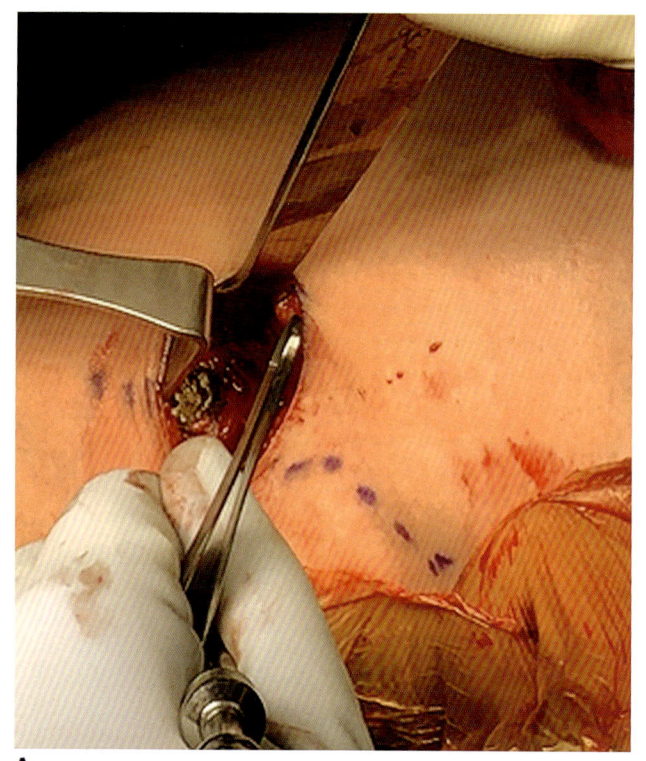 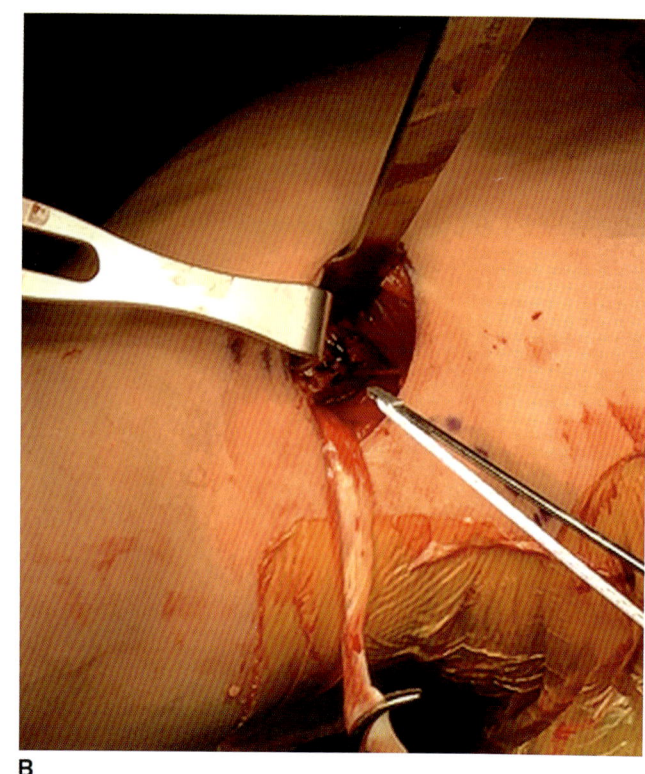

图7-5
（A）找到肱二头肌腱固定部位并用电灼法标记。（B）将装有两根缝线的单皮质纽扣钢板置入肱骨骨道

来，沿肌纤维一致的方向将筋膜切开（图7-4A）。沿着肱骨外侧缘放置一个Hohmann拉钩，牵开胸大肌腱，并可以看到关节镜下被切断的肱二头肌长头肌腱残端（图7-4B，C）。

在肱二头肌结节间沟的下方用电灼法标记（图7-5A），用骨刀磨锉准备骨床以促进愈合。垂直穿透前方皮质骨钻一个3.2 mm的骨道。预置两根缝线的单皮质纽扣钢板（近侧肱二头肌腱固定术扣；Arthrex, Naples, FL），通过翻转机制置入骨道（图7-5B）。使用缝合钩穿过肌腱一侧（腱腹交界处1 cm），并将一根缝线的一头穿过肌腱（图7-6A）。一般在同一侧创建一个线圈，缝线另一头末端穿过线圈，从而形成缝合套索环（图7-6B）。然后，将同一缝线的另一头以简单方式稍从近端穿过肌腱，从肌腱的同一侧穿过。使用另一根缝线在肌腱的另一侧重复上述步骤，最终两根缝线的4条分支穿过肌腱（图7-6C）。通过拉动每条缝线的滑动分支，通过套索技术将肌腱拉至肱骨（图7-7A）。将缝合线的4条分支绑紧，并移除多余的肌腱以完成手术（图7-7B）。用大量生理盐水彻底冲洗伤口后，逐层缝合。皮下组织用2-0可吸收缝线缝合，用4-0可吸收缝线行皮内缝合。

经验和教训

- 与患者就手术的目标和期望以及术后的限制进行彻底的讨论非常重要。无论是肌腱切断术还是肌腱固定术（开放或关节镜），患者都可能具有对肱二头肌处理的先入为主的观念和/或特定偏爱。
- 诊断性关节镜检查时，将肱二头肌腱的结节间沟部分拉入关节内以检查远端炎症是非常重要的，否则很难观察到远端肌腱的炎症。

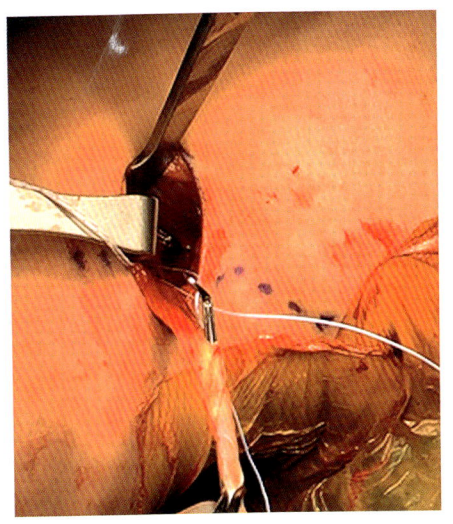
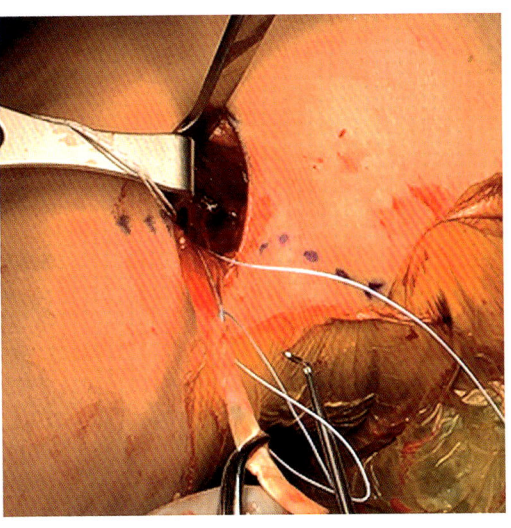
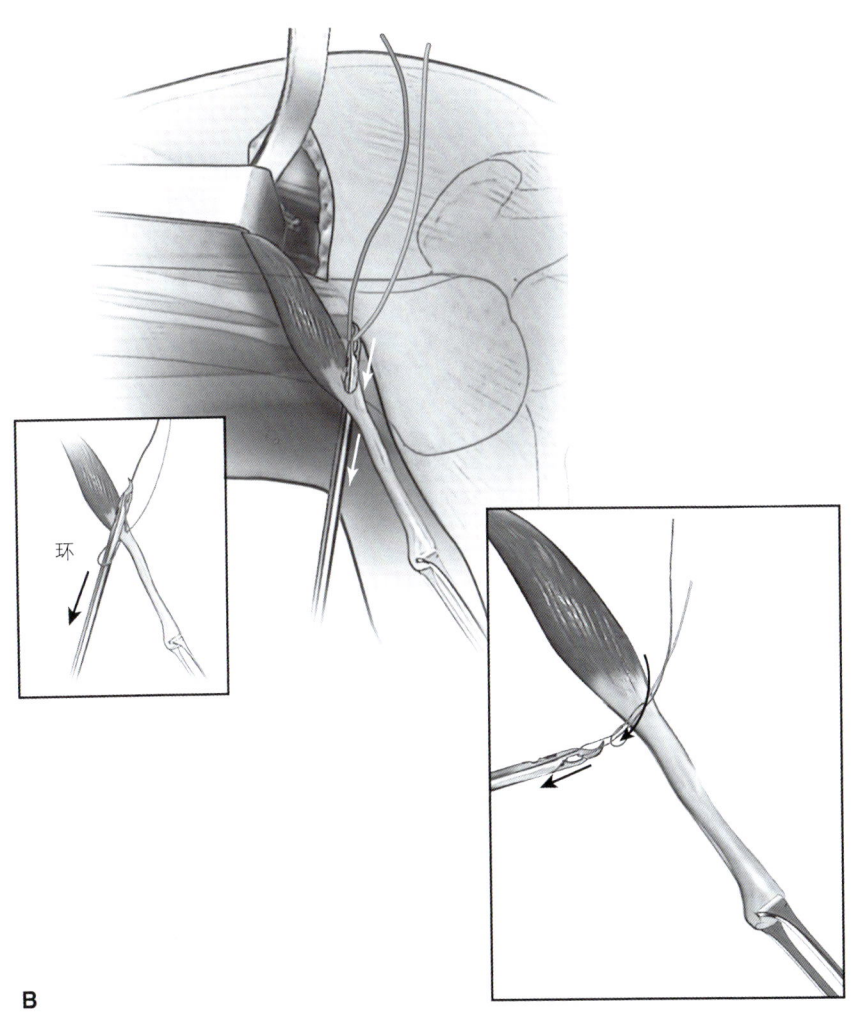

图7-6
（A）尖嘴缝合抓钳穿过肌腱。（B）打好套索环

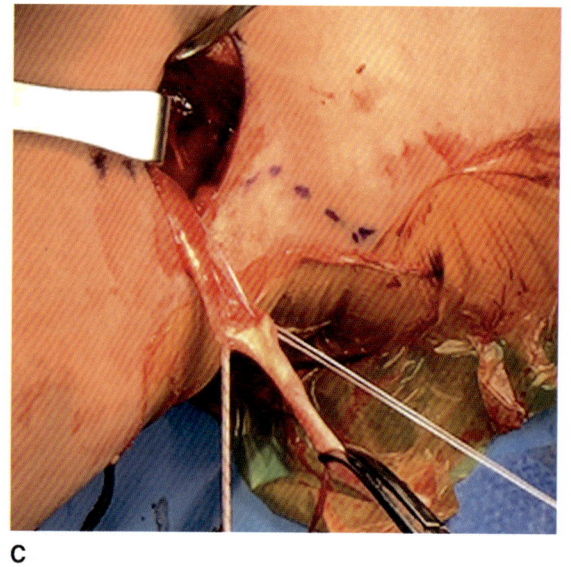
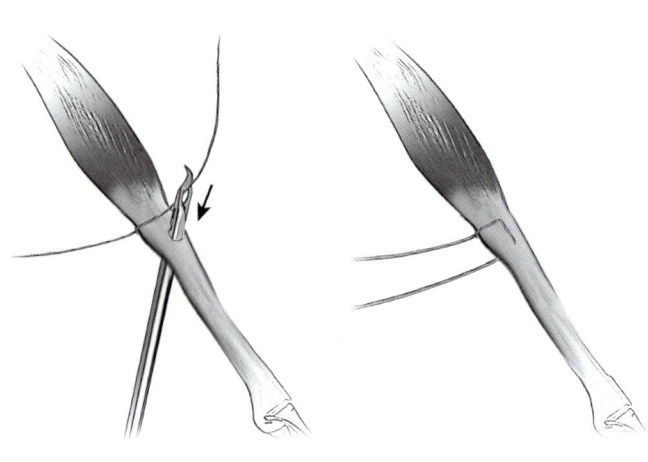

图7-6（续）
（C）在肌腱的另一侧做好套索环，收回4股缝线

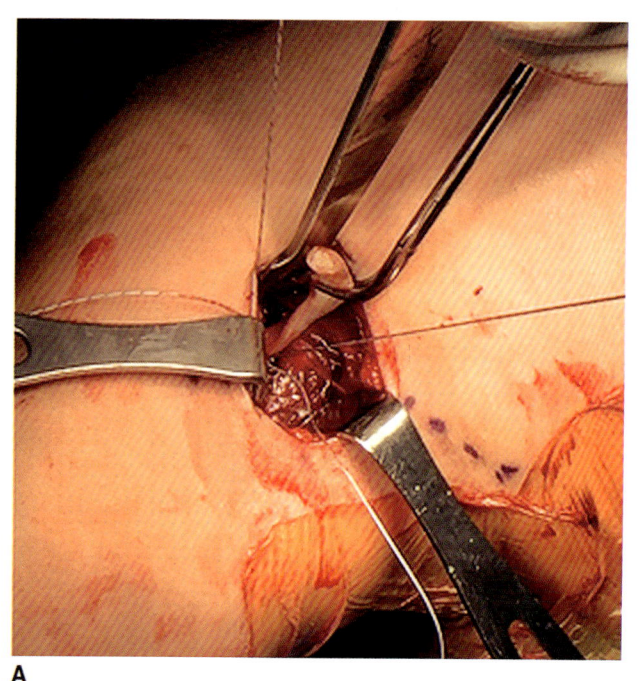
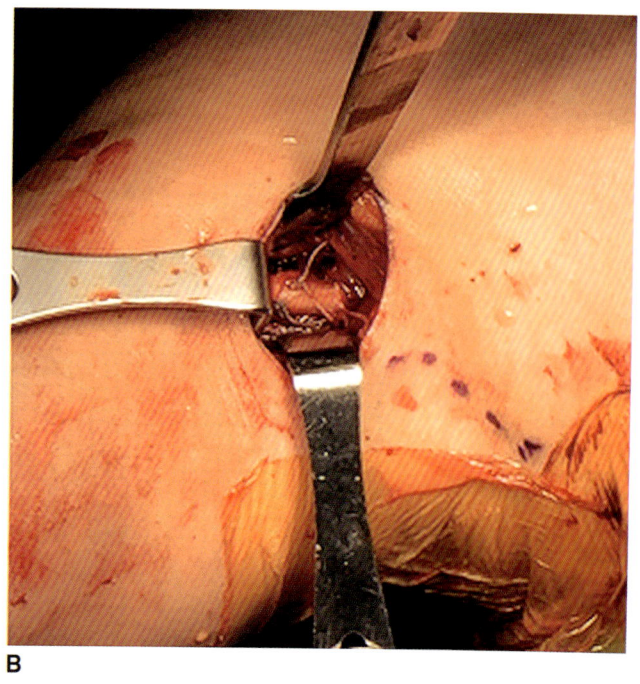

图7-7
（A）通过拉动每条缝线的滑动端将肌腱固定到肱骨上。（B）打结和切断缝线后完成肌腱固定术

- 在肩袖修复、肩峰下减压等伴随手术过程中进行液体压力管理（泵压），可限制灌洗液外渗，使开放性胸大肌下肌腱固定术中的肱二头肌更容易显露。
- 肱骨侧固定时适当的肌腱张力可以避免肌腱回缩和大力水手畸形。
- 在开放性胸大肌下肱二头肌腱固定术中，Hohmann拉钩保持在胸肌筋膜的下方，而不是穿过下部的肌纤维，这将形成无血管平面。

- 在开放性胸大肌下肱二头肌腱固定术中，避免在肱骨内侧放置拉钩以防止神经血管损伤。

术后康复

考虑到患者通常有其他相关的肩关节疾病，怎样康复通常是由伴随的手术决定的，包括肩袖修复。单纯的肌腱固定术一般需要吊带固定3周。在10天内第一次术后随访时手臂可开始摆动。手、腕、肘和肩的早期被动活动可以在吊带移除后进行，但肩和肘的主动活动要到术后6周才能开始，这是为了以保护固定的肌腱。肱二头肌腱固定术后僵硬并不常见（不像老年患者的SLAP修复术和开放性肩袖手术）。6周后开始主动活动肩关节，8周开始低阻力强化。通常术后3个月不需要进行正式的治疗，患者可以通过家庭运动计划继续进行力量和活动度锻炼。术后3个月即可恢复完全地、不受限制地活动。

并发症

总的来说，肱二头肌腱固定术的并发症很少见。一项对353例患者的研究报告了开放性胸大肌下肱二头肌腱固定术后的并发症发生率为2.0%。通过使用精湛的技术和对肩部解剖的深入了解，臂丛神经的损伤是可以避免的。Dickens等在开放性胸大肌下肱二头肌腱固定术中发现，肌皮神经、桡神经和肱动脉距离内侧拉钩不到1 cm。为了避免神经血管损伤，不应该使用边缘锋利的内侧拉钩。

有关于胸大肌下肱二头肌腱固定术后肱骨骨折的病例报告。其中一个病例是一位中年患者，他在术后10个月恢复投球后出现了螺旋形肱骨骨折。在另外两个报道的低能量损伤病例中，一例发生在6个月时，另一例发生在术后4个月捡包时。在这3个病例中，患者的肱二头肌腱固定术使用直径8 mm的界面螺钉固定。生物力学研究表明螺钉偏心放置会降低肱骨扭转强度。通过追求更小的、更靠中心的骨道，外科医生可以最大限度地减少对肱骨结构完整性的破坏。

关节镜下肌腱固定术后有持续性疼痛和难治性腱鞘炎并发症的描述。支持开放性胸大肌下肌腱固定术的人指出，肱二头肌结节间沟中剩余肌腱的质量会显著影响手术的成功。一项对1083例在肱骨头关节缘接受关节镜下肱二头肌近端肌腱固定术治疗的研究报告，肱二头肌相关问题的再手术率为0.4%。此外，在同一研究中，没有感染、骨折或神经血管损伤的报告。在罕见的情况下，患者在关节镜下肌腱固定术后有持续的结节间沟痛的症状，开放性胸大肌下固定术是一个可行的修正选择。

其他的并发症包括肌腱固定术不能愈合以及骨-肌腱界面的摩擦破裂，这可能导致肌腱向远端回缩。在这种情况下，患者可能会出现外观畸形。然而，大多数研究表明，肱二头肌腱切断术和固定术的结果与功能基本相当。

总结

由于缺乏绝对相同疾病的患者群体，阐述二者间的对比研究是很困难的，通常肱二头肌长头肌腱固定术只是在肩部同时进行多种手术当中的一种。此外，不同的研究使用不同的手术技术和植入物，这使得这种比较研究更具挑战性。然而，无论采用何种手术入路和固定技术，均能获得满意的结果。

在一项包括82例患者的开放性肱二头肌腱固定术与关节镜下肱二头肌腱固定术的比较研究中，Werner等报道了两组均有良好的临床和功能结果。两种肌腱固定术在手术2年后的疗效、活动范围和力量方面没有差异。在另一项比较开放和关节镜下肌腱固定术，Duchman等报道在术后1年后的随访中肱二头肌止点变化或力量没有差异。作者报道了1例发生于术后9周的关节镜下肌腱固定术失败的患者，其总体失败率为2.2%。尽管没有统计学意义，但在接受开放性和关节镜下肌腱固定术的患者分别有20.0%和10.0%存在肱二头肌结节间沟压痛。

在最近对16项研究（包括476例患者）的系统回顾中，98%的患者预后良好或极好。关节镜下肌腱固定术失败3例，开放性肌腱固定术失败2例。作者没有发现两种方法在结果或并发症方面有任何不同。鉴于其优良的临床疗效和极少的并发症，肱二头肌长头肌腱固定术的疗效可以由伴随疾病如肩袖或盂唇的病变等决定，但是最终手术的选择由外科医生决定。

参考文献

[1] Rodosky MW, Harner CD, Fu FH. The role of the long head of the biceps muscle and superior glenoid labrum in anterior stability of the shoulder. Am J Sports Med. 1994;22(1):121–130.

[2] Yamaguchi K, Riew KD, Galatz LM, et al. Biceps activity during shoulder motion: an electromyographic analysis. Clin Orthop. 1997;(336):122–129.

[3] Nho SJ, Strauss EJ, Lenart BA, et al. Long head of the biceps tendinopathy: diagnosis and management. J Am Acad Orthop Surg. 2010;18(11):645–656.

[4] Mellano CR, Shin JJ, Yanke AB, et al. Disorders of the long head of the biceps tendon. Instr Course Lect. 2015;64:567–576.

[5] Friedman JL, FitzPatrick JL, Rylander LS, et al. Biceps tenotomy versus tenodesis in active patients younger than 55 years: is there a difference in strength and outcomes? Orthop J Sports Med. 2015;3(2):2325967115570848.

[6] Lee H-J, Jeong J-Y, Kim C-K, et al. Surgical treatment of lesions of the long head of the biceps brachii tendon with rotator cuff tear: a prospective randomized clinical trial comparing the clinical results of tenotomy and tenodesis. J Shoulder Elbow Surg. 2016;25(7):1107–1114.

[7] Lafosse L, Van Raebroeckx A, Brzoska R. A new technique to improve tissue grip: "the lasso-loop stitch". Arthroscopy. 2006;22(11):1246.e1–1246.e3.

[8] Nho SJ, Reiff SN, Verma NN, et al. Complications associated with subpectoral biceps tenodesis: low rates of incidence following surgery. J Shoulder Elbow Surg. 2010;19(5):764–768.

[9] Dickens JF, Kilcoyne KG, Tintle SM, et al. Subpectoral biceps tenodesis: an anatomic study and evaluation of at-risk structures. Am J Sports Med. 2012;40(10):2337–2341.

[10] Dein EJ, Huri G, Gordon JC, et al. A humerus fracture in a baseball pitcher after biceps tenodesis. Am J Sports Med. 2014;42(4):877–879.

[11] Sears BW, Spencer EE, Getz CL. Humeral fracture following subpectoral biceps tenodesis in 2 active, healthy patients. J Shoulder Elbow Surg. 2011;20(6):e7–e11.

[12] Euler SA, Smith SD, Williams BT, et al. Biomechanical analysis of subpectoral biceps tenodesis: effect of screw malpositioning on proximal humeral strength. Am J Sports Med. 2015;43(1):69–74.

[13] Brady PC, Narbona P, Adams CR, et al. Arthroscopic proximal biceps tenodesis at the articular margin: evaluation of outcomes, complications, and revision rate. Arthroscopy. 2015;31(3):470–476.

[14] Koh KH, Ahn JH, Kim SM, et al. Treatment of biceps tendon lesions in the setting of rotator cuff tears: prospective cohort study of tenotomy versus tenodesis. Am J Sports Med. 2010;38(8):1584–1590.

[15] Duchman KR, DeMik DE, Uribe B, et al. Open versus arthroscopic biceps tenodesis: a comparison of functional outcomes. Iowa Orthop J. 2016;36:79–87.

[16] Werner BC, Evans CL, Holzgrefe RE, et al. Arthroscopic suprapectoral and open subpectoral biceps tenodesis: a comparison of minimum 2-year clinical outcomes. Am J Sports Med. 2014;42(11):2583–2590.

[17] Abraham VT, Tan BHM, Kumar VP. Systematic review of biceps tenodesis: arthroscopic versus open. Arthroscopy. 2016;32(2):365–371.

第8章　内撞击与SLAP损伤

Mark Morrey, Bernard F. Morrey

概述

自1992年Walch首次介绍肩关节内撞击现象以来，内撞击及其一系列病理过程逐渐成为研究热点。过顶项目运动员，尤其是棒球投手的肩关节问题在几十年前就已经被认识到，近年来，医生们对此的理解更是得到了长足发展。尽管内撞击的根本原因还存在争议，但其引起的一系列肩关节病理改变却是极具特征的。包括后盂唇撕裂，上盂唇从前到后撕裂（SLAP），后关节盂缺损，大结节囊肿，肩袖部分撕裂。不仅仅是运动员，目前对于普通人群的这些病理改变也已有文献记载。这使得骨科医生更加重视内撞击的诊断和治疗。

病理生理/病理学

引起内撞击患者肩关节的镜下系列病理变化的根本机制仍存在争议。目前有两种相冲突的理论：这些病变肩关节究竟是过于紧张还是过于松弛？两个理论都有多项研究支持。貌似两种理论都有其可信性，且都指向肩关节后上方结构的病变。理解这两种理论对于治疗内撞击有重要意义。

微不稳定

Jobe及其团队描述了过顶项目运动员的肩关节前方不稳定。他们注意到投掷运动员常存在持续而隐匿的肩关节不稳，由此可导致肱盂关节活动度过度增加，从而造成肩袖损伤。即使细微的关节活动度异常增加也可导致肩袖在大结节与肩盂后上方之间碰撞，从而发生内撞击的病理变化。不稳定和撞击的程度以及病程长短可影响损伤的严重度，通常与运动员的年龄及从事投掷或过顶运动的年限相关。

肩关节的稳定性决定于静态和动态的稳定结构。次要的、动态的稳定结构在投掷或过顶动作中容易发生疲劳（如网球和排球的发球动作）。静态稳定结构可能在过顶动作的单次创伤或者反复的轻微创伤中过度拉伸或撕裂。Davidson等发现下盂肱韧带（IGHL）复合体拉伸或盂唇撕裂可导致盂肱关节活动度的异常增加。

还有一些研究支持不稳定理论，Jobe等报道经过前关节囊盂唇重建后的投掷运动员重返竞技体育的概率较高。Levitz等报道在关节镜手术下处理投掷选手松弛的关节囊疗效满意，他将患者分为两组，第一组棒球投手仅行病灶清除和/或盂唇及肩袖修补术。第二组加行关节囊热紧缩术。随访30个月，热紧缩组有90%的患者重返赛场，而病灶清除/修复组只有67%。

盂肱关节内旋受限

Brukhart等普及了一个概念，即内旋受限是内撞击病变的原因之一。他们认为内撞击是所有肩关节在外展外旋时的正常现象，这种观点得到了Walch和Halbrect等的支持。这种理论认为，是后下方关节囊的紧缩导致了过顶运动选手肩关节后上方的改变。这种挛缩会引起外展时肩关节的过度外旋。

盂肱关节内旋受限（GIRD）的定义是患侧肩关节相对于健侧内旋角度丢失，测量时肩关节需外展90°（图8-1）。IGHL复合体在外展时如吊带一样稳定肩关节，它由后方下盂肱韧带（PIGHL）和前方下盂肱韧带（AIGHL）组成，就如同两条缆绳一般。PIGHL挛缩可以使盂肱关节的旋转中心在外展时向后上方移动，这会使大结节在触碰

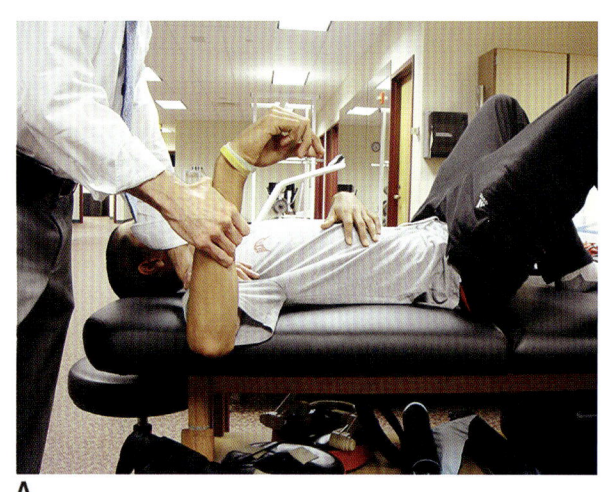 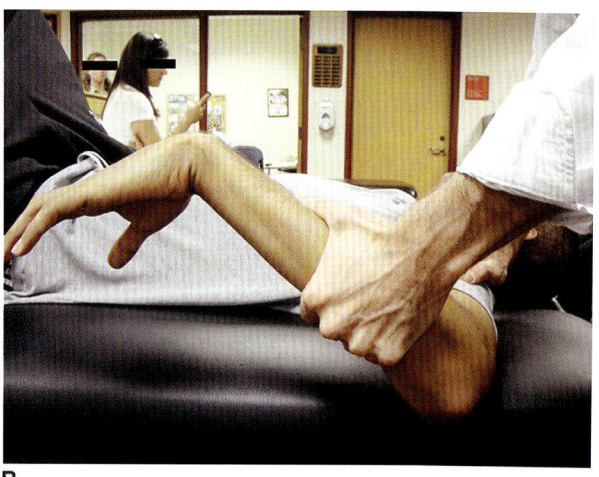

图8-1
高校网球运动员的严重GIRD。（A）惯用手侧肩关节内旋0°。（B）对侧肩关节内旋60°

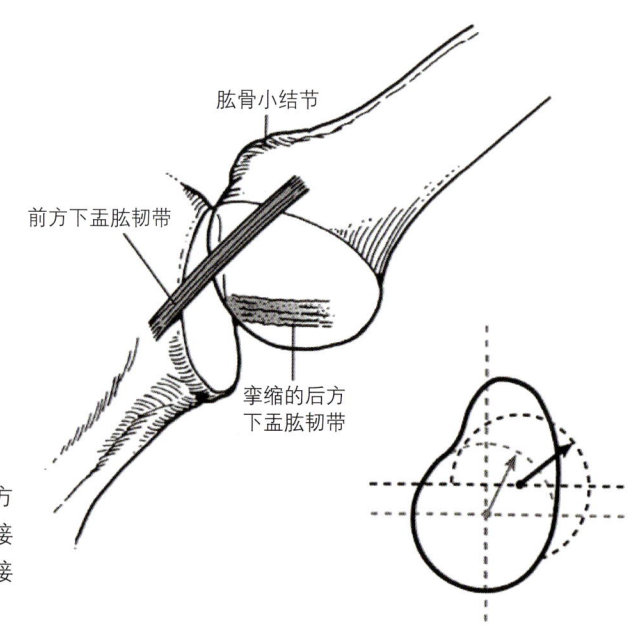

图8-2
IGHL复合体的交互式缆绳模型。当后方缆绳短缩（后束挛缩）时，盂肱关节接触点移向后上方，外旋弧度（大结节接触后肩胛盂之前）显著增加（虚线）

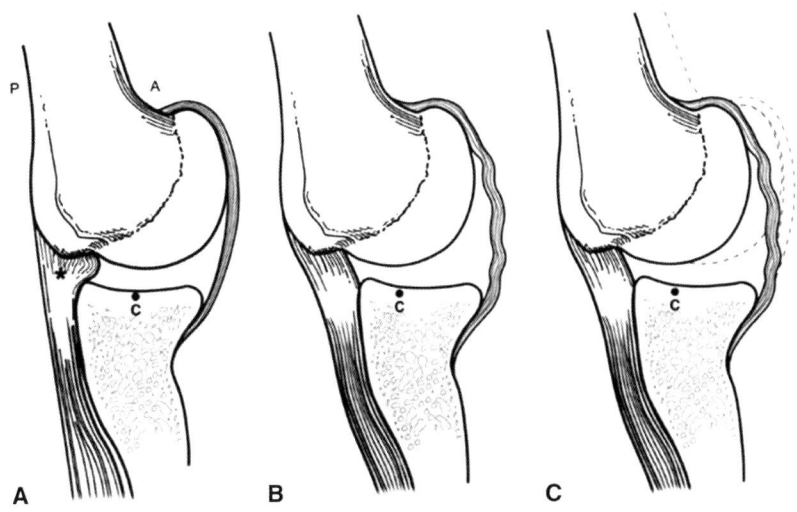

图8-3
（A）上肢在外展外旋位时，肱骨头与近端的肱骨距（Humeral Calcar）对前下方关节囊形成显著的凸轮效应，通过占位使关节囊紧张。（B）随着盂肱关节接触点的后上方移位，肱骨近端对前下方关节囊的占位效应减小（凸轮效应减小）。造成前下方关节囊相对冗长，从前这被误认为微不稳定。（C）叠加肩关节正常位置（虚线），可显示盂肱关节接触点移位后关节囊冗长的程度

肩盂后方前有更大的旋转角度，从而能增加外旋（图8-2）。

盂肱关节接触点和大结节间隙的后上方移位导致近端肱骨距的凸轮效应减小（图8-3），从而导致前方关节囊的冗长和松弛。Burkhart等认为这种关节囊冗长会被误以为是前方微不稳定。外展并过度外旋的肩关节易于劳损，肱二头肌长头腱止点和后上方盂唇可能因牵拉机制产生的剪切力而受损。后上方肩袖同时承受增长的剪切力和扭力，会引起下表面纤维组织受损。久而久之，患有GIRD的投掷选手会出现内撞击的病理改变。

Mihata等近期的生物力学研究证实了GIRD在引起肩关节内撞击病理变化过程中所起的作用。通过研究尸体标本，他们发现后下方关节囊褶皱和前方关节囊变薄均可显著增加后上方盂肱关节的接触压力，并使肱骨头后移，增加冈上肌腱和冈下肌腱的撞击。

术前准备

体格检查

内撞击患者的体格检查可以有各种发现，全面的肩关节查体并与健侧进行对比十分重要。对关节活动度、肩袖肌力、肩关节触诊、撞击方式、肩胛骨生物力学、肩关节稳定性、肱二头肌长头止点或SLAP应力试验的评估均为体格检查的内容，查体结果会因病程长短及症状严重程度而有所不同。

过顶项目运动员的慢性撞击常以肩峰下撞击的方式而引起疼痛，内撞击有可能与肩峰下撞击很相似。因为过顶项目运动员肩峰下减压的结果历来都不理想，所以鉴别内撞击与肩峰下撞击虽然困难但却非常重要。Zaslav等在2001年提出了一种方法，

用来鉴别Neer征阳性的患者其症状是来自内撞击还是肩峰下撞击。在内旋抗阻试验（IRRST）中，检查者测试患者肩关节外展90°时内旋与外旋的力量。对110名患者的队列研究显示，患肩内旋相对于外旋有明显受限，其敏感度为88%，特异度为96%，阳性预测值为88%，阴性预测值为96%。

过顶项目运动员，尤其是棒球投手，其肩关节的活动度会有特殊的适应性改变。如前所述，GIRD与内撞击相关，这些患者的前屈、外展运动通常是正常或接近正常的，其内外旋运动需在内收位和90°外展位进行评估，并与对侧比较。在外展位，患者常有大幅度的外旋角度增加，同时内旋角度显著减小，在很多病例中，内旋角度的丢失要大于外旋角度的增加。与健侧肩关节对比非常重要，双肩对比时，若存在20°的旋转角度差异并伴有内旋角度丢失大于20°（20°GIRD），则被认为是病理性的。

对于每一个肩痛的患者来说，肩胛带机制的评估都是非常必要的，尤其对于过顶运动员。Burkhart等描述了肩胛骨SICK综合征（肩胛骨位置异常、内下缘突起、喙突疼痛及位置异常、肩胛骨活动障碍）及其与肩关节功能障碍的关系。查体中发现肩胛骨内缘或内下缘突起，表示肩胛骨过度前伸，这会使盂肱关节成角增加，导致后方压缩及牵拉效应。因此恢复肩胛带机制，是过顶运动员康复治疗中的一个首要目标。

评估肩关节稳定性是查体的关键步骤，许多内撞击的激发试验都是盂肱关节稳定性试验的变式。查体时患者通常感到疼痛，但没有明显的肩关节不稳。患者仰卧位时，可以检查恐惧试验、复位试验、荷载-移位试验。对内撞击患者进行恐惧试验时，如果引出疼痛而不是恐惧感，则认为是阳性。复位试验由Jobe等首先描述，如果患者肩关节在外展及极度外旋位出现疼痛，而在肩关节后方施加压力疼痛可缓解，则为阳性。值得注意的是，这种疼痛与恐惧感以及前向不稳患者的肩前疼痛是不同的。

患者的肩袖肌力通常是正常的，但在炎症或重度部分撕裂时可出现肌力下降或疼痛。触诊有时可发现后关节线或肱二头肌腱压痛。SLAP或肱二头肌止点激发试验，包括主动挤压（O'Brien）试验，II型肱二头肌负荷试验，动态盂唇剪切（O'Driscoll）试验以及Speed试验可能引发疼痛。许多检查SLAP损伤的查体方法的应用存在巨大争议。然而，因为在这些人群中上盂唇病变的发生率很高，综合应用一些对肱二头肌长头腱和上盂唇施加应力的试验是合理的。

影像学检查

对可疑内撞击的放射线评估从肩关节的普通平片开始，包括前后位、腋位及肩胛骨Y位片。此外，West Point位和Stryker凹口位也有帮助。有4种放射线改变与内撞击相关，包括：

①后下关节盂的外突（Bennett病变）。
②大结节的硬化改变。
③后方肱骨头的骨软骨病变。
④后方关节盂缘的骨软骨病变。

尽管这些改变特异性地存在于长期内撞击的患者，但值得注意的是，平片的表现往往不明显。

磁共振成像（MRI）是过顶运动员肩关节疼痛评估的核心。通过标准冠状位、矢状位、轴位切面，加上斜冠状位、斜矢状位重建，可全面评估肩袖。从前，很多作者推荐使用磁共振造影来评估可疑的盂唇病变，这种观点现已更新，随着功能更强大的MRI设备（3特斯拉）的使用，即使不造影也可得到高质量的影像，显示极精微的细节。除了标准体位，肩关节外展外旋（ABER）位对于MRI扫描也有很大帮助。这使肩关节处于重新制造撞击的体位，并可充分显示病灶，包括冈上肌及冈下肌的下表面、肱骨头和后上盂唇。

内撞击患者的MRI影像和关节镜下表现很相似，包括以下几点：
- 盂唇撕裂，包括SLAP损伤和后上方损伤。
- 冈上肌腱关节侧部分撕裂，冈下肌腱前份部分撕裂。
- IGHL后束增厚。
- 肱骨头后上部分囊性变。
- Bennett病变。
- 后上方关节盂磨损。

ABER位的内撞击不一定是病理性的，并且当病变存在时，可能是无症状的。比如，Halbrecht等对10例无症状高校棒球运动员进行了双侧肩关节ABER位MRI检查，他们注意到所有肩关节都存在肩袖与后上方盂唇接触，于是总结出这在所有ABER位的肩关节中是正常情况。然而，投掷运动员的肩关节有特定的病理改变，包括肩袖肌腱变性、盂唇撕裂、肩盂旁囊肿。其他学者也记录了无症状过顶项目运动员在MRI上可出现这些病变。因此，外科医生必须谨慎地结合病史、体格检查及影像学检查中的病理改变。

手术指征

有内撞击表现的患者必须逐个进行评价。与大多数过度使用损伤一样，对存在内撞击的患者的处理应从保守治疗开始。休息、冰敷及短期服用非甾体类抗炎药都对内撞击有益。理疗应注重拉伸和肌力，睡眠者拉伸（图8-4）和胸前交叉内收拉伸可以通过伸展后方关节囊改善GIRD。Tyler等报道通过7周的内旋及后关节囊拉伸，内撞击的患者症状可得到显著改善，并增加26°的内旋（GIRD从9°改善到35°）。肌力训练应注重肩袖和肩胛骨周围的肌肉组织。Burkhart等报道，通过肩胛骨康复运动，患有SICK肩胛骨综合征的运动员可100%恢复体育运动。

如果通过广泛尝试包括理疗在内的各种非手术疗法，仍无法改善症状，或无法让

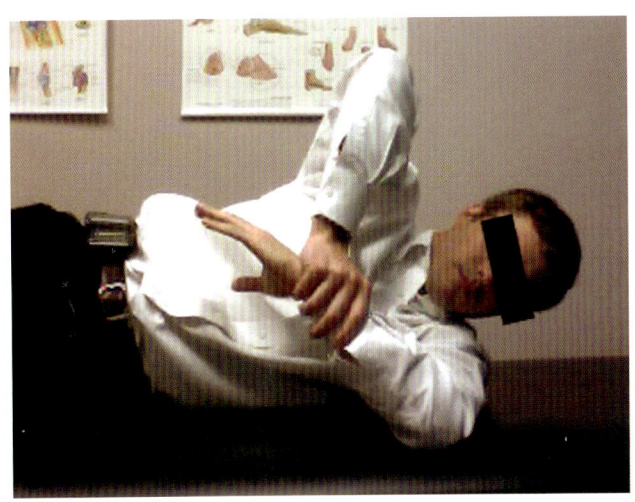
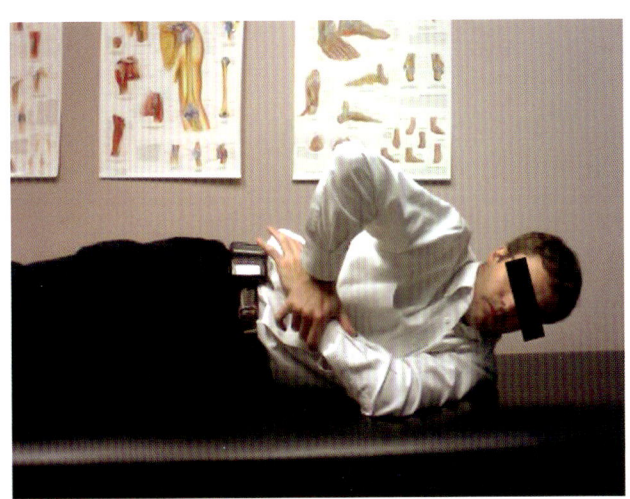

图8-4
后下关节囊专用拉伸动作。（A）睡眠者拉伸。（B）翻转睡眠者拉伸

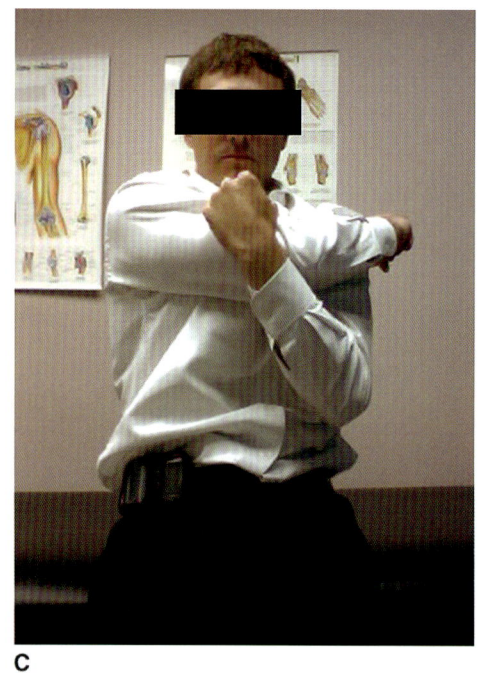
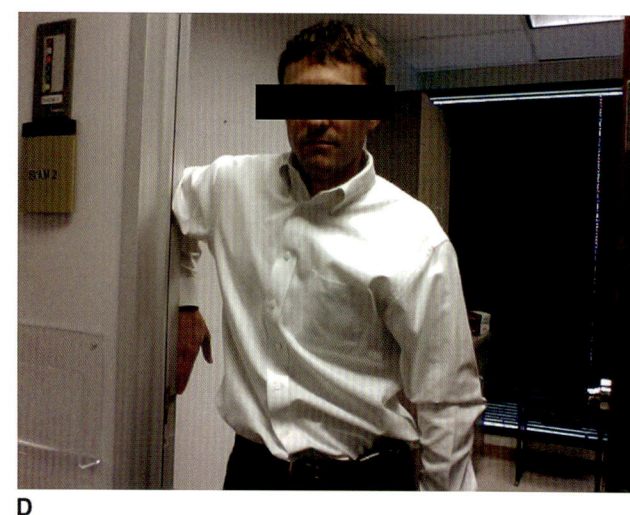

图8-4（续）
（C）手臂交叉拉伸。（D）门框拉伸

患者重回赛场，则可以考虑手术干预。

由于很多学者报道了无症状患者的病理发现，并且内撞击的病理改变多种多样，外科医生必须仔细联系患者的症状、体征及影像学结果，以确定真正需要手术的病变。

禁忌证

在考虑手术之前，必须彻底探讨全面的理疗方案。常见的关节镜手术禁忌证包括活动性感染及严重的内科合并症。一些伴发症，比如关节炎，可以使手术效果降低，这些患者也不宜手术。

手术技术

麻醉状态下体格检查（EUA）和关节镜检是手术的关键步骤，全面彻底的进行EUA并与健侧对比很重要，需要特别注意肩关节活动度，尤其是GIRD、肩关节不稳及沟槽征的出现。

对每一名内撞击患者实施手术时都要做全面的关节镜检查。很多患者都有伴发的病理改变，所有病灶都必须在镜下进行确认。必须特别关注肩袖的关节侧表面、后上方关节盂及盂唇、前方关节囊盂唇复合体以及肱骨头。术者必须探查肩峰下间隙，寻找是否有滑囊炎。如果出现明显的滑囊炎，则可行单纯滑囊切除而不做肩峰成形术。很多作者报道对运动员行肩峰成形术，其重返体育运动的预后较差。

肩袖

肩袖病变可能是内撞击最常见的病理改变。大多数情况下，病变位置为冈上肌腱

第8章 内撞击与SLAP损伤 113

后方的关节侧表面和冈下肌腱前方——肱骨大结节和关节盂后上方的撞击点。磨损或部分撕裂可见于肌肉和肌腱交界处或大结节上的肩袖附着处，肌肉肌腱交界处的撕裂通常很小，仅行清创即可达到较好效果。慢性内撞击的严重程度差别很大，对于年长的过顶运动员，肩袖印足区的损伤更多见。对于高水平投手的部分肩袖撕裂，单纯清创是更好的选择，如果存在严重的部分撕裂或全层撕裂，应慎重考虑肩袖修复术。

严重的部分撕裂可通过PASTA损伤（肌腱关节面侧部分撕裂）修复技术进行修复，包括使用锚钉经肩袖缝合，同时保留肌腱止点；也可以造成全层撕裂后行标准镜下修复。

需要注意的是，过顶项目选手行肩袖修复术后重返赛场的预后通常较差，这可能和患者的年龄及损伤的严重程度相关。单纯清创对于肩袖部分撕裂更加有利，但可能只是对于不太严重的损伤而言。在适当的情况下，对于高水平过顶项目运动员来说，肩袖清创比肩袖修复更好。

PASTA技术

在PASTA技术中，带线锚钉经肌腱置入。建立标准前方及后方入路，全面关节镜检，确定病变程度。在置入带线锚钉前行肩峰下滑囊切除，以利于在后面的操作中能

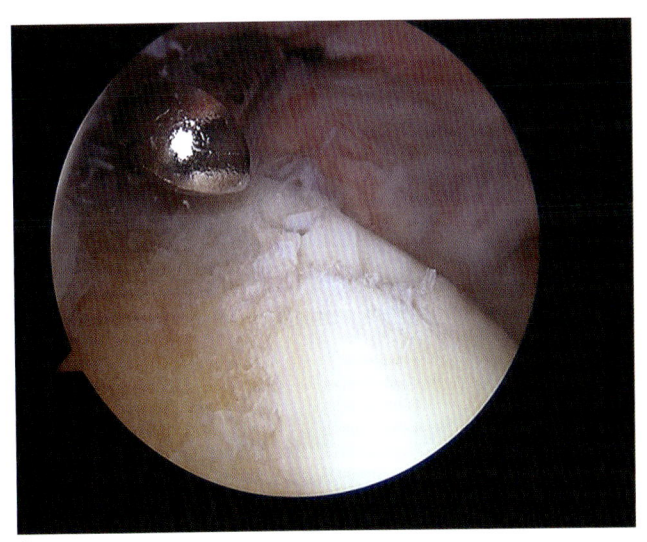

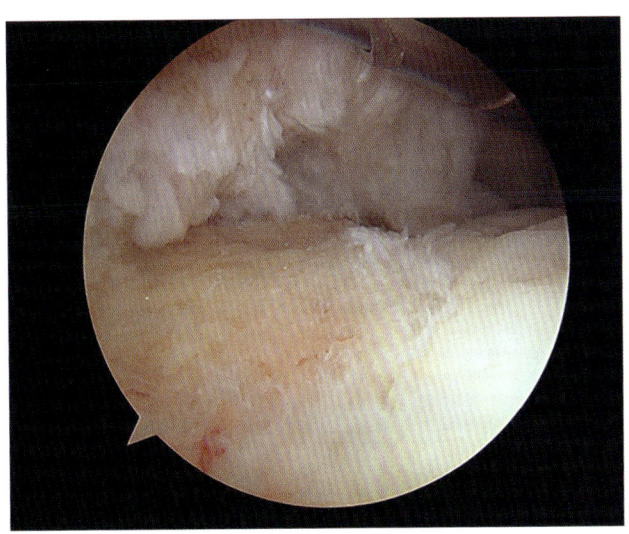

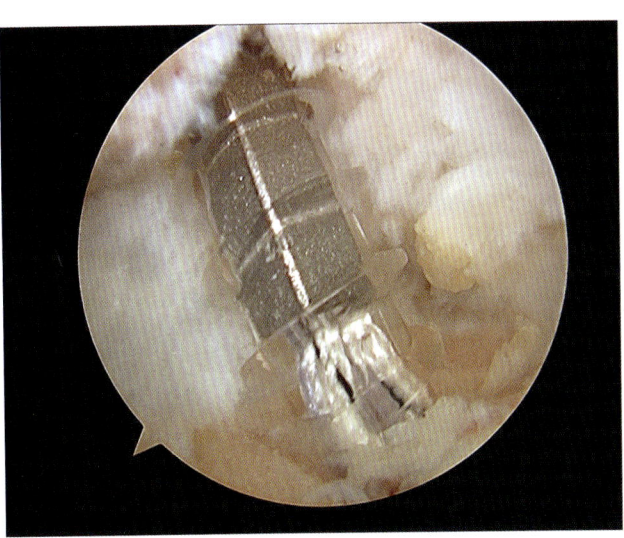

图8-5
PASTA修复。（A）足印区准备。
（B）足印区清理至骨床出血。
（C）经肌腱将带线锚钉置入足印区

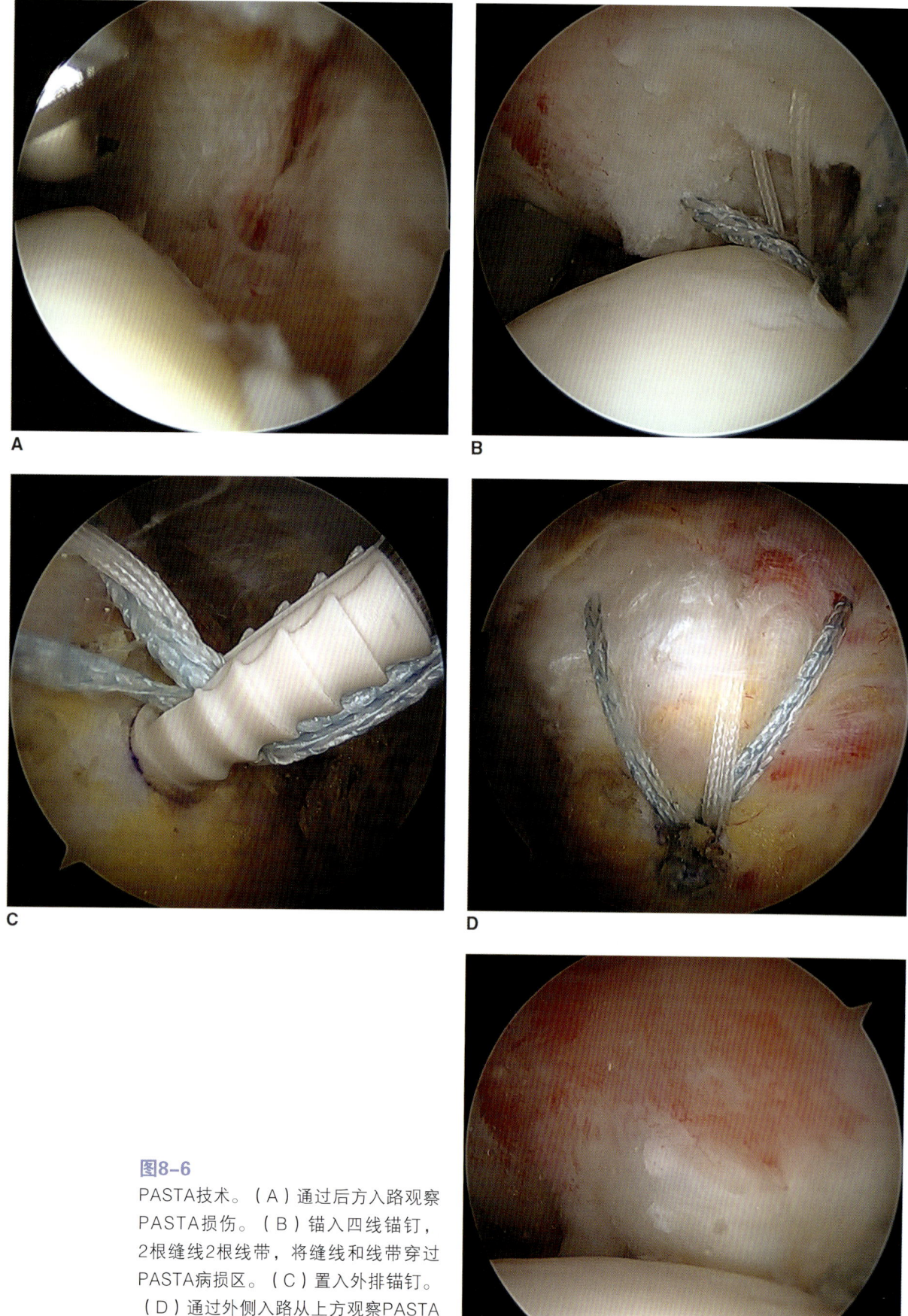

图8-6
PASTA技术。（A）通过后方入路观察PASTA损伤。（B）锚入四线锚钉，2根缝线2根线带，将缝线和线带穿过PASTA病损区。（C）置入外排锚钉。（D）通过外侧入路从上方观察PASTA技术。（E）通过后方入路于关节内观察PASTA技术的最终效果，显示部分撕裂被缩小至肌腱止点

看清缝线，以防缝线受损。滑囊切除完成后，在外侧入路放置操作套管，以便于接下来的缝线管理和打结。然后通过后方入路，将关节镜放回盂肱关节。通过前方入路，用刨削器将大结节足印区的裸露部分清理至出血的骨床（图8-5）。然后将锚钉（通常只需要1~2枚双线锚钉）穿过肌腱置入肱骨头足印区（图8-6A）。近来我们开始使用有1根标准缝线和1根线带缝线的Swivelock锚钉（Arthrex，Naples，FL）。

使用18号腰穿针经皮穿刺，以PDS线作为引线过线。腰穿针经皮穿刺，通过肩袖到达撕裂缘内侧。将1-0 PDS缝线通过穿刺针送入关节内。将PDS线与锚钉的其中1根缝线从前方套管拉出，打结后抽回PDS线，从而将锚钉的缝线通过撕裂缘带出。重复此操作，将所有锚钉的缝线以水平褥式穿过肩袖，2根缝线位于褥式缝合的中间，2根线带位于褥式的最前方和最后方（图8-6A）。将关节镜放回肩峰下间隙。如前所述，在置入锚钉前进行彻底的肩峰下滑囊切除非常关键，这样可以在可视条件下打结。过线后再行肩峰下滑囊切除有可能破坏缝线。将2根缝线通过外侧套管拉出，以关节镜打结技术在肩袖上安全地打结。以上步骤安全完成后，在保证4根缝线张力都合适的情况下置入1枚外排无结锚钉。术者必须警惕线带的张力，因为它们更厚，更难在锚钉环内滑动（图8-6B）。通过外侧入路应该能观察到足够的软组织覆盖肱骨头（图8-6C）。将关节镜放回关节内检查修复情况。之前裸露的足印区应该被修复的肌腱覆盖（图8-6D，E）。

造成全层撕裂并标准修复

为了使用标准的单排或双排修复技术处理肩袖部分撕裂，必须用刨削器或刀片造成全层撕裂。一旦造成全层撕裂，并完成断端清创，即需行彻底的肩峰下减压，肩峰成形可视情况选择施行。放置2个进入肩峰下的套管，1个直接位于肩峰外侧，1个位于肩峰前外侧角附近。清创大结节至出血骨床。将关节镜放入外侧套管进行观察。带线锚钉可通过前外侧套管或经皮切口置入。缝线从非工作通道/切口的其中之一拉出，以便进行缝线管理。这能在后续的穿线过腱过程中分离其他缝线。可通过各种顺行或逆行的过线方法用来进行肩袖过线。根据术者的喜好，可进行单排或双排技术修复肩袖，尽管大部分撕裂都是单排技术足以处理的小撕裂。通过前外侧套管镜下打结，然后通过外侧套管观察修复情况。

SLAP撕裂

Snyder Ⅱ型SLAP撕裂与过顶项目运动员相关。由于这些患者的SLAP撕裂通常自肱二头肌长头腱止点向后延伸，侧卧位可提供后方盂唇的极佳视野，通过标准后方观察入路和前方操作入路，可以检查上方盂唇。可用探钩检查长头腱止点的稳定性，如果长头腱稳定，仅仅表现为磨损，单纯清创即可。若为Ⅱ型SLAP撕裂合并长头腱止点不稳，则需修复（图8-7）。如果行修复术，在置入带线锚钉之前，必须先处理盂唇和肩胛盂。盂唇应提升离开上肩胛盂。这种提升有时会因损伤自身造成，也可由镜下提升完成。任何盂唇磨损都需用刨削器轻柔地清创。使用刨削器的磨头或小圆磨头处理肩胛盂，直至出血骨床，以提高盂唇修复的愈合率。然后通过前方和后方入路的套管置入小螺钉。应尽量避免任何缝线位于长头腱止点前方。另外，注意尽量避免后方关节囊被缝线绞入，以免造成僵硬和疼痛。传统的单线锚钉和无结锚钉均可应用在长头腱止点后方。锚钉可通过肩峰缘附近的Wilmington入路经肌腱置入。对于无结固定，使用套管对缝线管理和避免组织绞入是有必要的。传统的打结固定可以无须使用穿腱套

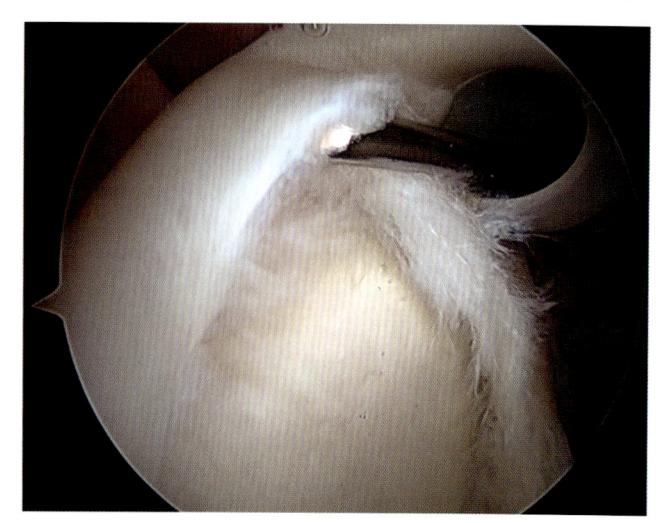

图8-7
Ⅱ型SLAP撕裂

管。作者喜欢使用Spectrum过线器（Linvatec）将1-0号PDS线穿过盂唇，再将锚钉的缝线牵引过盂唇。

如上所述，应仅仅缝合盂唇，尽量避免将邻近关节囊带入缝线环。通常，最简单的方法是通过前方入路观察，后方入路操作，经皮将锚钉置入关节盂缘外（图8-8A），通过后方套管过线打结（图8-8B）。注意避免长头肌腱张力过高（图8-8C）。

后下方关节囊松解术

拉伸康复治疗无效的严重GIRD患者可考虑行后下方关节囊松解术。这些运动员往往更年长，有长期症状，通常为有慢性肩关节症状的精英投手。如同所有患内撞击的患者，他们也总存在相关的关节内病变（如Ⅱ型SLAP撕裂、肩袖部分撕裂）。Brukhart等描述了在PIGHL区域松解增厚挛缩的后方关节囊的技术。他们报道在此区域选择性

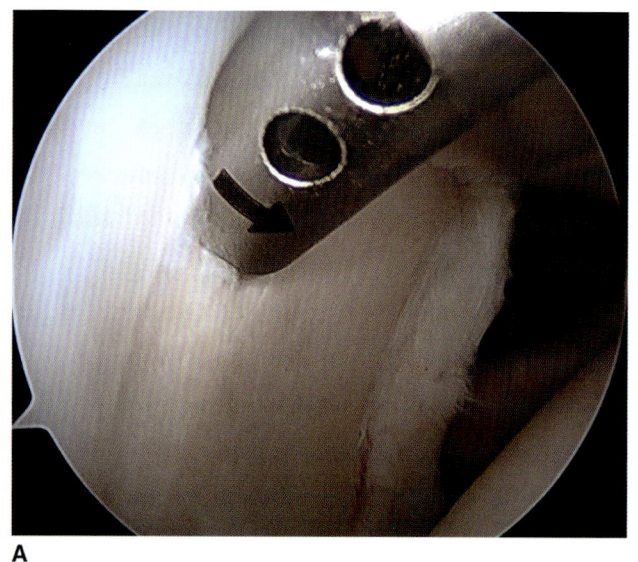

A

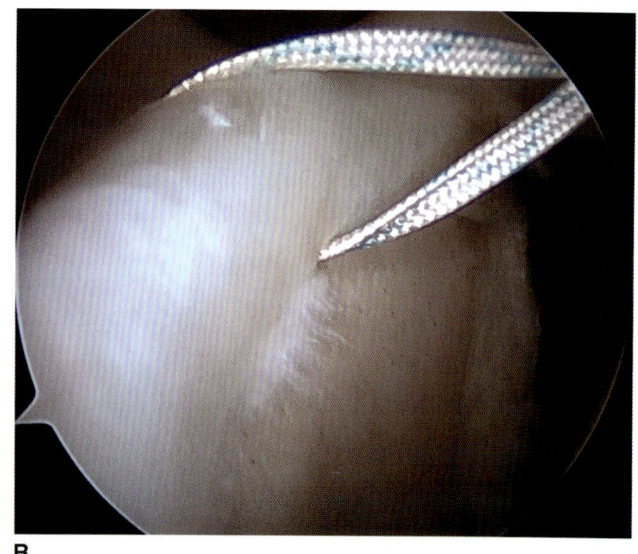

B

图8-8
SLAP撕裂。（A）通过Wilmington入路置入带线锚钉导向器。（B）缝线穿绕上盂唇

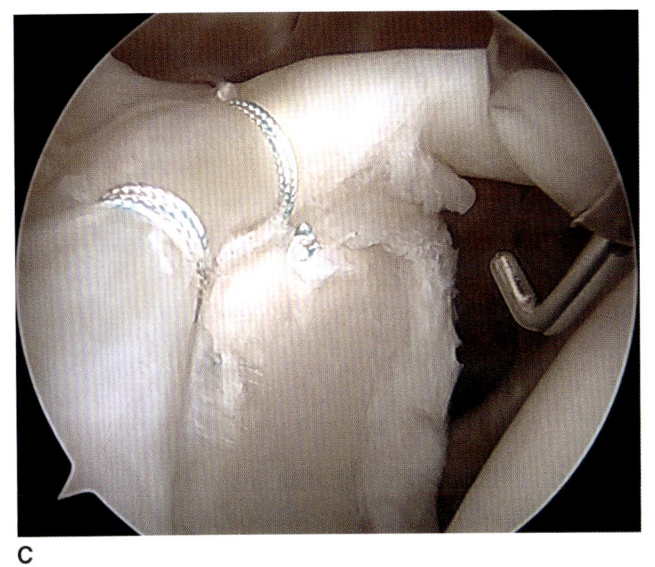

图8-8(续)

(C)最终修复后的SLAP撕裂,注意避免肱二头肌长头腱张力过高

地进行关节囊松解术,可以立刻增加65°内旋,此操作可以使用一种钩状电灼装置完成(图8-9),这些患者的后方关节囊组织可厚达6 mm(正常为1~2.5mm)。为了维持获得的活动度,避免切开组织重新粘连,术后需立即进行睡眠者伸展等后下关节囊拉伸动作。

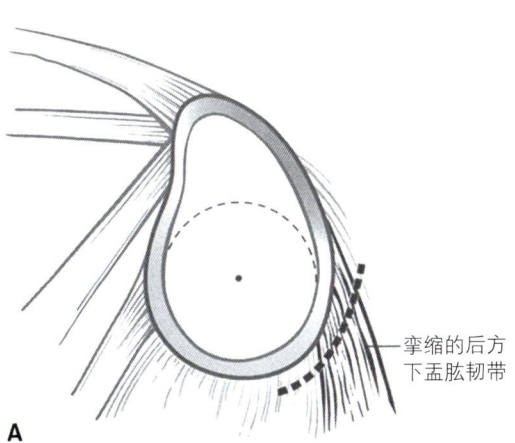

挛缩的后方下盂肱韧带

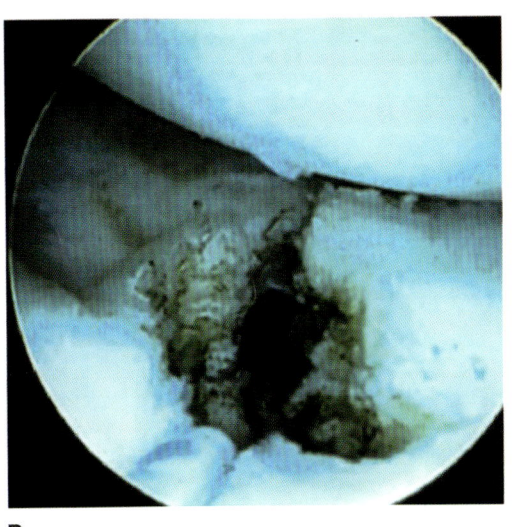

图8-9

选择性后下关节囊松解术。(A)关节囊挛缩位于后下象限的IGHL复合体后束区域。自9点钟或3点钟方向至6点钟方向,距盂唇6.35 mm处行关节囊切开术。(B)关节囊切开后行关节镜检查,注意此区域关节囊增厚的程度

经验和教训

- 在沙滩椅位和侧卧位之间选择一种术者感觉舒适,并能处理所有病变的体位。
- 对正在从事过顶项目的运动员行有限的肩峰下成形。
- 对精英运动员的肩袖部分撕裂,更倾向于选择清创术而非修复术。
- 在对SLAP进行修复时,避免造成肱二头肌长头腱张力过高,或者牵连后上关节囊。

术后康复

术后康复取决于手术的程度。对于盂唇修复,作者在4周内仅限患者行无痛范围内的Codman运动和被动活动度(PROM)锻炼。避免超过中立位的后伸和外旋。鼓励患者开始关节囊稳定训练。

4周之后,PROM进展至90°屈曲和外展,60°内旋,30°外旋和后伸时,可进行轻负重的钟摆运动和弹力带锻炼。一旦患者适应,即可开始主动辅助活动度锻炼(AAROM)。

在第6周时,患者可进阶至全幅ROM。可开始进行2.72~3.63 kg轻重量负重的肩袖等张力量训练。推荐进行本体感觉训练。

在第8周时,开始肱二头肌力量训练,肩袖等速训练开始加入训练计划。12周时,投手可以用轻柔的投球动作投掷网球。14~16周时开始间断投掷训练。重返赛场的时间因运动种类、场上位置、优势手及手术程度的影响而有所不同。对于非投手或非优势侧肩关节,预计4~6个月可以重回赛场。优势侧肩关节及高水平投手,需要9~12个月才能恢复不受限制的投掷动作。

肩袖修复术后的康复略有不同,且通常较慢。在前4周,除了治疗时,需随时佩戴悬吊支具。PROM可在前4周开始,达到90°屈曲及外展,30°后伸及内外旋。ROM在前4周获得进展,并可开始接近最大值的肩袖等长肌力训练。在第6周时,患者无ROM受限后,开始肩袖等张肌力训练和本体感觉锻炼。核心肩袖锻炼在第8周时开始。14周时可进行轻柔的网球投掷训练。间断投掷训练在4个月时开始,投手在完成等速测试、间断投掷训练,并且无疼痛时可以重返赛场。

并发症

Muto对25例患者的回顾性调查显示,在他们对过顶项目运动员的队列研究中,没有再撕裂的病例,并且无感染病例。Katz等进行了回顾性研究,在40例患有肩痛及僵硬并行SLAP修复的患者中,21例进行了翻修手术,包括长头腱固定/切断、SLAP翻修、盂唇或盂肱关节清创、肩峰下减压、肩袖修复、全肩置换。更多的研究表明,对于SLAP修复术后持续疼痛的患者,长头腱固定/切断是切实可行的方法。

结果

肩袖撕裂

从前认为，对于过顶项目运动员，尤其是肩袖全层撕裂的患者，肩袖修复可能效果欠佳，比如Ide等在2005年对一系列病例进行的报道，对17例PASTA损伤的运动员进行镜下经肌腱修复，其中6例为过顶项目运动员，平均随访39个月，加利福利亚大学洛杉矶分校（UCLA）评分的平均分从17.3上升至32.9（$P<0.01$），日本骨科协会（JOA）评分的平均分从68.4上升至94.8（$P<0.01$）。

6例过顶投掷运动员中，2例回到同级别的竞技体育中（羽毛球、网球）、3例回到较低等级的运动中（2例棒球，1例排球）、1例无法重返运动（棒球）。他们重返运动的平均时间为8.4个月（6~12个月）。Muto等最近的研究调查了25名非专业过顶运动员肩袖修复术后的预后，其结果更为令人满意，大多数患者为棒球和排球选手，他们的UCLA和JOA肩关节评分在统计学上显示显著的提高，88%的患者能回到他们术前的活动水平。

不少研究调查了前述两种肩袖修复技术的差别：经肌腱PASTA修复技术和全层撕裂传统修复技术。2012年，Shin公布了一项随机对照试验，对48例存在>50%肌腱厚度关节侧部分撕裂的韩国非运动员患者施行这两种技术，作者报道两组患者均获得较好临床效果，平均31个月随访，每组92%的患者对手术效果满意。然而，通过美国肩肘外科协会（ASES）和常量肩关节评分，行全层撕裂标准修复的患者比行经肌腱技术的患者术后疼痛更轻，更快恢复肩关节功能和活动度。对术侧肩关节行6个月MRI随访，所有经腱修复组的患者和24例全层撕裂标准修复组患者中的22例，显示了肩袖的完全愈合。

SLAP撕裂

年轻患者的Ⅱ型SLAP撕裂行修复术的结果普遍较好，包括疼痛、功能、患者满意度等方面的改善。但对于过顶运动选手，重返赛场率就不那么令人满意了。比如，Park等在2013年公布了一系列病例的结果，对24例精英过顶项目选手进行单纯Ⅱ型SLAP损伤镜下修复，总体来说，这些患者通过VSA评分和ASES评分来评价疼痛与满意度，在疼痛和功能上都得到了显著改善。然而，在平均术后45.8个月的随访中，只有12例（50%）运动员能重返赛场。2012年Sayde等在对Ⅱ型SLAP修复预后的系统评价结果中显示了稍好的运动员重返赛场率，但过顶项目选手的结果比其他选手要差。作者共回顾了14项研究，包括506例运动员（198例过顶项目选手，81例棒球手）。患者对于临床预后的满意度普遍较高，83%的患者表示疼痛和功能的恢复近乎完美，73%的运动员能回到之前的运动水平，但只有63%的过顶项目运动员能达到之前的水平。

结论

内撞击和SLAP损伤是过顶项目运动员的常见病变。近来，有效改善症状、恢复肩关节功能的手术技巧和康复方案得到了广泛关注。然而，过顶项目运动员接受外科干预后并不能像其他运动员一样，大部分能重回术前运动水平。因此，他们对于肩关节外科医生来说是特别的挑战,需要医生进行更多的研究和创新。

参考文献

[1] Walch G, Boileau P, Noel E, et al. Impingement of the deep surface of the supraspinatus tendon on the posterosuperior glenoid rim: an arthroscopic study. J Shoulder Elbow Surg. 1992;1(5):238–245. doi:10.1016/S1058-2746(09)80065-7.

[2] Jobe CM. Posterior superior glenoid impingement: expanded spectrum. Arthroscopy. 1995;11(5):530–536. doi:10.1016/0749-8063(95)90128-0.

[3] Kibler WB, Chandler TJ. Range of motion in junior tennis players participating in an injury risk modification program. J Sci Med Sport. 2003;6(1):51–62. doi:10.1016/S1440-2440(03)80008-7.

[4] Burkhart SS, Morgan CD, Kibler WB. Shoulder injuries in overhead athletes. The "dead arm" revisited. Clin Sports Med. 2000;19(1):125–158. doi:10.1016/s0278-5919(05)70300-8.

[5] Burkhart SS, Morgan CD, Kibler BW. The disabled throwing shoulder: spectrum of pathology part I: pathoanatomy and biomechanics. Arthroscopy. 2003;19(4):404–420. doi:10.1053/jars.2003.50128.

[6] Halbrecht JL, Tirman P, Atkin D. Internal impingement of the shoulder: comparison of findings between the throwing and nonthrowing shoulders of college baseball players. Arthroscopy. 1999;15(3):253–258. doi:10.1016/S0749-8063(99)70030-7.

[7] Jobe FW, Giangarra CE, Kvitne RS, et al. Anterior capsulolabral reconstruction of the shoulder in athletes in overhand sports. Am J Sports Med. 1991;19(5):428–434. https://doi.org/10.1177/036354659101900502.

[8] Jobe FW, Kvitne RS, Giangarra CE. Shoulder pain in the overhand or throwing athlete. The relationship of anterior instability and rotator cuff impingement. Orthop Rev. 1989;18(9):963–975. http://www.ncbi.nlm.nih.gov/pubmed/2797861.

[9] Kvitne RS, Jobe FW. The diagnosis and treatment of anterior instability in the throwing athlete. Clin Orthop Relat Res. 1993;(291):107–123. doi:10.1097/00003086-199306000-00013.

[10] Kvitne RS, Jobe FW, Jobe CM. Shoulder instability in the overhand or throwing athlete. Clin Sports Med. 1995;14(4):917–935. Available at: http://sfx.scholarsportal.info/western?sid=OVID:medline&id=pmid:8582006&id=doi:&issn=0278-5919&isbn=&volume=14&issue=4&spage=917&pages=917-35&date=1995&title=Clinics+in+Spo rt s+Medicine&atitle=Shoulder+instability+in+the+overhand+or+throwing+athlete.&aulas.

[11] Levitz CL, Dugas J, Andrews JR. The use of arthroscopic thermal capsulorrhaphy to treat internal impingement in baseball players. Arthroscopy. 2001;17(6):573–577. doi:10.1053/jars.2001.24853.

[12] Paley KJ, Jobe FW, Pink MM, et al. Arthroscopic findings in the overhand throwing athlete: evidence for posterior internal impingement of the rotator cuff. Arthroscopy. 2000;16(1):35–40. doi:10.1016/S0749-8063(00)90125-7.

[13] Mihata T, Gates J, McGarry MH, et al. Effect of posterior shoulder tightness on internal impingement in a cadaveric model of throwing. Knee Surg Sports Traumatol Arthrosc. 2013;23(2):548–554. doi:10.1007/s00167-013-2381-7.

[14] Mihata T, McGarry MH, Neo M, et al. Effect of anterior capsular laxity on horizontal abduction and forceful internal impingement in a cadaveric model of the throwing shoulder. Am J Sports Med. 2015;43(7):1758–1763. doi:10.1177/0363546515582025.

[15] Davidson PA, Elattrache NS, Jobe CM, et al. Rotator cuff and posterior-superior glenoid labrum injury associated with increased glenohumeral motion: a new site of impingement. J Shoulder Elbow Surg. 1995;4(5):384–390. doi:10.1016/S1058-2746(95)80023-9.

[16] Tibone JE, Jobe FW, Kerlan RK, et al. Shoulder impingement syndrome in athletes treated by an anterior acromioplasty. Clin Orthop Relat Res. 1985;198:134–140.

[17] Zaslav KR. Internal rotation resistance strength test: a new diagnostic test to differentiate intra-articular pathology from outlet (Neer) impingement syndrome in the shoulder. J Shoulder Elbow Surg. 2001;10(1):23–27. doi:10.1067/mse.2001.111960.

[18] Myers JB. Glenohumeral range of motion deficits and posterior shoulder tightness in throwers with pathologic internal impingement. Am J Sports Med. 2005;34(3):385–391. doi:10.1177/0363546505281804.

[19] Burkhart SS, Morgan CD, Kibler WB The disabled throwing shoulder: spectrum of pathology part III: the SICK scapula, scapular dyskinesis, the kinetic chain, and rehabilitation. Arthroscopy. 2003;19(6):641–661. doi:10.1016/S0749-8063(03)00389-X.

[20] Cook C, Beaty S, Kissenberth MJ, et al. Diagnostic accuracy of five orthopedic clinical tests for diagnosis of superior labrum anterior posterior (SLAP) lesions. J Shoulder Elbow Surg. 2012;21(1):13–22. doi:10.1016/j.jse.2011.07.012.

[21] Heyworth BE, Williams RJ 3rd. Internal impingement of the shoulder. Am J Sport Med. 2009;37(5):1024–1037. doi:0363546508324966 [pii]\r10.1177/0363546508324966.

[22] Roy EA, Cheyne I, Andrews GT, et al. Beyond the cuff: MR imaging of labroligamentous injuries in the athletic

shoulder. Radiology. 2016;279(1):328. doi:10.1148/radiol.2016164008.

[23] Chandnani VP, Deberardino A, Gagliardi A, et al. Glenohumeral ligaments and shoulder capsular mechanism: evaluation with MR arthrography. Radiology. 1995;196:27–32. doi:10.1148/radiology.196.1.7784579.

[24] Chandnani VP, Yeager TD, DeBerardino T, et al. Glenoid labral tears: prospective evaluation with MRI imaging, MR arthrography, and CT arthrography. AJR Am J Roentgenol. 1993;161(6):1229–1235. doi:10.2214/ajr.161.6.8249731.

[25] Palmer WE, Brown JH, Rosenthal DI. Labral-ligamentous complex of the shoulder: evaluation with MR arthrography. Radiology. 1994;190(3):645–651. doi:10.1148/radiology.190.3.8115604.

[26] Palmer WE, Caslowitz PL. Anterior shoulder instability: diagnostic criteria determined from prospective analysis of 121 MR arthrograms. Radiology. 1995;197(3):819–825. doi:10.1148/radiology.197.3.7480762.

[27] Tirman PF, Bost FW, Garvin GJ, et al. Posterosuperior glenoid impingement of the shoulder: findings at MR imaging and MR arthrography with arthroscopic correlation. Radiology. 1994;193(2):431–436. doi:10.1148/radiology.193.2.7972758.

[28] Tirman PF, Palmer WE, Feller JF. MR arthrography of the shoulder. Magn Reson Imaging Clin N Am. 1997;5(4):811–839.

[29] Tirman PF, Stauffer AE, Crues JV, et al. Saline magnetic resonance arthrography in the evaluation of glenohumeral instability. Arthroscopy. 1993;9(5):550–559. doi:10.1016/S0749-8063(05)80403-7.

[30] Tirman PF, Bost FW, Steinbach LS, et al. MR arthrographic depiction of tears of the rotator cuff: benefit of abduction and external rotation of the arm. Radiology. 1994;192(3):851–856. doi:10.1148/radiology.192.3.8058959.

[31] Fessa CK, Peduto A, Linklater J, et al. Posterosuperior glenoid internal impingement of the shoulder in the overhead athlete: pathogenesis, clinical features and MR imaging findings. J Med Imaging Radiat Oncol. 2015;59(2):182–187. doi:10.1111/1754-9485.12276.

[32] Connor PM, Banks DM, Tyson AB, et al. Magnetic resonance imaging of the asymptomatic shoulder of overhead athletes: a 5-year follow-up study. Am J Sports Med. 2003;31(5):724–727. doi:10.1177/03635465030310051501.

[33] Miniaci A, Mascia AT, Salonen DC, et al. Magnetic resonance imaging of the shoulder in asymptomatic professional baseball pitchers. Am J Sports Med. 2002;30(1):66–73. doi:10.1177/03635465020300012501.

[34] Tyler TF, Nicholas SJ, Lee SJ, et al. Correction of posterior shoulder tightness is associated with symptom resolution in patients with internal impingement. Am J Sports Med. 2010;38(1):114–119. doi:10.1177/0363546509346050.

[35] Tibone JE, Elrod B, Jobe FW, et al. Surgical treatment of tears of the rotator cuff in athletes. J Bone Joint Surg Am. 1986;68(6):887–891.

[36] Sonnery-Cottet B, Edwards TB, Noel E, et al. Results of arthroscopic treatment of posterosuperior glenoid impingement in tennis players. Am J Sports Med. 2002;30(2):227–232. Available at: http://www.ncbi.nlm.nih.gov/pubmed/11912093

[37] Reynolds SB, Dugas JR, Cain EL, et al. Débridement of small partial-thickness rotator cuff tears in elite overhead throwers. Clin Orthop Relat Res. 2008;466:614–621. doi:10.1007/s11999-007-0107-1.

[38] Abrams GD, Safran MR. Diagnosis and management of superior labrum anterior posterior lesions in overhead athletes. Br J Sports Med. 2010;44(5):311–318. doi:10.1136/bjsm.2009.070458.

[39] Bey MJ, Hunter SA, Kilambi N, et al. Structural and mechanical properties of the glenohumeral joint posterior capsule. J Shoulder Elbow Surg. 2005;14(2):201–206. doi:10.1016/j.jse.2004.06.016.

[40] Muto T, Inui H, Ninomiya H, et al. Characteristics and clinical outcomes in overhead sports athletes after rotator cuff repair. J Sports Med (Hindawi Publ Corp). 2017;2017:5476293. doi:10.1155/2017/5476293.

[41] Katz LM, Hsu S, Miller SL, et al. Poor outcomes after SLAP repair: descriptive analysis and prognosis. Arthroscopy. 2009;25(8):849–855. doi:10.1016/j.arthro.2009.02.022.

[42] Erickson J, Lavery K, Monica J, et al. Surgical treatment of symptomatic superior labrum anterior-posterior tears in patients older than 40 years. Am J Sports Med. 2015;43(5):1274–1282. doi:10.1177/0363546514536874.

[43] Mazoué CG, Andrews JR. Repair of full-thickness rotator cuff tears in professional baseball players. Am J Sports Med. 2006;34(2):182–189. doi:10.1177/0363546505279916.

[44] Ide J, Maeda S, Takagi K. Arthroscopic transtendon repair of partial-thickness articular-side tears of the rotator cuff. Am J Sports Med. 2005;33(11):1672–1679. doi:10.1177/0363546505277141.

[45] Shin SJ. A comparison of 2 repair techniques for partial-thickness articular-sided rotator cuff tears. Arthroscopy. 2012;28(1):25–33. doi:10.1016/j.arthro.2011.07.005.

[46] Park JY, Chung SW, Jeon SH, et al. Clinical and radiological outcomes of type 2 superior labral anterior posterior repairs in elite overhead athletes. Am J Sports Med. 2013;41(6):1372–1379. doi:10.1177/0363546513485361.

第9章 关节镜下前方稳定术

Drew A. Lansdown, Caitlin Chambers, Brian T. Feeley, C. Benjamin Ma

概述

肩关节前向不稳是最常见的肩部损伤之一，占所有与肩部相关急诊的1/3，年发生率为23.9/10万人。关节镜下稳定术已经成为最主要的肩关节前向不稳治疗方法，某大型国家数据库的资料显示84%的前方稳定手术病例在关节镜下进行。随着现代缝合锚钉技术的发展、关节镜技术的改进和患者的正确选择，关节镜下稳定术长期随访结果可以与以往的黄金标准开放稳定手术相媲美。关节镜下入路可以更好地保护肩关节活动范围，尤其是外旋运动，能避免开放手术的潜在并发症，包括肩胛下肌腱撕裂。关节镜下手术可以彻底探查以发现上方盂唇和后方盂唇的潜在相关损伤。关节镜下稳定术已被证明可以提高竞技运动员恢复至伤前比赛水平、活动范围以及肩部功能主观满意度的概率。关节镜检查的其他优点包括术后疼痛程度较低，恢复时间更短，伤口更美观。

因此，尽管某些病损相关性以及患者相关性因素可能影响关节镜下前方稳定手术的成功率，对于许多肩关节不稳的患者来说，最佳的手术治疗仍是关节镜下稳定术。掌握关节镜下稳定术的适应证、制订相应术前计划和学习一系列技术步骤是关节镜下稳定术获得良好手术效果的前提，我们将在本章接下来内容中进行阐述。

适应证和禁忌证

关节镜下治疗肩关节前向不稳定的适应证（表9-1）包括有一次以上外伤性脱位伴轻微关节盂骨缺损的患者，以及进行了物理治疗但仍有不稳定症状的患者。对于首次脱位的竞技运动员、对抗性运动员或30岁以下爱好运动的患者，也可考虑关节镜下前方稳定术。首次脱位后的复发率在19%~88%之间，男性和年轻患者发生再次脱位的风险显著增加，尤其是在20岁以下。20岁以下的前向不稳患者的复发率大于80%，30岁以上接受保守治疗后前向不稳定的复发率可能小于50%。虽然以往认为对抗性运动员采用关节镜下手术较开放性手术治疗的复发率更高，但正确遵循以循证医学为基础的手术指征并掌握现代关节镜技术，可将开放性或关节镜下稳定术后的复发率降低至与一般人群相似的水平，关节镜下稳定术术后的运动功能恢复效果也更好。

随着关节镜技术的不断进步，关节镜下稳定术的相关适应证也有所增加。部分

表 9-1　肩关节前方稳定术的手术指征

关节镜下前方稳定术绝对适应证：
复发性前向不稳定伴随无/微小关节盂骨量缺损以及：
- MRI显示Bankart病变
- 体格检查示关节松弛
- 下盂肱韧带复合体发育良好

关节镜下前路稳定术相对适应证：
≤30岁的首次脱位患者；竞技/对抗性运动患者
在无关节盂骨质缺损的情况下关节镜下前方稳定术后出现复发性不稳定

肩关节前方稳定术联合关节Remplissage术的相对适应证：
在轻度（<10%）关节盂骨缺损情况下，卡压或偏离轨道的Hill-Sachs损伤

开放性稳定术或骨性增强手术的相对适应证：
关节盂骨缺损（一般>25%，或在对运动要求较高的运动员中，>13.5%也可以考虑）以及Hill-Sachs损伤伴进行性关节盂骨缺损
前方关节囊缺损/冗余或多发韧带松弛
HAGL损伤
在没有关节盂骨缺损的情况下，关节镜下前方稳定术后出现复发性不稳定，严重程度指数≥4分（满分10分）

关节镜下或开放稳定的禁忌证：
自发性脱位患者；多向脱位未经物理治疗；无法遵循术后康复方案

外科医生正考虑在关节镜下行稳定术的翻修手术以及关节镜下治疗肱骨侧盂肱韧带（HAGL）撕脱伤，尽管这些情况也可选择开放性手术。关节镜下前方稳定术和冈下肌腱关节囊填塞术（Remplissage术）可治疗小的关节盂骨缺损（<10%）合并明显的Hill-Sachs损伤。

开放性Bankart修补术伴关节囊转位可能更适合关节镜下稳定术失效、前方关节囊缺损或冗余、非手术治疗失败的多发韧带松弛症或多向不稳定的患者。不稳定严重程度指数评分（ISIS评分）（表9-2）是可用来评估各种风险因素的决策工具，并帮助我们制订基于患者个体化病情的最优手术方案。对于术前评分≥4分的患者，单用关节镜下前方稳定术复发率高达70%。

严重的（晚期的）骨缺损是关节镜下前方稳定手术的禁忌证。临界性骨缺损首先被描述为大于25%的关节盂前方骨缺损，如果仅在关节镜下进行前向稳定术则失败率超过70%，此时则是进行骨加强手术的绝对适应证（Latarjet，异体胫骨远端移植物，

表9-2　不稳定严重性指数评分

影响预后的因素		得分
手术年龄	≤20岁	2
	>20岁	0
术前运动参与情况	竞技性	2
	娱乐性、无运动性	0
术前运动类型	对抗性或过头运动	2
	其他	0
肩部过度松弛	肩关节前部、下部	2
	正常松弛	0
Hill-Sachs病变（前后位）	外旋可见	2
	不可见	0
关节盂轮廓丧失（前后位）	轮廓缺损	2
	无缺损	0
总分		＿＿＿/10

或自体髂嵴骨移植物）。然而，最近的文献表明，即使只有13.5%~20%的关节盂骨缺损也可能导致脱位复发率的增加，而且单用关节镜下前方稳定术后患者主观预后较差。对于占肱骨头直径20%的Hill-Sachs损伤，通常推荐使用后关节囊和冈下肌腱填充肱骨头缺损；而对于损伤大于肱骨头直径40%的患者，则建议采用开放手术，包括植骨、肱骨头表面置换或关节置换手术等。

肩胛盂轨迹概念强调了考虑双极骨缺损的重要性，需要对关节盂侧和肱骨侧的双侧骨缺损进行测量，以选择适当的手术方法。在测量中，关节盂接触面积或"轨迹"的宽度，在肱骨头关节面约为完整关节盂宽度的84%。由于骨缺损导致关节盂宽度减小，轨迹在肱骨头上成比例变狭小。当Hill-Sachs损伤的内侧缘延伸到肩胛盂轨迹区域之外时，Hill-Sachs损伤会骑跨并啮合至肩胛盂边缘，这种现象称为"脱轨"。这一概念强调了双极病变的相互作用和肱骨侧骨缺损位置的重要性，已在临床上预测关节镜下Bankart修复术后失败率上得到了验证，结果显示基于MRI的脱轨测量的阳性预测值为75%，相比之下，大于20%的关节盂骨缺损的阳性预测值只有44%。

关节镜下或开放性手术治疗的绝对禁忌证包括复发性自发性脱位患者，运动能力缺乏的患者或不能遵守术后康复计划的患者。

术前准备

病史

和任何骨科疾病一样，诊断的第一步是详细询问病史。对于肩关节前向不稳，应了解患者损伤机制以确定是高能量损伤还是低能量损伤。低能量脱位的患者可能关节有过度松弛的原因，应该进行相应的评估。需询问患者肩部是否存在半脱位或真性脱位，能否自行复位，还是需要麻醉才能进行复位。显然，询问该患者最重要的问题为：是否为第一次脱位；如果不是，患肩以往发生了多少次脱位。

体格检查

肩部体格检查首先是肩胛带的视诊。应该评估三角肌轮廓，以明确是否有腋神经损伤，腋神经损伤是肩关节脱位后的一种罕见并发症。肩关节活动范围通常是正常的，尽管患者可能会自我限制外旋，以避免恐惧感。进行肩袖等长测试。前向不稳的年轻患者一般不会出现肩袖撕裂。然而，随着患者年龄的增长，肩袖撕裂的发生率会增加。检查者将手臂置于外展外旋位进行恐惧试验，近期有脱位史的患者通常呈阳性体征。复位试验，即在手臂外展外旋位同时直接对肩部施加向后的力，在大多数前向不稳定患者中为阳性，表现为患者在前方施加该额外压力时比单独进行恐惧试验时感觉（恐惧感）明显缓解。

负荷移位试验也可以在办公室环境中进行，但患者可能很难足够放松以明确不稳定的确切程度。陷窝征是在患者坐位时通过下拉手臂完成。阳性，则肩峰和肱骨头之间距离增加，提示肩袖间隙松弛。在可疑多向不稳定患者中，陷凹征通常是阳性的。其他关节的松弛度应该用Beighton活动度评分来评估是否存在全身多发韧带松弛，肘关节和膝盖过伸>10°，小指背伸>90°，拇指与前臂掌侧平齐，以及在膝关节完全伸直时手掌平放于地板的能力，单侧计1分，总共9分。全身多发韧带松弛患者在行稳定手术后复发风险增加。Gagey过度外展实验阳性表明下关节囊松弛，正常上臂被动外展为90°，而被动外展超过105°表明下关节囊松弛。

影像学检查

我们通常需要获得肩关节内外旋位的真实前后位、腋位、West Point侧位片、肩胛骨Y位和Stryker切迹位（图9-1）。West Point侧位片是评估前下部关节盂骨性Bankart损

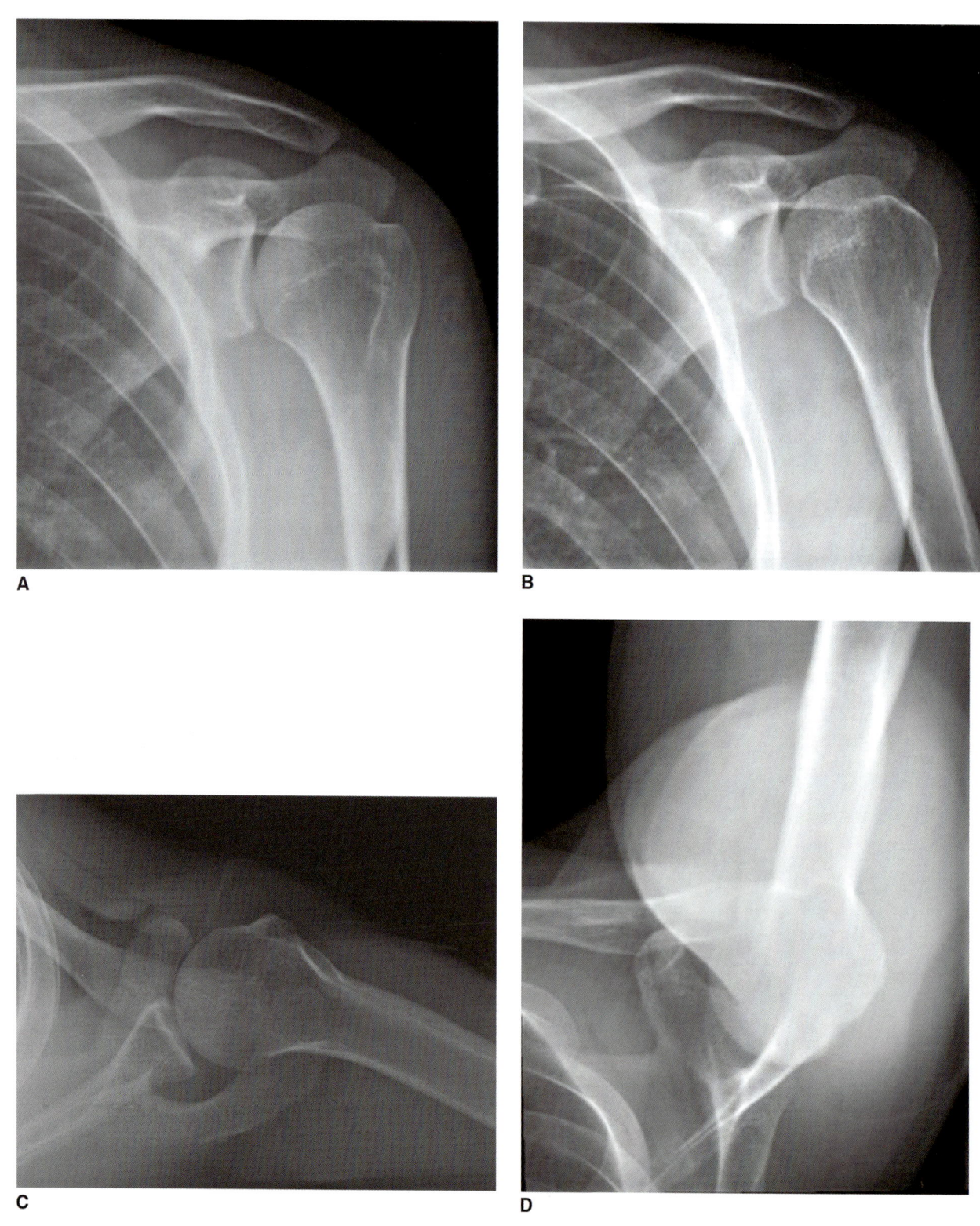

图9-1
（A）外旋时肱盂关节前后位。（B）内旋时肱盂关节前后位。（C）腋位片。（D）West Point侧位片

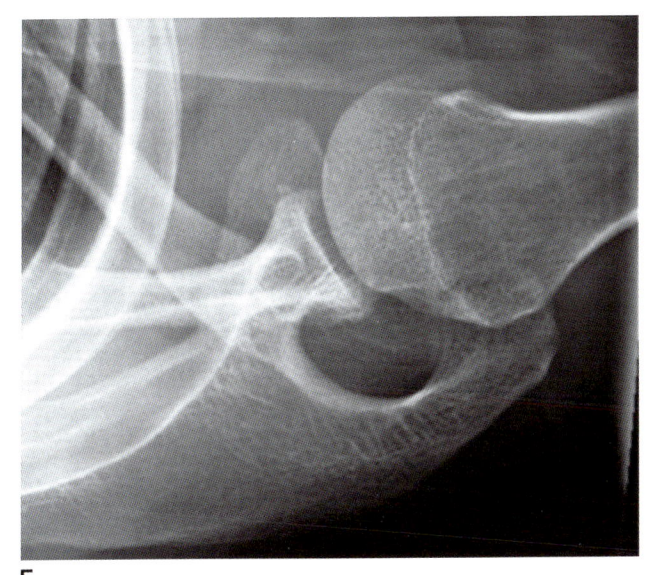

图9-1（续）
（E）Stryker切迹位

伤的最佳方法。Hill-Sachs损伤最好于Stryker切迹位评估。

磁共振成像（MRI）可以很好地显示前方盂唇撕裂（图9-2），尤其有利于确定伴随损伤，如上方盂唇撕裂、肱二头肌损伤和后方盂唇撕裂时，极具参考意义。也有助于确定肩关节不稳是由Bankart损伤还是HAGL损伤所致，而这可能会导致手术计划更改。镜下证实HAGL损伤在原发性肩关节不稳定病例中出现的比例为7.5%~9.3%，在体育赛事中受伤的男性更为常见。HAGL损伤可以单独发生，但更常见于与其他损伤伴发，如盂唇损伤、关节盂骨缺损和肩袖损伤。如果未能发现或予治疗，HAGL损伤可能会导致术后复发性肩关节不稳定。在老年患者中，肩袖撕裂也可能与肩关节脱位并发。我们机构在对超过3周的肩关节脱位，使用对比增强MR造影来评估盂唇病变，但是其他放射科医生发现用非增强MRI来评估肩关节的盂唇病变同样准确。由于有关节内积血，在急性肩关节不稳定进行MRI评估时不需要使用造影剂。

CT扫描及三维重建对累计肩胛盂或肱骨侧骨缺损的病理意义很有必要，通过肱骨减影提供关节盂的三维重建，可以无阻挡地正面观察关节盂，并允许肱骨和关节盂旋转，以全面了解双极骨缺损的大小和位置。在一项对肩关节外科医生的研究中，Bishop等证实三维CT重建是确定关节盂骨缺损的最具可重复性的测量方法。

一些技术已被用来描述量化关节盂骨缺损。Pico法利用双侧肩部CT扫描及三维重建来沿着健侧肩胛盂下缘建立最佳适合圆，然后将最佳适合圆转而重合至患侧肩胛盂上。通过计算圆的面积（A）和圆缺失部分的面积即得出为骨缺损的面积（D），骨缺损可用百分比表示为［骨缺损=100×（A/D）］。同样，单侧MRI或三维CT扫描可以用来量化关节盂骨缺损，可以用最佳适合圆与下方关节盂对齐时的骨缺损区域进行分析。双极脱轨征还可以利用CT扫描或MRI计算关节盂轨迹宽度（剩余关节盂宽度的84%），并与以肩袖止点至Hill-Sachs损伤的内侧范围测量值进行对比分析。

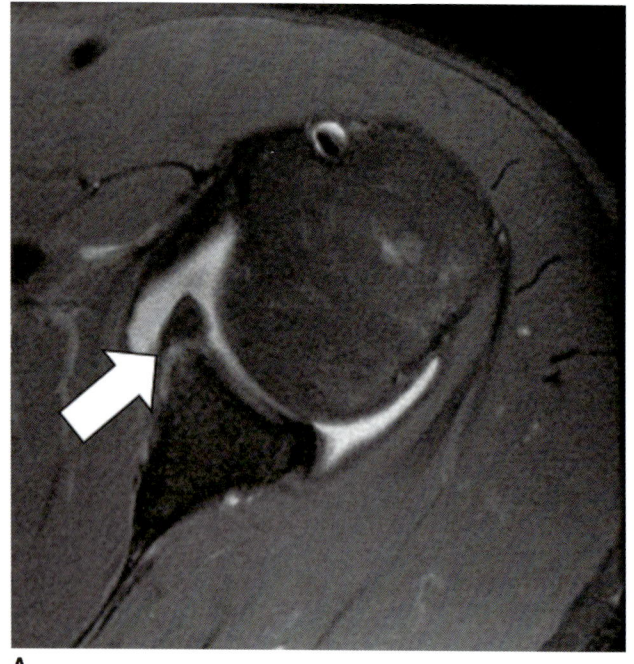
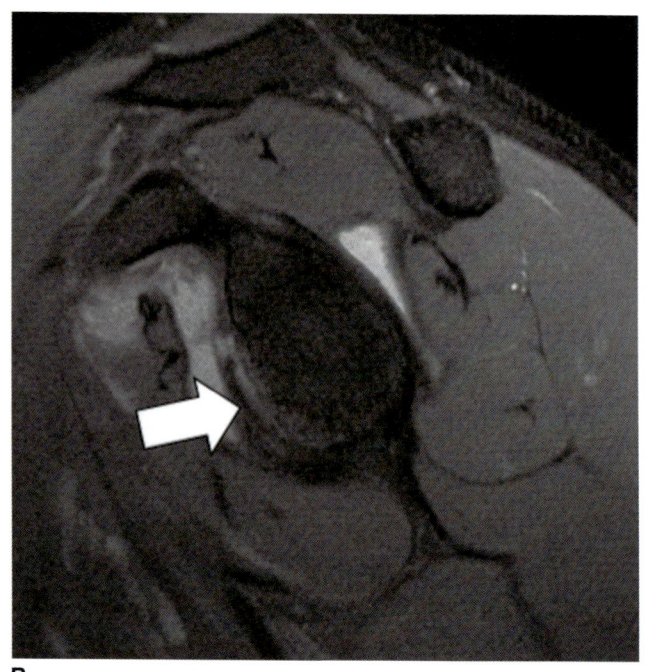
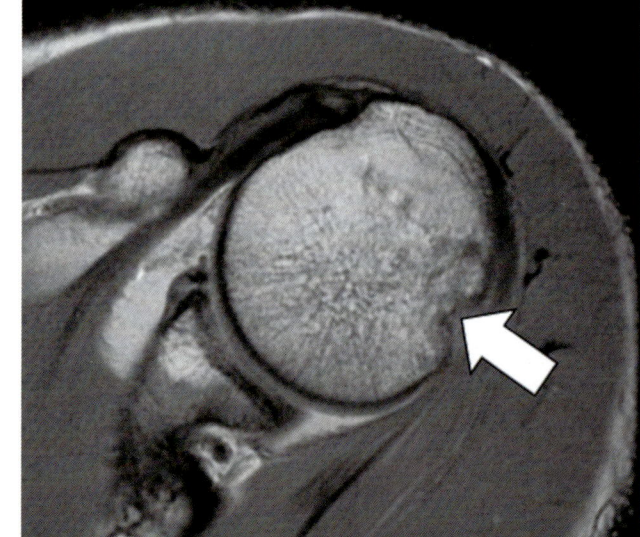

图9-2
1例复发性前向不稳患者的手术前未造影的磁共振图像显示：(A)轴位脂肪抑制T2加权像和(B)斜矢状位脂肪抑制T2加权像上的前方盂唇撕裂(箭头)。(C)在轴向质子密度加权图像上，肱骨头后侧有一Hill-Sachs损伤(箭头)

手术技术

麻醉和体位

大多数患者采用肌间沟阻滞和全麻。肌间沟阻滞有助于减少术中麻醉药用量并减轻术后疼痛和恶心。

麻醉下体格检查

做切口和将手臂置入手臂固定或牵引装置之前应进行体格检查，在麻醉下进行肩关节体格检查至关重要。体格检查应双肩对比进行，以评估患侧与对侧的不对称性并记录活动范围。麻醉下体格检查应确认2°~3°+阳性的前向不稳是否伴或不伴有任何后向和下方移位。某些下方关节囊松弛的病例，可表现为下方部分程度的半脱位，在这种情况下应考虑行下方关节囊紧缩。

患者体位

手术可选择沙滩椅位或侧卧位，这在很大程度上取决于外科医生的喜好。如果有必要，沙滩椅位便于外科医生更容易转为开放手术，尽管这可能使后方和下方的显露更具挑战性。侧卧位可能视野更好，更容易在关节盂的后部和下部放置锚钉，且在一项系统回顾研究中认为（侧卧位手术）术后复发不稳定的发生率相对较低。两种体位均需患者首先仰卧位在全长豆袋上麻醉好。

沙滩椅位

患者摆放于沙滩椅位（图9-3），豆袋充气后将患者固定在直立位置。豆袋必须正确折叠以使（手术侧）肩胛骨的整个内侧边缘保持无接触状态。这一体位便于在手术过程中很好地控制头部和躯干，并且很容易适应（术者的）任何身体习惯。一旦豆袋充气，患者和豆袋就移至手术床缘外侧，使肩部完全暴露至肩胛骨内侧边缘。手臂通常用无菌敷料覆盖。手臂固定器既可用于关节镜下也可用于开放手术体位稳定，同时可以提供牵引。上臂周围放置一牵引绳，以便于在关节盂周围做入路的过程中使肱骨侧向牵引。

侧卧位

患者被置于侧卧位。小腿间加垫以保护腓总神经。当患者被侧向放置时，牵引装置连接到床的前侧。牵引装置的正确安放有利于术中视野显露，顶部光束应位于肱骨头水平并指向腋窝。患者被豆袋稳定固定于侧卧位，手术侧肩胛骨于豆袋之上。患者在牵引辅助下向术者侧后倾10°~20°。手臂通常由无菌敷料覆盖，在手臂上放置一个衬垫良好的手臂袖套以便于牵引。在上臂放置一条牵引绳以行侧向牵引。为了稳定肩部，手臂将处于大约40°外展和10°~20°前屈，同时施加4.5 kg的牵引。

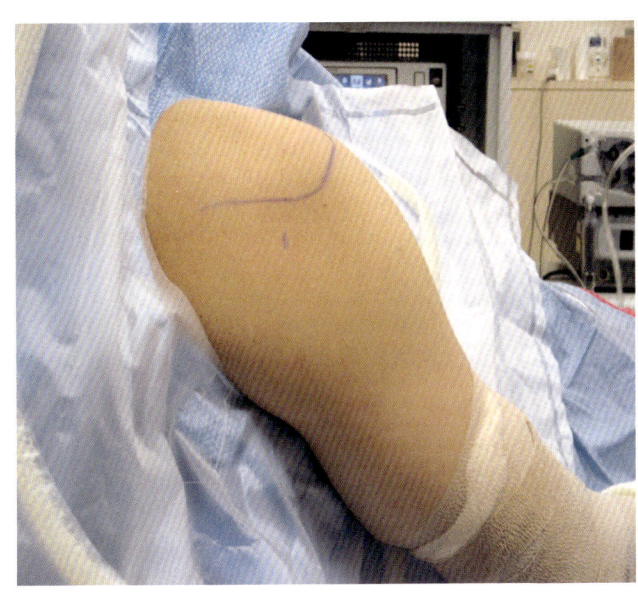

图9-3
前方稳定术的沙滩椅位。与肩袖修补术相比，后方入路被放置于更靠内且下方的位置。手臂铺巾后自由放置（无牵引），躯干被放置于远离床的位置以便关节镜的自由操作

入路放置

通常建立3~4个入路进行肩部前方稳定术。在后方沿盂肱关节线建立主要观察入路。于沙滩椅位，该入路位于肩峰后外侧角远侧和内侧2 cm处，即盂肱关节软点。侧卧位时，后方入路沿肩峰外侧缘建立且相对更靠近软点外侧和上方。前方入路一般做两个，需要细心放置以利于余下的手术操作。前下入路用腰穿针自外向内确定，置于在肩胛下肌腱上缘的肩袖间隙内，并且足够向外以便与肩胛盂成45°放置锚钉。前上入路位于肩袖间隙上方，恰好位于肱二头肌长头腱前方，皮肤切口较高取于锁骨前方，也取腰穿针定位，11号刀片沿着腰穿针方向进入盂肱关节。注意不要损伤肱二头肌长头腱。然后插入交换棒，逐步扩张后放置套管。这可以有利于缝线管理且可用于如果需要进行SLAP损伤修复该入路的锚钉放置。我们通常使用7~8 mm的透明套管，这样所有的器械都可以通过前方任一入路进行操作。如果盂唇损伤延伸到6点钟位置，外加一后方入路可能更方便缝合以及放置锚钉。后方入路取于肩峰后外侧角下方约3 cm处，为利于后下方盂唇的置钉和过线，外加的后下方入路在肩峰后外侧角下方3~4 cm和外侧1~2 cm处建立。

诊断性关节镜检查

如果我们觉得有必要进行开放性手术，我们通常会进行诊断性关节镜检查，以评估整个盂肱关节的病损情况。损伤根据在前下关节盂上发现的病变类型进行分类。Bankart病变是指在有或无盂肱韧带断裂的情况下（图9-4），盂唇从关节盂上撕裂。当有盂唇合并骨膜撕脱连同盂肱韧带一起自肩胛盂颈部分离，称为Perthes损伤。如果损伤后盂唇内侧有瘢痕形成，称为ALPSA损伤（前方盂唇骨膜套状撕脱伤）。通过将关

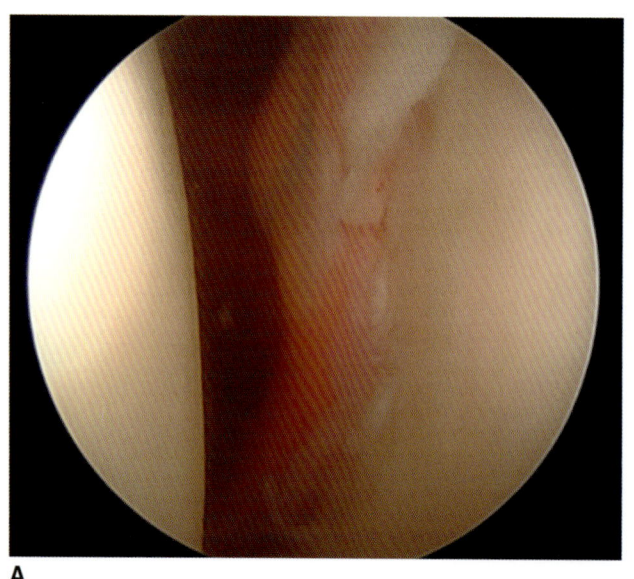 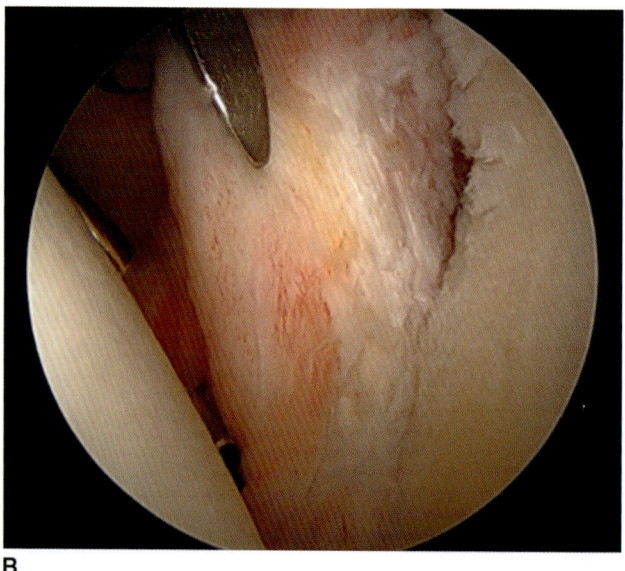

图9-4
诊断性关节镜检显示前下唇损伤（A），通过30°关节镜在沙滩椅位的后方入路观察。在用盂唇剥离子松解后，可以用组织抓钳将盂唇复位到解剖位置（B）

节镜移到前上入路，可以完成对前方损伤的评估。此入路也可作为探查前方损伤结构时的标准观察入路。在高能量损伤中，上方盂唇或后方盂唇也可能伴有损伤，在任何肩部稳定手术中都应严格评估这些结构损伤。

肩关节复发性不稳时，肩关节盂肱韧带常受损伤，应在关节镜下仔细检查。用探针检查下盂唇IGHL和MGHL的止点位置，以确定它们是否被破坏，或是否沿盂颈内侧有瘢痕。肱骨止点部位应仔细评估是否存在HAGL损伤。当需要时，可以使用70°关节镜方便地看到该止点。最后，应仔细评估肱骨头和关节盂的软骨表面。关节盂前缘的软骨缺损（GLAD病变——盂唇关节内撕裂）通常引起疼痛和半脱位感，但不伴有Frank脱位。评估肱骨头形态以确定Hill-Sachs损伤的大小。如果Hill-Sachs损伤超过肱骨头部的30%，则可能需要进行骨移植或肌腱关节囊填塞术（Remplissage技术）。

肩胛盂颈部下方盂唇松解术

在大多数病例中，沿肩胛盂颈部内侧有盂唇瘢痕，难以充分游离撕裂的盂唇。可用30°组织剥离子小心由前下方入路，到达肩胛盂颈和唇部的交界处进行松解，创造出组织间隙方便接下来进行缝合，松解从Bankart损伤的上部开始，向下延伸至损伤的下部。手术过程中观察入路从前上方入路进入，可以鸟瞰整个损伤部位。操作射频和组织剥离子于内侧进行松解，直到盂唇从肩胛盂颈部得到完全游离。充分游离的标志是从盂唇组织后面可见肩胛下肌的肌腹部分。

肩胛盂颈部去皮质化

刨削器从前下方入路进入，进行肩胛盂颈部去皮质术。这一步对于沿着肩胛盂颈为盂唇打磨出骨床是至关重要的，使用3.5 mm或4 mm标准或截骨刨削器，朝向肩胛盂的颈部，直到渗血为止。打磨过程中需要保护游离的盂唇不受损伤，也可以使用半月板锉或4 mm球形磨钻，尽管大多数情况下刨削器就足够了。

关节囊折叠及锚栓置入术

许多类型的锚钉都可以用于关节镜前方稳定手术，包括全缝线锚钉、生物可吸收锚钉和金属锚钉。考虑到其抗拉出强度和盂唇的有限足印区，我们倾向于使用单线全缝线锚钉。修复从损伤的最下方开始，沿前上方向逐步修补。如果损伤延伸超过6点钟位置，则在后下方入路置入锚钉。如果没有，则通过前下入口放置第一枚锚钉。将导向器插入并放置在与关节至少盂成45°角的关节盂边缘处。在肩胛盂颈内侧放置锚栓会导致盂唇畸形复位。角度太浅会导致关节软骨破裂。如果前下方入路不能达到最佳置钉角度，可使用经皮穿肩胛下肌入路进行锚钉置入，使用腰穿针进行定位，并通过肩胛下肌腱插入尖端锐利的鞘管穿过肩胛下肌腱进行置钉，而不使用套管，以减少对肩胛下肌腱的破坏。

使用过线器或缝合拉索，在盂唇损伤最下部以远水平刺穿游离的盂唇，逐步向盂唇上方推进（图9-5）。如果存在冗余的关节囊，我们倾向于分别刺穿关节囊和盂唇，穿过关节囊的位置距关节盂约1 cm处开始，距离撕裂处远端8~10 mm处开始。缝线或过线器置于关节内，并用抓线器通过辅助入路取出。从锚上取下一条缝线穿过盂唇和关节囊，然后将两条缝线穿过同一个套管，以便打结。如果最初穿过的软组织过多，可用POS缝线作牵引缝线。然后，可用穿过的缝线向上提拉撕裂的盂唇，从而便于前下盂唇远处组织的缝合。

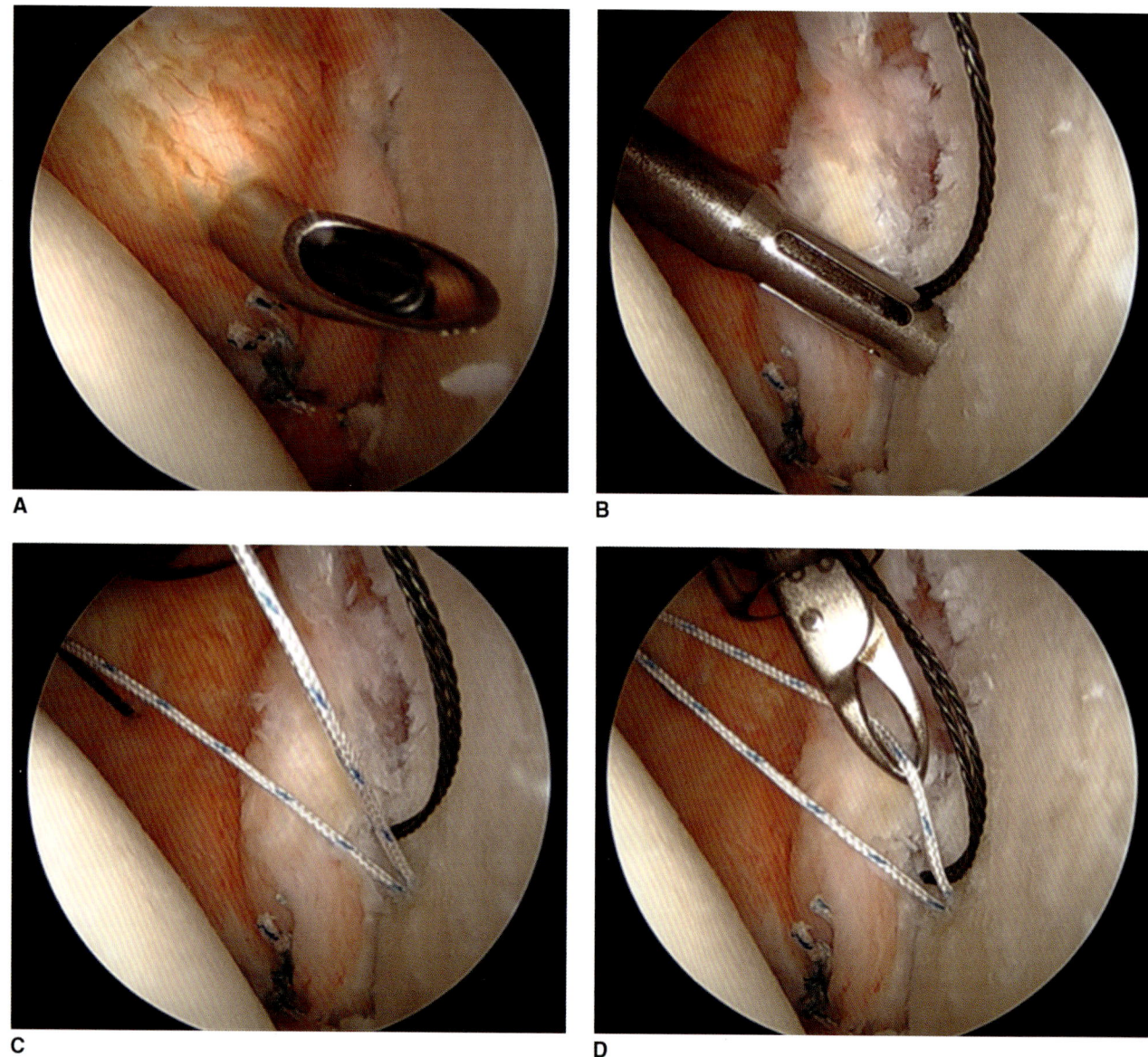

图9-5
缝合拉索在单独的套管（A）中穿过关节囊，然后置于关节盂唇周围。接下来，将用于置钉的导针套管（B）放置在关节面。缝线锚钉置入后，可以看到缝合拉索穿过关节囊并绕过盂唇（C）。然后，将缝线引出（D）并打结以将关节囊盂唇组织恢复到其在肩胛盂边缘的解剖位置

稳定打结

将穿过关节囊和盂唇的缝合线用作关节镜下打结的桩线，因为这种结构将使线结远离关节面，并将关节囊组织推向关节盂。关节镜下线结的选择取决于外科医生的习惯。关节镜下打结最重要的是使用一个可以重复安全简单的结。现有许多打结技术，而我们喜欢交替的半结。两条缝合线从通过同一个套管取出，穿过关节囊和盂唇的线充当桩线，并相应地缩短。两个简单的缝合线朝着同一个方向抓出，然后拉动桩线，

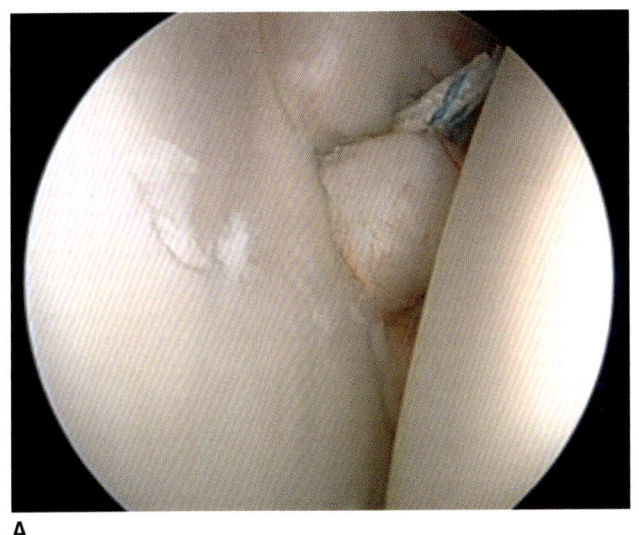 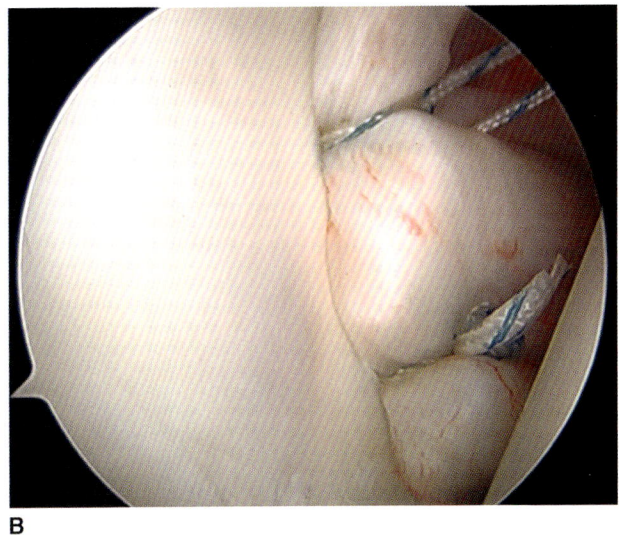

图9-6
关节囊盂唇组织修复完成，显示锚钉在5点钟位置（A），并将盂唇恢复到其在肩胛盂前部的解剖位置（B）

直到线结向下推进到盂唇的水平。如果锚钉位置正确，则会将关节囊和盂唇组织挤压至肩胛盂的边缘（图9-6）。然后用推结器将结打紧，并将该线结固定在组织侧，避免将线结放在关节面上。每个缝合结包括6个分结，然后剪线。最新植入物技术允许使用无结锚钉。我们目前的倾向是在肩关节稳定手术中打结，因为这是最安全和可重复性较高的方法，让盂唇在修复后恢复张力。对于大多数Bankart损伤的完全修复，2~4枚缝线锚钉是必要的，锚钉之间的距离至少为4~5 mm。一般来说，所有的缝合结都应该位于肩胛下肌腱上缘标记的关节盂赤道以下。

Remplissage技术（冈下肌填充术）

对于较大（＞20%）的Hill-Sachs损伤或脱轨的Hill-Sachs损伤，使用软组织增强术来减少这种缺陷可能是有益的。Remplissage（法语中"填充"的意思）技术利用后关节囊或冈下肌来填充缺损，并将其转化为关节外缺损（图9-7）。我们倾向于在前方盂唇修复之前进行这项手术，因为该顺序提供了最好的Hill-Sachs损伤的视野。肩关节外旋，关节镜置于前上入路。外旋可以使肩部后方有更多的工作空间。将交换棒放置在后入路，并在交换棒上插入7.5 mm的套管。然后将金属或聚醚醚酮（PEEK）的5 mm开口器置入缺陷处。如果角度合适，可以通过套管置入，或者通过腰穿针定位建立与Hill-Sachs损伤相一致的辅助后外侧入口经皮插入。直接缝合器穿过后方关节囊和冈下肌腱进入关节。如果需要，可使用推结器将缝线送至缝合器。然后用相应的缝线重复该过程，褥式缝合把软组织填充进缺损。根据缺陷的大小，我们将使用一条或两条褥式缝线。然后，通过经皮切口用推结器和打分结的方式将缝线随机打结。这将允许褥式缝合通过冈下肌腱。线将随机地固定于三角肌下间隙，把冈下肌填入缺损。Hill-Sachs损伤的填充效果可以通过前上入路和后方入路观察来确认。

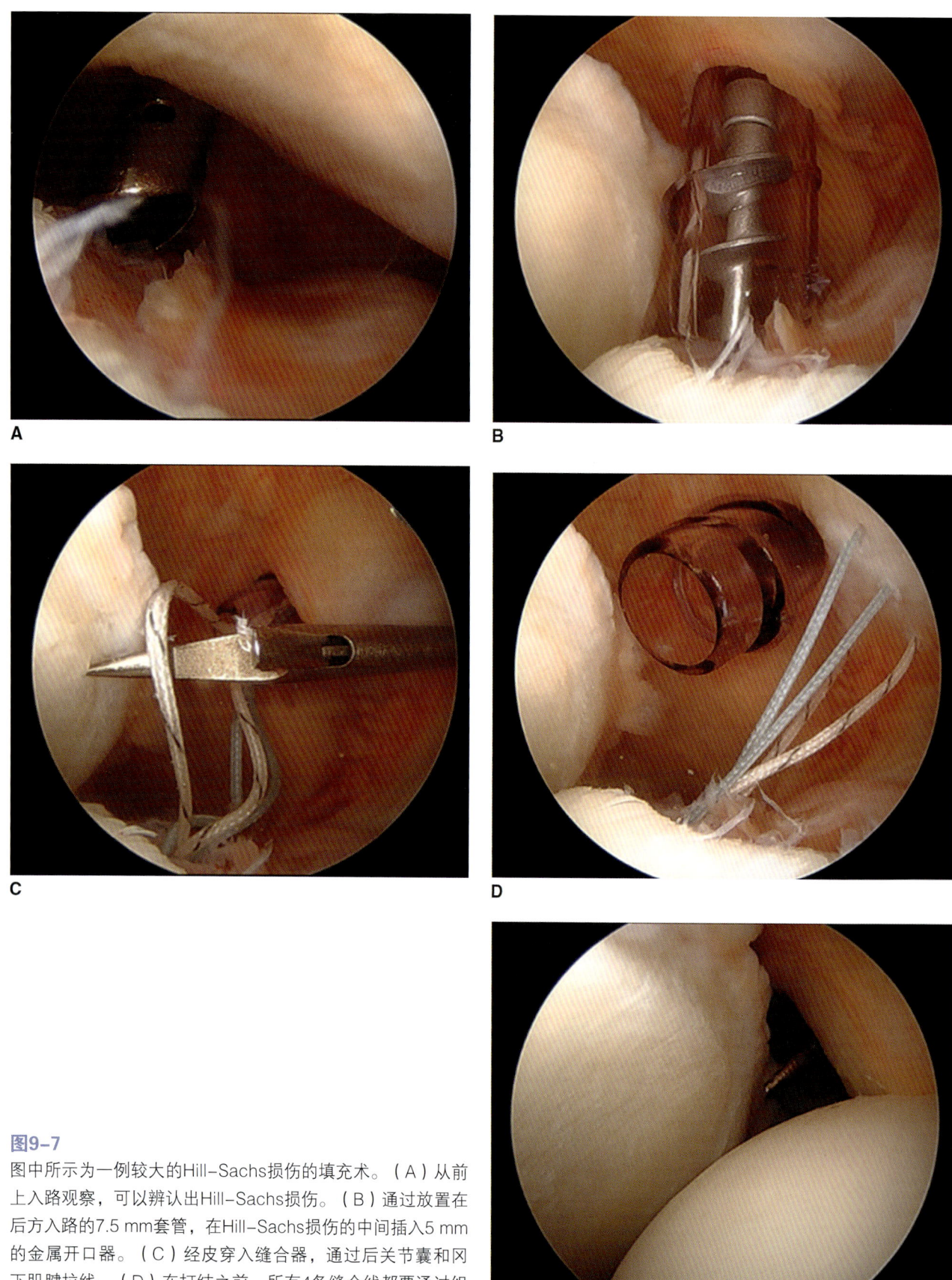

图9-7

图中所示为一例较大的Hill-Sachs损伤的填充术。（A）从前上入路观察，可以辨认出Hill-Sachs损伤。（B）通过放置在后方入路的7.5 mm套管，在Hill-Sachs损伤的中间插入5 mm的金属开口器。（C）经皮穿入缝合器，通过后关节囊和冈下肌腱拉线。（D）在打结之前，所有4条缝合线都要通过组织。（E）缝合线打结，显示Hill-Sachs损伤由关节囊和肌腱填充

经验和教训

经验

1. 在术前和术中认识到双极性骨缺损，以便做出适当的手术决策。
2. 从肩胛盂颈部向上方松解盂唇，可以使盂唇恢复到解剖位置。
3. 肩胛盂颈部骨床新鲜化为盂唇修复提供新的愈合面。
4. 缝线锚钉的准确和安全放置，并根据需要适当利用辅助或经皮穿刺做入路，可以完全修复盂唇损伤。
5. 通过足够的组织和多点缝合固定关节囊盂唇，可以形成稳定的修复后结构。
6. 根据需要，对较大或脱轨的Hill-Sachs损伤进行关节囊盂唇填塞术辅助肩关节稳定。
7. 稳定的打结方式。

教训

1. 对关节盂侧骨缺损的严重程度认识不足、HAGL损伤或明显的Hill-Sachs损伤可能导致关节镜下前向不稳修复失败。
2. 术中对盂唇松解不足可能导致原有盂唇修复内移，不能充分恢复肩关节稳定性。
3. 不正确的锚钉置入角度会对关节盂软骨造成损伤。

术后管理

术后定期门诊复查肩关节稳定性，患肢采用悬吊固定。可予止痛药和抗炎药缓解疼痛。在前3周内，开始被动活动范围练习，目标和限制范围是30°外展，无外旋，30°前屈，60°内旋。外展和前屈从3~6周增加到90°。6周后，解除活动范围限制，开始强化。回归体育运动通常在大约6个月后进行。

并发症

关节镜下前路稳定术后的并发症很少见，主要的并发症是不稳定复发，如下所述。肩关节镜手术的感染率低于1%（44例）。并发症也可能与患者的体位有关，包括沙滩椅位的脑血管灌注减少和侧位的小腿神经性麻痹。手术肢体的神经损伤一般不会发生，大多数报道都是仅通过观察就能治愈的神经感觉障碍。

结果

关节镜下前方稳定手术的时机仍然是一个有争议的话题。Dickens等对一组大学对抗性运动员进行赛季内回归比赛与手术稳定的比较评估。非手术治疗允许60%的运动员完成下个赛季而不会复发，而手术稳定导致90%的运动员能完成下个赛季。对于25岁以下的首次脱位者，与随后的多次脱位相比，初次脱位后选择手术稳定可能会降低复发的可能性。复发性脱位也有更高的关节内病变发生率，这可能是导致较差结果的原因。在较年轻的患者中，考虑到这些现象，首次脱位后关节镜稳定术治疗可能较为合理。随着关节镜技术的改进和缝合锚钉技术的进步，关节镜下前方稳定手术的结果得到了改善，结果接近开放性稳定手术的结果。Mohtadi等对162例患者进行了一项随机临床试验，以比较关节镜稳定与开放稳定手术，发现它们手术效果之间无显著差异。安大略省肩关节（WOSI）评分组或美国肩肘外科协会（ASES）评分组在术后长达2年的时间内评分，在肩部活动范围方面没有差异。关节镜稳定组平均WOSI评分为81.9分，平均ASES评分为91.4分。开放组再发不稳定率为11%，显著低于关节镜组的23%（$P=0.05$）。关节镜稳定后，87%的患者肩部长期稳定。在一项包含153例Ⅰ级大学橄榄球运动员的队列研究中，Robins等报道前方稳定手术后的复发率为82%，不稳定的复发率为10%。已经发表了多篇系统评价来比较关节镜和开放前方稳定术的结果。Chalmers等回顾了关于这一主题的8个Meta分析，一个关键发现是2008年后发表的Meta分析显示这些方法之间的失败率或结果没有差异。这一观察表明，缝合锚钉和手术技术的改进可能缩小了关节镜和开放前方稳定手术结果之间的差异。肱骨头部骨质缺损是一个重要的发现，可能会增加关节镜下修复失败的风险。关节镜检查时，可以通过肩盂轨迹法、病变深度和动态评估来确定Hill-Sachs损伤的意义。对于较大的病变（脱轨，>20%，体格检查时有卡压症状），可以考虑行肌腱关节囊填塞手术作为治疗的一部分。Buza等在这组高危人群（21例）中，除关节镜下前方稳定外，再行肌腱关节囊填塞术后，不稳定的复发率为5.4%。但存在一个潜在的问题是，由于这一手术涉及冈下肌腱的腱性融合，因此活动范围受到限制，在侧面观察有大约10°的外旋损失，这一缺陷在投掷运动员中可能显得尤其严重，65%的投掷运动员报告在关节镜下稳定手术和Remplissage填充术后投掷困难。

　　某些因素与关节镜稳定术后失败风险增加有关，在进行关节镜稳定之前应仔细考虑。Mohtadi等鉴定了25岁以下、男性、肩部X线片上可见Hill-Sachs病变的患者。在关节镜下行稳定术后，复发不稳定的风险更高。关节盂骨质缺损也增加了软组织稳定手术失败的风险。临界骨缺损被定义为20%~25%的缺损，尽管最近，Shaha等提出了这一观点。描述了军人关节镜稳定术后显示较低的WOSI评分，伴有13.5%的关节盂骨缺损。Shin等也报告了骨缺损>17.3%作为定义临床上重要的肩胛盂骨缺损的最佳临界值。随着对骨缺损评估的改进和手术适应证的改进，开放性稳定术式和骨性增强手术的作用将进一步得到阐明。

总结

　　关节镜下前方稳定术为恢复年轻和运动活跃患者的肩部功能提供了一种微创的方法。通过使用目前的缝合锚钉技术和关节镜技术，外科医生可以获得至少接近开放性稳定手术的效果。在一组患者中，包括年轻男性患者、对抗性运动员和有关节盂侧或肱骨侧骨缺损的患者，应该考虑行开放稳定性手术或骨性增强手术。术前和术中对肩部的彻底评估将使外科医生能够确定肩关节前方不稳相关的病理，包括Hill-Sachs损伤、SLAP损伤、后方盂唇损伤和多向不稳定，这些可能需要在关节镜下进行额外手术干预。关节镜下前方稳定术可以获得稳定的肩关节，具有极好的手术效果，并帮助患者恢复运动能力。

参考文献

[1] Zacchilli MA, Owens BD. Epidemiology of shoulder dislocations presenting to emergency departments in the United States. J Bone Joint Surg Am. 2010;92(3):542–549.

[2] Zhang AL, Montgomery SR, Ngo SS, et al. Arthroscopic versus open shoulder stabilization: current practice patterns in the United States. Arthroscopy. 2014;30(4):436–443.

[3] Aboalata M, Plath JE, Seppel G, et al. Results of arthroscopic Bankart repair for anterior-inferior shoulder instability at 13-year follow-up. Am J Sports Med. 2017;45(4):782–787.

[4] Blonna D, Bellato E, Caranzano F, et al. Arthroscopic Bankart repair versus open Bristow-Latarjet for shoulder instability: a matched-pair multicenter study focused on return to sport. Am J Sports Med. 2016;44(12):3198–3205.

[5] Mohtadi NG, Chan DS, Hollinshead RM, et al. A randomized clinical trial comparing open and arthroscopic stabilization for recurrent traumatic anterior shoulder instability: two-year follow-up with disease-specific quality-of-life outcomes. J Bone Joint Surg Am. 2014;96(5):353–360.

[6] Petrera M, Patella V, Patella S, et al. A meta-analysis of open versus arthroscopic Bankart repair using suture anchors. Knee Surg Sports Traumatol Arthrosc. 2010;18(12):1742–1747.

[7] Hohmann E, Tetsworth K, Glatt V. Open versus arthroscopic surgical treatment for anterior shoulder dislocation: a comparative systematic review and meta-analysis over the past 20 years. J Shoulder Elbow Surg. 2017;26(10):1873–1880.

[8] Ialenti MN, Mulvihill JD, Feinstein M, et al. Return to play following shoulder stabilization: a systematic review and meta-analysis. Orthop J Sports Med. 2017;5(9):2325967117726055.

[9] Fabbriciani C, Milano G, Demontis A, et al. Arthroscopic versus open treatment of Bankart lesion of the shoulder: a prospective randomized study. Arthroscopy. 2004;20(5):456–462.

[10] Green MR, Christensen KP. Arthroscopic versus open Bankart procedures: a comparison of early morbidity and complications. Arthroscopy. 1993;9(4):371–374.

[11] Bottoni CR, Wilckens JH, DeBerardino TM, et al. A prospective, randomized evaluation of arthroscopic stabilization versus nonoperative treatment in patients with acute, traumatic, first-time shoulder dislocations. Am J Sports Med. 2002;30(4):576–580.

[12] Wasserstein DN, Sheth U, Colbenson K, et al. The true recurrence rate and factors predicting recurrent instability after nonsurgical management of traumatic primary anterior shoulder dislocation: a systematic review. Arthroscopy. 2016;32(12):2616–2625.

[13] Rowe CR, Zarins B, Ciullo JV. Recurrent anterior dislocation of the shoulder after surgical repair. Apparent causes of failure and treatment. J Bone Joint Surg Am. 1984;66(2):159–168.

[14] Robinson CM, Dobson RJ. Anterior instability of the shoulder after trauma. J Bone Joint Surg Br. 2004;86(4):469–479.

[15] Cho NS, Hwang JC, Rhee YG. Arthroscopic stabilization in anterior shoulder instability: collision athletes versus noncollision athletes. Arthroscopy. 2006;22(9):947–953.

[16] Pagnani MJ, Dome DC. Surgical treatment of traumatic anterior shoulder instability in American football players. J Bone Joint Surg Am. 2002;84-A(5):711–715.

[17] Leroux TS, Saltzman BM, Meyer M, et al. The influence of evidence-based surgical indications and techniques on failure rates after arthroscopic shoulder stabilization in the contact or collision athlete with anterior shoulder instability. Am J Sports Med. 2017;45(5):1218–1225.

[18] Richards DP, Burkhart SS. Arthroscopic humeral avulsion of the glenohumeral ligaments (HAGL) repair. Arthroscopy. 2004;20(suppl 2):134–141.

[19] Spang JT, Karas SG. The HAGL lesion: an arthroscopic technique for repair of humeral avulsion of the glenohumeral ligaments. Arthroscopy. 2005;21(4):498–502.

[20] Brilakis E, Mataragas E, Deligeorgis A, et al. Midterm outcomes of arthroscopic remplissage for the management of recurrent anterior shoulder instability. Knee Surg Sports Traumatol Arthrosc. 2016;24(2):593–600.

[21] Buza JA, Iyengar JJ, Anakwenze OA, et al. Arthroscopic Hill-Sachs remplissage: a systematic review. JBJS. 2014;96(7):549–555.

[22] Johnson SM, Robinson CM. Shoulder instability in patients with joint hyperlaxity. J Bone Joint Surg Am. 2010;92(6):1545–1557.

[23] Balg F, Boileau P. The instability severity index score. A simple pre-operative score to select patients for arthroscopic or open shoulder stabilisation. J Bone Joint Surg Br. 2007;89(11):1470–1477.

[24] Phadnis J, Arnold C, Elmorsy A, et al. Utility of the instability severity index score in predicting failure after arthroscopic anterior stabilization of the shoulder. Am J Sports Med. 2015;43(8):1983–1988.

[25] Rouleau DM, Hebert-Davies J, Djahangiri A, et al. Validation of the instability shoulder index score in a multicenter reliability study in 114 consecutive cases. Am J Sports Med. 2013;41(2):278–282.

[26] Burkhart SS, Debeer JF, Tehrany AM, et al. Quantifying glenoid bone loss arthroscopically in shoulder instability. Arthroscopy. 2002;18(5):488–491.

[27] Shaha JS, Cook JB, Song DJ, et al. Redefining "critical" bone loss in shoulder instability: functional outcomes worsen with "subcritical" bone loss. Am J Sports Med. 2015;43(7):1719–1725.

[28] Shin S-J, Kim RG, Jeon YS, et al. Critical value of anterior glenoid bone loss that leads to recurrent glenohumeral instability after arthroscopic Bankart repair. Am J Sports Med. 2017;0363546517697963.

[29] Longo UG, Loppini M, Rizzello G, et al. Remplissage, humeral osteochondral grafts, weber osteotomy, and shoulder arthroplasty for the management of humeral bone defects in shoulder instability: systematic review and quantitative synthesis of the literature. Arthroscopy. 2014;30(12):1650–1666.

[30] Yamamoto N, Itoi E, Abe H, et al. Contact between the glenoid and the humeral head in abduction, external rotation, and horizontal extension: a new concept of glenoid track. J Shoulder Elbow Surg. 2007;16(5):649–656.

[31] Shaha JS, Cook JB, Rowles DJ, et al. Clinical validation of the glenoid track concept in anterior glenohumeral instability. J Bone Joint Surg Am. 2016;98(22):1918–1923.

[32] Beighton P, Solomon L, Soskolne CL. Articular mobility in an African population. Ann Rheum Dis. 1973;32(5):413–418.

[33] Robinson CM, Howes J, Murdoch H, et al. Functional outcome and risk of recurrent instability after primary traumatic anterior shoulder dislocation in young patients. JBJS. 2006;88(11):2326–2336.

[34] Salomonsson B, Von Heine A, Dahlborn M, et al. Bony Bankart is a positive predictive factor after primary shoulder dislocation. Knee Surg Sports Traumatol Arthrosc. 2010;18(10):1425–1431.

[35] Gagey O, Gagey N. The hyperabduction test. Bone Joint J. 2001;83(1):69–74.

[36] Bozzo A, Oitment C, Thornley P, et al. Humeral avulsion of the glenohumeral ligament: indications for surgical treatment and outcomes—a systematic review. Orthop J Sports Med. 2017;5(8):2325967117723329.

[37] Connell DA, Potter HG. Magnetic resonance evaluation of the labral capsular ligamentous complex: a pictorial review. Australas Radiol. 1999;43(4):419–426.

[38] Connell DA, Potter HG, Wickiewicz TL, et al. Noncontrast magnetic resonance imaging of superior labral lesions. 102 cases confirmed at arthroscopic surgery. Am J Sports Med. 1999;27(2):208–213.

[39] Bishop JY, Jones GL, Rerko MA, et al. 3-D CT is the most reliable imaging modality when quantifying glenoid bone loss. Clin Orthop Relat Res. 2013;471(4):1251–1256.

[40] Baudi P, Righi P, Bolognesi D, et al. How to identify and calculate glenoid bone deficit. Chir Organi Mov. 2005;90(2):145–152.

[41] Huijsmans PE, Haen PS, Kidd M, et al. Quantification of a glenoid defect with three-dimensional computed tomography and magnetic resonance imaging: a cadaveric study. J Shoulder Elbow Surg. 2007;16(6):803–809.

[42] Sugaya H, Moriishi J, Dohi M, et al. Glenoid rim morphology in recurrent anterior glenohumeral instability. J Bone Joint Surg Am. 2003;85-A(5):878–884.

[43] Frank RM, Saccomanno MF, McDonald LS, et al. Outcomes of arthroscopic anterior shoulder instability in the beach chair versus lateral decubitus position: a systematic review and meta-regression analysis. Arthroscopy. 2014;30(10):1349–1365.

[44] Weber SC, Abrams JS, Nottage WM. Complications associated with arthroscopic shoulder surgery. Arthroscopy. 2002;18(2):88–95.

[45] Dickens JF, Rue JP, Cameron KL, et al. Successful return to sport after arthroscopic shoulder stabilization versus nonoperative management in contact athletes with anterior shoulder instability: a prospective multicenter study. Am J Sports Med. 2017;45(11):2540–2546.

[46] Gigis I, Heikenfeld R, Kapinas A, et al. Arthroscopic versus conservative treatment of first anterior dislocation of the shoulder in adolescents. J Pediatr Orthop. 2014;34(4):421–425.

[47] Polyzois I, Dattani R, Gupta R, et al. Traumatic first time shoulder dislocation: surgery vs non-operative treatment. Arch Bone Joint Surg. 2016;4(2):104–108.

[48] Shin S-J, Ko YW, Lee J. Intra-articular lesions and their relation to arthroscopic stabilization failure in young patients with first-time and recurrent shoulder dislocations. J Shoulder Elbow Surg. 2016;25(11):1756–1763.

[49] Harris JD, Gupta AK, Mall NA, et al. Long-term outcomes after Bankart shoulder stabilization. Arthroscopy. 2013;29(5):920–933.

[50] Robins RJ, Daruwalla JH, Gamradt SC, et al. Return to play after shoulder instability surgery in National Collegiate Athletic Association Division I Intercollegiate Football Athletes. Am J Sports Med. 2017;45(10):2329–2335.

[51] Chalmers PN, Mascarenhas R, Leroux T, et al. Do arthroscopic and open stabilization techniques restore equivalent stability to the shoulder in the setting of anterior glenohumeral instability? A systematic review of overlapping

metaanalyses. Arthroscopy. 2015;31(2):355–363.

[52] Freedman KB, Smith AP, Romeo AA, et al. Open Bankart repair versus arthroscopic repair with transglenoid sutures or bioabsorbable tacks for recurrent anterior instability of the shoulder: a 6-month study. Am J Sports Med. 2004;32(6):1520–1527.

[53] Hobby J, Griffin D, Dunbar M, et al. Is arthroscopic surgery for stabilisation of chronic shoulder instability as effective as open surgery? Bone Joint J. 2007;89(9):1188–1196.

[54] Lenters TR, Franta AK, Wolf FM, et al. Arthroscopic compared with open repairs for recurrent anterior shoulder instability: a systematic review and meta-analysis of the literature. JBJS. 2007;89(2):244–254.

[55] Mohtadi NG, Bitar IJ, Sasyniuk TM, et al. Arthroscopic versus open repair for traumatic anterior shoulder instability: a meta-analysis. Arthroscopy. 2005;21(6):652–658.

[56] Ng C, Bialocerkowski A, Hinman R. Effectiveness of arthroscopic versus open surgical stabilisation for the management of traumatic anterior glenohumeral instability. Int J Evid Based Healthc. 2007;5(2):182–207.

[57] Pulavarti RS, Symes TH, Rangan A. Surgical interventions for anterior shoulder instability in adults. Cochrane Database Syst Rev. 2009(4):CD005077.

[58] Boileau P, Villalba M, Hery JY, et al. Risk factors for recurrence of shoulder instability after arthroscopic Bankart repair. J Bone Joint Surg Am. 2006;88(8):1755–1763.

[59] Ozturk BY, Maak TG, Fabricant P, et al. Return to sports after arthroscopic anterior stabilization in patients aged younger than 25 years. Arthroscopy. 2013;29(12):1922–1931.

[60] Merolla G, Paladini P, Di Napoli G, et al. Outcomes of arthroscopic Hill-Sachs remplissage and anterior Bankart repair: a retrospective controlled study including ultrasound evaluation of posterior capsulotenodesis and infraspinatus strength assessment. Am J Sports Med. 2015;43(2):407–414.

[61] Garcia GH, Wu H-H, Liu JN, et al. Outcomes of the remplissage procedure and its effects on return to sports: average 5-year follow-up. Am J Sports Med. 2016;44(5):1124–1130.

[62] Burkhart SS, De Beer JF. Traumatic glenohumeral bone defects and their relationship to failure of arthroscopic Bankart repairs: significance of the inverted-pear glenoid and the humeral engaging Hill-Sachs lesion. Arthroscopy. 2000;16(7):677–694.

[63] Magarelli N, Milano G, Sergio P, et al. Intra-observer and interobserver reliability of the 'Pico' computed tomography method for quantification of glenoid bone defect in anterior shoulder instability. Skeletal Radiol. 2009;38(11):1071–1075.

第10章 肩关节后方稳定术

Drew A. Lansdown, Emily Monroe, Brian T. Feeley, C. Benjamin Ma

概述

盂肱关节后向不稳定明显少于盂肱关节前向不稳定。在大宗病例系列中,肩关节后向不稳定占所有盂肱关节不稳定患者的10%。然而,最近针对特定人群的研究报告称,在接受稳定手术的年轻运动患者中,后向不稳定发病率高达24%。最近一项多中心评价后方盂唇损伤特点的研究指出,患者多为年轻男性,其中参加橄榄球等接触性运动最为常见。疾病谱从锁定性后脱位到复发性半脱位。复发性后向不稳定的病因包括单一的孤立性创伤性事件、常见于攻击性前锋的反复微创伤应力,或与创伤无关的韧带松弛。后向不稳定的许多病例中,常伴发关节下方松弛或多向不稳定。后方不稳定的解剖学认知包括:软组织异常,如后关节囊变薄、扩张,以及关节盂和肱骨头的异常。

适应证和禁忌证

后方稳定手术的主要适应证:在经过物理治疗后疼痛和不稳定感没有减轻的单一后方不稳定年轻患者。患者无多向不稳定,具有可识别的创伤病史或复发性的轻微创伤病史。关节盂过度后倾不是禁忌证,但应当正确评估,因为很大可能会改变术中计划。多向不稳定的患者通常不适合该手术。尽管对于物理治疗失败后以后下方不稳定为主的患者,可能因后方关节囊的折叠移位手术而受益。决定是否进行开放或关节镜下的后方稳定手术通常基于进行关节囊折叠缝合的需要。关节镜下后方稳定手术能更好地处理那些需要单纯盂唇修复的患者。

关节镜下处理失败、关节过度松弛以及关节镜下评估关节囊组织质量较差的患者应考虑开放后方稳定手术。通过选择性肌肉激活,将(患者)手臂放在侧方而使(诱发)患肢自发性半脱位的后方不稳定患者,不应采用后方稳定手术治疗。患者有精神病史、活动性感染、不能遵守术后的固定和治疗以及继发性后方不稳定则不适合手术治疗。

术前准备

病史

全面的病史（询问）和体格检查对于评估可疑的后方不稳定患者很重要。患者通常有创伤病史且手臂位于肩关节以下。患侧手臂经常受到直接后向打击。其他患者叙述患侧手臂以类似的方式放置时有反复的轻微创伤病史。与前方不稳定患者的主诉通常是（前方）恐惧不同，后方不稳定的患者通常表现为不太确切的与活动相关的后方肩部疼痛、咔嚓声或弹响声。患者经常抱怨难以推开沉重的门或进行其他类似的动作。

体格检查

体格检查应查看活动范围且必须包括全面的不稳定性检查。这对于确定是单一的后方不稳定还是一个更多向的不稳定是至关重要的。必须要注意区分多向不稳定和广泛的（韧带）松弛的征象。手臂内收和中立位旋转的陷窝征可用来评估下方不稳定的程度，若陷窝征阳性则需考虑更广泛的（韧带）松弛。肘部、手腕及对侧肩关节过度松弛的患者其多向松弛发生的可能性增加，任何外科手术都应在试验性物理治疗完全失败后才考虑。

在办公室环境下可引起单一的后方不稳定。负荷移位试验是通过将上臂屈曲到90°且肘部屈曲到90°，同时用另一只手稳定肩胛骨并施加直接向后的力量。患者可能会主诉疼痛，或在检查时可能发生半脱位。Jerk试验是在上臂屈曲90°时内收并内旋，同时施加以轴向后方载荷于手臂上，Jerk阳性时产生不稳定感（图10-1）。重要的是要与患者确认，在这次检查中感受到的疼痛确实是与活动受限时相同的疼痛，因为运动员可能有多种原因引起肩痛。如果负荷移位试验检查不能再现患者所经历的疼痛，应彻底探讨导致肩痛的其他原因。

影像学检查

肩关节的影像学检查从X线片开始。首选应该完善不稳定系列摄片，包括内旋位盂肱关节正位片，West Point腋位片，肩胛骨Y位片。X线片通常是正常的，但可以识别反向Hill-Sachs病变，并可以识别后方关节盂的骨缺损。我们机构通常会进行磁共振成像（MRI）检查，可为后方盂唇（损伤）的识别提供极好的分辨率（图10-2）。当评估

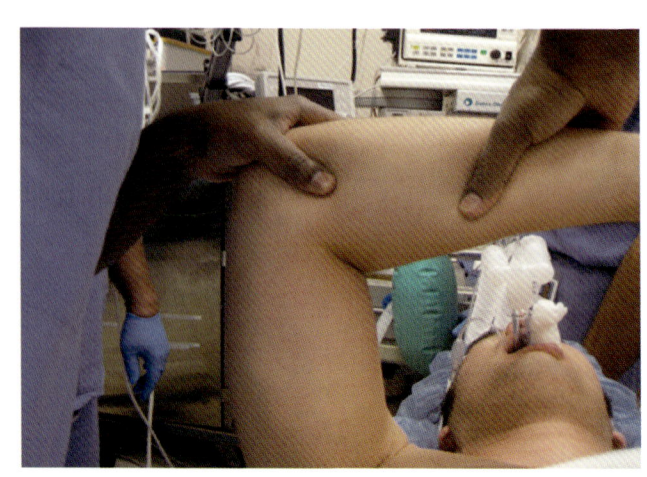

图10-1
Jerk试验：Jerk试验是上臂弯曲90°并内收内旋，此时施加一个轴向的后向载荷，患者若感到（后方）存在不稳定感即为阳性

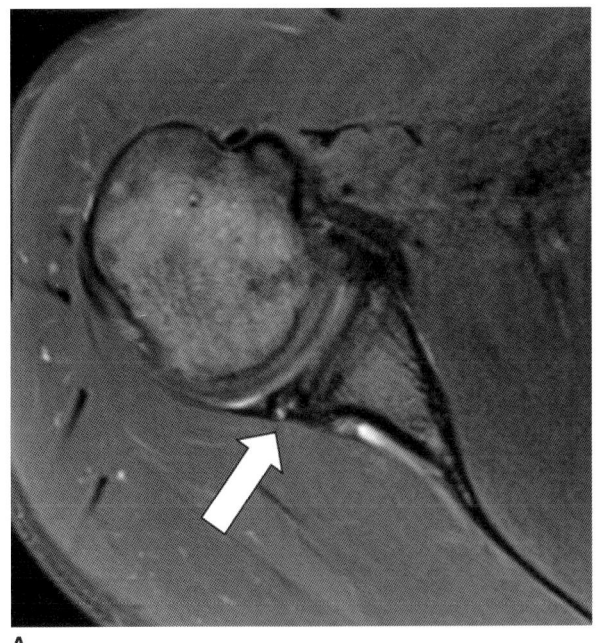 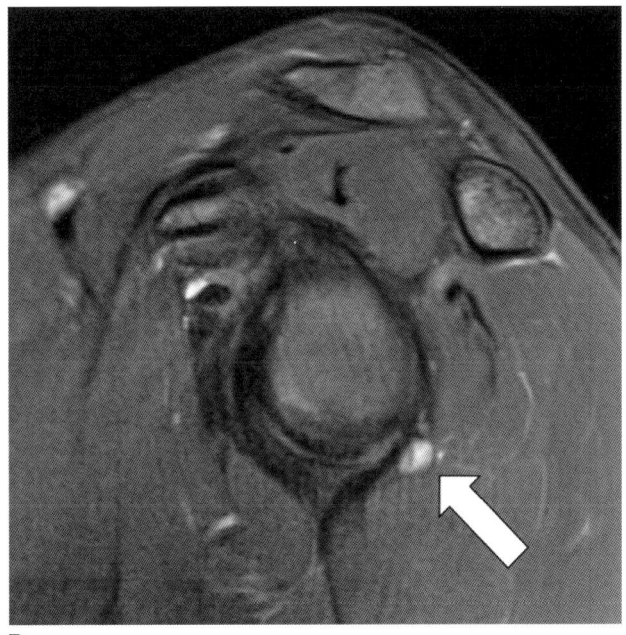

图10-2
(A) 脂肪抑制质子密度加权的轴向MRI显示后方盂唇撕裂（箭头）。(B) 在斜矢状位图像显示唇旁囊肿（箭头）位于后方盂唇撕裂处附近

慢性损伤时，我们更喜欢增加一个钆剂关节造影，以更好地描述盂唇的病理学、关节盂的形态和（后方）关节囊的体积。后方不稳定患者中常见的表现有关节盂后倾增加和关节盂发育不良。后方关节囊容积增加可能提示后向或多向不稳定。然而，测量方法的可重复性往往受限于其可靠性。在可疑骨缺损或骨发育异常的病例中，计算机断层扫描对手术计划制订非常有用，可以对关节盂进行三维重建，以更好地评估骨缺损的程度。

手术技术

麻醉

我们倾向于患者接受肌间沟神经阻滞和全麻。椎间神经阻滞有助于限制术中麻醉药用量，减少术后疼痛和恶心。

麻醉下体格检查

在做切口以及在将手臂放入手臂固定器或牵引装置之前的肩关节麻醉下体格检查是非常重要的。双侧肩关节都应该检查，以与对侧肩关节的不对称性对比。活动范围也应被记录下来。麻醉下查体应确认2°～3°后方不稳定无任何前方或下方移位。在一些更广泛的损伤病例中，会出现前下方不稳定，应予以注意并加以手术处理。

患者体位

手术可以在沙滩椅位或侧卧位进行，而且这个决定很大程度上取决于外科医生（偏好）。取沙滩椅位，尽管后方和下方的关节盂窝入路更具有挑战性，但如果需要

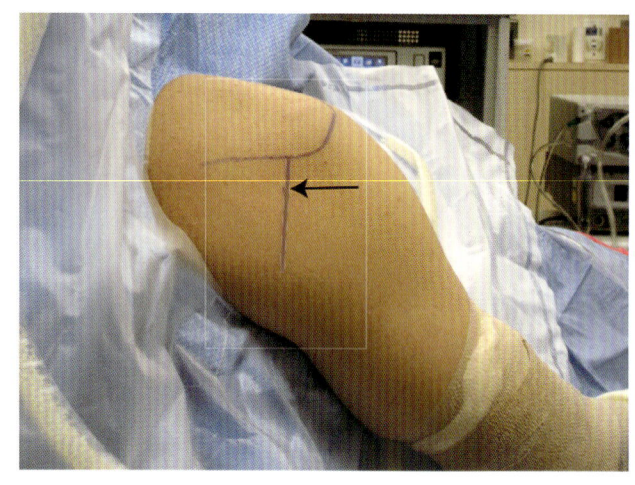

图10-3
患者体位和表面解剖。患者被放置于沙滩椅位,肩胛骨内侧缘有豆袋。沿着正确的入路位置标记后方表面解剖结构(箭头)

的话,外科医生可以更容易地(将镜下手术)转换为开放手术。侧卧位可以获得更好的显露,更容易在关节盂的后部和下部放置锚钉。两种体位,患者都需要首先在全长的豆袋上进行仰卧位麻醉。

沙滩椅位

将患者放置在沙滩椅位,并将豆袋充气以将患者固定在直立位置(图10-3)。豆袋必须正确折叠,以使整个肩胛骨内侧边缘充分暴露。这种体位设置允许在手术过程中对头部和身体进行极好的控制,并且很容易适应(手术需要的)各种体位。一旦豆袋充气、患者和豆袋被侧向带到床边,从而完全暴露肩部的肩胛骨内侧缘。手臂按常规无菌方式消毒和铺巾。手臂固定器可用于关节镜下和开放性后方稳定手术。在手术过程中提供远端牵引对于增加术野显露非常有用。上臂周围放置一条带子有助于在环绕关节盂周围的手术过程中进行侧向牵拉。

侧卧位

患者放置在侧卧位,腿部加以衬垫以保护腓总神经,上臂加以腋窝卷以保护腋神经。患者用豆袋固定,但手术侧肩胛骨远离豆袋。患者向主刀医生侧后倾10°~20°以

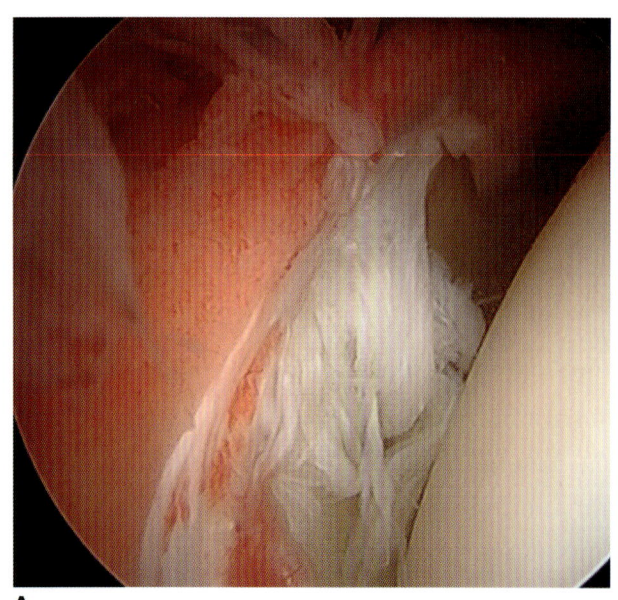
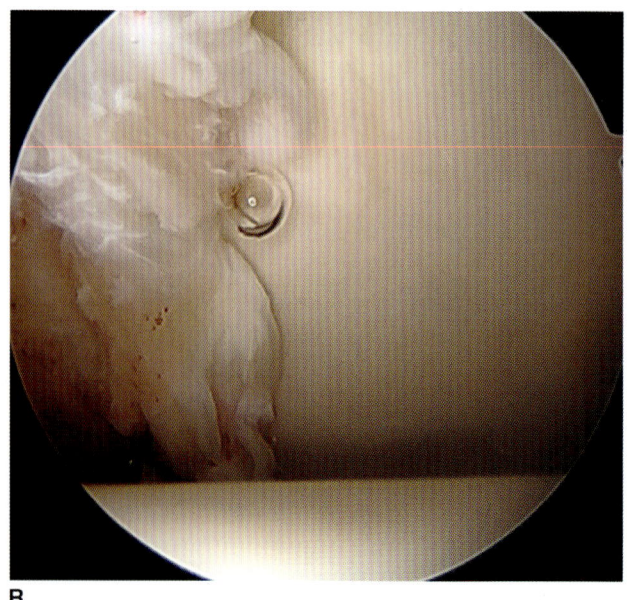

图10-4
后方盂唇撕裂通过(A)后方入路观察和(B)在诊断性关节镜检查时,在清理和修复之前,前上入路可以看到后方盂唇撕裂

辅助牵引。当患者取侧卧位时，牵引装置固定在手术床边的前侧。牵引装置的正确配置将有助于充分暴露术野，且其顶梁应位于肱骨头的水平位置。手臂按常规无菌的方式消毒和铺巾。放置一个带舒适衬垫的手臂套有利于牵引，同时在上臂近端上放置一个肩带防止侧向牵拉。对于肩关节稳定手术，手臂于大约40°外展和10°~20°的前屈的方向施以4.54 kg的牵引力。

入路选择

手术开始首先在盂肱关节的后方软点建立一个后方入路。通常，该入路位于肩峰后外侧角下方2 cm和内侧2 cm处。在侧位时，通常会将入路稍微向上向外移动，以便更容易进入盂肱关节。将30°关节镜插入盂肱关节，并进行彻底的诊断检查（图10-4）。在肩袖间隙用腰穿针定位，建立前方入路。用关节镜探针用于确定盂唇损伤的程度。根据病变部位的不同，交换棒用于将关节镜移到前方入路，同时保持后方入路的位置。在后方入路中插入一个7~8 mm的中空套管，以便于器械通过。可在二头肌腱后方立即建立前上外侧入路作为观察入路，而将标准前方入路作为修复（盂唇）时的工作通道。这个入路也是通过腰穿针定位建立的，关节镜在入路间的转换也可以通过入路放置一根交换棒完成。

盂唇清理及关节盂准备

使用4 mm电动刨削刀和射频消融装置将磨损的盂唇清理干净。盂唇可能沿着肩胛骨颈内侧有瘢痕形成。在这些情况下，使用盂唇剥离子来松解盂唇，使其能复位到解剖位置（图10-5）。关节盂的骨床准备需组合运用而切骨-刨削刀、锉刀或磨头，注意不要损伤残留的盂唇组织。骨床准备的目的是去除关节盂边缘纤维组织，提供渗血骨面以增强盂唇的愈合潜力。

锚钉放置和缝合通道

最开始修复最下方损伤的部分，以便修复重建下盂肱下韧带的后束。我们更喜欢

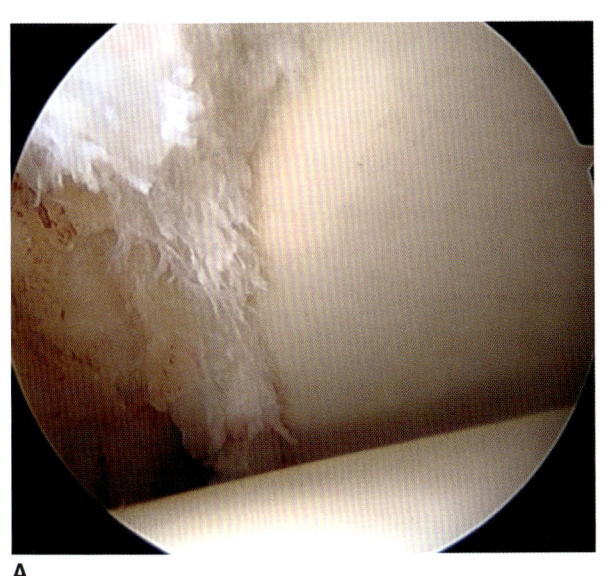
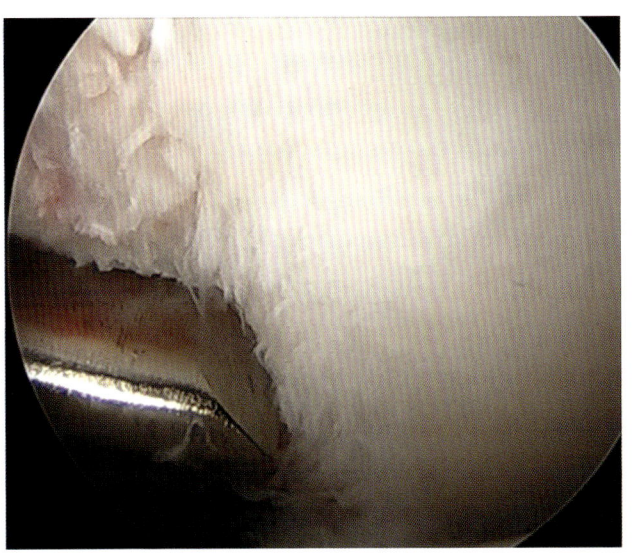

图10-5
磨损盂唇和滑膜炎清理后，（在修复前）留下（A）准备好的后方盂唇。（B）使用盂唇剥离子松解后方盂唇

使用全缝线锚钉,因为它们在关节盂处的足印较小且抗拔出力很强。其他的选择,包括生物复合材料锚钉和无结缝合锚钉,也可以获得较好的临床效果。

用腰穿针定位建立7点钟方向入路,方便后外侧锚钉的置入。这个入路定位于肩峰后外角下方4~5 cm,也用腰穿针来确保适当的位置和轨迹。该入路穿过小圆肌腱,距肩胛上神经约3 cm,距腋神经4 cm。建立该入路是仅仅切开皮肤且要避免刀刃向前(过深)。使用交换棒避免对腋窝和神经的损伤,然后插管可以通过交换棒插入。套管针和锚钉的钻孔导向器也可以沿此通路经皮插入。但是,当需要置入多枚锚钉时,使用套管将使得置钉更为容易。套管针穿过套管被轻轻地锤入骨质,钻好定位(导向)孔并将锚钉插入。

经后方入路置入带线的弯曲缝合器,把缝线穿过关节囊和盂唇组织(图10-6)。对于左肩,使用左弯45°缝合套索;对于右肩,使用右弯45°缝合套索。缝合套索于锚钉水平或略低于锚定水平经后方入路轻柔地穿过后方盂唇。注意不要损伤后方关节盂的软骨表面。在轻微后囊松弛的情况下,套索可以在盂唇外侧1 cm处进入后方关节

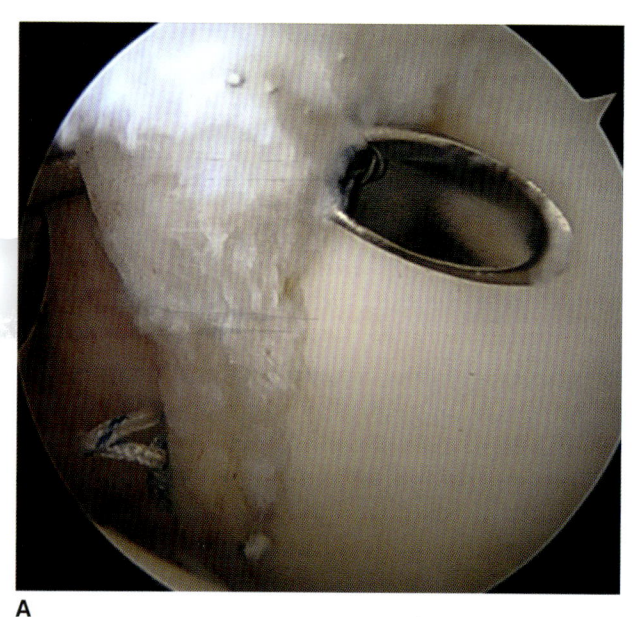
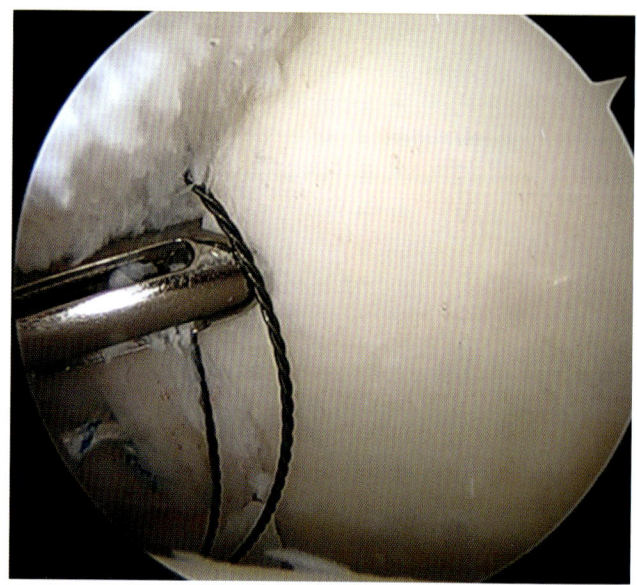
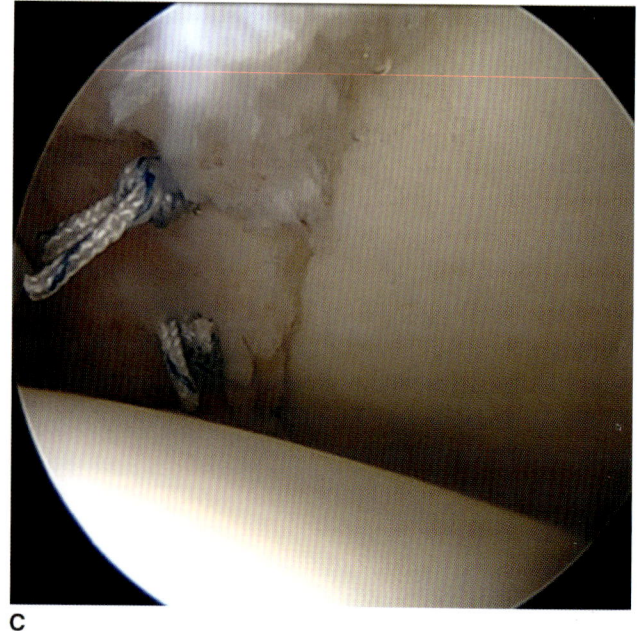

图10-6
从前上入路观察时,(A)缝合套索在后方撕裂的盂唇旁穿出。(B)钻孔导针自后方套筒插入以便于放置全缝线锚钉,然后拉出缝线并打结固定至。(C)重新复位的后方盂唇

囊并在盂唇下方穿过（图10-6）。这将有效地恢复后方关节囊容积。因为后方关节囊的连续性是沿着后关节盂的，不同于后方关节盂存在盂唇下孔。不同于前方关节囊向上移位的紧缩方式，后方关节囊的紧缩是通过盂唇的折缝修复。即单丝缝线进入关节后，将锚钉上的一条缝合线取回，然后把取回的缝线穿过盂唇组织。

（锚钉）的两条缝线同时通过后方套管取出。通过盂唇组织的缝线为打结的桩线以使所打的结远离关节面。关节镜下的打结方式主要基于外科医生的偏好。关节镜下打结最重要的方面是使用一个外科医生可重复安全无困难完成的结。我们喜欢交替的半结打结法。两根单一缝合线被（分别）牵拉，桩线被向下推拉至盂唇的水平并拉紧。如果锚钉位置正确，这会将盂唇复位至肩胛盂边缘。然后向前推进推结器，并将该结固定在所修复（盂唇）的内侧，以避免将该结放在关节面上。通常每个缝线锚钉我们打6个结固定。

根据盂唇损伤的程度，大多数后方（盂唇）修复手术需放置2~4枚锚钉。然后修复上方的损伤盂唇。修复完成后，用探钩评估修复后的盂唇稳定性。

开放性后方稳定手术

一旦决定要进行开放性后方稳定手术，关节镜检查就要快速完成。取出关节镜器械，开始开放性手术。一般选择垂直的皮肤切口，平行于盂肱关节。（平行于）盂肱关节的线通常在肩锁关节的正后方。切口从肩胛冈的上端开始，通过后方关节镜检入路，向远端延伸7~9 cm到腋窝。

锐性切开至三角肌筋膜的水平，向两侧拉开皮瓣。通常自内向外沿着肌纤维的方向轻轻劈开三角肌筋膜。劈开应该在盂肱关节的正后方进行。一旦分开整个三角肌，放置深部拉钩，上方显露冈下肌，下方显露小圆肌。内旋肩关节通常有助于识别冈下肌和小圆肌（图10-7）。这些肌肉通常有一层较厚的筋膜覆盖，冈下肌被认为是两头之间有一条黄色脂肪带的双羽肌。在这个区域从外侧腱性部分纵向切开至切口内侧。肩胛上神经在内侧走行，距关节盂约1.5 cm，所以切开应该在此处停止。用Cobb拉钩和锐性切开，将冈下肌小心地抬离关节囊。应注意保护关节囊，以便在手术结束时进行关节囊修复和紧缩缝合。此时，暴露整个后方关节囊是很重要的。最容易的方法是彻底钝性切开关节囊外的冈下肌，并沿着盂肱关节上下分别放置弧形拉钩（图10-8）。

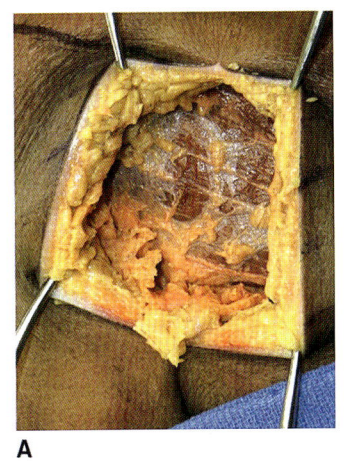 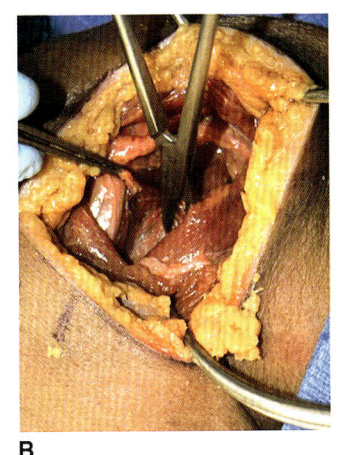 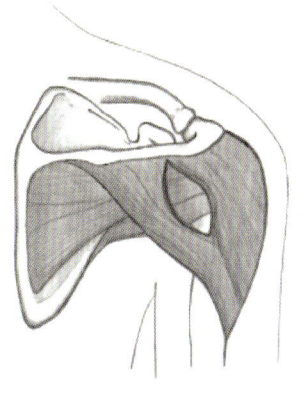

图10-7
（A）沿着纵向切口，辨认出三角肌，用Gelpi氏牵开器置于皮肤切口内以便于暴露。（B）三角肌是与（肌肉纤维）走行一致的夹板样结构，冈下肌位于三角肌的深面。（C）三角肌劈开显示暴露冈下肌

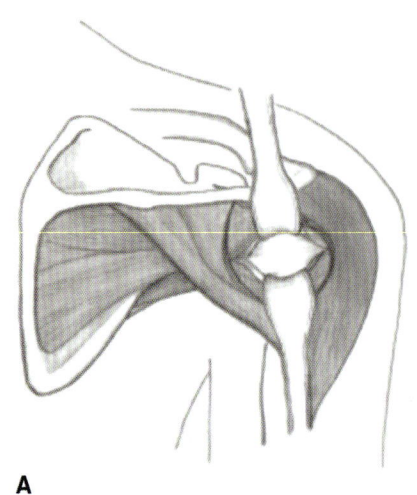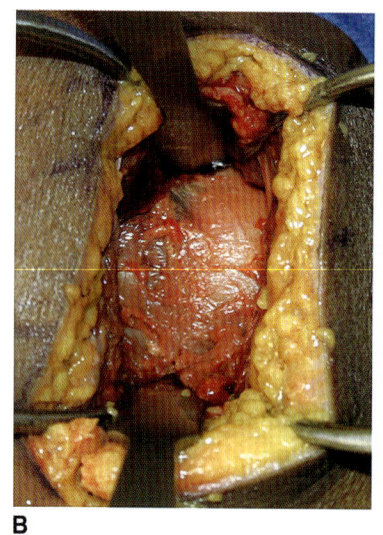

图10-8
（A）沿脂肪条纹劈开冈下肌，暴露肩袖肌肉深面的关节囊。（B）于肱骨头深面的两侧放置拉钩，以便于关节囊和盂唇显露

关节囊切开

关节囊切开通常采用T形内侧切口。由于不易分离和修复冈下肌腱，内侧关节囊切开术更常用于后方稳定手术。冈下肌腱很短，很难修复。用Bovie装置或记号笔于关节囊切开处做标记。垂直切口位于关节盂上关节囊附着点的外侧，纵向切口位于盂肱关节的赤道线（中线）处。皮瓣用缝合线标记，向上、向下牵拉以暴露盂肱关节（图10-9）。

盂唇修复

在多数情况下，后方盂唇是完整的。然而，在某些情况下，最初关节镜检查已确定盂唇需要修复，则还要进行额外的关节囊紧缩缝合。将损伤的盂唇提起并将其从关

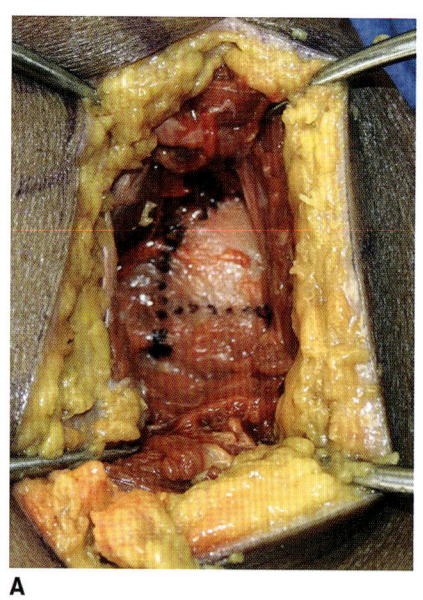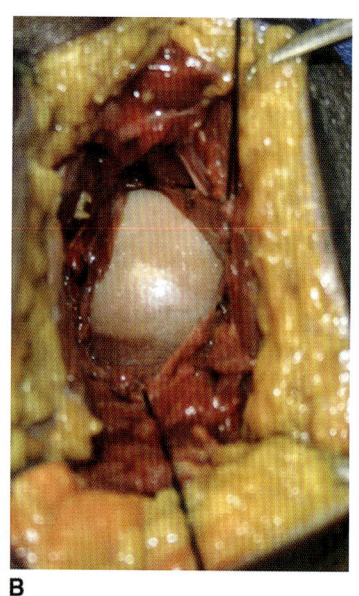

图10-9
（A）关节囊暴露后，按计划进行内侧T形切开。纵向切口刚好位于肩胛盂和盂唇边缘外侧，按计划横向沿肱骨头下1/3处切开（关节囊）。（B）关节囊切开后，于关节囊前缘进行标记

节盂游离。将关节盂颈部新鲜化以形成渗血骨面。于（关节）软骨边缘钻孔，然后置入锚钉。不可吸收缝线被放置在盂唇周围，盂唇被固定在肩胛骨边缘。打结时需要注意不影响盂肱关节。我们通常使用2~3枚锚钉修复后方盂唇（图10-10）。

关节囊紧缩缝合

将手臂置于20°外展位置，进行关节囊内移。先把下方软组织瓣向上提拉至肩胛盂和盂唇的上缘。然后把它重新固定于关节囊-盂唇复合体。将上方软组织瓣向下折叠，能够有效增强下方软组织瓣。纵向切口用不可吸收缝线折叠缝合以加强修补（图10-11）。

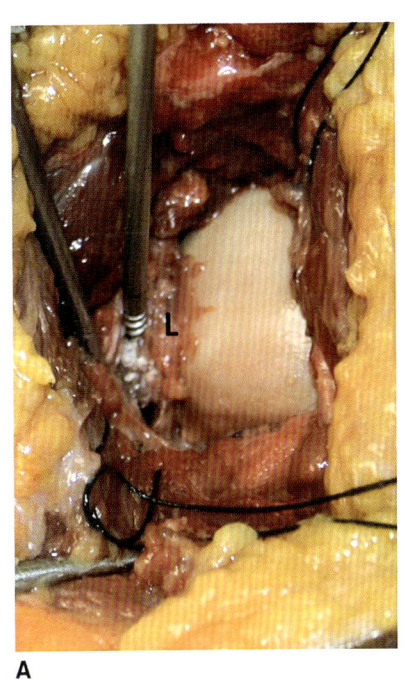
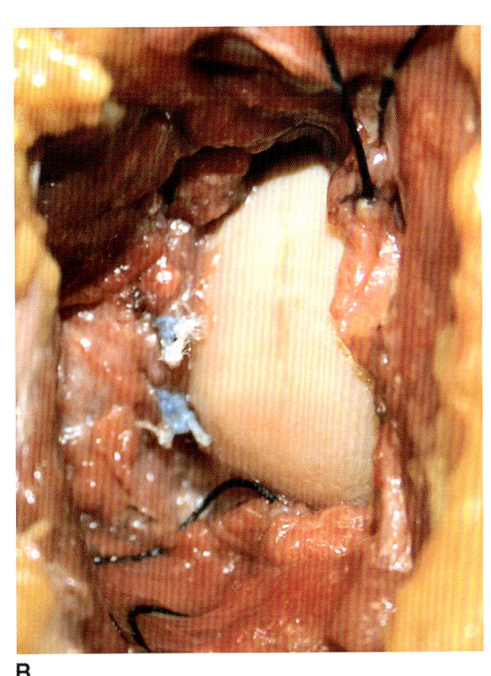

图10-10
（A）盂唇抬高后，在其关节盂的骨性止点处放置锚钉。（B）将两枚锚钉放在盂唇上，把盂唇重新固定于肩胛盂上

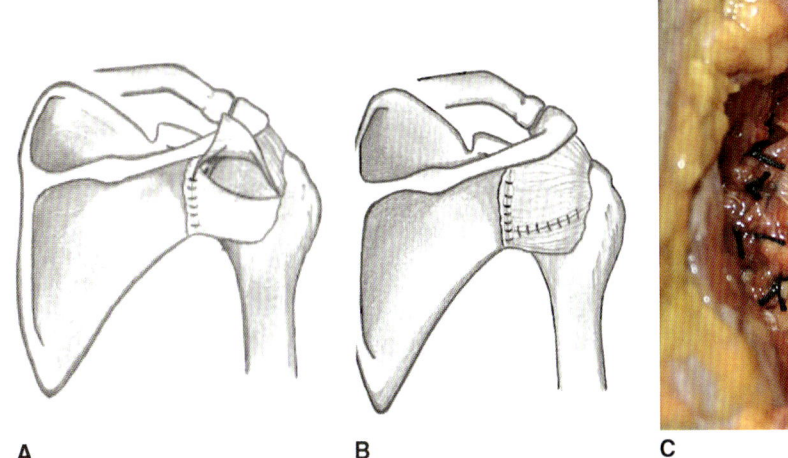
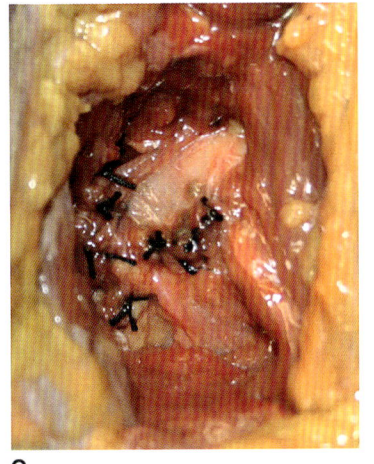

图10-11
（A）关节囊缝合术是将其下部向上移，并用间断缝线缝合到关节囊内侧切开处。（B）然后将关节囊上部推向下，以减小关节囊的空隙。（C）用纵向缝合和横向缝合完成关节囊切开后的关闭

加强术

在罕见的情况下，如后方不稳定的翻修手术时，对非常薄弱且拉长的关节囊，可能需要行关节囊紧缩缝合加强。关节囊的软组织加强修复术可通过垂直切开冈下肌并用关节囊修复缝线将其固定到关节囊上来完成。或者，异体跟腱移植物也可以用来增强后方关节囊，尽管利用这一移植物的长期临床数据还没有报道。

骨缺损和后倾

由于关节盂过度后倾导致的后方不稳定是罕见的，但在术前确定这一点很重要，因为单独的软组织手术可能导致持续的后方不稳定。暴露后方关节盂后，用磨钻打磨肩胛盂的后方骨皮质以提供一个新鲜的渗血骨床。可使用同侧髂嵴、同种异体胫骨远端或股骨头标本来源的预制同种异体骨块。移植物大小应约4 cm×2.5 cm。在关节囊修复前，预先对骨移植物和肩胛盂颈部进行钻孔。关节囊复位至骨块和关节盂缘之间。使用平行于关节面的双皮质螺钉将骨块固定于关节盂的后下象限（图10-12）。另外，对于那些肩胛盂过度后倾（>10°）的患者，可以进行关节盂开放楔形截骨术（进行矫正）。然而，由于术式在邻近肩胛上神经进行操作，技术难度很大，骨块的固定也很具有挑战性。

缝合

逐层闭合伤口，通常用2-0薇乔线轻柔地闭合冈下肌筋膜和三角肌筋膜。皮肤采用2-0薇乔线缝合深层真皮和2-0 Prolene（聚丙烯）线连续缝合皮下。然后用无菌敷料覆盖，将患肢用外展矫形器固定并保持轻微外展和中立旋转位，通常不放置引流。

关节镜下后方入路骨阻挡手术

手术技术的进步使关节镜下后方入路骨阻挡手术成为可能。这样可以避免后方切口，并保留肩袖肌腱。从髂前上嵴取2 cm×1 cm×1 cm骨块并于骨块上钻2个3.2 mm的导向孔，敲入移植物中心。3个主要的入路用于准备和移植物通过：标准后方入路（A入路）、后上穿冈下肌入路（B入路）和前方肩袖间隙入路（E入路）。从前方入路查看时，用剥离子与射频装置将关节囊和盂唇从关节盂颈部游离下来，直至暴露冈下肌和小圆肌纤维。用磨钻将关节盂边缘清理成平整、渗血骨面。A入路扩大到2~3 cm，用

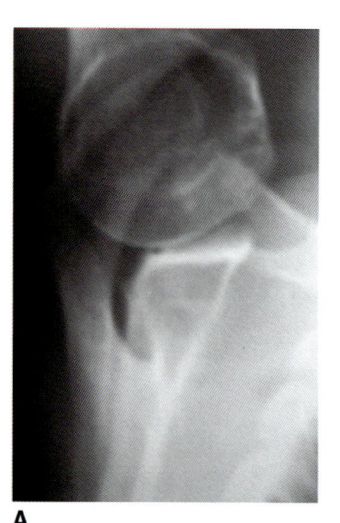 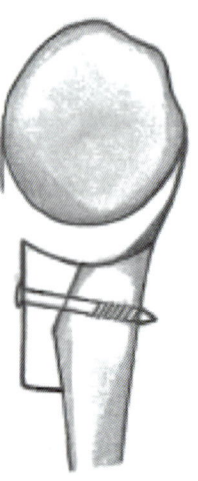

图10-12
（A）腋侧位X线片显示关节物盂后缘有明显骨缺损。（B）图示髂嵴骨移植物用于加强后方肩胛盂。骨移植物用4.5 mm部分螺纹松质骨螺钉将其压配固定于后方肩胛盂

双枪套管将移植物通过后方劈裂肌肉和切开的关节囊（进入盂肱关节）。骨块的松质骨面紧靠于肩胛盂缘，用两枚1.48 mm的克氏针将骨块临时固定。然后用两枚3.5 mm的部分螺纹螺钉固定移植物。下方螺钉先固定，如果需要，在上方螺钉固定前将移植物进行旋转（以保证骨块和肩胛盂关节面在同一水平）。如果有残留的关节囊或盂唇将有助于修复的进行，可以把这些软组织通过缝合锚钉固定于骨块的周围。

经验和教训

经验

1. 损伤的后方盂唇完全游离后可解剖修复至肩胛盂边缘。
2. 熟悉辅助入路和锚钉置入的经皮通道，能让外科医生使用器械对关节盂的所有部位的盂唇进行修复。
3. 肩胛盂缘新鲜渗血骨床的准备，可以加强盂唇愈合。
4. 可靠地打结（方法）或使用无结缝线锚钉能提供安全的关节囊固定。
5. 关节囊的紧缩缝合是通过关节囊的折叠，而不是前方稳定手术中所见的向上移位（提拉）。

教训

1. 术前计划不充分或诊断性检查不完全可能导致无法识别特定因素，如关节盂骨缺损或关节盂过度后倾，这些因素使患者在关节镜下后方稳定术后更易发生失败。
2. 不正确的角度弧线可能导致关节盂或肱骨头软骨损伤。

术后管理

回顾患者术前物理治疗，以指导患者术后预防措施，保护修复的盂唇。我们通常会把患者放在枪手吊带中，以固定手臂于外旋位并避免内旋。每天允许患者把手臂自吊带拿出进行被动外展和前屈功能锻炼，但应限制于前屈120°和内旋30°。在术后6周内，大部分时间都要佩戴吊带。6周后，肩关节主动和被动活动练习开始，目标是在第12周前达到预期活动范围的90%。活动范围改善后，增加进行性阻力训练和加强肩袖与肩胛稳定肌肉的训练。在大多数情况下，患者可以在手术后7~9个月恢复到完全活动范围。

并发症

后方不稳定手术的术后并发症可能性较小，但应考虑其严重性。正如结果部分所讨论的，关节镜和开放性后方稳定性手术的主要风险之一是不稳定复发，复发率在8%~19%。肩关节镜检查术后感染率小于1%。并发症也可能与患者的体位有关，包括在沙滩椅位的脑血管灌注减少和侧卧位的下肢的神经失用症。

结果

随着技术和器械的发展（革新），关节镜下稳定术能有效处理肩关节后方不稳定。在一项针对183例运动员和200例肩关节后方不稳定患者的前瞻性研究中，Bradley等在报告了手术治疗后36个月内优良结果。术后美国肩肘外科协会（ASES）评分平均为85.1分，重返运动率＞90%。DeLong等对后方稳定手术术后的结果进行了Meta分析，纳入了27项关节镜下稳定手术研究。这些研究包含了773例患者的817个肩关节，平均年龄24.5岁。总的来说，不稳定复发率为8.1%，其中对抗性运动员的复发率最低（5.1%），投掷运动员的复发率最高（12.1%）。患者平均术后ASES评分为89.7分，运动恢复率为91.8%，运动范围满意率为90.4%，总满意度93.8%。

开放性肩关节后方稳定术后的总体疗效也较理想。大多数研究报告75%~90%的患者效果良好或很好，复发率在7%~30%之间。Bottoni等报告31例接受肩关节后方稳定术治疗的患者，其中12例为开放性手术。所有的患者均是由于创伤导致的后方不稳定。平均随访40个月，开放组和关节镜组各有1例复发。接受开放性后路手术稳定手术的12例患者中有11例（91%）报道了良好或很好的结果。Wolf等研究了迄今为止最大的开放性肩关节后方稳定术患者系列。平均随访7.6年，44例患者中32例（72%）报道效果为良好或很好，复发率为13%。后方骨块加强手术的术后结果也很令人欣喜。最近一项平均随访6年的回顾性研究显示进行了肩胛盂加强术的21个肩关节，所有患者均报道了预后良好或很好，21例患者中有15例恢复到损伤前的运动水平。3例患者被认为是失败的，2例有后方恐惧症，1例有复发性后方不稳定。

DeLong等在Meta分析中回顾了26项4级证据的研究，包括321例接受开放性后方之路稳定手术治疗的肩关节。复发率为19.4%，患者满意度为86.1%，恢复运动率为66.4%。虽然这些比值低于关节镜下稳定手术治疗的报告，但这些研究是非比较性的，与关节镜下治疗的患者相比，这些开放手术的患者可能有不同的病理学特征。关节镜下后方稳定手术的优点包括尽量减少对后方肩袖和三角肌的干扰，这也可能是造成这些所观察到的差异性的原因。将来需要对这一主题进行更高级别研究，以阐明手术适应证和治疗建议。

Wellmann等报道了关节镜下后方关节囊修补术和后路骨阻挡手术的初步结果。术后26个月共评估了24个肩关节。复发率为12.5%（3/24），与前面报道的开放性后方骨阻挡手术的结果相接近。术后安大略省肩关节（WOSI）评分提高了66%，Rowe评分提高了25分。由于螺钉刺激，术后经常需要取出内固定（16/24）。这份早期报告显示，虽然仍需进一步研究阐明这种较新方法的作用，但是关节镜下后方骨阻挡技术可能提供与开放性骨阻挡手术一致的效果。

总结

肩关节复发性后方不稳定比前方不稳定较少见。诊断可能是难以确定的，但是大多数情况下，通过全面的病史询问、体格检查以及合适的影像检查，可能得出一个较为准确的诊断。在那些通过诊断性物理治疗没有改善的患者中，后方稳定手术提供了一种疗效可靠的治疗选择。尽管目前的文献和技术限制了关节镜的应用，但是否进行关节镜下或开放性稳定手术治疗取决于患者的症状、麻醉下检查和诊断性关节镜检查。单纯的盂唇撕裂或盂唇撕裂合并较小的关节囊松弛，可以通过关节镜下手术治疗。肩关节后方入路方便直接，可以很好地进入后方盂肱关节。盂唇修复术联合后方关节囊紧缩缝合可恢复肩关节的稳定性。

参考文献

[1] Blomquist J, Solheim E, Liavaag S, et al. Shoulder instability surgery in Norway: the first report from a multicenter register, with 1-year follow-up. Acta Orthop. 2012;83(2):165–170.

[2] Krøner K, Lind T, Jensen J. The epidemiology of shoulder dislocations. Arch Orthop Trauma Surg. 1989;108(5):288–290.

[3] Owens BD, Campbell SE, Cameron KL. Risk factors for posterior shoulder instability in young athletes. Am J Sports Med. 2013;41(11):2645–2649.

[4] Owens BD, Duffey ML, Nelson BJ, et al. The incidence and characteristics of shoulder instability at the United States Military Academy. Am J Sports Med. 2007;35(7):1168–1173.

[5] Song DJ, Cook JB, Krul KP, et al. High frequency of posterior and combined shoulder instability in young active patients. J Shoulder Elbow Surg. 2015;24(2):186–190.

[6] Bradley JP, McClincy MP, Arner JW, et al. Arthroscopic capsulolabral reconstruction for posterior instability of the shoulder: a prospective study of 200 shoulders. Am J Sports Med. 2013;41(9):2005–2014.

[7] Beighton P, Solomon L, Soskolne CL. Articular mobility in an African population. Ann Rheum Dis. 1973;32(5):413–418.

[8] Galvin JW, Parada SA, Li X, et al. Critical findings on magnetic resonance arthrograms in posterior shoulder instability compared with an age-matched controlled cohort. Am J Sports Med. 2016;44(12):3222–3229.

[9] Mazzocca AD, Chowaniec D, Cote MP, et al. Biomechanical evaluation of classic solid and novel all-soft suture anchors for glenoid labral repair. Arthroscopy. 2012;28(5):642–648.

[10] Davidson PA, Rivenburgh DW. The 7-o'clock posteroinferior portal for shoulder arthroscopy. Am J Sports Med. 2002;30(5):693–696.

[11] Servien E, Walch G, Cortes ZE, et al. Posterior bone block procedure for posterior shoulder instability. Knee Surg Sports Traumatol Arthrosc. 2007;15(9):1130–1136.

[12] Barbier O, Ollat D, Marchaland J-P, et al. Iliac bone-block autograft for posterior shoulder instability. Orthop Traumatol Surg Res. 2009;95(2):100–107.

[13] Millett PJ, Schoenahl J-Y, Register B, et al. Reconstruction of posterior glenoid deficiency using distal tibial osteoarticular allograft. Knee Surg Sports Traumatol Arthrosc. 2013;21(2):445–449.

[14] Smucny M, Miniaci A. A new option for glenoid reconstruction in recurrent anterior shoulder instability. Am J Orthop. 2017;46(4):199–202.

[15] Graichen H, Koydl P, Zichner L. Effectiveness of glenoid osteotomy in atraumatic posterior instability of the shoulder associated with excessive retroversion and flatness of the glenoid. Int Orthop. 1999;23(2):95–99.

[16] Hawkins RH. Glenoid osteotomy for recurrent posterior subluxation of the shoulder: assessment by computed axial tomography. J Shoulder Elbow Surg. 1996;5(5):393–400.

[17] Schwartz DG, Goebel S, Piper K, et al. Arthroscopic posterior bone block augmentation in posterior shoulder instability. J Shoulder Elbow Surg. 2013;22(8):1092–1101.

[18] DeLong JM, Jiang K, Bradley JP. Posterior instability of the shoulder: a systematic review and meta-analysis of clinical outcomes. Am J Sports Med. 2015;43(7):1805–1817.

[19] Weber SC, Abrams JS, Nottage WM. Complications associated with arthroscopic shoulder surgery. Arthroscopy. 2002;18(2):88–95.

[20] Bottoni CR, Franks BR, Moore JH, et al. Operative stabilization of posterior shoulder instability. Am J Sports Med. 2005;33(7):996–1002.

[21] Fronek J, Warren R, Bowen M. Posterior subluxation of the glenohumeral joint. JBJS. 1989;71(2):205–216.

[22] Tibone J, Ting A. Capsulorrhaphy with a staple for recurrent posterior subluxation of the shoulder. JBJS. 1990;72(7):999–1002.

[23] Tibone JE, Bradley JP. The treatment of posterior subluxation in athletes. Clin Orthop Relat Res. 1993;291:124–137.

[24] Wolf BR, Strickland S, Williams RJ, et al. Open posterior stabilization for recurrent posterior glenohumeral instability. J Shoulder Elbow Surg. 2005;14(2):157–164.

[25] Wellmann M, Pastor MF, Ettinger M, et al. Arthroscopic posterior bone block stabilization-early results of an effective procedure for the recurrent posterior instability. Knee Surg Sports Traumatol Arthrosc. 2018;26(1):292–298.

第11章　开放肩关节前方稳定术

Champ L. Baker III

概述

肩关节前方不稳定是接触和对抗运动员常见的问题。有几项研究详细描述了年轻活跃个体在肩关节前脱位后的高复发率。对于这些有继发的高复发率、进行性骨丢失的风险以及伴随后续事件的附加病损的患者，通常推荐手术治疗。最初可能尝试非手术治疗，特别是在赛季当中；但是，运动员仍有可能发生后续不稳定事件。在一项研究中，45例大学生中有33例运动员（73%）在回归运动后，可以在整个赛季的某段时间维持向前半脱位或脱位状态。在这重返运动的33例中，有21例（64%）出现了后续复发性不稳定。在适当的保守治疗后有持续症状的老年人或不太活跃的患者也可能是复发性肩关节前方不稳定的手术治疗的候选者。

一些外科手术技术已经被介绍用于治疗肩关节前方不稳定，包括关节镜下Bankart修补术、开放性前方关节囊紧缩缝合术和骨阻挡手术。开放性解剖复位前方稳定手术历史上曾被认为是治疗肩关节前方不稳定的金标准；然而，随着关节镜技术的不断改进和发展，最近的研究已经证明了两种方法之间的相似结果。合适的患者选择对于获得最佳结果至关重要。Balg和Boileau前瞻性地回顾了131例复发性肩关节前方不稳定进行关节镜下Bankart修复的患者。术后患者失败的6个危险因素：患者年龄<20岁；参与竞技运动；参与接触或强迫过头运动；肩关节过度松弛；在外旋位的AP平片上存在Hill-Sachs损伤；以及AP位片上的正常关节盂轮廓丢失。作者研究出将不稳定性严重性指数评分（Instability Severity Index Score，ISIS）用0~10分来表示这些危险因素，0分表示没有复发危险，患者危险因素评分≤6分是复发率为10%。患者危险因素评分>6分的复发率为70%，推荐进行关节镜下手术。作者推荐给更高危患者采用开放稳定性手术。

开放前方稳定性手术在以下情形下应优先于关节镜下手术考虑：接触和对抗运动员时尤其是在有骨丢失的患者、多次脱位和潜在质量较差的关节囊组织的患者以及之前技术良好的关节镜修复术后失败的患者。特定性关节盂骨折和出现HAGL病变也是开放性修复的相对适应证，这取决于手术医生的经验和能力。明显的肩胛盂骨缺损、Hill-Sachs损伤或双极骨缺损的患者，关节镜术后出现失败率显著增高。开放性前方稳定性手术结合Bankart修补和关节囊移位，即使在有高达25%的肩胛盂骨缺损的情况下也可取得良好的效果。

禁忌证

尽管有报道详述了开放性关节囊修复术在治疗即使在有明显骨缺损的情况下的肩关节前脱位患者的（较好）成功率，但关节盂骨缺损＞25%的情况应通过骨块加强术来处理。在过头投掷运动员中，恢复动作和保持外旋是至关重要。在这组患者中应考虑关节镜下稳定手术，相对于开放式稳定术，关节镜下手术会减少潜在的运动丢失。如果进行开放手术，肩胛下肌劈裂和水平关节囊切开术可以最大限度地减少运动范围的损失，并使本组参与过头运动的运动员有效地重返运动。

术前准备

术前仔细彻底的评估包括病史采集、体格检查、高级影像学检查和麻醉下查体，对复发性前方盂肱关节不稳定患者选择合适的手术方式至关重要。详细的病史记录包括最初的受伤机制，如手臂位置、创伤程度和是否需要正式复位。无明显创伤的症状出现表明存在多方向不稳定成分。临床医生应该注意脱位发作的次数和频率。轻微创伤或睡眠期间脱位频率的增加表明存在明显的骨缺损。应检查双侧肩关节：肌肉萎缩、主动和被动活动范围、力量测试和诱发性动作等。被动外展增加超过90°则提示下方关节的过度松弛。明显的陷窝征为多向不稳定时的诱发症状。持续外旋位的陷窝征的沟征表明肩袖间隙功能不良。外展外旋位的恐惧试验阳性加上复位试验阳性则可诊断肩关节前方不稳定。轴移试验评估肩关节前后向松弛。应注意重新引起脱位症状的手臂位置。肩关节外展、内收和内旋的综合征需要考虑肩关节后方不稳定性，可通过Jerk和Kim试验进一步评估。中段外展不稳定症状应考虑骨质缺损。应评估肩袖的完整性，特别是压腹试验和熊抱试验评估肩胛下肌功能。

平片包括AP位、腋位和Y形出口位（图11-1）。附加的X线片包括Stryker切线位以评估Hill-Sachs损伤和West Point位用来改善肩胛盂前缘的视野。MRI有助于识别由不稳定事件引起的各种病理改变，包括：Bankart损伤、HAGL损伤、ALPSA损伤、相关的

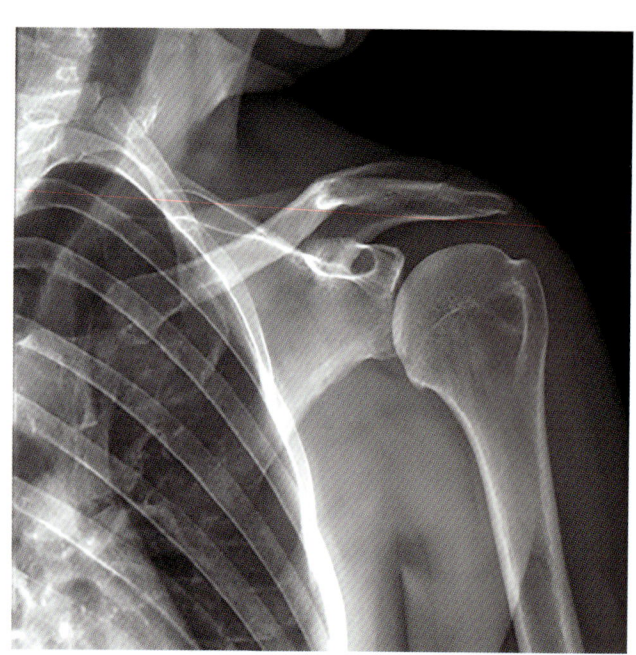

图11-1
左肩AP位片显示肩胛盂正常轮廓消失

肩袖损伤、后方盂唇撕裂和SLAP撕裂。如果根据临床病史判断有明显的骨缺损或者如果在X线片上看到任何骨缺损，则应进行CT扫描。去肱骨头（Subtraction）三维CT重建有助于量化肩胛盂骨缺损。CT扫描还可以用关节盂轨迹的概念并量化双极骨丢失。肩胛盂轨迹即为以外展外旋的姿势抬高肩关节时肱骨头与肩胛盂接触的区域。伴随进行性关节盂骨缺损，关节盂轨迹宽度减小。如果整个Hill-Sachs损伤位于关节盂轨道内，则认为是在轨道或不啮合；如果整个Hill-Sachs病变向内侧延伸超过肩胛盂轨道的内侧缘，被认为脱离轨道，有很高的啮合和脱位风险。

手术技术

在患者被运送到手术室之前，手术医生会标记和识别手术侧肩关节。先行肌间沟阻滞给药，全麻诱导后，在患者仰卧位行麻醉后对患者手术侧和健侧的肩关节进行检测。根据Altchek等的标准对关节盂肱关节前、后和下方盂肱关节的移位进行分级。床头抬高约30°，枕头置于大腿下方，使膝盖和臀部保持在轻微屈曲的位置。两个折叠的手术巾放在肩胛骨后面以方便支撑。整个上肢在手臂自由的状态下以常规无菌方式消毒铺巾。衬垫舒适和保护良好的Mayo支柱用于支持手臂。锁骨和喙突的骨性标志触摸后用记号笔标记出来。

切口直接于三角肌沟从邻近喙突开始向远端切开。插入两个Gelpi自动拉钩在暴露筋膜的同时保持组织张力。形成厚皮瓣。在确定位于三角肌胸大肌间沟的脂肪条纹

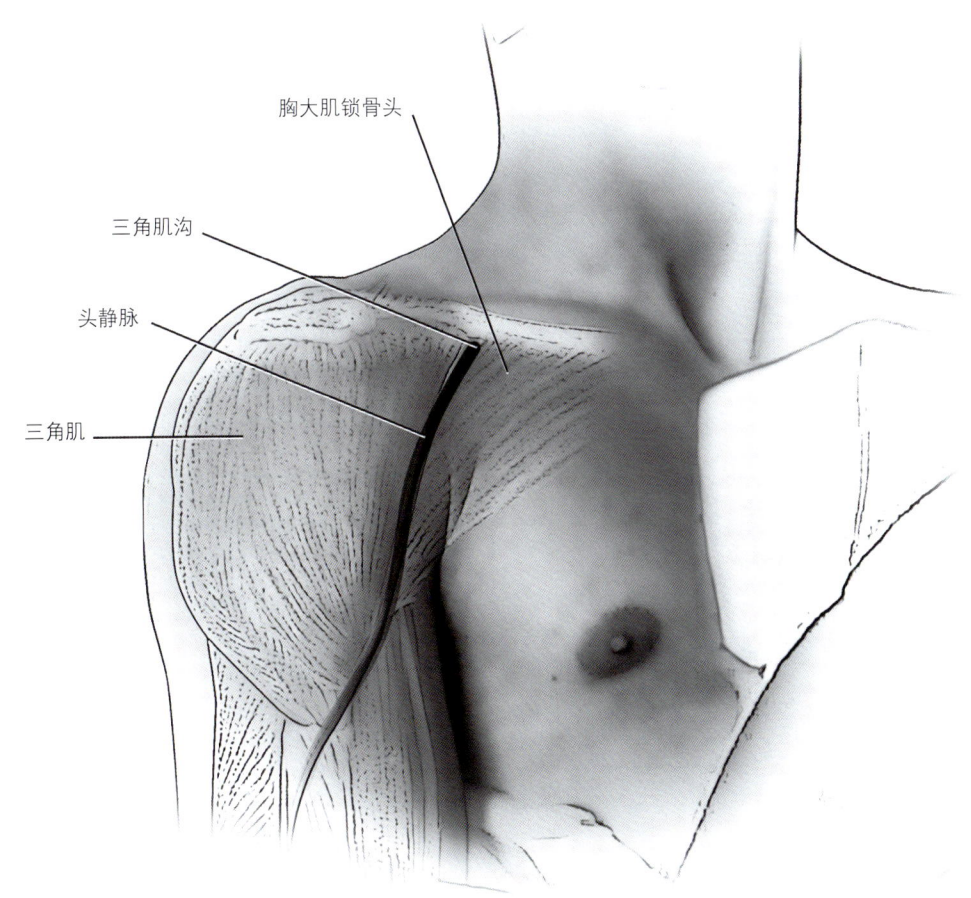

图11-2
标记有头静脉的三角肌胸大肌间沟

后，确定头静脉位置并与三角肌一起牵向外侧（图11-2）。联合钝性手指分离和应用Bovie电刀切开三角肌胸大肌间沟。在暴露时Gelpi拉钩调整并放置在间沟内。胸大肌镰状韧带被分开，以便进一步显露下方。分离三角肌下平面以改善三角肌外侧的显露（游离）。于喙肩韧带顶部放置一点状Hohmann拉钩，以便更好地观察上方。在喙突水平通常有一组血管穿过三角肌内侧，应予以结扎以使三角肌胸大肌间沟完全打开。从可触及的喙突附着部位，可辨认出肱二头肌短头的白色肌腱条纹和较外侧的红色肌肉条纹。用Bovie电刀在联合肌腱短头的外侧切开锁胸筋膜。这个切口是从喙突近端延伸至胸大肌止点的远端水平。然后，手术医生将使食指于联合肌腱下方，沿着肩胛下肌腱内侧，向下轻推触摸并定位腋神经。Kolbel自动拉钩放在内侧以牵开联合肌腱并向外侧牵开三角肌。放置内侧Kolbel拉钩时要注意保护肌皮神经，避免过度牵引。然后用巾钳将Kolbel牵开器手柄固定在患者臂部周围的Coban包裹上。

将手臂外旋约65°完全暴露肩胛下肌（图11-3）。在肩胛下肌下缘，定位旋肱骨前动脉及其并行静脉。于外侧面，触摸肱骨小结节上的肩胛下肌腱性附着。确定肩胛下肌上缘的肩袖位置。然后按照前述Montgomery和Jobe的方法进行肩胛下肌劈裂。用电刀横向切开肩胛下肌腱，劈裂位置在肩胛下肌腱上2/3和下1/3之间（图11-4）。在这个层次切开关节囊时注意避免穿透太深。劈裂切口于肩胛下肌止点外侧到覆盖内侧肩胛盂颈部。用Freer和Key剥离子将肩胛下肌从下面的关节囊仔细分离。将肩胛下肌从

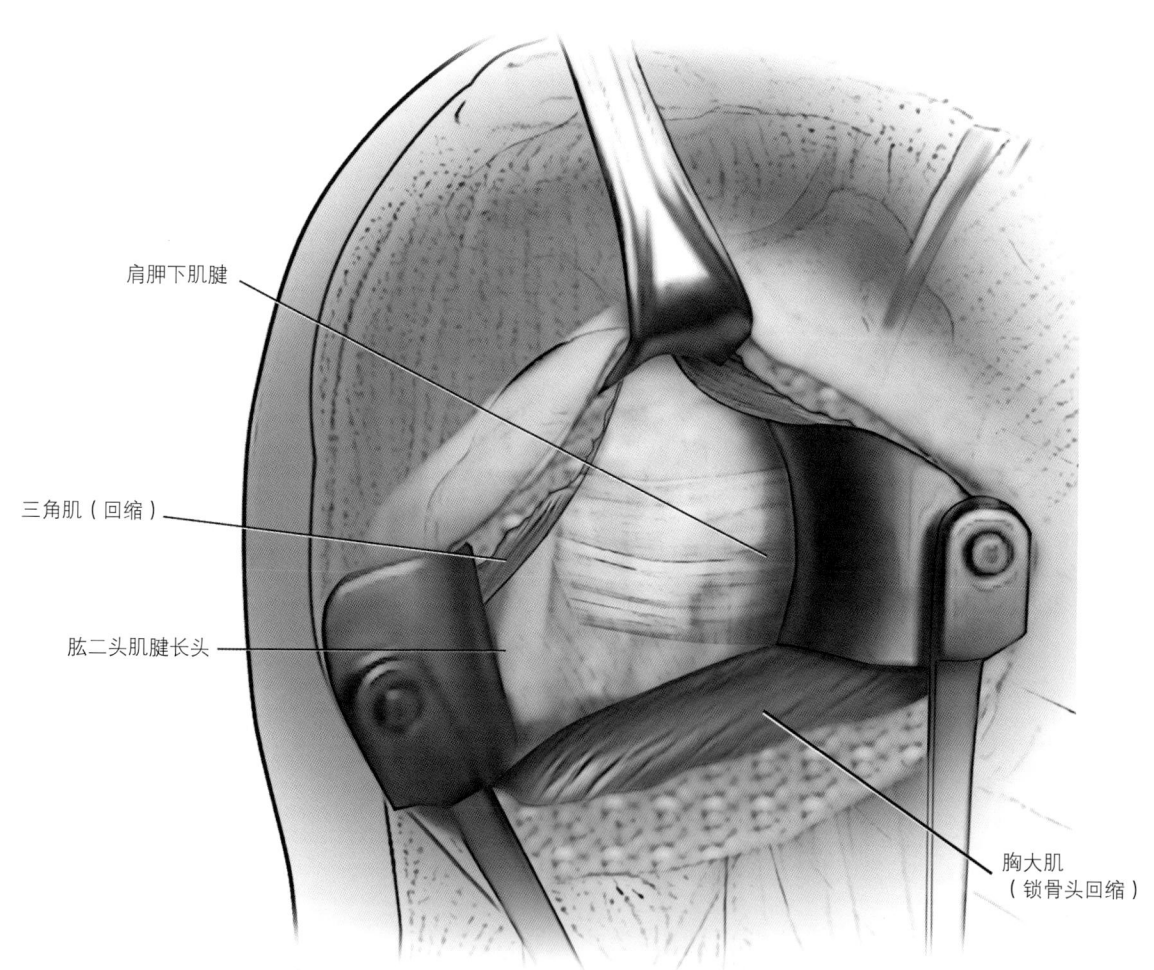

图11-3
完全显露肩胛下肌

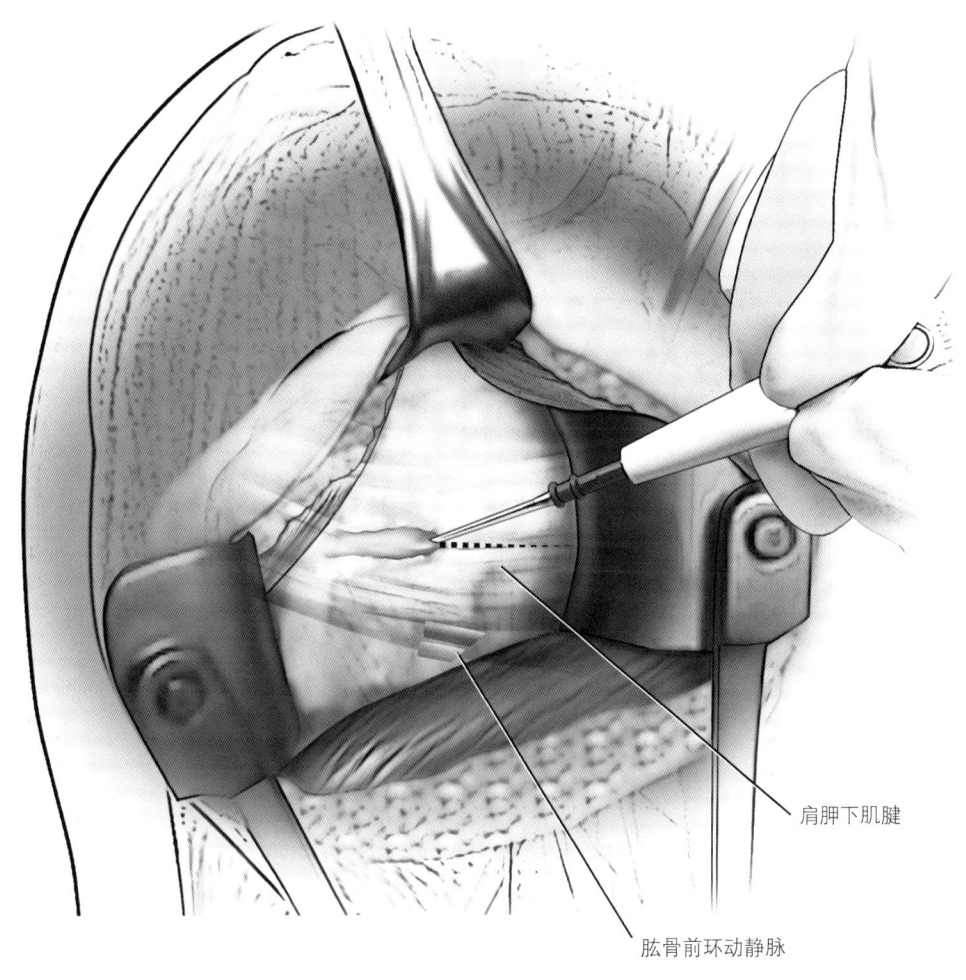

肩胛下肌腱

肱骨前环动静脉

图11-4
肩胛下肌上2/3与下1/3交界处的横向切口

更内侧开始分离能使肩胛下肌和关节囊获得一个更解剖、更自然的分离。一旦将覆盖其上的肩胛下肌从关节囊上完全分离，将Gelpi自动拉钩放置于肩胛下肌的上、下两部分之间。一个三叉牵开器沿着肩胛颈前方放置于内侧，以完全暴露关节囊。然后根据先前的肩胛下肌劈裂水平切开关节囊，刚好位于盂肱下韧带前束增厚处的上方（图11-5）。注意避免不要切开太深而损伤前方盂唇。用2号编织缝线缝合关节囊上、下部分并牵开。在关节内后方关节盂和肱骨头之间放置一个环形Fukuda拉钩，以获得最终显露。检查关节盂前缘是否存在Bankart病变。前下方关节囊-盂唇组织自关节盂前缘充分解剖、抬高并剥离。用小圆磨锉准备肩胛盂前缘和颈部的出血骨床，注意不要去除太多骨质。通常情况下，3枚生物复合物带2号编织缝线锚钉尽可能向外侧放置于关节盂前缘上（图11-6）。这些锚钉的位置分别为5点半钟、4点钟和3点钟位置（右肩）。双线缝合锚钉最常用作最下方锚钉，其余锚钉采用单线锚钉。从最下方锚钉开始，缝合线穿入Davis扁桃体针上，用水平褥式的方式穿过下方盂唇和下方关节囊。张力施加在下方关节囊的牵引线上，以利于将组织向上方转移。注意将关节囊向上移动而不是向内侧移动，以防止外旋受限。缝线在大约外展外旋均45°位时穿过手臂。下方锚钉两组缝合线放置后，下方关节囊的缝线以同样的方式穿过中间锚钉。然后，3点钟锚钉的缝线以水平褥式再次穿过上方关节囊（图11-7）。最后，中间锚钉的缝线穿过中间

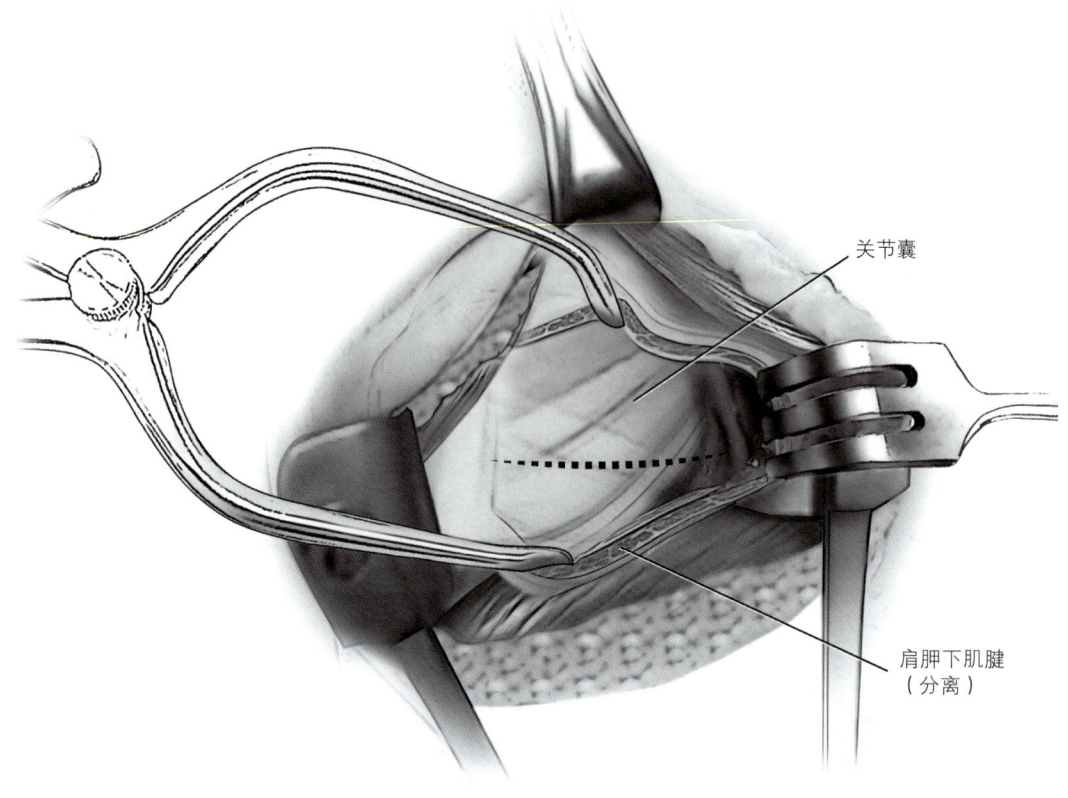

图11-5
关节囊水平切开暴露Bankart损伤

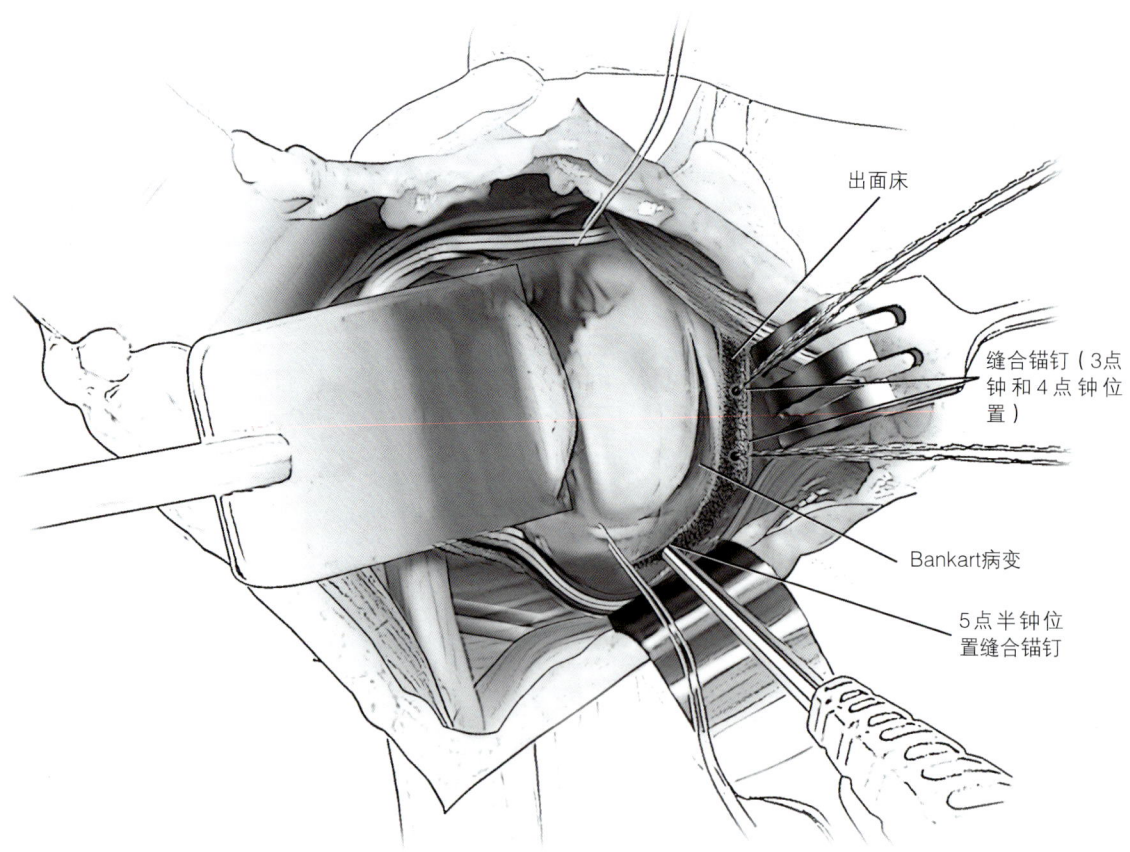

图11-6
通常情况下,3枚缝合锚钉沿肩胛盂外侧缘放置

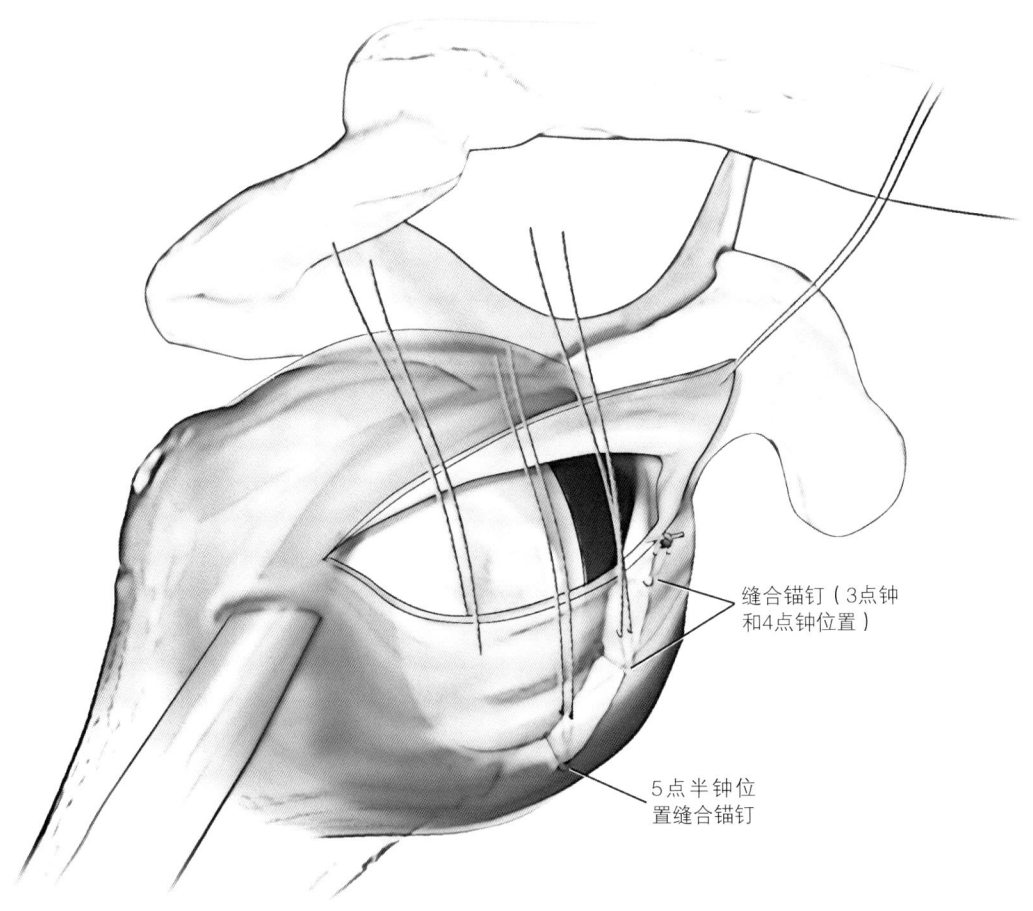

图11-7
下方和中间锚钉的缝合线以褥式缝合方式穿过下方关节囊。上方锚钉的缝线穿过上方关节囊

锚钉后,再穿过上方关节囊,使上方关节囊向下方移位,重叠加强下方关节囊。然后缝合线由下至上依次打结(图11-8)。用另一条2号编织线缝合关节囊外侧部分,完成修复。

冲洗伤口,肩胛下肌劈裂处用0号可吸收缝线闭合,用2-0号可吸收缝线松松地闭合三角肌胸大肌间沟,然后用2-0号可吸收缝线闭合皮下层,再用3-0号可吸收缝线缝合表皮。使用黏性皮肤条后覆盖无菌敷料并将手臂悬吊后置于外展位。

经验和教训

不稳定发作的次数和频率增加,外展中段的症状以及睡眠中的发作应该视作与适当的影像学相符合的肱骨头或肩胛盂侧出现较大骨缺损的可能性。大的肩胛盂骨缺损最好用骨块阻挡手术处理以减少复发。大的有症状性陷窝征显示有确定的下部成分不稳定的出现,需要进行下方关节囊转移并修复任何可能存在的前方盂唇病损。

Gill等在一份关于开放Bankart手术结果的早期报告中指出,肩关节前方不稳定的治疗是在尽量减少肩关节活动度损失和获得肩关节稳定性之间的平衡。(前方)稳定性手术的选择应个体化,以减少并发症,恢复稳定,重获有功能的活动范围。在肩胛盂缘采用水平关节囊切开术相对于垂直关节囊切开术,有助于防止关节囊内侧过度收紧

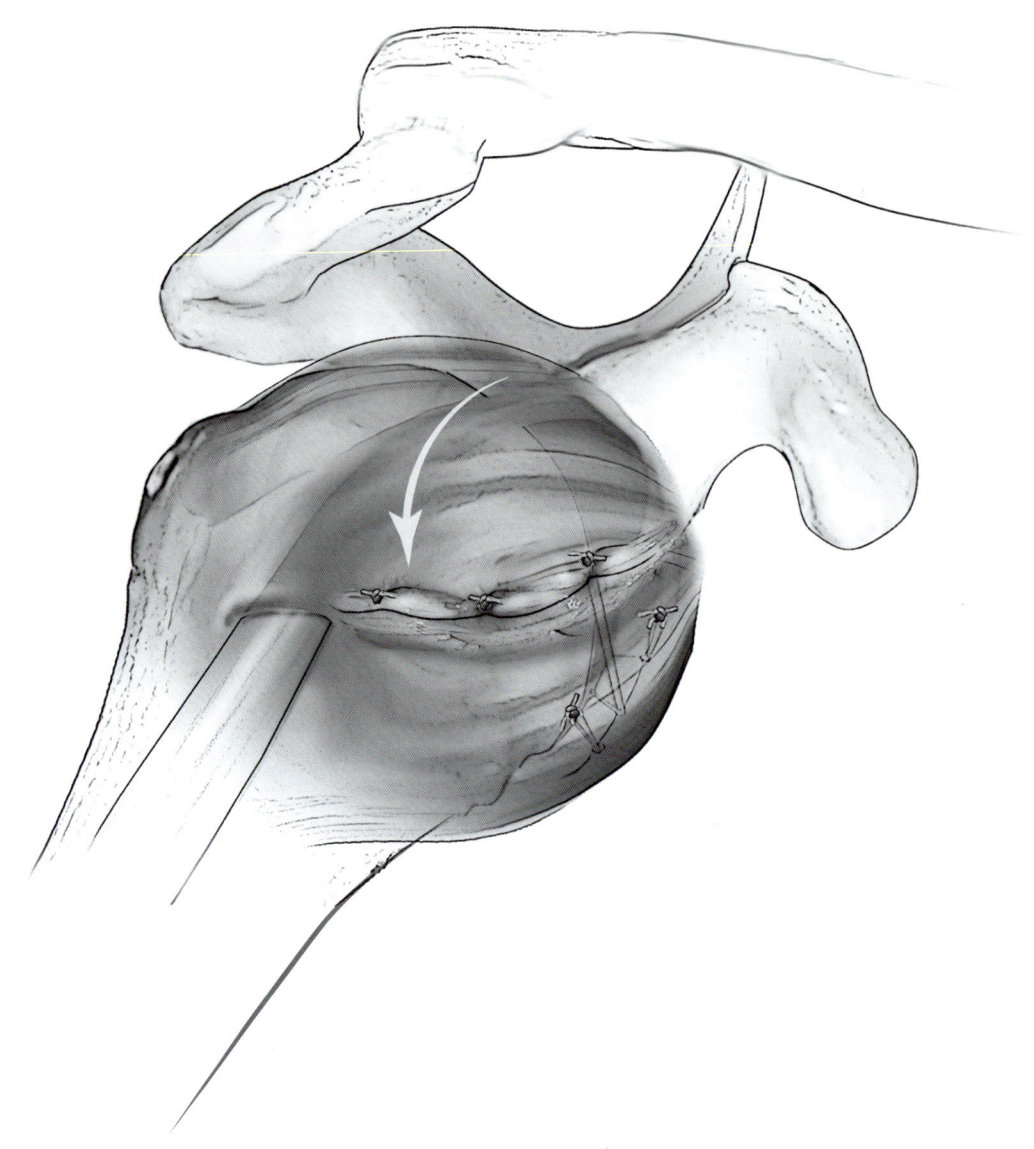

图 11-8
上方关节囊部分向下移位完成修复并闭合关节囊

对外旋限制，严重损害过头运动员。肩胛下肌劈裂相对于完全或上肩胛下肌的切断可以使运动范围提前恢复。应注意在关节囊修复使上臂大致处于45°外展外旋位，以帮助防止盂肱关节过度收紧。

通过对解剖学的深入了解、对手术细节的关注以及适当的牵开器暴露，神经血管并发症可以最小化。由于头静脉的大多数属支是从外侧进入的，所以应该在头静脉的内侧进行经三角肌胸大肌间沟的切开。旋肱前动脉及其并行静脉位于肩胛下肌下缘。注意不要自肩胛骨向下分离太多。上臂外旋时显露肩胛下肌有助于保护腋神经。联合肌腱过度收缩可引起肌皮神经损伤。

术后处理

术后患者的手术侧上肢放置在外展固定包中4周。可移除吊带以便穿衣、淋浴和锻炼。患者立即可以进行肘和腕关节的活动范围练习及每天几次的轻度钟摆练习

（Codman）。正式的物理治疗从术后1周开始，被动肩关节抬高限制在90°和内收位外旋25°。在术后4周停止悬吊后，进行主动和主动辅助运动范围的肩关节锻炼，同时外旋限制在45°（以内）直到术后8周。进行其他平面上的可忍耐的被动运动范围练习。大约术后6周开始三角肌和肩袖的等长运动。此时也开始加强肩胛周围力量练习。目标是术后12周运动范围达到正常。在忍受范围内提前加强肌肉锻炼逐步抗阻，随后进行轻度负重。术后12周开始引入肌肉增强训练、运动专项训练和高级条件反射，并继续进行肩胛骨康复。通常在术后6个月恢复运动竞赛和接触性运动。

并发症

开放Bankart修复的术后复发是最常见的并发症。复发可能是继发于不正确的诊断，如未能识别和适当处理存在的后向或多向成分的不稳定模式。手术操作不当，留下残余的Bankart损伤或未能纠正前方关节囊冗余也会导致复发。大量的肩胛盂或肱骨头骨缺损也会影响疗效。术后半脱位和脱位可能发生在新的创伤性或非创伤性事件之后。公开发表的中期随访研究结果显示Bankart修补术后复发率通常＜10%，尽管一些研究报告了更高的失败率（表11-1）。

Ho等在一家机构对肩关节前方不稳定手术后神经系统并发症进行了回顾，总的发生率为8.2%。神经损伤可能包括难以定位感觉障碍、更多具有运动和感觉成分的弥漫性臂丛神经病变，或排除不完整的轴索或周围神经病变，包括腋窝或肌皮神经。神经损伤最常见的机制是牵引。通过小心地将患者的颈椎放置在中立的位置，避免过度的肱骨牵拉，以及谨慎地放置和使用牵开器，可以将总体风险降到最低。具体来说，肌皮神经多于喙突下5~8 cm处进入联合腱，可能因牵开器放置不当或过度的内侧牵引而受伤。腋神经多见于下方关节囊平均3 mm处，并有损伤风险。虽然很少见，有些作者已经关注腋神经损伤。术中牵拉试验触摸神经和手臂外旋位放置可进一步减少医源性腋神经损伤。McFarland等注意到开放Bankart修复做肩胛下肌劈裂入路，在肩胛下肌下缘放置牵开器时无须做（腋神经）神经探查或触诊。

开放Bankart修复术后，由于盂唇修复和前下关节囊收紧以防止前方不稳定复发，可能会导致外旋丧失。Bankart修复应在肩关节外展30°~45°和外旋30°~45°的位置完成，

表11-1 开放Bankart修复后的复发率

作者	肩关节数	复发率
Uhorchak等	66	23%
Mohtadi等	79	11%
Montgomery和Jobe	31	3%
Wirth等	142	3%
Magnusson等	47	17%
Gill等	60	5%
Thomas和Matsen	39	2%
Pagnani和Dome	58	3%
Cole等	22	9%
Rhee等	32	12%
Rowe等	145	3%
Karlsson等	48	10%
Bottoni等	29	7%

以防止过度受限和运动损失。严重的外旋丧失，特别是过头运动员，即使肩关节稳定也可能会导致重返运动失败的糟糕结果。为达到肩关节稳定，整体肩关节功能不应受损。手术医生应了解所需的关节囊移位的量，以纠正所遇到的每名患者的病理情况。

盂肱关节病被很好描述为一种非解剖手术处理肩关节前方不稳定的并发症。解剖性前方关节囊紧缩缝合时过度收紧会限制外部旋转，也可能导致剪切力和压缩力的增加而导致关节面退行性变。Rosenberg等注意到退行性影像学改变与手臂外展时外旋受限和随访时间之间的关系。其他学者也注意到随访研究延长而骨关节炎的发病率增加。退行性变也可能是由于在关节面上不恰当地放置缝合锚钉造成的。

开放Bankart修复技术的大多数描述包括肩胛下肌腱的切断和修复。尽管对修复密切关注，但术后肩胛下肌功能不全还是可能发生。Sachs等报道了在一项包含30名患者的研究中，23%的患者在随访中出现肩胛下肌功能不全，患者优良率只有57%。在77%的肩胛下肌完整的患者中，患者优良率有91%。作者指出，术后肩胛下肌功能是决定患者满意度的最重要因素。虽然技术上对暴露的要求可能更高，肩胛下肌劈裂入路可能允许更积极的康复和恢复运动。

结果

在Bankart手术的经典报道中，Rowe等对145例采用标准手术治疗的前方肩关节不稳患者的结果和手术发现进行了详细的分析。暴露和修复是通过喙突截骨术、肩胛下肌切断和紧靠关节盂外侧的垂直关节囊切开术来完成的。外侧关节囊瓣关节囊直接缝合到关节盂前缘，内侧关节囊瓣用于加强。平均随访6年，5例前方不稳定复发，复发率为3.5%。通过Rowe评估，优良率为97%。77例运动员有70例（97%）能够重返体育运动。作者指出在出现Bankart损伤的85%病例中，在关节盂前缘的关节囊破裂是最显著和最常见的病变。Gill等在平均12年的随访中，对本系列56例患者60个肩关节采用改良Bankart手术治疗的结果进行了介绍。在完成肩胛下肌切断并从关节囊分离后，于肩胛盂缘水平在手臂外旋约为对侧肢体的一半时进行垂直关节囊切开术，可以最小化在修复时过度收紧关节囊的风险。穿过盂唇的褥式缝合同时穿过外侧关节膜瓣，并将外侧关节囊固定。然后内侧关节囊膜重叠缝合于其上。运用这一技术，3名患者（5%）出现复发性不稳定，平均有12°外旋丢失。47例患者中有46例能够恢复到术前的运动水平。根据他们新研发的评分系统，患者优良率为93%。作者注意到运动范围和结果质量之间的直接关系，并提醒不要过度拉紧修复。Thomas和Matsen报道了他们在平均5.5年的随访中，对39例创伤性肩关节不稳的患者进行解剖修复的经验。肩胛下肌和关节囊从肱骨外侧附着处集体抬高以便暴露。内侧撕脱的关节囊重新缝合于关节盂并完成修复。在Rowe评分的最终评估中，1例患者术后出现不稳定复发，优良率为97%（2%）。35名患者（90%）在工作和体育活动方面没有限制。Wirth等报告142例肩关节复发性前方不稳定患者采用两次穿透关节囊的双排扣叠瓦缝合术。暴露关节囊时肩胛下肌的上2/3部分被反折到内侧。关节囊在关节盂缘和肱骨中间分开。内侧关节囊盂唇损伤修复后，再行双穿膜重叠缝合术以减少总的关节囊体积。术后平均随访5年，Rowe评分中，132例肩关节优良率为93%。5例肩关节（3.5%）在最终评估时有复发不稳定的症状。70例患者中有63例（90%）以某种身份重返体育活动。Montgomery和Jobe报告了他们对31例过头运动员进行改良前方关节囊盂旁重建的平均随访27个月的随访结果。Bankart病变的修复是通过肩胛下肌劈裂和关节囊水平切开完成的。在最终评估中，31例患者中有25例（81%）恢复了先前的竞技运动水平。Rowe评分，有30例（91%）效果优良，1例（3%）出现复发而失败，只有2例患者运动丢失超过5°。Pagnani和Dome报告58名（肩关节前脱位）的美国橄榄球运动员，平均随访37个月。Bankart病变的修复是通过肩胛下肌切断和横向关节囊切开来完成的。16例患者行T形关节囊成形术处理关节囊松弛。2名球员（3%）术后反复半脱位。52名球员（90%）在术后至少1年内重返美国橄榄球运动。经Rowe评分，优良率为95%。体侧时平均9°外旋丢失，外展90°时平均8°外旋丢失。

开放Bankart修复术在翻修手术中也得到了良好的结果。Sisto报道了30例关节镜下Bankart修复术失败后进行开放性翻修手术患者。在平均46个月的随访中，平均改良Rowe评分从术后25分显著提高到84分，总体优良率为87%。30例患者中有26例（87%）恢复到先前的运动水平，没有出现不稳定症状。与对侧肩相比，外旋平均丢失8°。同样，Nevaiser等报告30例接受改良开放式Bankart修复术的患者，平均随访10.2年，没有发现不稳定复发和明显的运动丢失。23例患者中有22例能够重返体育运动。平均Rowe评分为87分，优良率为93%（28/30）。

参考文献

[1] Hovelius L. Anterior dislocation of the shoulder in teenagers and young adults. Five year prognosis. J Bone Joint Surg Am. 1987;69:393–399.

[2] Robinson CM, Howes J, Murdoch H, et al. Functional outcome and risk of recurrent instability after primary traumatic shoulder dislocation in young patients. J Bone Joint Surg Am. 2006;88:2326–2336.

[3] Bottoni CR, Wilckens JH, DeBarardino TM, et al. A prospective, randomized evaluation of arthroscopic stabilization versus nonoperative treatment in patients with acute, traumatic, first-time shoulder dislocations. Am J Sports Med. 2002;30:576–580.

[4] Arciero RA, Wheeler JH, Ryan JB, et al. Arthroscopic Bankart repair versus nonoperative treatment for acute, initial anterior shoulder dislocations. Am J Sports Med. 1994;22:589–594.

[5] Dickens JF, Owens BD, Cameron KL, et al. Return to play and recurrent instability after in-season anterior shoulder instability: a prospective multicenter study. Am J Sports Med. 2014;42:2842–2850.

[6] Buss DD, Lynch GP, Meyer CP, et al. Nonoperative management for in-season athletes with anterior shoulder instability. Am J Sports Med. 2004;32:1430–1433.

[7] Chalmers PN, Mascarenhas R, Leroux T, et al. Do arthroscopic and open stabilization techniques restore equivalent stability to the shoulder in the setting of anterior glenohumeral instability? A systemic review of overlapping meta-analyses. Arthroscopy. 2015;31:355–363.

[8] Balg F, Boileau P. The instability severity index score. A simple preoperative score to select patients for arthroscopic or open shoulder stabilization. J Bone Joint Surg Br. 2007;89:1470–1477.

[9] Williams AA, Arciero RA. Arthroscopic and open stabilization techniques for anterior instability in the contact athlete. Oper Tech Sports Med. 2016;24:278–285.

[10] Delos D, Moran C, Warren RF. Open Bankart repair in contact athletes: why and how. Oper Tech Sports Med. 2013;21:220–224.

[11] Burkhart SS, DeBeer JF. Traumatic glenohumeral bone defects and their relationship to failures of arthroscopic Bankart repairs: significance of the inverted-pear glenoid and the humeral engaging Hill-Sachs lesion. Arthroscopy. 2000;16:677–694.

[12] Bigliani LU, Newton PM, Steinmann SP, et al. Glenoid rim lesions associated with recurrent anterior dislocation of the shoulder. Am J Sports Med. 1998;26:41–45.

[13] Pagnani MJ. Open capsular repair without bone block for recurrent anterior shoulder instability in patients with and without bony defects of the glenoid and/or humeral head. Am J Sports Med. 2008;36:1805–1812.

[14] Montgomery WH III, Jobe FW. Functional outcomes in athletes after modified anterior capsulolabral reconstruction. Am J Sports Med. 1994;22:352–358.

[15] Yamamoto N, Etoi E, Abe H, et al. Contact between the glenoid and the humeral head in abduction, external rotation, and horizontal extension: a new concept of glenoid track. J Shoulder Elbow Surg. 2007;16:649–656.

[16] Di Giacomo G, Etoi E, Burkhart SS. Evolving concept of bipolar bone loss and the Hill-Sachs lesion: from "engaging/non-engaging" lesion to "on-track/off-track" lesion. Arthroscopy. 2014;30:90–98.

[17] Altchek DW, Warren RF, Skyhar MJ, et al. T-plasty modification of the Bankart procedure for multidirectional instability of the anterior and inferior types. J Bone Joint Surg Am. 1991;73:105–112.

[18] Gill TJ, Micheli LJ, Gebhard F, et al. Bankart repair for anterior instability of the shoulder: long-term outcome. J Bone Joint Surg Am. 1997;79:850–857.

[19] Millett PJ, Clavert P, Warner JJP. Open operative treatment for anterior shoulder instability: when and why? J Bone Joint Surg Am. 2005;87:419–432.

[20] Uhorchak JM, Arciero RA, Huggard D, et al. Recurrent shoulder instability after reconstruction in athletes involved in collision and contact sports. Am J Sports Med. 2000;28:794–799.

[21] Mohtadi NGH, Chan DS, Hollinshead RM, et al. A randomized clinical trial comparing open and arthroscopic stabilization for recurrent traumatic anterior shoulder instability. J Bone Joint Surg Am. 2014;96:353–360.

[22] Wirth MA, Blatter G, Rockwood CA. The capsular imbrication procedure for recurrent anterior instability of the shoulder. J Bone Joint Surg Am. 1996;78:246–259.

[23] Magnusson L, Kartus J, Ejerhed L, et al. Revisiting the open Bankart experience: a four- to nine-year follow-up. Am J Sports Med. 2002;30:778–782.

[24] Thomas SC, Matsen FA III. An approach to the repair of avulsion of the glenohumeral ligaments in the management of traumatic anterior glenohumeral instability. J Bone Joint Surg Am. 1989;71:506–513.

[25] Pagnani MJ, Dome DC. Surgical treatment of traumatic anterior shoulder instability in American football players. J Bone Joint Surg Am. 2002;84:711–715.

[26] Cole BJ, L'Insalata J, Irrgang J, et al. Comparison of arthroscopic and open anterior shoulder stabilization: a two- to six-year follow-up study. J Bone Joint Surg Am. 2000;82:1108–1114.

[27] Rhee YG, Ha JH, Cho NS. Anterior shoulder stabilization in collision athletes: arthroscopic versus open Bankart repair. Am J Sports Med. 2006;34:979–985.

[28] Rowe CR, Patel D, Southmayd WW. The Bankart procedure: a long-term end-result study. J Bone Joint Surg Am. 1978;60:1–16.

[29] Karlsson J, Magnusson L, Ejerhed L, et al. Comparison of open and arthroscopic stabilization for recurrent shoulder dislocation in patients with a Bankart lesion. Am J Sports Med. 2001;29:538–542.

[30] Bottoni CR, Smith EL, Berkowitz MJ, et al. Arthroscopic versus open shoulder stabilization for recurrent anterior instability: a prospective randomized clinical trial. Am J Sports Med. 2006;34:1730–1737.

[31] Ho E, Cofield RH, Balm MR, et al. Neurological complications of surgery for anterior shoulder instability. J Shoulder Elbow Surg. 1999;8:266–270.

[32] Bryan WJ, Schauder K, Tullos HS. The axillary nerve and its relationship to common sports medicine shoulder procedures. Am J Sports Med. 1986;14:113–116.

[33] Neer CS II, Foster CR. Inferior capsular shift for involuntary inferior and multidirectional instability of the shoulder: a preliminary report. J Bone Joint Surg Am. 1980;62:897–908.

[34] McFarland EG, Caicedo JC, Kim TK, et al. Prevention of axillary nerve injury in anterior shoulder reconstructions: use of a subscapularis muscle-splitting technique and a review of the literature. Am J Sports Med. 2002;30:601–606.

[35] Hawkins RJ, Angelo RL. Glenohumeral osteoarthrosis: a late complication of the Putti-Platt repair. J Bone Joint Surg Am. 1990;72:1193–1197.

[36] Ahmad CS, Wang VM, Sugalski MT, et al. Biomechanics of shoulder capsulorrhaphy procedures. J Shoulder Elbow Surg. 2005;14(suppl S):12S–18S.

[37] Rosenberg BN, Richmond JC, Levine WN. Long-term follow up of Bankart reconstruction. Incidence of late degenerative glenohumeral arthrosis. Am J Sports Med. 1995;23:538–544.

[38] Pelet S, Jolles BM, Farron A. Bankart repair for recurrent anterior glenohumeral instability: results at twenty-nine years follow-up. J Shoulder Elbow Surg. 2006;15:203–207.

[39] Fabre T, Abi-Chahla ML, Billaud A, et al. Long-term results with Bankart procedure: a 26-year follow-up study of 50 cases. J Shoulder Elbow Surg. 2010;19:318–323.

[40] Moroder P, Odorizzi M, Pizzinini S, et al. Open Bankart repair for the treatment of anterior shoulder instability without substantial osseous glenoid defects: results after a minimum follow-up of twenty years. J Bone Joint Surg Am. 2015;97:1398–1405.

[41] Sachs RA, Williams B, Stone ML, et al. Open Bankart repair: correlation of results with postoperative subscapularis function. Am J Sports Med. 2005;33:1458–1462.

[42] Sisto DJ. Revision of failed arthroscopic Bankart repairs. Am J Sports Med. 2007;35:537–541.

[43] Neviaser AS, Benke MT, Nevaiser RJ. Open Bankart repair for revision of failed prior stabilization: outcome analysis at a mean of more than 10 years. J Shoulder Elbow Surg. 2015;24:897–901.

第12章　Latarjet手术

Jeffrey C. Wera, Eric J. Kropf

概述

肩关节是人体最常发生脱位的大关节，2010年报告的年发病率为24/10万人。前下方不稳定是最常见的脱位方式，占所有病例的90%以上。近一半的肩关节前脱位发生在15~29岁的人群中，男性的发病率是女性的3倍。据报道，非手术治疗的年轻运动员复发率高达96%。关节镜下的关节囊盂唇修补术，作为大多数患者的一线手术治疗方法，术后不稳定复发率也在10.8%~21.1%之间。年龄（<22岁）、男性、竞技水平、运动方式和盂肱关节骨缺损，被认为是导致患者在非手术治疗和/或关节镜下修复术后肩关节前向不稳复发的危险因素。

随着时间的推移，肩胛盂前下方可因肩关节不稳定复发而出现急性或慢性的骨缺损。据报道，初次脱位中，约22%的病例出现关节盂侧的骨缺损；而在复发性脱位的病例中，约86%的病例出现关节盂侧的骨缺损。未处理的关节盂骨缺损是关节镜下软组织稳定手术后失败的已知危险因素。复发性不稳定导致下方关节盂骨缺损而形成倒梨形关节盂。在194例复发性肩关节前向不稳的患者中，Burkhart和De Beer发现，在倒梨形关节盂的病损中单独进行关节囊盂唇修补术的失败率为67%，而在接触性运动员中单纯采用软组织稳定手术处理复发性肩关节不稳的失败率为89%。

最近的重点已经转移到有效量化临界骨缺损数值（Critical Bone Loss Values）。尸体研究表明，关节盂骨缺损在19%~21%时会影响软组织修复后的活动范围（ROM）和稳定性。在过度外旋（>90°）患者中行关节镜下Bankart修复术，如有关节盂骨缺损超过25%则可预测术后的失败率为75%左右。（学者们）普遍认为对于大于20%~25%的关节盂骨缺损，应考虑骨加强手术。然而，最近的研究也显示，关节镜下软组织稳定手术，即使是在骨缺损为13.5%的"亚临界值"患者中，临床效果也较差。

肱骨头侧骨丢失的作用还知之甚少（不甚明确），但是许多患者会出现伴随的Hill-Sachs损伤。关节盂骨缺损加上肱骨头侧骨损伤可增加接触与继发不稳定的风险。双极性骨缺损对肩部稳定性造成叠加性的有害影响。随着前方关节盂骨缺损的增加，关节盂轨迹的宽度减小，使得其与内侧Hill-Sachs病变接触则更可能导致不稳定。随着关节盂骨缺损的增加，小的Hill-Sachs病变也变得更有临床意义。

有效的肩关节不稳的外科治疗必须充分考虑和解决所有并存的病损。对于大多数没有明显骨缺损的患者来说，单纯的软组织稳定术是合适的。然而，随着骨缺损的增加，单纯的软组织手术可能会导致高得令人无法接受的不稳定复发率和较差的疗效。骨增强手术，如Latarjet-喙突转位术可能更合适。

1954年，Latarjet首次描述了一种喙突骨阻挡技术治疗复发性肩关节前脱位。1958年，Helfet用一种类似的方法发表了研究结果，他将此归功于他的导师Rowley Bristow。最初的Bristow手术切除喙突远端1 cm，并通过垂直劈裂的肩胛下肌缝合到肩胛颈前部。数十年来，Bristow手术经过了多次改良，以更类似于Latarjet最初描述的手术步骤。

在Latarjet手术中，3种机制被称为"三重阻挡"效应有助于恢复盂肱关节的稳定性。首先，骨性喙突移植延长了关节盂的关节弧度，增加了潜在脱位前所需的运动弧度。其次，联合肌腱提供了一种动态的"悬吊效应"在手臂外展和外旋时可以抵抗肱骨头的前向移位。最后，联合肌腱附着于转位的喙突上并穿过肩胛下肌腱，产生肌腱固定效应以加强缺损的前下方关节囊。

适应证

开放性喙突转位手术的适应证目前仍存在争议。患者年龄、活动水平和骨缺损程度都是关键因素。总的来说，20%以上的关节盂骨缺损或一个大的啮合型Hill-Sachs损伤是喙突转位手术的适应证。在双极性骨缺损的情况下，做喙突转位手术骨缺损的阈值应该更低一些。此外，关节镜下或开放性软组织修复失败的患者也是骨重建术的候选者。

不稳定严重程度指数（ISIS）评分是预测不稳定复发性的可能性和（是否）需要更广泛手术的临床评分系统。用作评估年龄、运动参与、过度松弛、关节盂和肱骨头骨缺损等危险因素。评分＞6分可预测软组织稳定手术后不可接受的高复发率为70%。因此，Balg和Boileau推荐ISIS评分＞6分，是Latarjet手术的指征（原发）。同样，Bessière等在6年的随访中也发现，Latarjet手术比关节镜下Bankart修复术更可靠，不稳定的复发率更低，Rowe评分也明显改善。作者现在推荐开放式Latarjet手术作为ISIS评分为4分或更高患者的手术指征。

禁忌证

自发性不稳定患者、多向不稳定合并广泛韧带松弛、软组织缺损、不稳定合并三角肌和肩袖的不全性麻痹均不适合开放喙突转位手术，是此类手术的禁忌证。虽然罕见，但合并喙突骨折也是手术的禁忌证。

术前准备

病史

详细病史采集应包括第一次脱位发生时的年龄、脱位次数、慢性程度、病因为创伤性或非创伤性、损伤机制为高能量或低能量、半脱位或脱位，以及复位是否需要镇静或是否容易复位。对所有先前治疗包括任意时长的固定或物理治疗，之前的手术干预，活动水平/接触性运动，以及患者期望值都应该进行回顾和讨论。

当最初损伤机制为高能量时，病史可能提示关节盂骨缺损。与运动和日常生活相关的复发性不稳定、外展角较低（20°~60°）的不稳定、继发于轻微或无创伤的半脱位或脱位、睡眠时出现不稳定，都应在术前引起对骨缺损的关注。

体格检查

重点体格检查应包括视诊、触诊、ROM试验、运动强度评估、神经血管状态和诱发性试验。检查对侧肩以确定患者的松弛和运动基线，还应进行Beighton's评分。

通过诱发性检查以评估并确认是否存在前方不稳定。恐惧试验：患者仰卧位，手臂外展90°并肘部弯曲90°。检查者施加外部旋转力同时用另一只手向肱骨头施加前向力量时，患者对即将到来的不稳定感到恐惧则结果为阳性。外展中期和少量外旋范围内出现恐惧则预示着存在明显的关节盂骨缺损。脱位复位试验是通过改变施加于肱骨头上力量的方向（从前到后施压）来进行，可缓解患者的症状。

前后向负荷位移试验也在患者仰卧时进行。上臂在肩胛骨平面上外展20°并轻度屈曲，此时肱骨头以关节盂窝为中心。前向力量施加于肱骨近端，检测上臂处中立位、45°和90°外展位时，分别评估盂肱上（SGHL）、中（MGHL）、下（IGHL）韧带的松弛度。

影像学检查

X线片

（术前）评估从标准化X线片开始，包括盂肱前后（AP）（Grashey）位、侧出口（肩胛骨Y）位、腋侧位或Bernageau Glenoid侧位。在慢性不稳定的情况下，前下方关节盂轮廓显示较差则提示骨缺损。其他方位包括如Garth等描述的顶斜位、Didiée位或West Point位，可更好地用于评估关节盂骨缺损。为了评估潜在的Hill-Sachs损伤，应获得上臂内旋前后位和Stryker切线位。X线片是一个很好的筛选工具，但通常不能准确地判断关节盂形态和量化关节盂骨缺损。

计算机断层扫描（CT）

未检测到的关节盂骨缺损是稳定手术后不稳定复发的主要原因。（术前）如果根据X线片、病史和体格检查怀疑关节盂骨缺损，提示复发性或轻微（运动）诱发肩关节不稳，则应行CT检查。虽然一些研究已经证明使用矢状位MRI图像（评估肩胛盂骨缺

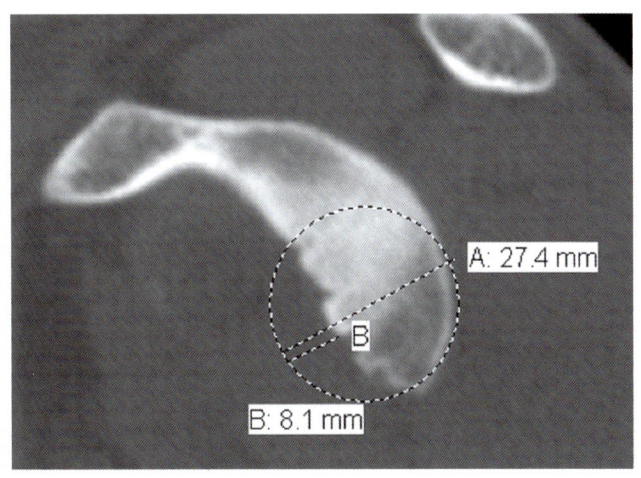

图12-1
CT扫描，左肩，复发性前向不稳定患者矢状面图像。使用"最佳拟合圆"技术，前方关节盂骨缺损估计为30%（B/A，8.1 mm/27.4 mm）

损）与CT平扫加三维重建的精确度相当，但后者仍然是确定关节盂骨缺损方位和程度以及Hill-Sachs损伤大小和形态的金标准。

有几种方法用以量化关节盂骨缺损程度。常用的是肱骨头减影斜矢状位成像的"最佳拟合圆"法。前边缘缺损的表面积被量化为占叠加在肩胛盂下2/3边缘上的最佳拟合圆得到的总表面积的百分比（图12-1）。另一种方法包括前后方向测量至裸区的距离，通常可以在CT扫描图像上近似得出。关节盂后缘至裸区的距离（B）和裸区到关节盂前缘的距离（A）。骨缺损百分比按［（B-A/2B）］×100%计算。

磁共振成像（MRI）

磁共振成像（MRI）和磁共振关节造影（MRA）可用于临床诊断不明的情况。MRI是评估肩关节组织损伤的首选方法，包括盂唇损伤、肩袖损伤和关节囊撕脱伤，前方骨膜袖套状撕脱伤（ALPSA）或盂肱韧带肱骨止点撕脱（HAGL）。如果不进行治疗，将导致很高的复发率。因此，我们建议所有首次肩关节脱位均行MRI检查。

手术技术

患者体位

患者取沙滩椅位，手臂铺巾并自由悬垂，允许术中外展和外旋。患肢固定在机械手臂固定装置上，机械臂固定装置用于在患者整个手术操作中进行固定。如果没有，也可以用填充的Mayo支柱代替充气手臂定位器。

取4~6 cm标准的三角肌-胸大肌入路，以喙突为中心自腋中线皮肤切开，延伸至腋窝皱襞（图12-2）。切开皮肤和皮下组织直至锁胸筋膜水平。识别头静脉并拉向侧方，结扎其分支。三角肌胸大肌筋膜切开与皮肤切口方向一致。

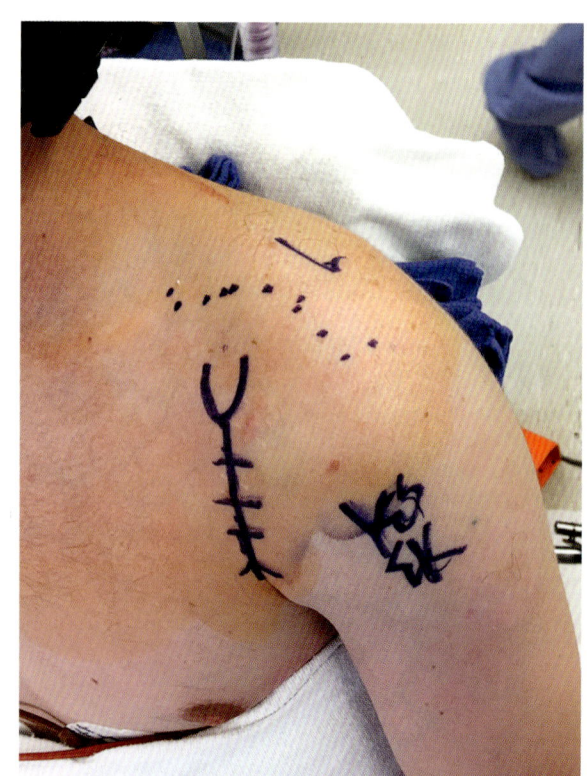

图12-2
取4~6 cm标准的三角肌-胸大肌入路，以喙突为中心自腋中线皮肤切开，延伸至腋窝皱襞

获取喙突移植物

一旦切至喙突水平，获得足够的显露对于观察周围结构非常重要。喙锁韧带（Coraco Clavicular Ligaments,CCL）位于（喙突）上方和近端，应在整个操作中予以保护。软组织松解喙锁韧带底部，以便获取大小为20~30 mm的移植物。外展外旋肩关节以识别外侧的喙肩韧带CAL。离喙突止点约1 cm处切断CAL，保留肩袖组织，以备后期关节囊重建之用。然后内收、内旋手臂，自喙突内侧锐性剥离胸小肌（图12-3）。骨膜剥离器用于移除喙突下表面残留软组织。手术医生应该能沿喙突下表面顺畅地通过工具或手指。然后将剥离器放置于喙突下内方以保护肌皮神经、腋神经和臂丛神经。用90°摆锯在CCL底部从内侧到外侧取出喙突移植物（图12-4），再用骨刀完成截骨。为了避免医源性肩胛盂骨折，垂直于喙突进行截骨非常关键。

用有齿镊或巾钳，夹住喙突移植物。移除所有残留的喙肱韧带附着物，这些附着物可能很大，必须分开。应注意不要干扰移植物的血供，移植物血运从相连肌腱的内侧进入。从喙突远端和联合肌腱的后部松解所有的残留组织，以保证足够的喙突移植物长度，确保能够（将其）移位至关节盂，并防止肌皮神经紧张。用摆锯将喙突后表面沿长轴显露出宽且平的松质骨床，以优化移植物与关节盂缘的愈合。通常，在截断的喙突肩胛骨连接处的底部会有一个小的骨刺，应该切除骨刺以（使喙突移植物）更好地与关节盂的弧度相匹配。喙突移植物现在已经准备好移位并放置于胸大肌下方，拉开暴露肩胛下肌。

肩胛盂暴露和准备

外展外旋上臂，暴露并识别肩胛下肌上下缘。肩胛下肌劈裂应在其上2/3和下1/3交界处的肌腹远端1/3处进行（图12-5）。在海绵的帮助下，肩胛下肌腹纵行沿肌肉纤维方向钝性劈裂。垂直打开肌肉纤维时，将海绵滑至肩胛下肌上内侧，然后将Hohmann拉钩放入肩胛下窝。在进行这一操作时，将肌肉从盂肱关节囊前方潜行分离出来。然后将肩胛下肌劈裂向外侧延伸至小结节水平，以便能够看到盂肱关节线和关节囊（图12-6）。放置一个单尖钝头Gelpi自锁式牵开器（Self-Remaining Retractor）来牵开肩胛下肌，再将一个钝的Bennett牵开器放在肩胛下肌下方和下方肩胛颈，也有助于改善视野。根据外科医生的偏好和患者的解剖/病理情况，可以采用不同的方式进行关节囊切开术。一般情况下，以垂直于关节盂基底的方式切开关节囊会便于后期的关节囊修补。如果出现明显的瘢痕，可以进行T形的关节囊切开术。进入盂肱关节后，关节囊切开向下延伸至关节盂的6点钟位置。前下方关节盂唇和骨膜切开至肩胛颈。Hohmann拉钩重新沿肩胛颈尽可能放置于内侧。内收手臂，肱骨头牵开器置入关节，完全显露整个前方关节盂。骨刀、高速磨钻或刮匙可用于前方关节盂去皮质化，以获得一个渗血的、平坦的骨床可将喙突移植物放于其上。

喙突移植物转位与固定

喙突移植的主要目的是增加关节盂的关节面，进而保证关节的安全运动弧。喙突移植物的适当位置对于达到稳定和运动的平衡至关重要。最理想的位置是在肩胛盂（右肩）3点钟~5点钟位置之间，或正好与原来肩胛盂平齐或在其内侧（1~2 mm）。移植物过度内置将不能改善稳定性，而过度外置则与术后关节炎的发病率增加有关。移植物的位置可以是后表面与原关节盂平齐，或者移植物可以旋转，内表面与原关节盂

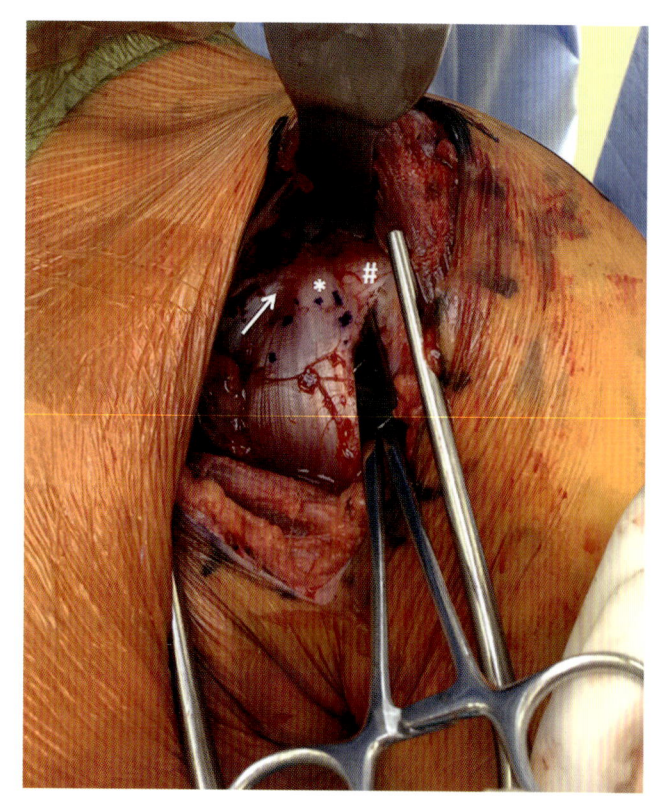

图12-3
软组织附着于喙突上（*）。箭头表示胸小肌，联合肌腱用手术标记笔勾勒出来，#表示与喙突相关CAL

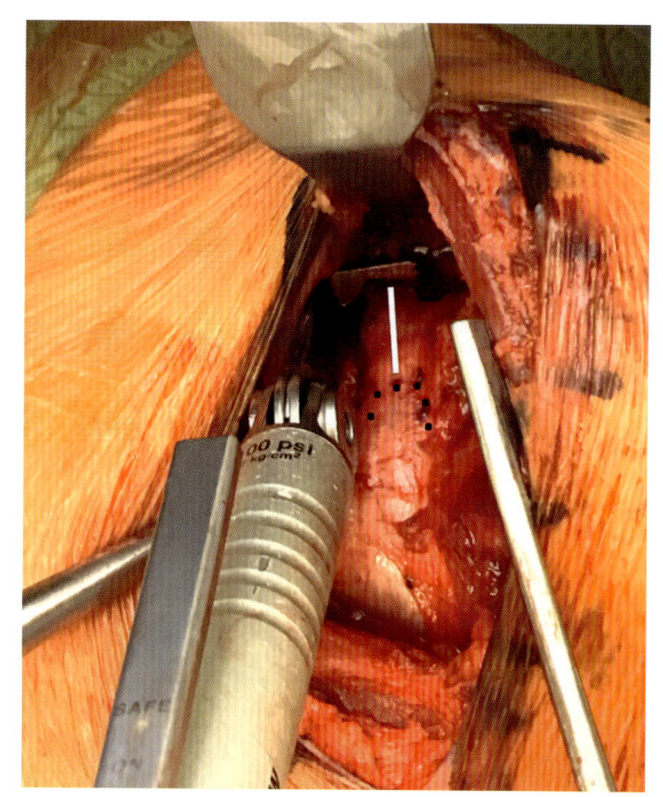

图12-4
摆锯定位于喙突基底部，所取移植物长为20~30 mm

平齐（"吻合弧技术"）。喙突移植物的内外径比前后径要宽。因此，在严重骨缺损情况下，"吻合弧技术"可以更好地恢复关节盂宽度。然而，需要权衡当螺钉放置面积减少时，喙突骨折或固定失效的发生，特别是在喙突非常小的情况下。

一旦确定了固定位置，移植物就沿着肩胛颈上下定位方向放置，喙突移植物去皮质化骨床与肩胛盂关节面平齐。用克氏针暂时固定移植物，以确保移植物的正确定位。最终固定用两枚全螺纹自攻自钻皮质螺钉通过标准拉力技术达到，两枚螺钉大约间隔1 cm放置。需要注意的是，两枚螺钉都需要用"双手指"技术依次拧紧，以防止喙突移植物旋转或断裂。应注意确保移植物与关节盂前缘平行放置。仔细检查以避免外侧高悬，但如有必要，可在关节囊修复之前使用高速磨钻修整移植物。

关节囊和肩胛下肌修复术

在复发性不稳定的病例中，前方关节囊组织的质量是不一样的。如果是健康、质量好的软组织，上臂内收并外旋，则使用缝合锚钉将关节囊直接修复至原关节盂上。这就防止了喙突移植物直接与关节囊相连接，使其成为关节囊外移植物。如果存在关节囊缺损或组织不能在没有过度张力的情况下转位至关节盂，则将原关节囊用2-0号不可吸收缝线直接修复至喙肩韧带CAL。肩胛下肌劈裂孔用0号可吸收缝线修复。当关节囊和肩胛下肌骨修复完成时，则联合肌腱会处于先前劈裂的肩胛下肌上下部分之间（图12-7）。当上臂处于外展外旋的高风险位置时，联合肌腱现在起到一个动态的前方软组织悬吊作用。附加稳定性从下方的肩胛下肌腱为前向移位提供的支撑，以及喙突移植物增加的关节弧而获得。

然后对伤口进行大量冲洗，并分层缝合。三角肌胸大肌间隙使用0号可吸收缝线（Ethicon）间断缝合。皮下组织用埋头的2-0可吸收缝线（Ethicon）缝合，然后用4-0

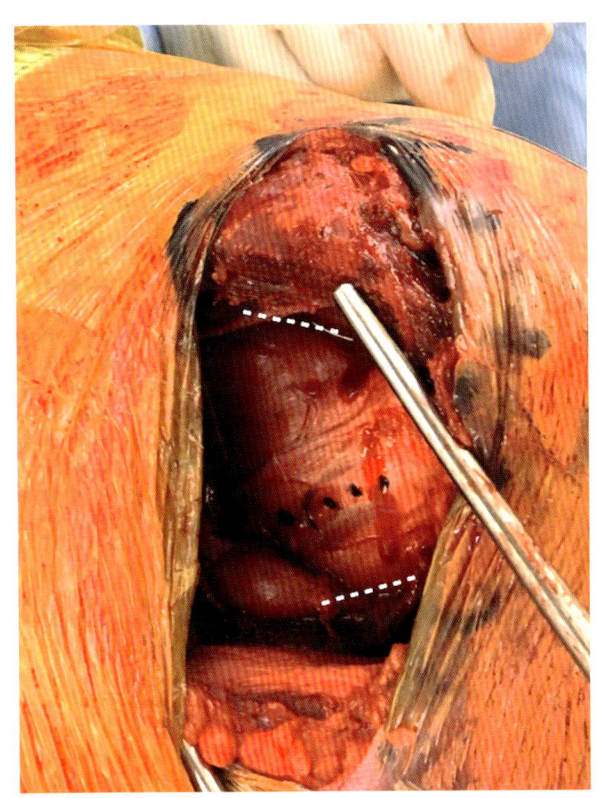

图12-5
显示上2/3和下1/3肩胛下肌交界处肌腹远端1/3的手术标记

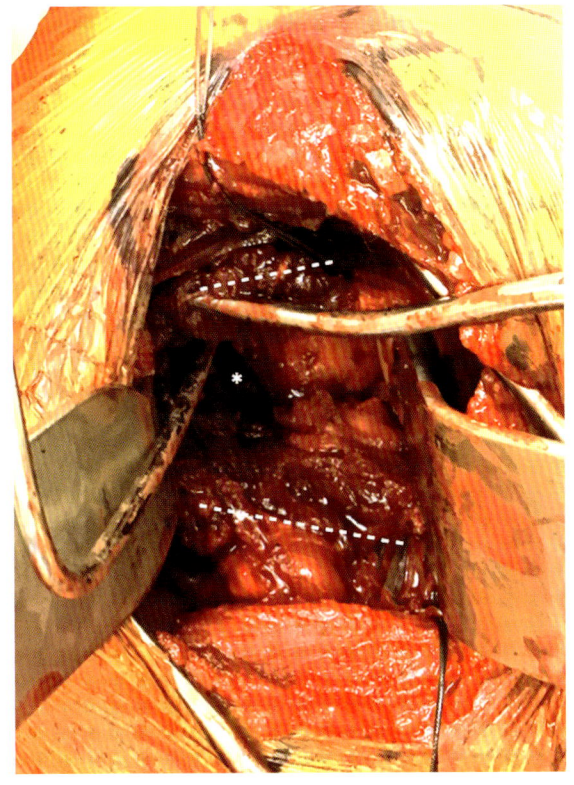

图12-6
自锁式拉钩可见被牵开的肩胛下肌，*表示关节盂骨缺损

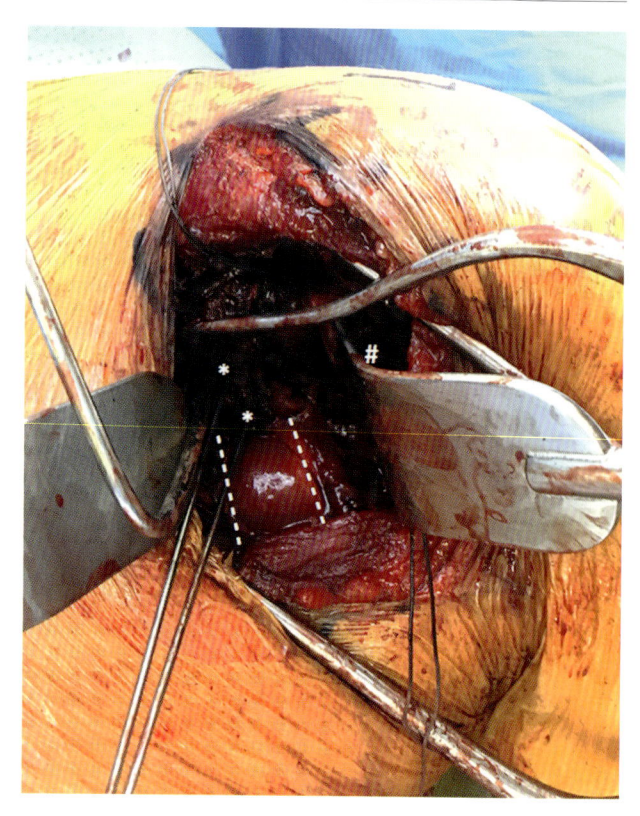

图12-7

牵开肱骨头（#）后，用两根克氏针（*）临时固定喙突移植物。此处可见联合肌腱（虚线），手臂内收时它提供了一个动态的"吊索作用"，在上臂外展外旋时对抗肱骨头前移

号Monocryl皮下缝线（Ethicon）连续缝合。用无菌敷料包扎伤口后，术后需使用肩部固定器和吊带。

经典的Latarjet和吻合弧技术

在Latarjet手术的最初描述中，喙突固定在肩胛颈上，喙突的侧面与肩胛盂关节面平行。通常，大约1 cm的CAL留在喙突移植物上，用于后期关节囊加强修复。这项技术在欧洲普遍使用，因此被称为"欧洲Latarjet"。De Beer和Roberts描述了吻合弧改良方法，由Burkhart推广流行。喙突旋转90°，其下表面朝向关节盂弧度并与之平齐。这种改良方法在美国广泛使用，它提供了一种改善的肩胛盂边缘曲率半径与移植物的匹配。与传统的Latarjet手术相比，优化了盂肱关节的接触压力。这种方法有可能使手术医生能够解决更大的关节盂骨缺损，因为喙突移植物通常比（骨缺损）厚度要宽一些。在这种方法中，CAL经常被切断，关节囊用缝合锚钉重新被修复至原关节盂上，使喙突移植物成为一个关节外结构。

术后管理

康复指导方针应鼓励进行性运动，同时优化喙突转位部位的愈合并保护修复的肩胛下肌。术后用肩关节固定器保护4周。避免主动内旋和被动外旋。钟摆练习即刻开始。允许患者在肩胛骨平面上进行轻度被动、主动和主动的辅助肩关节ROM练习，同时在这段时间内ROM限制为：外旋（0°~30°）和前屈（0°~90°）。

从6周开始强调主动和主动辅助ROM以恢复完整ROM。一旦获得完整的无痛ROM，并在X线片上可见骨性愈合的证据，则允许开始力量训练。运动专项训练在术后16~20周开始。通常允许在24周内恢复接触运动或重体力活动。

结果

许多研究表明，Latarjet手术可以有效地恢复盂肱关节稳定性。在对118例患者的前瞻性研究中，Hovelius等随访15.2年，脱位复发率为3.4%，半脱位复发率为10%。98%的患者在最终随访中感到满意或非常满意。Mizuno等报道，在一项20年的随访中，68例患者术后复发率仅为5.9%。Dumont等在63例患者的队列研究中，仅1例出现脱位复发，58例患者重返运动。

在10项系统回顾研究中，Bhatia等报道的前向不稳定复发率0~8%不等，90%的患者在最终随访中满意或非常满意。同样，Griesser等进行了一项大型的系统性回顾，1904例肩关节总的平均脱位复发率为2.9%，半脱位复发率为5.8%。An等对376例接受Latarjet手术的患者和416例接受Bankart修复术的患者进行了Meta分析。Latarjet组术后不稳定复发率为11.6%，而Bankart组为21.1%。

尽管Latarjet手术能有效地恢复肩关节的稳定性，但并发症并不少见。短期并发症包括感染、血肿、移植物失效、位置不良、骨不连/畸形愈合和内固定物并发症。长期并发症发生率据报道高达30%。最常见的为外旋减少和继发性盂肱关节炎。Griesser等在对1904例肩的系统回顾时发现，患者平均外旋丢失为13°。Hovelius等报道内收时平均丧失7.4°外旋，外展时平均丧失8°外旋。14%的患者表现为中到重度关节病，另有35%的患者表现为轻度关节病。相反，Allain等显示只有8.4%的患者进展为3级或4级终末期关节炎。Mizuno等报道，虽然23.5%的患者出现关节炎，但未发现终末期关节炎病例。Hovelius在247例首次发生肩关节前脱位的10年随访中发现9%的病例出现中到重度关节病。纵向文献支持这样一种观点，即初始脱位可能使患者易患终末期骨性关节炎，因此Latarjet手术对其影响（积极的或消极的）仍很难确定。

结论

复发性肩关节前方不稳定可归因于多种因素，但肩胛盂和肱骨头的骨缺损可能是主要的因素。为了诊断和确定合适的治疗方案，必须获得详尽的病史和进行全面的体格检查。在做任何不稳定病例的术前稳定手术计划时，运用先进的影像技术下确定骨缺损是至关重要的。在存在严重骨缺损的病例中，软组织稳定手术有不可接受的高失败率，需要进行骨增强手术。

在尸体和临床研究中，Latarjet手术最终恢复了肩关节的稳定性。虽然Latarjet是一种可靠的稳定手术，但外科医生应了解与手术相关的并发症，以便采取适当的术中预防措施，以及更好地与患者进行沟通。

参考文献

[1] Zacchilli MA, Owens BD. Epidemiology of shoulder dislocations presenting to emergency departments in the United States. J Bone Joint Surg Am. 2010;92:542–549.

[2] Levy DM, Cole BJ, Rach BR Jr. History of surgical intervention of anterior shoulder instability. J Shoulder Elbow Surg. 2016;25:139–150.

[3] Chahal J, Marks PH, MacDonald PB, et al. Anatomic Bankart repair compared with nonoperative treatment and/or arthroscopic lavage for first-time traumatic shoulder dislocation. Arthroscopy. 2012;28:565–575.

[4] McHale KJ, Sanchez G, Lavery KP, et al. Latarjet technique for treatment of anterior shoulder instability with glenoid bone loss. Arthrosc Tech. 2017;16:791–799.

[5] Taylor DC, Arciero RA. Pathologic changes associated with shoulder dislocations: arthroscopic and physical examination findings in first-time, traumatic anterior dislocations. Am J Sports Med. 1997;25:306–311.

[6] Piasecki DP, Verma NN, Romeo AA, et al. Glenoid bone deficiency in recurrent anterior shoulder instability: diagnosis and management. J Am Acad Orthop Surg. 2009;17:482–493.

[7] Burkhart SS, De Beer JF. Traumatic glenohumeral bone defects and their relationship to failure of arthroscopic Bankart repairs: significance of the inverted-pear glenoid and the humeral engaging Hill-Sachs lesion. Arthroscopy. 2000;16:677–694.

[8] Wiesel BB, Gartsman GM, Press CM, et al. What went wrong and what was done about it: pitfalls in the treatment of common shoulder surgery. J Bone Joint Surg Am. 2013;95:2061–2070.

[9] Lo I, Parten PM, Burkhart SS. The inverted pear glenoid: an indicator of significant glenoid bone loss. Arthroscopy. 2004;20:169–174.

[10] Itoi E, Lee SB, Berglund LJ, et al. The effect of a glenoid defect on anteroinferior stability of the shoulder after Bankart repair: a cadaveric study. J Bone Joint Surg Am. 2000;82:35–46.

[11] Boileau P, Villalba M, Hery JY, et al. Risk factors for recurrence of shoulder instability after arthroscopic Bankart repair. J Bone Joint Surg Am. 2006;88:1755–1763.

[12] Streubel PN, Krych AJ, Simone JP, et al. Anterior glenohumeral instability: a pathology-based surgical treatment strategy. J Am Acad Orthop Surg. 2014;22:283–294.

[13] Shaha JS, Cook JB, Song DJ, et al. Redefining "Critical" bone loss in shoulder instability: functional outcomes worsen with "Subcritical" bone loss. Am J Sports Med. 2015;43:1719–1725.

[14] Rowe CR. Acute and recurrent anterior dislocations of the shoulder. Orthop Clin North Am. 1980;11:253–270.

[15] Provencher MT, Frank RM, Leclere LE, et al. The Hill-Sachs lesion: diagnosis, classification, and management. J Am Acad Orthop Surg. 2012;20:242–252.

[16] Yamamoto N, Itoi E, Abe H, et al. Contact between the glenoid and the humeral head in abduction, external rotation, and horizontal extension: a new concept of glenoid track. J Shoulder Elbow Surg. 2007;16:649–656.

[17] Latarjet M. Treatment of recurrent dislocation of the shoulder. Lyon Chir. 1954;49:994–997.

[18] Helfet AJ. Coracoid transplantation for recurring dislocation of the shoulder. J Shoulder Elbow Surg. 1958;40:198–202.

[19] Collins HR, Wilde AH. Shoulder instability in athletics. Orthop Clin North Am. 1973;4:759–774.

[20] Lombardo SJ, Kerlan RK, Jobe FW, et al. The modified Bristow procedure for recurrent dislocation of the shoulder. J Bone Joint Surg Am. 1976;58:256–261.

[21] May VR Jr. A modified Bristow operation for anterior recurrent dislocation of the shoulder. J Bone Joint Surg Am. 1970;52:1010–1016.

[22] Balg F, Boileau P. The instability severity index score. A simple pre-operative score to select patients for arthroscopic or open shoulder stabilisation. J Bone Joint Surg Br. 2007;89:1470–1477.

[23] Bessière C, Trojani C, Carles M, et al. The open Latarjet procedure is more reliable in terms of shoulder stability that arthroscopic Bankart repair. Clin Orthop Rel Res. 2014;472:2345–2351.

[24] Dumont G, Russell R, Robertson W. Anterior shoulder instability: a review of pathoanatomy, diagnosis and treatment. Curr Rev Musculoskelet Med. 2011;4:200–207.

[25] Davis D, Abboud J. Operative management options for traumatic anterior shoulder instability in patients younger than 30 years. Orthopedics. 2015;9:570–576.

[26] Owens BD, Burns TC, DeBerardino TM. Examination and classification of instability. In: Provencher M, Romeo A, eds. Shoulder Instability: A Comprehensive Approach. Philadelphia, PA: Elsevier Saunders; 2011.

[27] van Kampen DA, van den Berg T, van der Woude HJ, et al. Diagnostic value of patient characteristics, history, and six clinical tests for traumatic anterior shoulder instability. J Shoulder Elbow Surg. 2013;10:1310–1319.

[28] Hegedus EJ, Goode AP, Cook CE, et al. Which physical examination tests provide clinicians with the most value when examining the shoulder? Update of a systematic review with meta-analysis of individual tests. Br J Sports Med. 2012;46:964–978.

[29] Farber AJ, Castillo R, Clough M, et al. Clinical assessment of three common tests for traumatic anterior shoulder instability. J Bone Joint Surg Am. 2006;88:1467–1474.

[30] Gerber C, Ganz R. Clinical assessment of instability of the shoulder: with special reference to anterior and posterior drawer tests. J Bone Joint Surg Br. 1984;66:551–556.

[31] Gagey OJ, Gagey N. The hyperabduction test. J Bone Joint Surg Br. 2001;83:69–74.

[32] Garth WP Jr, Slappey CE, Ochs CW. Roentgenographic demonstration of instability of the shoulder: the apical oblique projection. A technical note. J Bone Joint Surg Am. 1984;66:1450–1453.

[33] Pavlov H, Warren RF, Weiss CB Jr, et al. The roentgenographic evaluation of anterior shoulder instability. Clin Orthop

Relat Res. 1985;194:153–158.

[34] Rokous JR, Feagin JA, Abbott HG. Modified axillary roentgenogram: a useful adjunct in the diagnosis of recurrent instability of the shoulder. Clin Orthop Relat Res. 1972;82:84–86.

[35] Tauber M, Resch H, Forstner R, et al. Reasons for failure after surgical repair of anterior shoulder instability. J Shoulder Elbow Surg. 2004;13:279–285.

[36] Huijsmans PE, Haen PS, Kidd M, et al. Quantification of a glenoid defect with three-dimensional computed tomography and magnetic resonance imaging: a cadaveric study. J Shoulder Elbow Surg. 2007;16:803–809.

[37] Gyftopoulos S, Hasan S, Bencardino J, et al. Diagnostic accuracy of MRI in the measurement of glenoid bone loss. Am J Roentgenol. 2012;199:873–878.

[38] Lee RK, Griffith JF, Tong MM, et al. Glenoid bone loss: assessment with MR imaging. Radiology. 2013;267:496–502.

[39] Chuang TY, Adams CR, Burkhart SS. Use of preoperative three-dimensional computed tomography to quantify glenoid bone loss in shoulder instability. Arthroscopy. 2008;24:376–382.

[40] Rerko MA, Pan X, Donaldson C, et al. Comparison of various imaging techniques to quantify glenoid bone loss in shoulder instability. J Shoulder Elbow Surg. 2013;22:528–534.

[41] Provencher MT, Bhatia S, Ghodadra NS, et al. Recurrent shoulder instability: current concepts for evaluation and management of glenoid bone loss. J Bone Joint Surg Am. 2010;92:133–151.

[42] Sugaya H, Moriishi J, Dohi M, et al. Glenoid rim morphology in recurrent anterior glenohumeral instability. J Bone Joint Surg Am. 2003;85:878–884.

[43] Burkhart SS, De Beer JF, Tehrany AM, et al. Quantifying glenoid bone loss arthroscopically in shoulder instability. Arthroscopy. 2002;18:488–491.

[44] Ozbaydar M, Elhassan B, Diller D, et al. Results of arthroscopic capsulolabral repair: Bankart lesion versus anterior labroligamentous periosteal sleeve avulsion lesion. Arthroscopy. 2008;24:1277–1283.

[45] Kim DS, Yoon YS, Yi CH. Prevalence comparison of accompanying lesions between primary and recurrent anterior dislocation in the shoulder. Am J Sports Med. 2010;38:2071–2076.

[46] Allain J, Goutallier D, Glorion C. Long-term results of the Latarjet procedure for the treatment of anterior instability of the shoulder. J Bone Joint Surg Am. 1998;80:841–852.

[47] Yamamoto N, Muraki T, An KN, et al. The stabilizing mechanism of the Latarjet procedure: a cadaveric study. J Bone Joint Surg Am. 2013;95:1390–1397.

[48] De Beer JF, Roberts C. Glenoid bone defects: open Latarjet with congruent arc modification. Orthop Clin North Am. 2010;41:407–415.

[49] Burkhart SS, De Beer JF, Barth JR, et al. Results of modified Latarjet reconstruction in patients with anteroinferior instability and significant bone loss. Arthroscopy. 2007;23:1033–1041.

[50] Armitage MS, Elkinson I, Giles JW, et al. An anatomic, computed tomographic assessment of the coracoid process with special reference to the congruent-arc Latarjet procedure. Arthroscopy. 2011;27:1485–1489.

[51] Ghodadra N, Gupta A, Romeo AA, et al. Normalization of glenohumeral articular contact pressures after Latarjet or iliac crest bone-grafting. J Bone Joint Surg Am. 2010;92:1478–1489.

[52] Hovelius L, Sandstrom B, Sundgren K, et al. One hundred eighteen Bristow-Latarjet repairs for recurrent anterior dislocation of the shoulder prospectively followed for fifteen years: study I—clinical results. J Shoulder Elbow Surg. 2004;13:509–516.

[53] Mizuno N, Denard PJ, Raiss P, et al. Long-term results of the Latarjet procedure for anterior instability of the shoulder. J Shoulder Elbow Surg. 2014;23:1691–1699.

[54] Bhatia S, Frank RM, Ghodadra NS, et al. The outcomes and surgical techniques of the Latarjet procedure. Arthroscopy. 2014;30:227–235.

[55] Griesser MJ, Harris JD, McCoy BW, et al. Complications and re-operations after Bristow-Latarjet shoulder stabilization: a systematic review. J Shoulder Elbow Surg. 2013;22:286–292.

[56] An VV, Sivakumar BS, Phan K, et al. A systematic review and meta-analysis of clinical and patient-reported outcomes following two procedures for recurrent traumatic anterior instability of the shoulder: Latarjet procedure vs. Bankart repair. J Shoulder Elbow Surg. 2016;25:853–863.

[57] Hovelius L, Sandström B, Saebö M. One hundred eighteen Bristow-Latarjet repairs for recurrent anterior dislocation of the shoulder prospectively followed for fifteen years: study II. The evolution of dislocation arthropathy. J Shoulder Elbow Surg. 2006;15:279–289.

第13章 HAGL损伤：关节镜/开放

Megan R. Wolf, Robert A. Arciero

概述

盂肱韧带肱骨侧撕脱伤（HAGL）是肩关节损伤后不稳定复发的一个重要但不常见的原因。通常，在肩关节不稳的病理学中，观察到盂肱下韧带（IGHL）前下部分的关节囊盂唇撕脱伤，即所谓的Bankart损伤，或者关节囊松弛。

尽管在肩关节前方不稳定病例中，有45%~100%可见Bankart损伤，但肩关节盂肱韧带也可在肱骨止点处失效（撕脱）。据报道，有1%~9%的复发性肩关节不稳患者中可见HAGL损伤。Bokor等回顾分析了547例肩关节不稳定的病因，发现7.5%的患者存在HAGL损伤。进一步研究发现，在复发性不稳定失败的病例行翻修手术中，HAGL损伤的发生率为18.2%。另一项研究发现，只有50%的HAGL损伤患者的病理改变可在磁共振成像（MRI）上观察到。

要诊断HAGL损伤，需要高度怀疑，理解韧带的解剖结构，理解其损伤机制。文献报道约66%的HAGL损伤在关节镜下有其他相关的异常。HAGL损伤可与肩袖撕裂、Bankart损伤（即浮动IGHL）、Hill-Sachs损伤和盂唇撕裂相关。因此，全面的肩关节镜检查应包括腋袋和IGHL于肱骨颈的附着点以避免遗漏病损。Bach等指出在没有关节囊松弛和关节盂病损的情况下，必须排除外侧关节囊（即HAGL损伤）的撕脱。漏诊HAGL损伤可导致持续不稳定和疼痛。

Nicola被认为描述了肩关节前脱位后第一个已知的HAGL损伤。在一项临床和尸体研究中，他发现，与Bankart损伤在过度外展时出现不同的是，HAGL损伤最有可能发生在手臂处于过度外展外旋位。

肩关节脱位与各种结构异常有关，这取决于患者的年龄。年轻的患者更容易损伤前方盂唇韧带与关节盂的附着处。老年患者则更容易损伤前方关节囊的肱骨止点（HAGL损伤）并可能损伤肩胛下肌腱。事实上，年龄较大患者的前脱位，如果他们手臂不能外展，可能被误诊为腋神经失调症或肩袖撕裂。年龄引起的病理学差异可能是继发于肩袖或肱骨的关节囊附着处的薄弱。这使得肱骨–关节囊界面失效的可能性比关节囊–关节盂界面失效的可能性更高。

随着肩关节镜检查的广泛开展，HAGL损伤的发生率不断增加。因此，它可能是比以前认为的更常见（IGHL）韧带损伤的部位。文献报道94%以上的（HAGL损伤）病例与创伤相关，但有一例HAGL损伤是由于过头投掷造成的重复性微损伤。Warner首先描述了Bankart和HAGL联合损伤，即所谓的漂浮AIGHL。他对其进行了开放性修复，疗效满意。

解剖

盂肱下韧带（IGHL）分为两束：盂肱下韧带前束（AIGHL）和盂肱下韧带后束（PIGHL）。IGHL也有一个腋袋部，跨于AIGHL和PIGHL之间（图13-1）。右肩，AIGHL从2点钟延伸到4点钟位置，PIGHL从7点钟延伸到9点钟位置。IGHL复合体附着在肱骨内侧的肱骨头软骨下方。有两种附着形式：一是"衣领样"附着，IGHL复合体整体附着于肱骨解剖颈的正下方。另一种是"V形"附着，AIGHL和PIGHL附着于肱骨颈软骨表面的边缘，中间的腋袋部附着于肱骨颈的远端。IGHL是上臂成90°外展外旋位时限制肩关节前脱位的主要结构。其他稳定结构包括手臂0°外展位时的静态稳定结构（盂唇）和动态稳定结构（肩胛下肌）。

病史和体格检查

尽管没有特定的病史特征表明存在HAGL损伤，但资深学者观察到，在摔跤运动员中，HAGL损伤的更为常见。对于其受伤机制，摔跤运动员几乎总是报告会有一个极度外展和外旋组合动作。

与所有体格检查一样，应首先进行肩部视诊。检查者应寻找可能与急性肩关节脱位有关的瘀斑、肿胀或皮肤畸形的征象。运动范围应评估和明确指出患侧上臂的屈曲与外旋、外展位外旋及内旋（角度）。尤其是外展外旋时，应仔细注意肩关节的恐惧点。在小角度外旋时的恐惧感，尤其是手臂在体侧时的恐惧感，为（术前）评估不稳定严重程度的线索。应当检查肩袖力量。年老患者可能被误诊为腋神经失调症或肩袖撕裂。肱二头肌腱损伤用Speed试验（肱二头肌腱病）和O'Brien试验（上方盂唇撕裂）进行评估。老年肩关节前脱位患者经常累及肩胛下肌，可用抬离试验、压腹试验和熊抱试验来检测。

尽管没有特殊的临床试验能区分HAGL损伤和Bankart损伤，但应进行肩部稳定性的特殊检查。肩关节稳定性的具体临床检查包括：恐惧和复位试验、评估肩关节前向不稳定、评估肩关节后向不稳定的后Jerk试验、负荷位移试验。后者使检查者能感觉到肩关节或关节囊在前后方向的松脱程度。1°、2°或3°松弛的判定主要基于检查者将肱骨头推到肩胛盂边缘的程度。1°为肱骨头位于肩胛骨边缘；2°为肱骨头超出肩胛盂

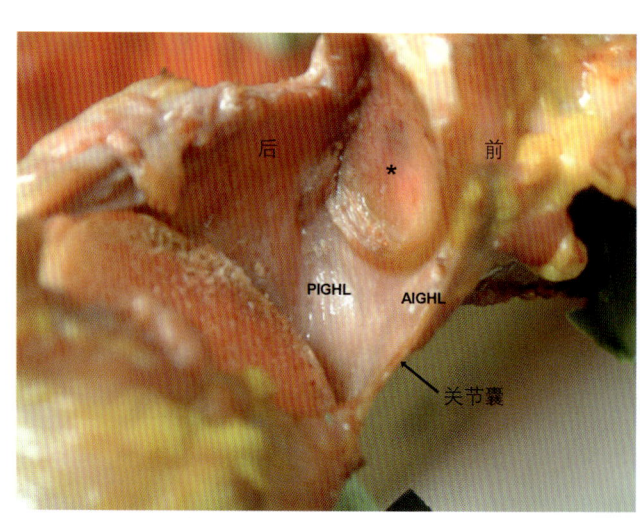

图13-1

肱骨头部分切除后的IGHL的解剖标本（*，肩胛盂）

边缘但能自行复位；3°为肱骨头超出肩胛盂边缘但不能自行复位。负荷位移试验还可用来检测在前、前下、后向等方位的不稳定。

影像学检查

Bach等首先描述了肩关节盂肱韧带的骨性撕脱伤（BHAGL）。他们发现，一块从肱骨颈内侧撕脱的骨头碎片是导致复发性脱位的原因（图13-2）。BHAGL病变中的骨碎片最好用肩的Garth视图来观察，肩的前平面15°斜位X线片。然而，为了区分BHAGL与骨性Bankart损伤，建议完善West Point位X线片。此外，其他研究也表明，肱骨颈内侧在前后位X线片上的扇形碎片可以与HAGL缺损相一致，即使在软组织中没有看到任何钙化。

CT关节造影可用于鉴别BHAGL病变。典型地，代表BHAGL的线性骨密度出现在MGHL的后面，对比剂外渗出现在BHAGL的前面。

HAGL病变的影像学诊断通常使用MRI检查，但仅凭影像学检查就有50%的病例漏诊。在冠状斜位和矢状斜位的脂肪抑制T2加权像上，HAGL病变的MRI诊断最为明显。HAGL病变的MRI关节图特征包括：①信号强度增加和下方关节囊的厚度增加；②对比材料或关节积液沿肱骨内侧颈部外渗；③将正常的U形腋窝转变为J形结构（图13-3）。描述了后部或反向的HAGL损伤（"RHAGL"）（图13-4）。MRI也可出现HAGL病变的假阳性诊断。因此，Melvin等建议HAGL的诊断也可在关节镜下确定。这也表明区分HAGL病变和其他IGHL异常困难。当HAGL病变与肩胛下肌腱撕裂有关时，MRI在诊断中作用显著。

分型

IGHL损伤通常发生在3个可能的部位：关节盂侧撕脱、肱骨侧撕脱或韧带内撕裂。此外，在上述每个位置都可能有AIGHL或PIGHL损伤。最后，当肱骨侧发生撕脱时，

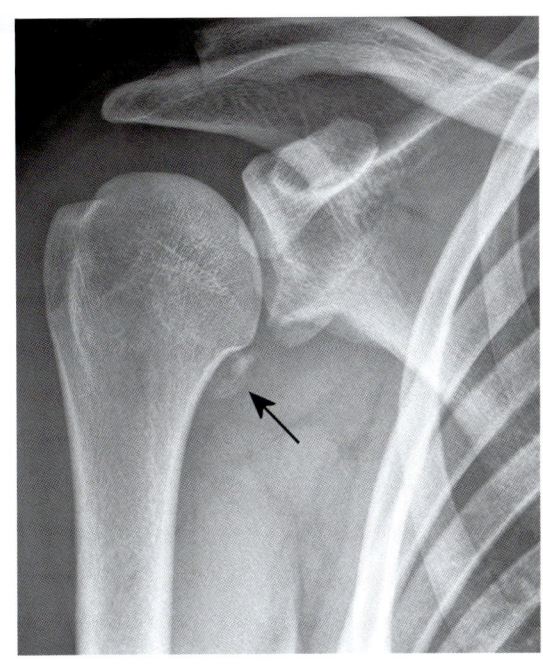

图13-2
下方钙化为BHAGL损伤（黑色箭头）

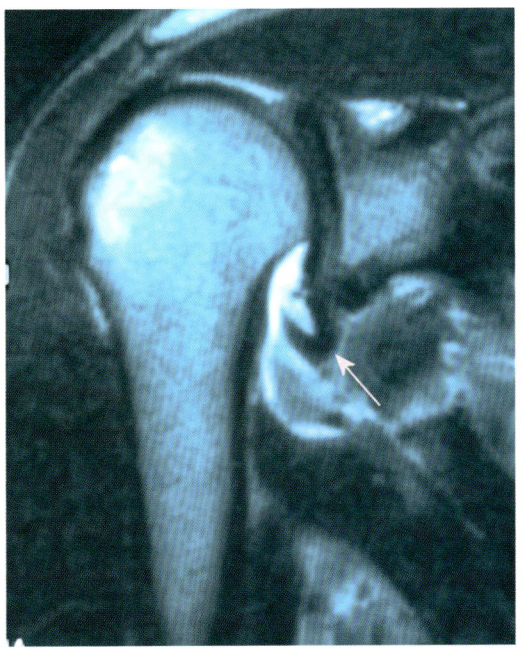

图13-3
MRI显示为HAGL损伤。白色箭头所示为撕裂的关节囊

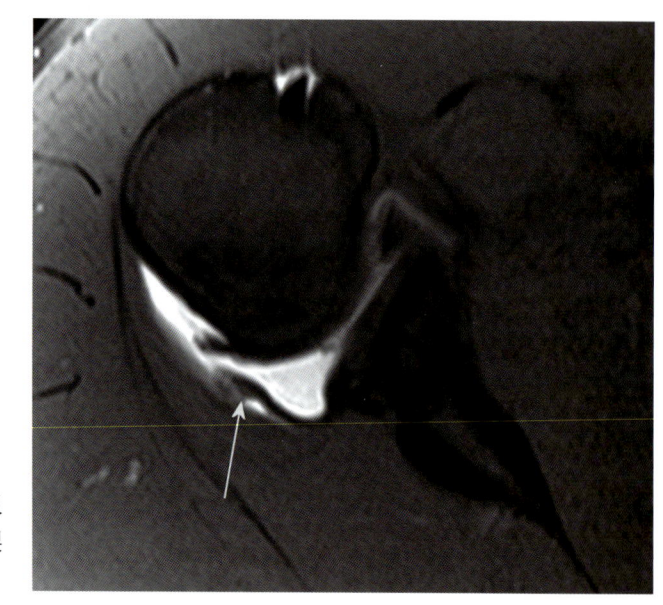

图13-4
MRI显示为IGHL后外侧撕脱（即反HAGL损伤）。白色箭头所示为撕裂的关节囊

可能是单纯的韧带撕裂，也可能是肱骨内侧皮质的一部分与韧带同时撕裂，产生骨性HAGL（BHAGL）。

Bui-Mansfield等根据文献并结合IGHL撕裂的解剖部位，提出了IGHL的分类方案。他们定义了6种HAGL损伤类型，基于是IGHL的前束还是后束受累，是否存在骨性撕脱，以及损伤类型中是否合并盂唇撕裂。97%的HAGL病变累及前束。严格意义上的肱骨侧IGHL撕脱可以是单纯的韧带性HAGL前束（AHAGL）损伤，也可以伴有骨性HAGL（BHAGL）损伤。最后一个是漂浮HAGL损伤，IGHL复合体的肱骨侧和关节盂侧同时撕脱。对于PHIGL损伤也使用同样的分类。表13-1列出了基于解剖定位的HAGL损伤发生率。

治疗选择

非手术治疗

HAGL损伤的保守治疗取决于并发的肩部相关损伤。如果确为单纯的HAGL损伤，治疗包括悬吊固定4周，随后开始肩部力量训练；然而，单纯的HAGL损伤极少。关节镜检查发现约有66%的HAGL损伤合并其他的肩部损伤。Wolf等认为HAGL损伤的发生率为9.3%，Bankart损伤的发生率为73.5%，用关节镜进行前瞻性评估肩关节前方不稳

表13-1 基于解剖定位HAGL损伤发生率

AHAGL	55%
前束BHAGL	17%
前束AIGHL	21%
PHAGL	3%
后束BHAGL	0
漂浮PIGHL	4%

AHAGL，单纯的韧带性HAGL；AIGHL，盂肱下韧带前束；PHAGL，伴有骨性HAGL；BHAGL，骨性HAGL；PIGHL，盂肱下韧带后束

定时，发现64个肩关节中有17.2%的肩关节中出现了广泛关节囊松弛症。未能诊断出HAGL损伤及其相关病理学可导致持续性不稳和疼痛。

手术治疗

HAGL损伤的外科诊断和/或治疗可以是开放或是镜下。HAGL损伤如果行切开手术，于肩胛下肌水平以下以及肩部下方腋袋处，可见增厚、边缘卷曲的关节囊缺损。在肩关节切开手术中，HAGL损伤可能很难诊断，因为如果不小心进入肩胛下肌和关节囊之间的层面，可能导致HAGL病变的假阳性诊断。沿着同一条线，如果外科医生认为他或她是通过关节囊切开的，这也可能导致HAGL损伤的假阴性诊断。此外，如果术者在关节囊上方切开肩胛下肌/肌腱的深部，则可能掩盖HAGL损伤的存在。

关节镜检查可能是评估IGHL韧带和识别HAGL损伤最准确的方法。HAGL损伤可见于肩部下方的腋窝处（图13-5）。后方入路置入关节镜，可能需要一个70°镜以正式评估IGHL复合体。另外，前上入路置入关节镜时，术者可用标准的30°镜进行诊断（图13-6）。在所有肩关节镜检病例中，均应记录IGHL在肱骨侧的关节囊附着点。这个关节镜下HAGL损伤的主要征象是可见肩胛下肌纤维通过下方关节囊的附着处（图

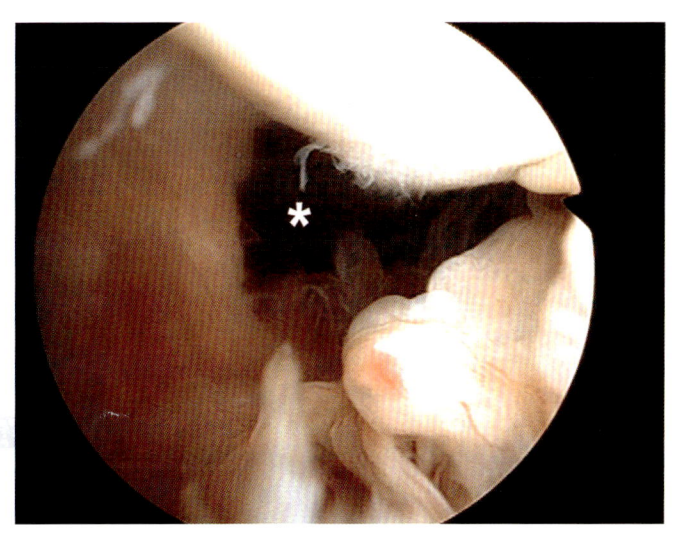

图13-5
左肩关节镜下方腋窝可见HAGL损伤（*，HAGL损伤）

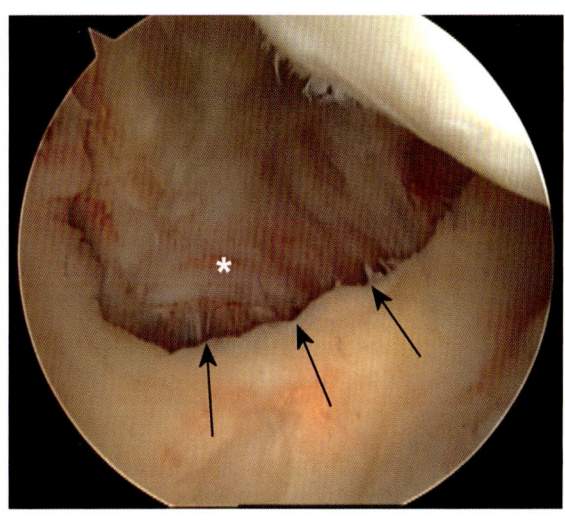

图13-6
显露的HAGL损伤和肩胛下肌（*）。IGHL前缘撕裂（箭头）。右肩前上入路的关节镜下所见

13-6）。关节镜下HAGL损伤的另一个征象是下方关节囊反折到肱骨颈上形成的波浪形撕裂（Disruption of Wave）。

手术技巧

关节镜下HAGL损伤修复

用合适的衬垫将患者置于侧卧位。侧卧位下记录麻醉下查体。将手臂置于外展50°、前屈15°位，施以2.27~4.54 kg的侧向牵引。取标准后方关节镜入路，注意避免进入关节内侧过于靠近关节盂和沿着后方盂唇（太靠）下方。大多数HAGL损伤可从关节镜置于腋袋的位置观察到（图13-5）。于肩袖间隙高处取第二个入路（前上入路，ASP），进行全面的诊断性关节镜检查。然后将关节镜置入ASP入路中，自后方入路完成诊断性关节镜检查。自前方入路完成诊断性关节镜检查，对诊断AHAGL或PHAGL损伤很重要。

IGHL肱骨侧止点撕脱最好用30°关节镜自ASP入路观察。如果同时合并HAGL和Bankart损伤，在Bankart之前先修复HAGL损伤，可避免在（修复Bankart时）关节盂内侧过度拉紧关节囊，没有足够的长度来修复外侧HAGL损伤。

第二个中前入路位通常位于肩胛下肌腱前缘正上方，使用组织抓钳来评估HAGL损伤的活动度。于中前入路用磨钻在HAGL肱骨侧解剖止点打磨出渗血骨床。此时，通过ASP用70°关节镜能更好地观察HAGL肱骨侧止点（图13-7）。放置内侧肱骨颈缝合锚钉的入路使用18号腰穿针在直视下确定，可用经皮方式穿肩胛下肌（以方便锚钉放置）。缝合锚钉的套管针沿着该路径放置，使用3.0mm生物可吸收锚钉缝线（图13-8A，B）。缝线一端经后方入路拉出，缝线另一端留于套管针中。从中前入路，用一个穿线器将单丝缝线穿过HAGL损伤分离的外侧关节囊。单丝缝线的末端自后方入路抓出，并使用适当的过线技术，将（预先抓出的）锚钉缝线一端通过IGHL往回穿过后从中前入路拉出（图13-9）。按照上述步骤重复该技术，使缝合锚钉的另一端穿过IGHL，做褥式缝合。缝线在中前入路打结固定（图13-10）。

为了继续修复前方，我们取穿肩胛下肌腱入路用于锚钉放置（辅助低前入路，5点钟）。将锚钉套管针通过此路径插入，并将另一枚锚钉放置于IGHL肱骨侧附着处（图

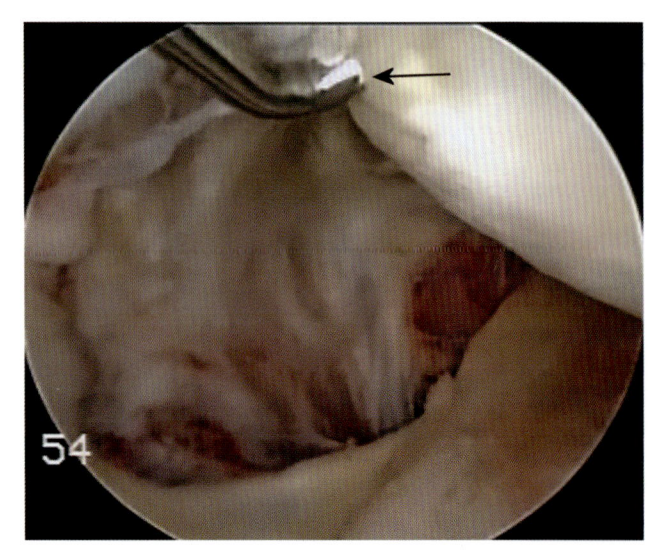

图13-7
关节镜下探钩标记锚钉位置（箭头）。右肩ASP（前上入路）镜下所见，探钩通过中前入路

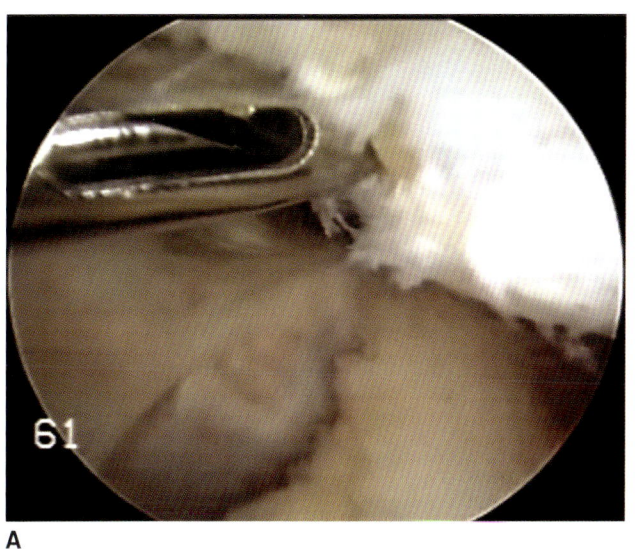 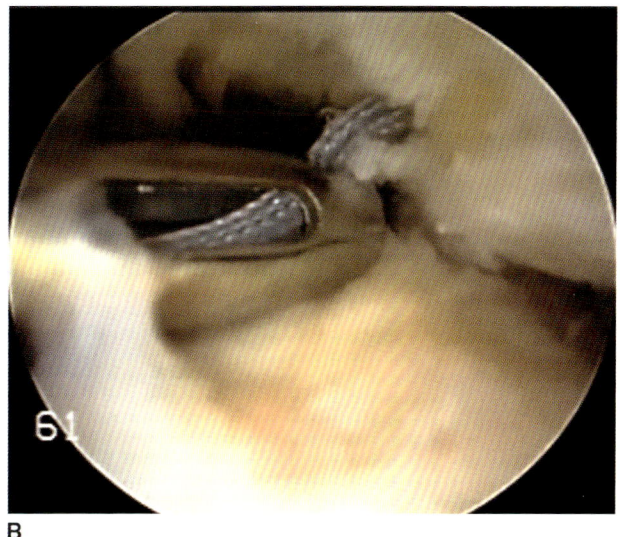

图13-8
（A）钻孔沿着肱骨颈放置锚钉。右肩ASP（前上入路）镜下所见。（B）第一枚锚钉沿肱骨颈放置。右肩ASP镜下所见

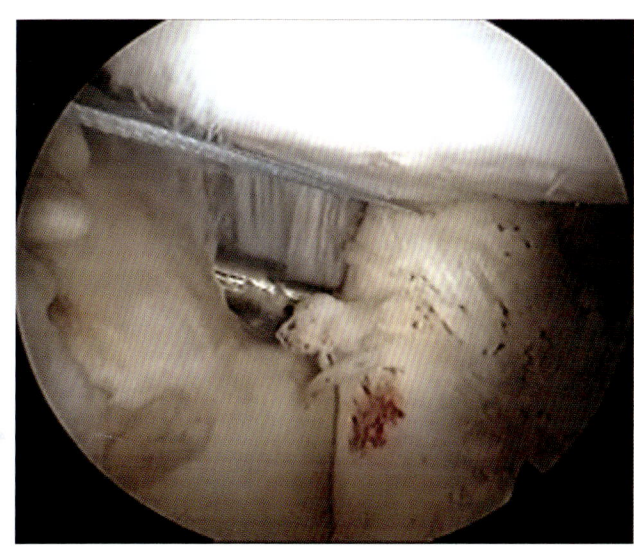

图13-9
第一枚锚钉缝线缝合穿梭通过HAGL损伤。右肩ASP（前上入路）镜下所见

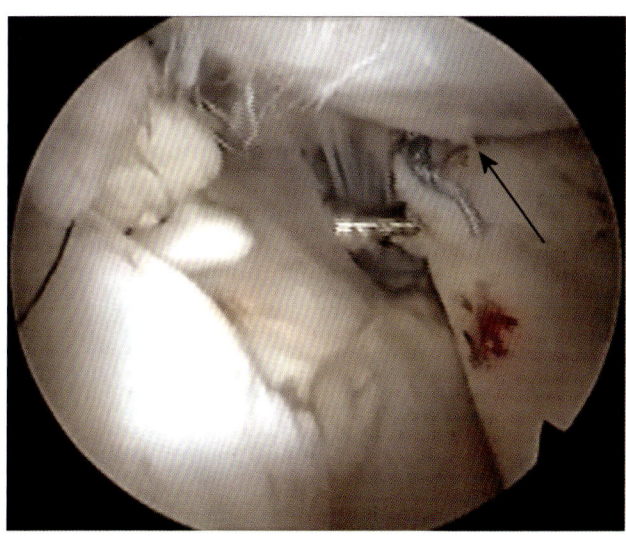

图13-10
第一枚锚钉缝线褥式缝合打结固定（箭头）。右肩ASP（前上入路）镜下所见

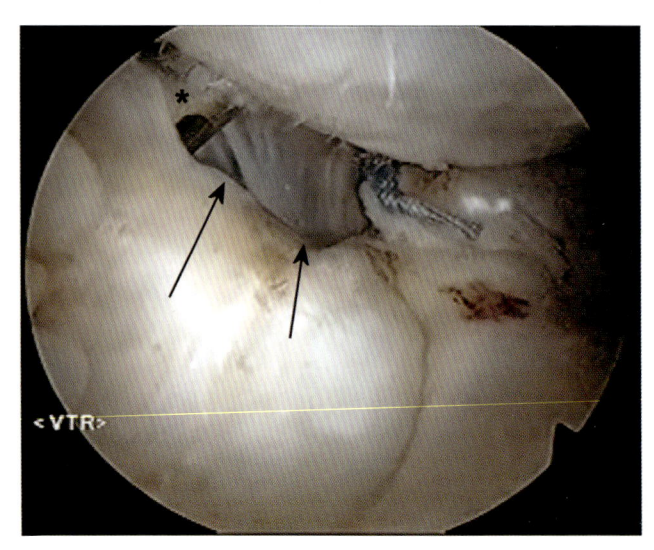

图13-11
第二枚锚钉更靠近端放置。黑色箭头指向残余的待修复HAGL缺损，＊表示锚钉套管针

13-11）。为了使锚钉的放置角度合适，可能需要旋转手臂。从辅助后外侧入路（7点钟位置入口）使用穿线器，如上所述重复先前的过线技术，将缝合锚钉的两根缝线均穿过IGHL，以形成褥式缝合并在中前入路打结固定（图13-12A，B）。

微小切口修复

关节镜技术可能是具有挑战性的，因为沿前下关节囊和肱骨颈的暴露有限。如果是这样的话，高年资学者已经描述了保留50%以上肩胛下肌腱的有限开放暴露技术。

患者取沙滩椅位，妥善固定所有骨性突起和头部。手术侧肢体铺巾并用有衬垫的Mayo支柱支撑。自腋窝至喙突做一个3~4 cm的皮肤切口，切开三角肌胸大肌间沟，向外牵拉头静脉。然后把锁胸筋膜打开但不穿过喙肩韧带。

暴露肩胛下肌腱和旋肱前血管，在肩胛下肌腱的下半部分做L形切开，切口的垂直部分在小结节内侧1.5 cm处，从肩胛下肌腱的下半部分开始（图13-13）。切口末端靠近旋肱血管近端。触摸腋神经并进行保护。肩胛下肌腱和肌纤维在内侧切开1.5~2 cm，

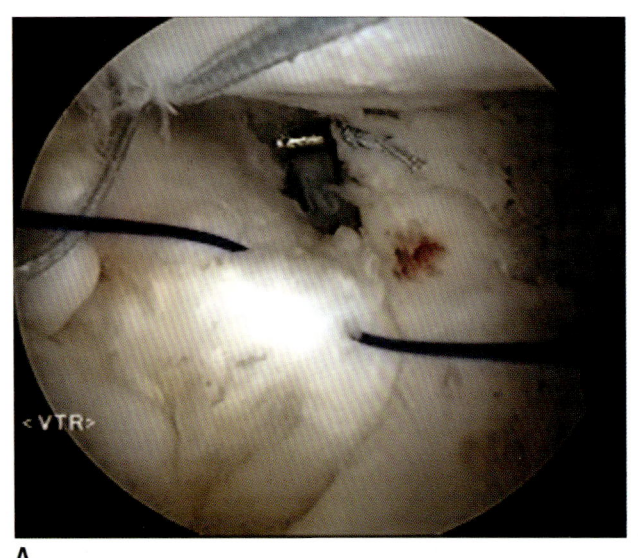

A

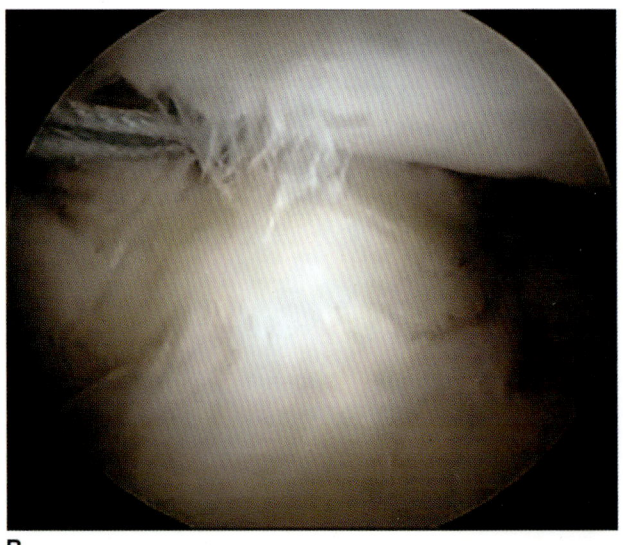

B

图13-12
（A）镜下可见可吸收缝线（深蓝色）穿过HAGL损伤。它用于回梭缝合锚钉上不可吸收缝线。（B）HAGL损伤修复

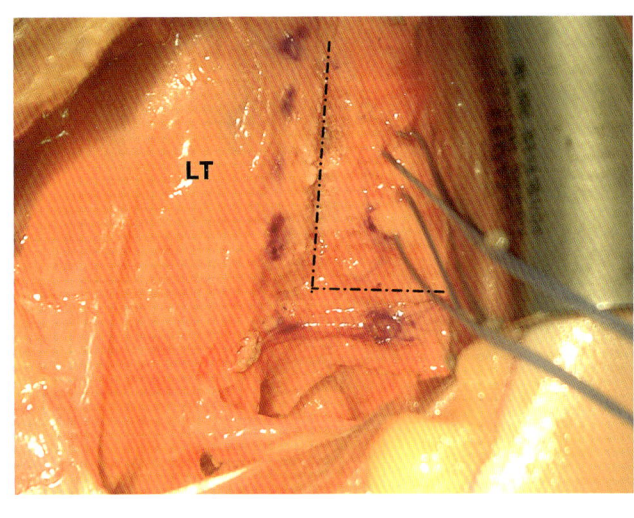

图13-13

肩胛下肌腱的开放修复切口。L形切口保留了肩胛下肌腱的上部近端部分。肩胛下肌腱已缝上标记针。虚线显示切口的方向（LT，小结节）

形成肩胛下肌切开的L形水平部分。肩胛下肌的肌肉纤维用Cobb剥离子或Metzenbaum剪轻轻分开，将L形切口向近端抬起（图13-14）并暴露HAGL缺损（图13-15）。

病变于右肩位于盂肱关节前下方8点钟~6点钟位置。将标记缝线置于撕脱的IGHL前缘。小心地清理IGHL肱骨颈的解剖止点处皮质制备渗血骨床。然后将缝合锚钉置于肱骨颈（图13-16）。缝线以褥式缝合的方式穿过HAGL损伤并打结（图13-17）。这种修复通常需要两枚锚钉，一旦修复完成，使用不可吸收缝线把肩胛下肌腱的下半部分修复至其解剖止点位置（图13-18）。

经验和教训

HAGL损伤可见于复发性肩关节前方不稳或盂唇修复失败的患者。因此，在肩关节前方不稳定的情况下，必须对IGHL的潜在损害有高度的怀疑和评估。修复可以通过开放或关节镜下手术完成。尽管关节镜下评估可以更好地确定是否存在HAGL病变，但关节镜下操作可能具有挑战性，因为沿前下腋袋和肱骨颈的暴露有限。正确的入路选择，使用70°关节镜和经皮放置锚钉有助于关节镜下病变的评估与修复。

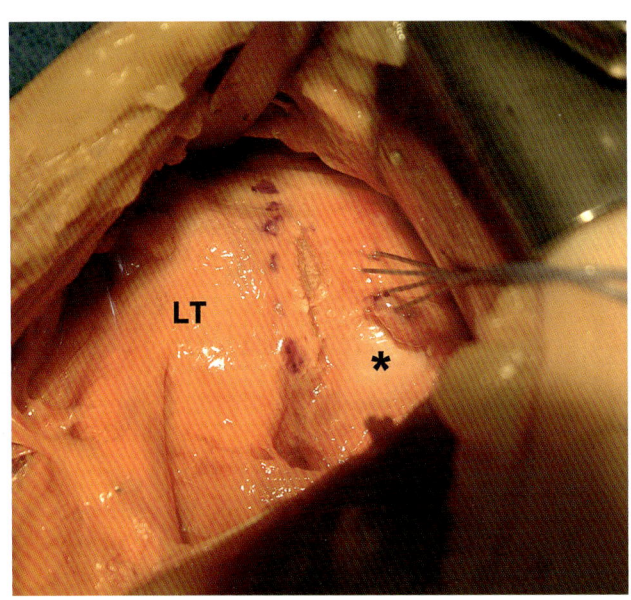

图13-14

肩胛下肌腱下1/3向近端反折。（LT，小结节；*，肩胛下缘L形切缘）

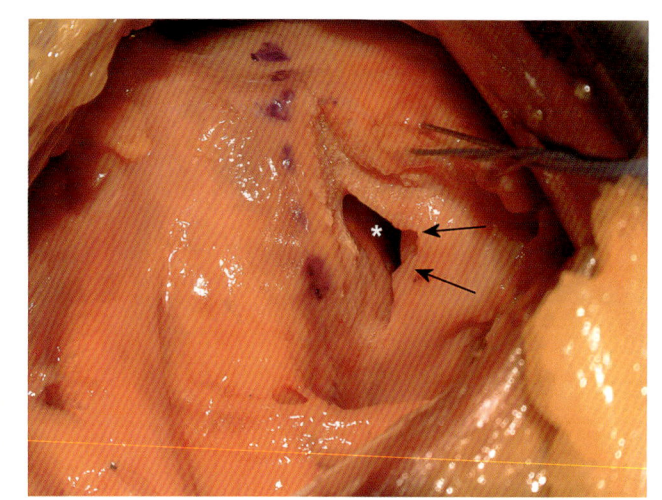

图13-15
显露HAGL损伤。黑色箭头显示撕裂的关节囊。*表示由HAGL产生的缺损。缝线标记肩胛下肌腱/肌肉

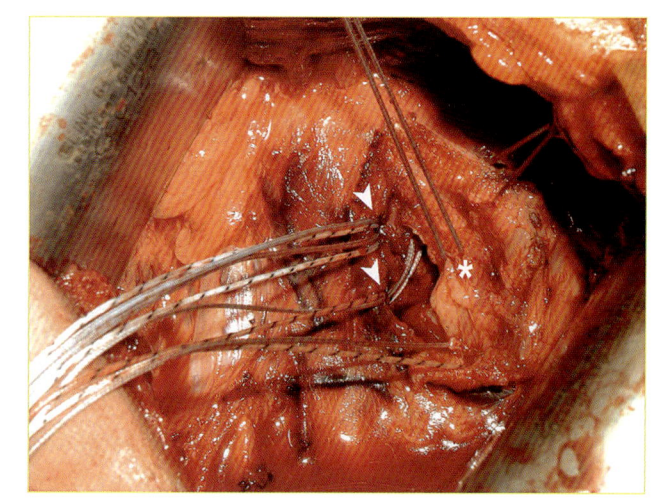

图13-16
缝合锚钉已放置于肱骨颈（白色箭头），注意HAGL损伤前缘的单根标记缝线（*）

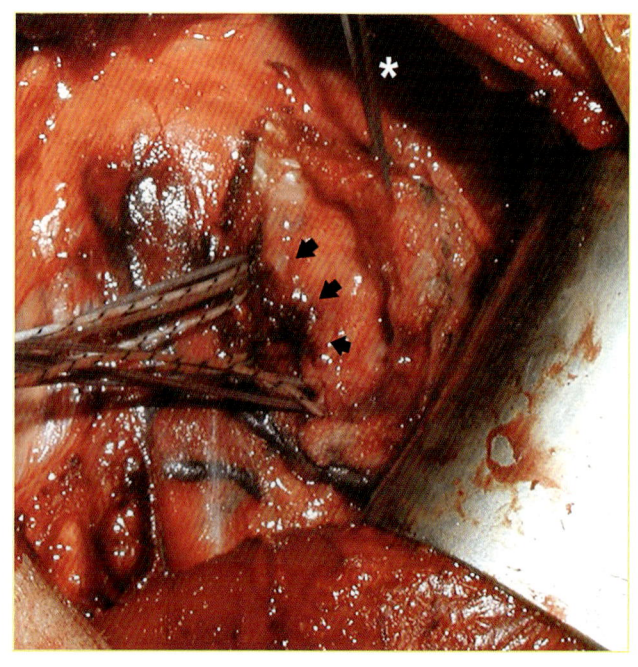

图13-17
HAGL损伤修复。黑色箭头显示固定回肱骨颈的HAGL损伤前缘。*表示缝线标记的肩胛下肌腱

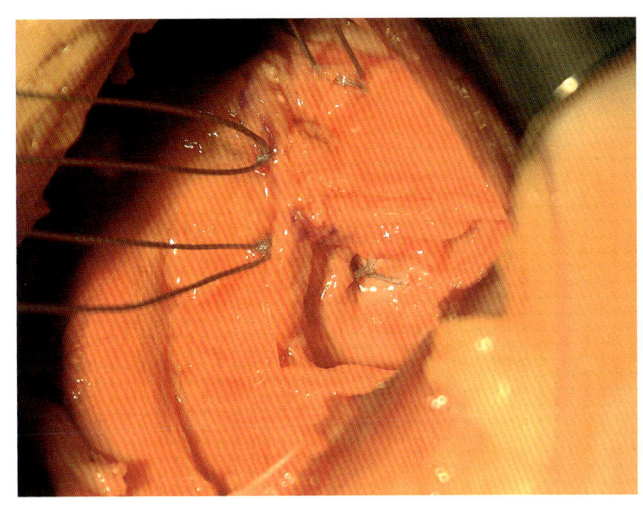

图13-18
下部肩胛下肌肉/肌腱修复完成

术后管理

术后（康复）过程包括将手臂保持中立或轻度内旋位，吊带固定4周。在最初的3~4周内，患者可以进行Codman运动和仰卧位护臂（Well-Arm）辅助前屈上举。术后2~3周开始等长运动。术后4~6周开始外旋运动。术后6周开始进行带、索和重量的渐进性阻抗练习。术后4个月，患者恢复完全活动和接触性运动。微创开放技术的主要优点是患者可以快速恢复抬离力量，并且对肩胛下肌功能和力量的影响较小。

结果

应用开放或关节镜技术均可成功处理HAGL损伤。开放手术入路可分为传统肩胛下肌切断术或部分肩胛下肌切断术。Bach等首次报道了手术治疗HAGL损伤。他们报告了2例用开放手术修复的病例。Bokor等报道了41例患者用缝合锚钉或钻孔修复HAGL损伤。

全关节镜下技术的优点包括更容易识别病变、更少的软组织损伤（即更少的肩胛下肌损伤）、更好的手术视野、更少的术后疼痛以及执行加速康复的能力。有少量描述关节镜下HAGL损伤的文章。Wolf等描述了将IGHL折缝于三角肌胸大肌筋膜上修复HAGL损伤。Kon等报道了3例关节镜下HAGL修复术，术后无复发并记录了12~24个月随访恢复到伤前活动水平。Huberty和Burkhart等还报道在关节镜下治疗的6例HAGL损伤患者，在平均31.8个月随访中，没有患者出现持续复发性脱位，所有患者均对修复效果满意。

结论

总之，HAGL损伤是肩关节损伤后复发不稳定的重要原因。这一损伤的发生率在肩关节前方不稳定病例中占7.5%~9.3%。由于没有单一的临床查体能可靠地诊断HAGL损伤，术者必须高度警惕。HAGL损伤术中才能确诊，在所有肩关节镜检查的病例中，IGHL肱骨侧关节囊附着点均应详细记录。

参考文献

[1] Arciero RA, Mazzocca AD. Mini-open repair technique of HAGL (humeral avulsion of the glenohumeral ligament) lesion. Arthroscopy. 2005;21(9):1152.

[2] Bokor DJ, Conboy VB, Olson C. Anterior instability of the glenohumeral joint with humeral avulsion of the glenohumeral ligament. A review of 41 cases. J Bone Joint Surg Br. 1999;81(1):93–96.

[3] Tirman PF, Steinbach LS, Feller JF, et al. Humeral avulsion of the anterior shoulder stabilizing structures after anterior shoulder dislocation: demonstration by MRI and MR arthrography. Skeletal Radiol. 1996;25(8):743–748.

[4] Wolf EM, Cheng JC, Dickson K. Humeral avulsion of glenohumeral ligaments as a cause of anterior shoulder instability. Arthroscopy. 1995;11(5):600–607.

[5] Bui-Mansfield LT, Taylor DC, Uhorchak JM, et al. Humeral avulsions of the glenohumeral ligament: imaging features and a review of the literature. Am J Roentgenol. 2002;179(3):649–655.

[6] Bui-Mansfield LT, Banks KP, Taylor DC. Humeral avulsion of the glenohumeral ligaments: the HAGL lesion. Am J Sports Med. 2007;35(11):1960–1966.

[7] Bach BR, Warren RF, Fronek J. Disruption of the lateral capsule of the shoulder. A cause of recurrent dislocation. J Bone Joint Surg Br. 1988;70(2):274–276.

[8] Field LD, Bokor DJ, Savoie FH III. Humeral and glenoid detachment of the anterior inferior glenohumeral ligament: a cause of anterior shoulder instability. J Shoulder Elbow Surg. 1997;6(1):6–10.

[9] Nicola T. Anterior dislocation of the shoulder. J Bone Joint Surg. 1941;26:614–616.

[10] Neviaser RJ, Neviaser TJ, Neviaser JS. Anterior dislocation of the shoulder and rotator cuff rupture. Clin Orthop Relat Res. 1993;291:103–106.

[11] Neviaser RJ, Neviaser TJ, Neviaser JS. Concurrent rupture of the rotator cuff and anterior dislocation of the shoulder in the older patient. J Bone Joint Surg Am. 1988;70(9):1308–1311.

[12] McLaughlin H. Injuries of the shoulder and arm. In: McLaughlin H, ed. Trauma. Philadelphia, PA: WB Saunders; 1959:233–296.

[13] Coates MH, Breidahl W. Humeral avulsion of the anterior band of the inferior glenohumeral ligament with associated subscapularis bony avulsion in skeletally immature patients. Skeletal Radiol. 2001;30(12):661–666.

[14] Rowe CR, Zarins B, Ciullo JV. Recurrent anterior dislocation of the shoulder after surgical repair. Apparent causes of failure and treatment. J Bone Joint Surg Am. 1984;66(2):159–168.

[15] Gehrmann RM, DeLuca PF, Bartolozzi AR. Humeral avulsion of the glenohumeral ligament caused by microtrauma to the anterior capsule in an overhand throwing athlete: a case report. Am J Sports Med. 2003;31(4):617–619.

[16] Warner JJ, Beim GM. Combined Bankart and HAGL lesion associated with anterior shoulder instability. Arthroscopy. 1997;13(6):749–752.

[17] O'Brien SJ, Neves MC, Arnoczky SP, et al. The anatomy and histology of the inferior glenohumeral ligament complex of the shoulder. Am J Sports Med. 1990;18(5):449–456.

[18] Turkel SJ, Panio MW, Marshall JL, et al. Stabilizing mechanisms preventing anterior dislocation of the glenohumeral joint. J Bone Joint Surg Am. 1981;63(8):1208–1217.

[19] Parameswaran AD, Provencher MT, Bach BR Jr, et al. Humeral avulsion of the glenohumeral ligament: injury pattern and arthroscopic repair techniques. Orthopedics. 2008;31(8):773–779.

[20] Oberlander MA, Morgan BE, Visotsky JL. The BHAGL lesion: a new variant of anterior shoulder instability. Arthroscopy. 1996;12(5):627–633.

[21] Stoller DW. MR arthrography of the glenohumeral joint. Radiol Clin North Am. 1997;35(1):97–116.

[22] Melvin JS, Mackenzie JD, Nacke E, et al. MRI of HAGL lesions: four arthroscopically confirmed cases of false-positive diagnosis. Am J Roentgenol. 2008;191(3):730–734.

[23] Spang JT, Karas SG. The HAGL lesion: an arthroscopic technique for repair of humeral avulsion of the glenohumeral ligaments. Arthroscopy. 2005;21(4):498–502.

[24] Kon Y, Shiozaki H, Sugaya H. Arthroscopic repair of a humeral avulsion of the glenohumeral ligament lesion. Arthroscopy. 2005;21(5):632.

[25] Schippinger G, Vasiu PS, Fankhauser F, et al. HAGL lesion occurring after successful arthroscopic Bankart repair. Arthroscopy. 2001;17(2):206–208.

[26] Huberty DP, Burkhart SS. Arthroscopic repair of anterior humeral avulsion of the glenohumeral ligaments. Tech Shoulder Elbow Surg. 2006;7(4):186–190.

[27] Richards DP, Burkhart SS. Arthroscopic humeral avulsion of the glenohumeral ligaments (HAGL) repair. Arthroscopy. 2004;20(suppl 2):134–141.

第14章 关节镜肩峰下间隙减压术

Junitian Wang, Jason J. Shin, Albert Lin

适应证

　　肩袖撞击是引起肩关节疼痛的常见诱因之一，特别是好发于在平时工作或运动中经常在肩关节平面及以上进行重复动作的人群。患者主诉肩关节疼痛通常发生于上肢上举或外展时。疼痛位置主要局限于肩峰的外侧面并向三角肌区域延伸，上肢的主动前屈及外展可以引发疼痛的产生。NEER试验及Hawkins试验常被应用于体格检查中并具有较高的敏感性，但是特异性不高。肩峰下局麻后肩关节前屈疼痛的消失和NEER肩峰下试验可以帮助医生确定症状来源及做出诊断。肩峰下间隙撞击症状的产生最初假设为当肩关节发生抬高或外展运动时，肩袖与肩峰下界面的骨赘生物发生摩擦所引起的肩袖进行性磨损，长期磨损从而导致了从初期激惹到最终形成退行性撕裂的一系列疾病。然而，其他学者认为这种退行性撕裂产生的主要原因与患者自身的肌腱与肩峰下滑囊畸形相关，这种畸形主要体现在炎症及退行性病变好发于这两种结构之中。直至今日，肩袖撞击的病理生理学仍然存在争议并没有完全研究清楚。近年来针对肩峰形态学结构的研究结果表明，临界肩关节角（Critical Shoulder Angle）的增大和肩峰外侧缘的增厚也可以导致发生肩袖撕裂的风险上升。

　　肩袖撞击治疗的一线治疗方案通常选择保守治疗。非手术治疗手段通常包含抗炎治疗［例如冰敷、糖皮质激素注射（封闭）、非甾体类抗炎药物］、针对肩袖的物理治疗和肩关节活动的指导矫正。关节镜肩峰下间隙减压术通常应用于经保守治疗3~6个月时间但肩峰下撞击症状未能缓解的患者。尽管近期部分文献研究针对单独关节镜肩峰下间隙减压术的应用提出了质疑，但是这种手术被认为针对肩峰下表面已经形成的骨赘是一个有效的治疗方法。

禁忌证

　　针对关节镜肩峰下间隙减压术的禁忌证目前没有很好的文献研究。除诸如关节感染的一般手术禁忌证之外，建议关节镜肩峰下间隙减压术不要应用于存在巨大和无法挽回的肩袖撕裂或肩关节病的患者之中，担心手术会破坏肩袖对肱骨头的静态约束从而导致近端肱骨头的移位。

术前准备

术前通常需要行X线检查。一张准确的肩关节正位片是观察盂肱关节的基础，同时肩关节正位片可以观察肱骨头与肩峰下平面的距离是否存在缩小从而评估肩袖的慢性病理性改变。冈上肌出口位是评价肩峰形态的最佳方式（图14-1）。腋窝侧位可以帮助评估是否存在肩峰小骨与总体的盂肱关节的稳定性。Zanca位可以更好地观察肩锁关节的退行性病变与骨溶解的情况。尽管磁共振检查不是必要检查，但是MRI可以帮助医生评估肩袖的情况及观察肩锁关节周围是否存在炎性表现。

手术技巧

手术时患者根据术者操作习惯选取沙滩椅位或侧卧位（图14-2和图14-3）。术前在皮肤上做如下标记：肩峰，锁骨，肩锁关节，喙突（图14-4）。手术时需建立前侧、后侧和外侧3个手术入路。后侧入路通常建立在肩峰后外侧缘的中下2~3 cm处，后侧入路主要用于观察术中情况。体表标记为肱骨头、关节盂和肩峰三者间的三角形区域的软点。前侧入路位于喙突尖部的外侧及略向头侧，前侧入路主要用于关节镜检查中观察和评估盂肱关节。外侧入路位于肩峰中点外侧的远端2~3指宽的位置，主要用于术中的器械操作。通过将外侧入路前移少许，操作范围将更贴近肩峰下间隙减压区域，与冈上肌相邻，这个位置通常应用于治疗肩袖撕裂。将外侧入路向远端移动可以获得操作肩峰下界面的最佳位置。如果外侧入路定位过于偏向外侧，可以通过外展

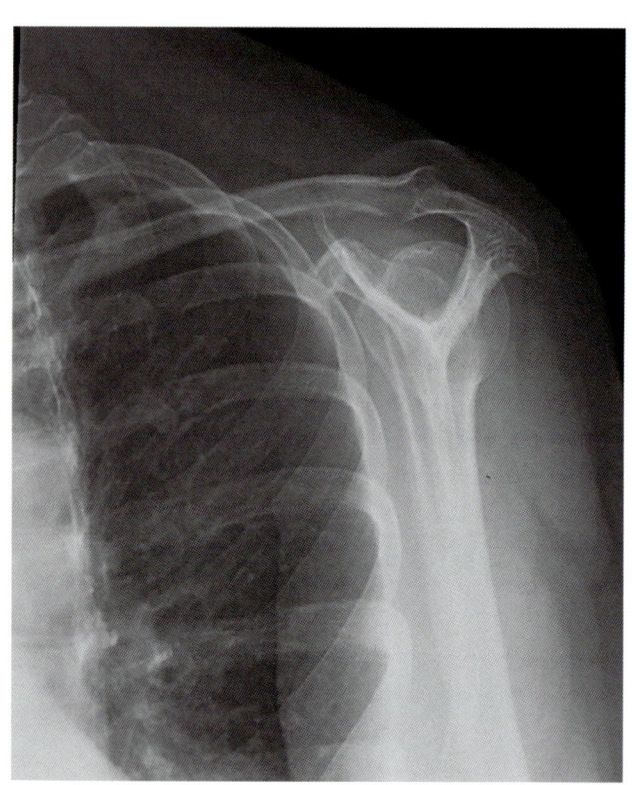

图14-1

冈上肌出口位，可以评估肩峰形态。图中可见肩峰前侧存在一个明显骨赘

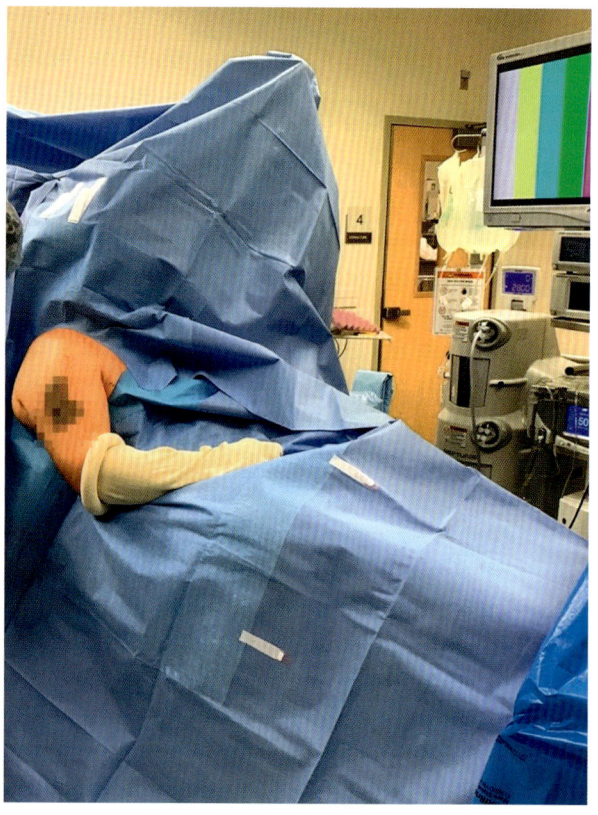

图14-2

患者首先采取沙滩椅位

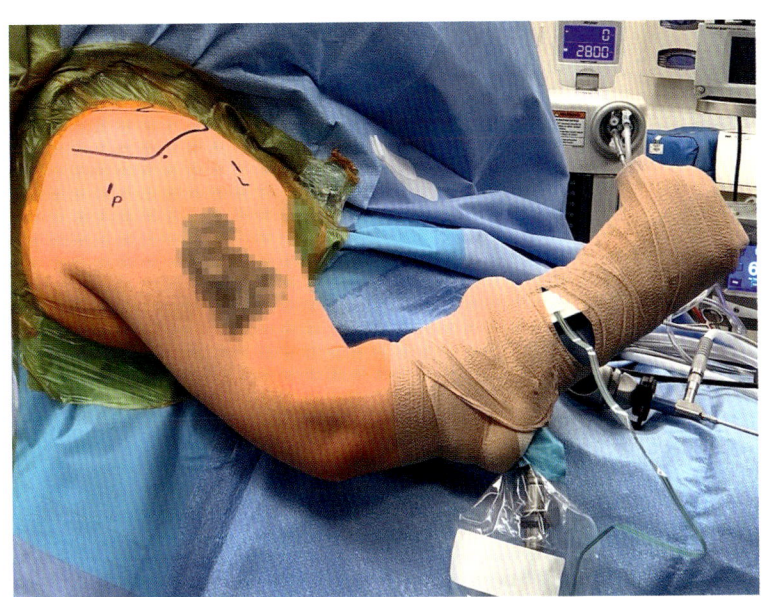

图14-3
患者前臂通过包裹并随之固定在手臂固定支架上

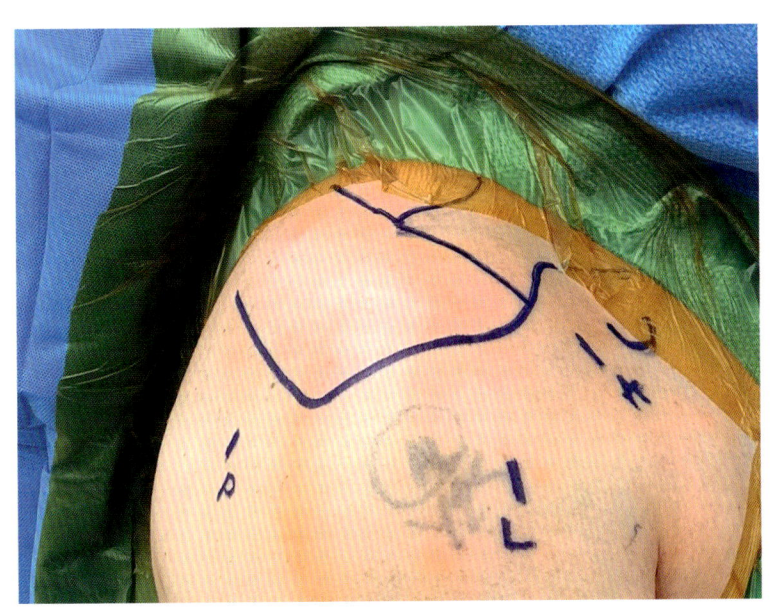

图14-4
肩峰下间隙减压手术入路皮肤标记。图中可见皮肤表面标记：前侧入路（A）、外侧入路（L）和后侧入路（P），同时喙突、锁骨、肩峰和肩胛冈同样也被标记在皮肤表面

肩关节来获取更好的操作空间。反之，如果外侧入路定位过于靠近内侧则无法获得良好的操作空间。如果外侧入路位于肩峰外侧5~8 cm，存在损伤腋神经的风险。首先建立后侧入路，将30°关节镜通过工作通道引导进入肩关节。当关节镜进入关节后，前入路和外侧入路的位置需要通过腰穿针从皮肤刺入关节进行定位。首先建立前侧入路，根据脊椎穿刺针位置引导穿刺套管进入关节腔。盂肱关节诊断性检查需要评估软骨、盂唇、关节囊及周围韧带复合结构、肱二头肌和肩袖组织。任何关节周围的病理情况都应认真检查，关节腔的病变可依据术中情况酌情处理。检查完成后，将关节镜退出关节腔，然后在后侧入路原位将关节镜保护套与穿刺套管重新穿刺进入肩峰下间

隙。关节镜保护套与穿刺套管应该尽量贴近肩峰下界面，因此保证肩峰下滑囊位于后侧通道的下方。这时，通过控制位于肩峰下与三角肌筋膜下侧的穿刺套管进行由内向外的清扫移动，可以有助于分离肩峰下的粘连。清扫完毕后，取出穿刺套管并重新置入关节镜，关节镜头应该对准喙肩韧带。关节镜下观察到喙肩韧带是定位肩峰前外侧缘的重要参考。使用腰穿针穿刺并指向喙突可以帮助外侧通道的最终定位。使用4 mm或5 mm关节镜刨削头从外侧通道进入关节腔内进行肩峰下滑囊切除术，需遵守从前往后、从外到内操作方式进行滑囊切除，从而暴露肩峰下区域。从后侧通道进入关节腔的关节镜镜头需要一直观察磨钻的工作情况。磨钻在工作时需要与肩袖组织保持平行并位于其上方，这样处理主要是为了避免损伤下方的肩袖结构。当清除内侧组织时，通常会发生出血的情况，此时可以使用射频消融设备控制出血。进行肩峰下滑囊切除术时，应首先显露肩峰的前外侧，从而扩大手术的视野与工作空间。

滑囊切除术完成后，退出磨钻，更换射频消融设备从外侧通道进入清除肩峰下的软组织（图14-5）。喙肩韧带可以依据术者习惯进行骨膜下剥离或完全切除。但是如果观察到肩袖存在巨大的不可挽救的撕裂，喙肩韧带需要保留来帮助限制肱骨头的向上移动和保持肩关节稳定。肩峰前外侧边缘需要首先使用射频消融设备所确认，因为它们决定了随后肩峰成形术的前方与外侧缘。使用射频消融设备时需注意不要烧穿三角肌筋膜与损伤三角肌肌肉纤维。伴随射频消融设备暴露肩峰的前侧边缘，术者可以更好地观察到整个肩峰下界面。一旦观察到肩锁关节可以更好地确认肩峰内侧的范围。最后，肩峰的良好暴露有利于随后肩峰下间隙减压术与肩峰成形术。

肩峰暴露完成后，射频消融设备退出肩关节腔，更换5 mm关节镜磨钻从外侧通道进入关节腔并实施肩峰下间隙减压术（图14-6~图14-8）。同肩峰暴露时的操作，需要首先切除肩峰的前外侧缘的前方边界，然后依照从前往后、由外到内进行操作。减压术的目的是使得肩峰前外侧部分与中央部分在水平面上保持同样的高度，可以有效地将病变肩峰转变为Ⅰ型肩峰。需要切除肩峰前外侧缘6~8 mm的骨质，需要在切除前设定骨切除的止点。磨钻从外侧缘缓慢向内侧移动来切除内侧部分，操作中应注意不要

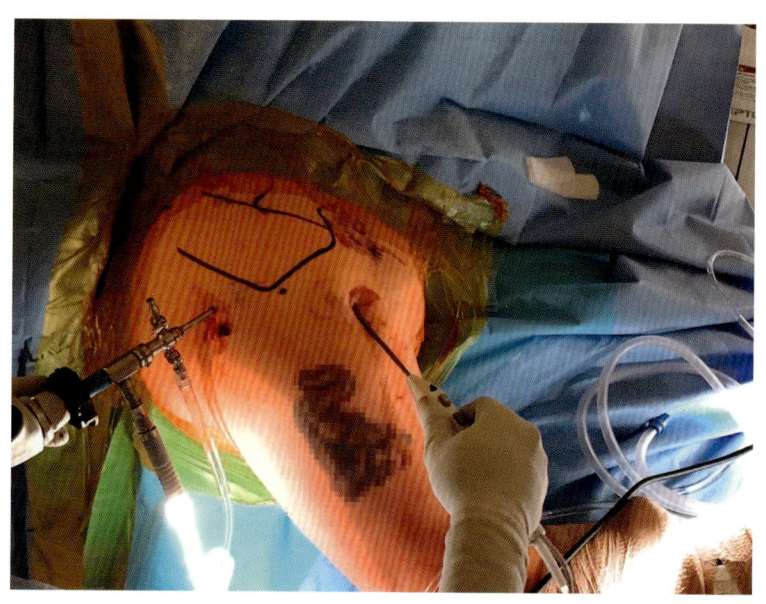

图14-5
射频消融装置由外侧通道进入关节腔清除肩峰下滑囊，为肩峰下间隙减压创造手术视野

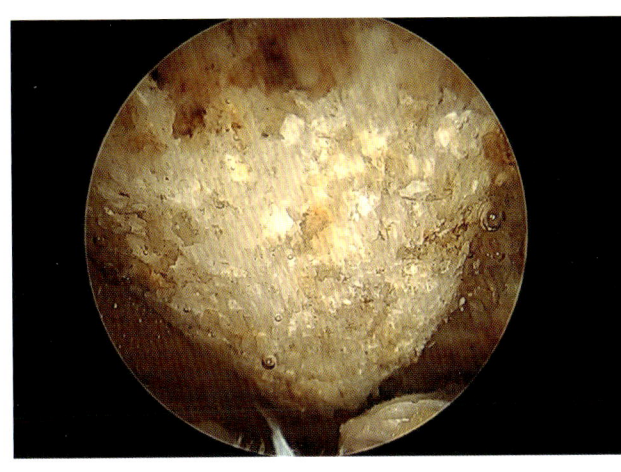

图14-6
图中可见肩峰下间隙减压术前，通过电凝消融清扫后的完整肩峰。图中为Ⅲ型肩峰

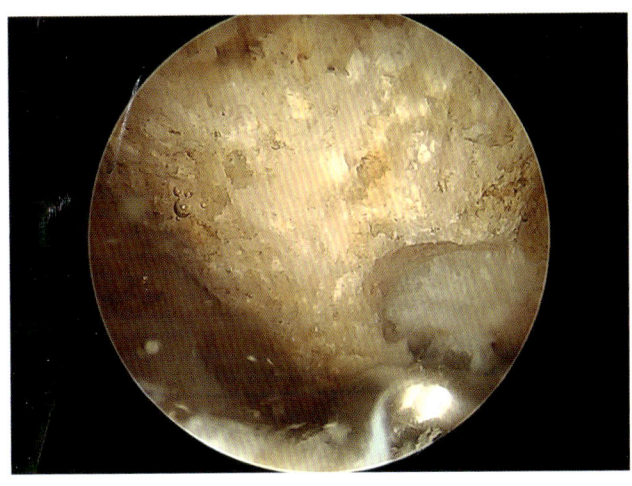

图14-7
使用5 mm关节镜磨钻切除肩峰前1/3的外侧部分，然后将切除部分作为内侧肩峰操作的参照

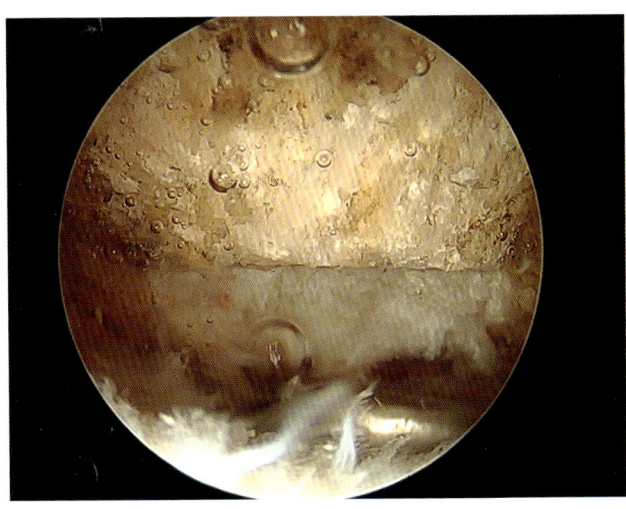

图14-8
图中所示肩峰下间隙减压术后情况，可见平整、光滑，不存在凹凸不平的肩峰下界面

损伤肩锁关节。注意如果肩峰外侧骨质没有正确切除的话，磨钻将无法进行肩峰内侧部分的骨质切除。操作完成后，肩峰下表面应保持平坦并在同一水平面上。

另一种手术方法是，将关节镜经由外侧通道进入关节腔，磨钻则由后侧通道进入关节腔。这种切除技术同样可以采用后侧肩峰下表面作为参照物来引导切除前侧肩峰下界面。

最后，切除下的骨质可以通过关节镜磨钻与吸引器排出关节腔。可以将关节镜通过外侧与后侧两个通道来确认操作完成后肩峰下表面为光滑、平坦并且与保留的肩峰在同一水平面上。

经验和教训

- 手术过程中主要止血方式通过控制患者血压，间歇性地增加输液速度和使用射频消融设备来获得更好的手术视野。
- 不正确的肩峰骨质切除可能导致手术失败。完全切除肩袖上方的肩峰下滑囊和包含完整肩峰下界面的手术视野，可以保证术中观察到肩峰下骨赘并进行适当减压操作。
- 合适的外侧通道定位是对进行正确的肩峰下间隙减压术非常重要的。将外侧通道向外侧移动通常可以获得更好的骨质切除操作空间。在切开皮肤建立理想的外侧通道前，腰穿针可以被用来进行外侧通道的定位。
- 假如单纯地进行肩峰下间隙减压术，骨质切除范围不需要进入肩锁关节区域以免损伤关节稳定性。
- 磨钻工作时，不恰当地撬动磨钻可能导致肩峰下界面的局部凹陷。整个过程中需要保持磨钻与肩峰下界面的平行，并且使用平扫操作来获得一个平整、光滑的肩峰下界面。

术后管理

术后患者应使用悬吊固定术侧肩关节。如果患者只是接受单纯减压手术，术后第二天可以指导患者开始进行钟摆动作、被动和主动的肩、肘、腕和手关节运动等功能锻炼。正确的物理治疗开始于手术后1周左右。一旦肩关节可以达到完全活动范围并且患者可以承受进阶功能锻炼，肩袖与肩胛骨的功能锻炼也可以开始进行。通过术后6~8周的功能锻炼，患者可以恢复大部分功能。理想状态下，恢复到完全正常水平需要3~6个月。当功能锻炼改变时，相应的物理治疗也需要随之改变。

并发症

肩峰下间隙减压术后并发症主要包含过度切除肩峰骨质导致肩峰发生骨折。相反的，未能完全切除多余骨质会导致患者疼痛症状不能缓解，疼痛持续存在。术中损伤肩锁关节可能导致关节稳定性降低或者关节疾病。诸如感染、冻结肩、胸肩峰动脉肩峰支的损伤等并发症尽管不常见，但被证实可能出现在大多数肩关节镜手术过程中。并发症中，腋神经损伤是极其罕见的。

结果

在最近的回顾性研究中，Jaeger等发现，患有肩峰下撞击的患者接受单纯肩峰下间隙减压术后，其中肩袖部分撕裂的患者中90.9%获得了满意的术后疗效，肩袖全层撕裂的患者中达到满意术后疗效的占70.6%，钙化性肌腱炎患者中达到65.2%。然而，Ketola等在一项前瞻性随机对照试验结果中得出肩峰下间隙减压术相比于单一系统性的功能锻炼计划并不能提供更好的临床效果或成本效益（性价比）。同时，肩峰下间隙减压术结合肩袖损伤修复手术治疗肩袖全层撕裂的患者术后疗效也存在争议。MacDonald等在一项前瞻性随机对照试验中，通过针对接受肩袖损伤修复患者进行2年的随访，术中同时接受了肩峰下间隙减压术和未接受的患者在疼痛、肩关节功能和生活质量评估上没有显著性差异。但是结果同时也表明，接受了肩峰下间隙减压术的患者再手术的概率相较于未接受肩峰下间隙减压术的患者更低。Gartsman等和Milano等前瞻性随机对照试验中通过术后2年的随访，也表明在肩袖损伤修复手术中，无论患者是否接受肩峰下间隙减压术，不会对功能预后产生影响。Abrams等一项针对114例患者的前瞻性随机对照试验结果得出，在2年随访时间中，接受肩峰下间隙减压术与未接受之间，或者不同肩峰分型的受试者之间功能预后没有显著性差异。然而，尽管疗效不存在统计学上差异。在随访过程中研究者仍注意到，未接受肩峰下间隙减压术组中的患者接受再次手术的人数比接受肩峰下间隙减压术的患者多了4例。

参考文献

[1] MacDonald PB, Clark P, Sutherland K. An analysis of the diagnostic accuracy of the Hawkins and Neer subacromial impingement signs. J Shoulder Elbow Surg. 2000;9(4):299–301.

[2] Çalış M, Akgün K, Birtane M, et al. Diagnostic values of clinical diagnostic tests in subacromial impingement syndrome. Ann Rheum Dis. 2000;59(1):44–47.

[3] Neer CS. Anterior acromioplasty for the chronic impingement syndrome in the shoulder. J Bone Joint Surg. 1972;54:41–50.

[4] Bigliani LU, Levine WN. Current concepts review: subacromial impingement syndrome. J Bone Joint Surg. 1997;79-A(12):1854–1868.

[5] McFarland EG, Selhi HS, Keyurapan E. Clinical evaluation of impingement: what to do and what works. J Bone Joint Surg. 2006;88-A(2):432–441.

[6] Moor BK, Wieser K, Slankamenac K, et al. Relationship of individual scapular anatomy and degenerative rotator cuff tears. J Shoulder Elbow Surg. 2014;23(4):536–541.

[7] Ketola S, Lehtinen J, Arnala I, et al. Does arthroscopic acromioplasty provide any additional value in the treatment of shoulder impingement syndrome? A two-year randomised controlled trial. J Bone Joint Surg. 2009;91-B(10):1326–1334.

[8] Abrams GD, Gupta AK, Hussey KE, et al. Arthroscopic repair of full-thickness rotator cuff tears with and without acromioplasty: randomized prospective trial with 2-year follow-up. Am J Sports Med. 2014;42(6):1296–1303.

[9] Jaeger M, Berndt T, Rühmann O, et al. Patients with impingement syndrome with and without rotator cuff tears do well 20 years after arthroscopic subacromial decompression. Arthroscopy. 2016;32(3):409–415.

[10] MacDonald P, Mcrae S, Leiter J, et al. Arthroscopic rotator cuff repair with and without acromioplasty in the treatment of full-thickness rotator cuff tears: a multicenter, randomized controlled trial. J Bone Joint Surg. 2011;93-A(21):1953–1960.

[11] Gartsman GM, O'Connor DP. Arthroscopic rotator cuff repair with and without arthroscopic subacromial decompression: a prospective, randomized study of one-year outcomes. J Shoulder Elbow Surg. 2004;13(4):424–426.

[12] Milano G, Grasso A, Salvatore M, et al. Arthroscopic rotator cuff repair with and without subacromial decompression: a prospective randomized study. Arthroscopy. 2007;23(1):81–88.

第15章　关节镜下双排锚钉肩袖修补术

J. Kristopher Ware, Brett D. Owens

　　关节镜下肩袖修补可有效减轻肩关节疼痛并改善其功能。长期的随访研究表明，大多数患者能维持较好的效果。然而，最近的影像学研究发现修补后的肌腱存在不同程度的再撕裂，其发生率为11%~49%。大多数肩袖再撕裂发生在术后的3个月内提示修补后肩袖的机械稳定性与再撕裂发生密切相关。此外，已有学者证明修补后结构完整性与手术效果存在密切联系，尤其强度和功能方面。

　　理想的肩袖修补应恢复肌腱的解剖足印，固定牢靠，无分离，维持结构完整性，直到生物学愈合。为获得理想的肩袖修补，我们在关节镜下肩袖修补技术方面取得了一些进步。事实证明，对于肩袖小撕裂，采用传统的单排修补方法能获得很好效果，对于较大的撕裂或同时伴有肌腱变性的撕裂，该技术效果则不尽如人意。双排修补技术可以增加足印区覆盖，提供额外的固定，以减少再撕裂发生及间隙形成。某些研究比较了单排及双排技术，发现与单排技术相比，在尸体模型上双排修补具有增加足印覆盖率，减少间隙形成，具有更高的拉伸强度及刚度。此外，多项研究表明双排修补术后肩袖再撕裂率较低。尽管双排修补具有以上优点，但目前的文献发现修补后的功能好坏与修补技术并无密切关系。

　　双排修补解决单排修补存在的生物力学强度不足同时也可能带来新的问题，例如锚钉拥挤。使用缝合桥技术即经骨平衡对双排修补术进行改良。与传统的双排修补相比，经骨等效/缝合桥双排修补可增加足印接触面，以及失效载荷。该技术还可以通过外移外排锚钉减少锚钉拥挤。对于修复＞1 cm肩袖撕裂，我们更倾向于缝合桥双排修补，我们将在本章详细介绍该技术。

适应证

　　在确定有症状的肩袖撕裂的合适治疗方案时须考虑多种因素，包括患者年龄和运动量、完全还是不完全撕裂、撕裂大小和回缩程度、肌肉萎缩和脂肪变性程度。对于年轻的急性创伤性撕裂的患者，应早期行修补手术，可获得更好的效果。对于非创伤性肩部疼痛发作的患者，慢性撕裂通常为不确定。部分和全层肩袖撕裂随着时间可进一步发展。肩袖肌肉的脂肪浸润常可引起肩袖撕裂及回缩，引起严重后果。因此，对于年龄在65岁以下症状性全层肩袖撕裂活跃患者而言，如果保守治疗无效，我们通常会采取手术干预。另一方面，对于年龄较大，运动较少患者的慢性部分或全层撕裂的患者而言，积极的保守治疗是我们的首选方案。通常采用物理康复治疗，非甾体类抗炎药及改变活动方式来缓解症状。在某些特殊情况时，可使用皮质醇类激素，但通常只能短期缓解，并且反复注射可影响肩袖修补的效果。如果保守治疗后，患者仍存在持续疼痛/或功能受限，我们建议行关节镜下肩袖修补。

禁忌证

肩袖修补存在以下禁忌证：活动性肩部感染，严重基础疾病无法全麻，伴有关节炎肩袖撕裂是绝对禁忌证。此外，影响上肢功能的晚期神经系统疾病，影响凝血功能的血液系统疾病以及存在认知或社会障碍致术后难以配合是相对禁忌证。通常认为伴有粘连性肩关节囊炎的肩袖撕裂也是手术相对禁忌证。但是，最近的文献表明，对于此类患者在肩袖修补的同时充分松解肩关节囊也可获得良好的效果。

失败的危险因素

我们难以预测肩袖修补后的失败率。虽然有报道其失败率高达49%，但大多数患者能获得较好的功能效果。有研究已发现某些与肩袖愈合和发生再撕裂存在一定相关的因素。肩袖撕裂越大，撕裂厚度越厚，组织质量越差，其修补后再撕裂可能性越高。此外，肌肉萎缩和脂肪变性提示难以获得满意的手术效果。年龄、吸烟、肥胖和领取补偿金的患者，术后也容易发生再撕裂或者对手术效果不满意。

术前准备

要获得满意的手术结果，第一步就是选择合适的患者。肩袖撕裂可能是无症状的。因此，重要的是鉴别影像学上异常是否与患者症状相对应。肩袖撕裂常引起疼痛局限在三角肌外侧，可能会放射到肘部。由于肩肱力学异常，也可引起斜方肌上方疼痛。疼痛可能是表现为剧痛或酸痛，并且常因上举过头或内旋而加重，常表现为夜间痛，影响睡眠。

体格检查应包括简单颈椎检查以排除肩膀疼痛的来源。应观察肩部肌肉是否有萎缩和评估肩肱节律。触诊应包括肩锁关节、肱二头肌和过伸内旋位时肩袖前缘。另外，应评估肩部主动及被动活动范围。巨大肩袖损伤时可影响肩关节主动活动。被动活动可正常，尽管盂肱关节活动到最高位置时可发生疼痛。被动活动受限可能是与严重的关节炎或粘连性肩关节囊炎相关。所有肩部动作的力量应评估并与对侧进行比较。上方肩袖撕裂常表现为疼痛，外展外旋无力。吹号手征提示大面积撕裂。Jobe试验、落臂试验和撞击试验有助于诊断上方肩袖撕裂。压腹试验或抬离试验可用于肩胛下肌的完整性。此外Speed测试可以评估肱二头肌病变，尽管其缺乏特异性。

影像学检查

基本影像学检查应包拍摄前后位、肩胛骨Y位和腋窝位X线片。前后位X线片用于评估是否有盂肱关节炎、肱骨头上移和肩锁关节病变。肩胛骨Y位X线片用于观察肩峰形态。腋窝位X片显示肱骨头位置和关节盂形态。先进的影像学检查既可用于确诊，也可用于修复肩袖。磁共振检查是诊断肩袖病变的金标准，有助于确定肩袖撕裂的位置以及大小和形态。评估回缩程度行相应的肌腱松解可实现无张力修补。另外，可检查肌肉萎缩和脂肪变性的程度。多项研究表明，与MRI相比，超声在诊断全层肩袖撕裂中具有相似的准确性。超声的优点是可以在办公室进行，及时诊断。但是，在评估肌肉萎缩和质量方面效果较差，并且无法清晰显示关节内病变，此类病变可能需要与肩袖修补同时解决。

手术技术

体位

我们常采用沙滩椅位修补肩袖。患者的躯干倾斜70°，请注意将头部置于中立位，以减少臂丛神经牵拉。头枕与头部位置相匹配，麻醉师采用泡沫面罩监测和维持气道呼吸。下胸部放置内衬提供外侧支撑。非手术侧上肢放置在有衬垫的手臂支架上，下肢放置楔形垫，以允许膝盖弯曲并固定躯干。联合应用弹力袜与序贯压缩泵以降低下肢静脉血栓形成的风险。使用无菌单包裹，并通过气动装置固定手术侧上肢。然后将手臂放置于轻度屈曲中立旋转位，方便后续关节镜检查（图15-1）。

入路及关节镜诊断

定位肩部的骨性标志并加以标记。通过仔细触诊和标记肩峰、锁骨远端及喙突。标准肩袖修补术是通过3个或4个入路完成（图15-2）。后路位于肩峰后部下方的软点处，表示肱骨头与关节盂的交界处。距肩峰后外侧角约2 cm、内侧1~2 cm。其余的入路是在完成诊断性关节镜检查后通过穿刺针在直视下进行精确定位。前入路位于肩峰边缘的前缘。这样可以通过肩袖间隙进入关节，轻松进入肩峰下间隙进行缝合和清理。外侧入路常位于肩峰外侧中点的正前方，于肩峰下间隙直视下建立。采用辅助的后外

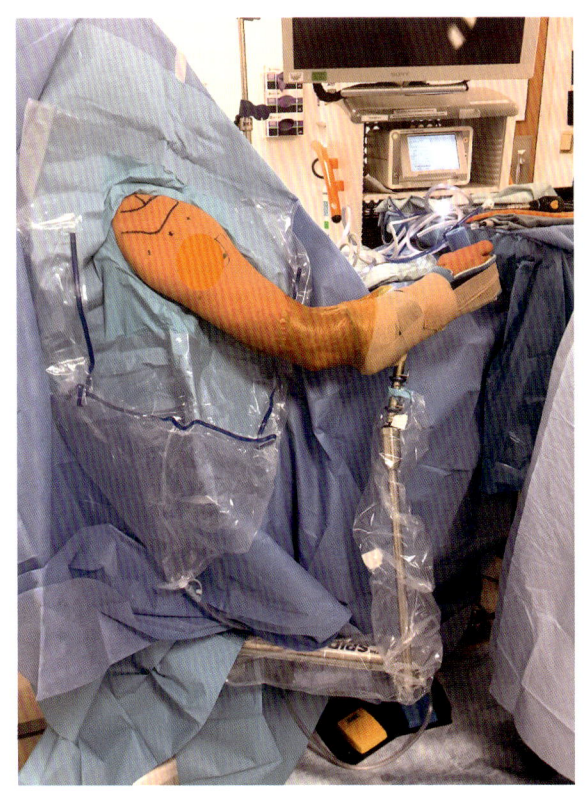

图15-1
沙滩椅位

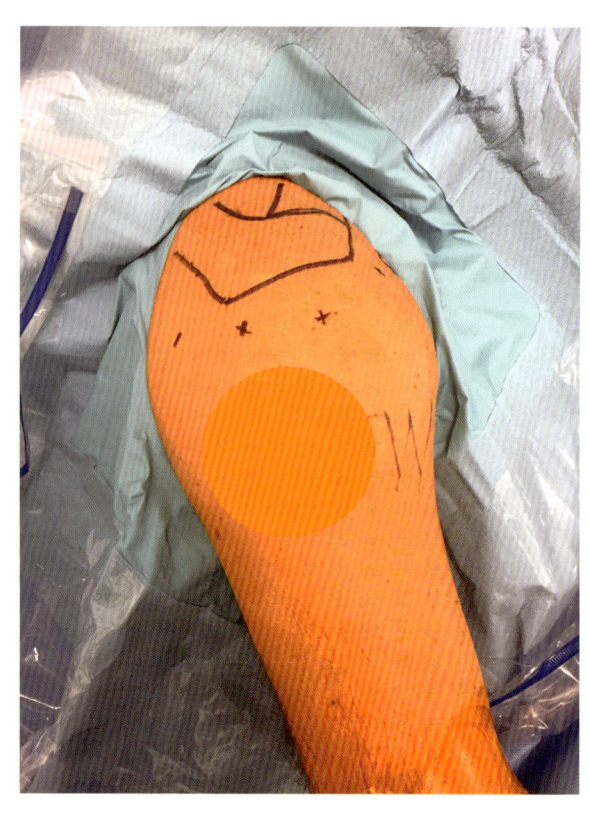

图15-2 入路

侧入路，以方便观察撕裂模式和足印区准备。它位于侧方入路和后方入路中间。诊断性关节镜先从关节内开始，当手臂从内旋转到外旋时，检查肩胛下肌。然后继续向后检查上肩袖的关节面，以及裸区的肩胛下肌附着情况。还应检查腋袋部分，检查附着在肱骨上的关节囊的连续性以及是否有游离体。接下来，从肩峰的前缘创建前路，并套上套管。然后使用探针检查肩胛下肌，肱二头肌腱和上方肩袖的下表面的完整性。如果见到部分撕裂的肩袖，则可以从侧面插入穿刺针，然后将0号PDS缝线穿过撕裂部位。这有助于在进入肩峰下间隙时确定撕裂部位。此外，如果存在肱二头肌腱病变，我们会在关节中标记并切下肱二头肌，便于稍后内侧行锚钉固定。关节镜移动至肩峰下间隙，建立外侧入路，然后置入3.5 mm的关节镜磨钻。注意清理肩袖上部和结节外侧边缘上的滑囊，暴露完整上方肩袖。射频消融止血。外侧入路置入套管，并将关节镜移动至外侧套管检查撕裂类型。采用穿刺针创建辅助的后外侧入路，用于观察修补过程。最后，前套管从肩袖间隙退出并进入肩峰下间隙。可对肩袖行多角度地观察以及多种入路缝合，以利于缝线的处理。

决策

建立入路后，仔细检查肩袖质量和撕裂类型。关节镜抓钳用于检查肩袖的活动度并复位撕裂肩袖至大结节（图15-3）。通过射频消融充分松解冈上肌、冈下肌的上方和下方粘连，从而获得最大的活动度并进行无张力修补。修补方式取决于撕裂的类型。如前所述，对于中等和较大的肩袖撕裂，我们倾向于采用改良的双排/缝合桥技术。缝合锚钉的布局和数量取决于多种因素，包括撕裂大小、形状和组织质量，如下

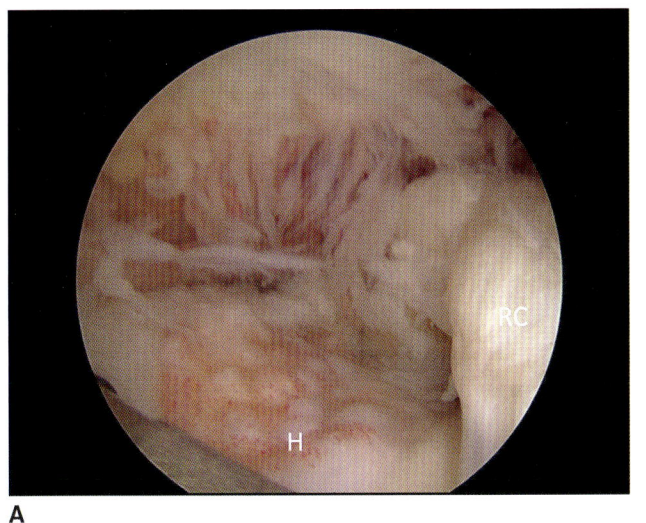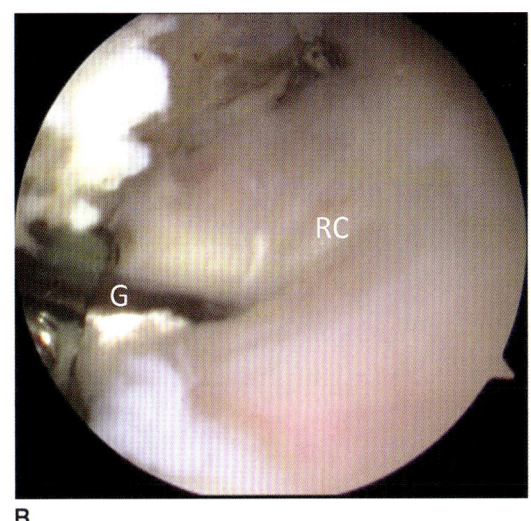

图15-3

左肩关节镜自后方入路观察肩峰下间隙。（A）观察肩袖及足印区。（B）抓钳自外侧入路置入并将肩袖复位至大结节。H，肱骨；RC，肩袖间隙；G，抓钳

所述。对于U形和L形撕裂，进行边缘覆盖修补优于完全复位到大结节。然后，我们检查肌腱的走向，以确保最终修复与肌腱的自然方向保持一致并确保修补后的肩袖位于足印区。除撕裂形态外，还必须明确可用肌腱的质量。这可以通过术前MRI确定。术中，肌腱主体质量是通过直视检查和探钩确定的。对于质量较差的肌腱，我们会增加缝线的数量，并可能使用扁平线带代替圆形缝合线来改善肌腱的应力分布。对于肌腱质量良好的中型撕裂，我们通常使用三锚钉结构。包括放置单个双线负荷内排锚钉和双外排锚钉。对于较大的撕裂，我们将根据可用间隙，采用使用四锚钉或六锚钉结构，增加覆盖范围并更好分散应力。

足印区处理

磨钻清理冈上、冈下足印区的疏松软组织（图15-4）。如果部分撕裂面积大于50%，则松解残余肌腱。然后使用锉刀形成一个无软组织，可延伸到关节面的平面。然后使用钻孔锥在大结节处形成骨道，允许骨髓成分和血液进入肌腱-骨界面（图15-5）。建立多骨道已被证明可以增强肌腱愈合。

三锚钉修补

完全松解肩袖并处理好足印区后，下一步就是置入内侧锚钉。使用穿刺针从肩峰侧面穿入。通过操纵手臂，改变植入物的方向，从而允许将锚钉垂直放置于足印区（图15-6）。与传统的45°"死人角（Dead Man Angle）"相比，它具有更高的抗拔出强度。我们使用2号缝合线固定生物材料5.5 mm双线锚钉。图15-7显示了锚钉位于足印内侧缘的位置。用带有针头的抓取器或弯曲的过线器从前骨道穿入3根缝线，外骨道穿入1根缝合线（图15-8）。缝合线穿过靠近肌腱连接点外10 mm处时应小心。缝线以水平方式相隔1~1.5 cm。所有缝线穿出后，我们将每对缝线打两个连续的半结，以将肩袖组织大致复位于足印区，然后沿交替方向用方结锁定。随后1~2次的额外加力，以确保结的牢靠性。将4根缝线绑在一起，在内侧形成两个水平的褥式结。

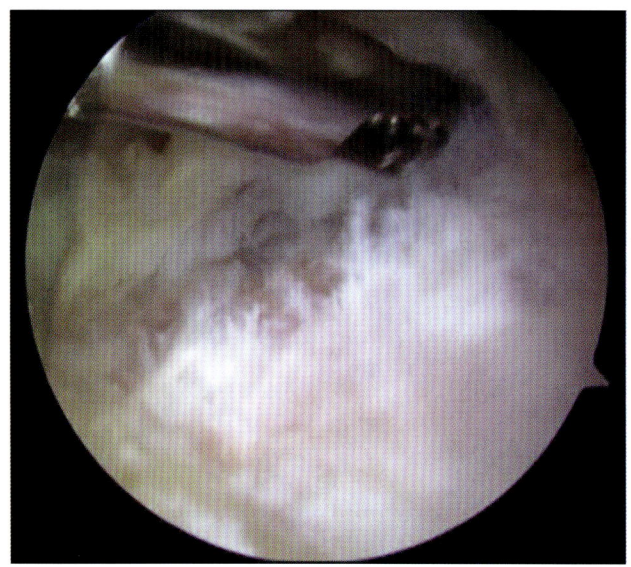

图15-4
用磨钻行足印区准备

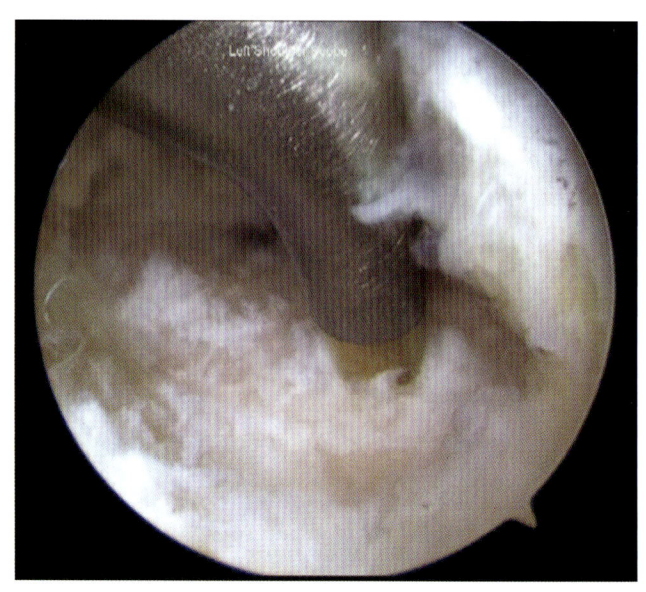

图15-5
大结节区制备钉孔

对于三锚钉修补，我们使用两枚外排锚钉。锚钉大约放置于冈上肌足印区外侧缘的远端约1 cm处。我们首先充分清理软组织，便于直视大结节的外侧缘。射频消融标记2枚4.75 mm锚钉的位置（图15-9）。前后各一根缝线抓出置于第一枚外排锚钉中，用锥子创建导向孔，并将第一枚外排锚钉放置于平齐皮质的位置。然后剪除缝线，采用相同方法置入第二枚外侧锚钉。三锚钉修补后如图15-10所示。

四锚钉修补

对于较大的肩袖撕裂，最好使用4枚或6枚锚钉双排修补，以最大限度地覆盖足印区并提供更多固定点。该技术类似于三锚钉修补，除了内侧放置两枚锚钉。完全松解肩袖并处理好足印区后，选择内排锚钉的位置并经皮置入。放置两枚双线锚钉。这允

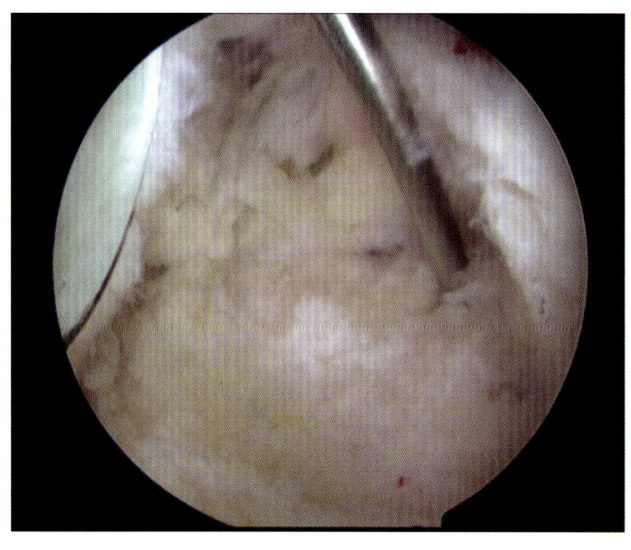

图15-6
用穿刺钉经皮靠近关节软骨缘定位

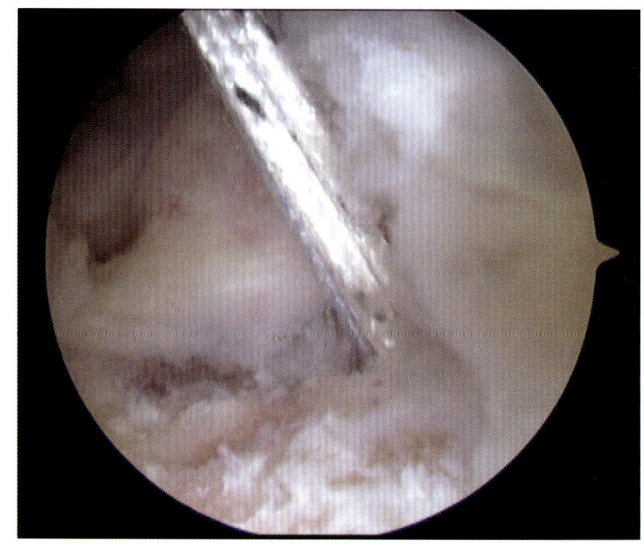

图15-7
放置内排锚钉

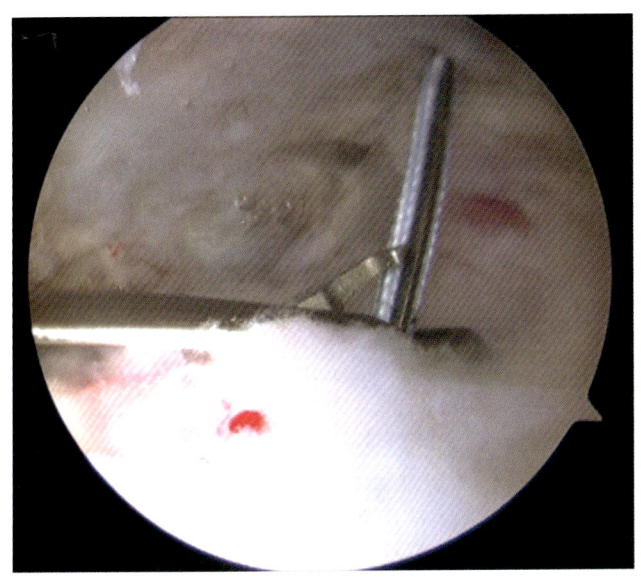

图15-8
缝线用可卸式穿刺装置穿过

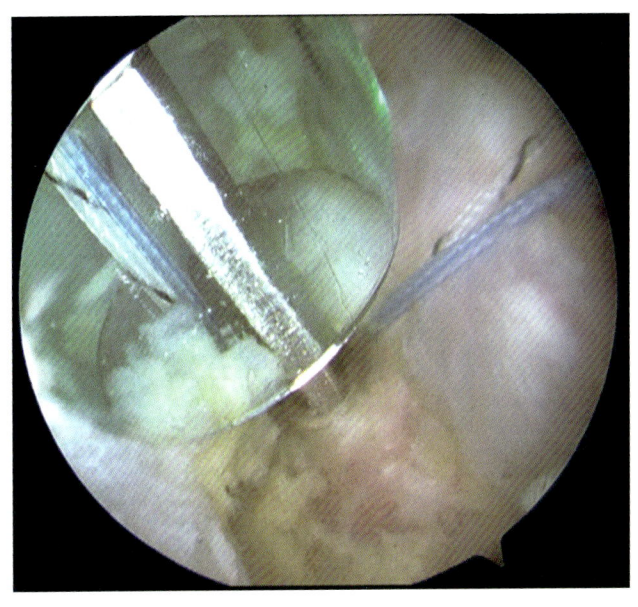

图15-9
放置外排锚钉

许在内侧使用4根水平缝线。缝线从后到前依次通过以防止交叉，每对依次打结。

与三锚钉修补一样，使用两枚外排锚钉来完成修补。每根水平尾线通过单骨道插入，并用4.75 mm锚钉固定。首先于大结节的外侧缘放置前侧锚钉，采用相同方法置入后侧锚钉。

另外，对于肌腱质量较差的患者，可以使用较宽的线带进行修复。在这种情况下，我们通常会用扁平缝线置入一枚4.75 mm锚钉，并用不同颜色的扁平缝线置入第二枚。锚钉预置的2号备用缝线可允许我们在内排打结。放置内排锚钉之后，我们通过一端有袢环的缝线作为过线器。使用过线器，将线带和另一个缝线穿过同一个孔。对所有缝线重复此操作。然后将每个锚钉的备用缝线绑在一起，形成内排。如上所述，线带尾部与备用缝线尾部放置于外侧，并用两枚4.75 mm锚钉固定（图15-11）。

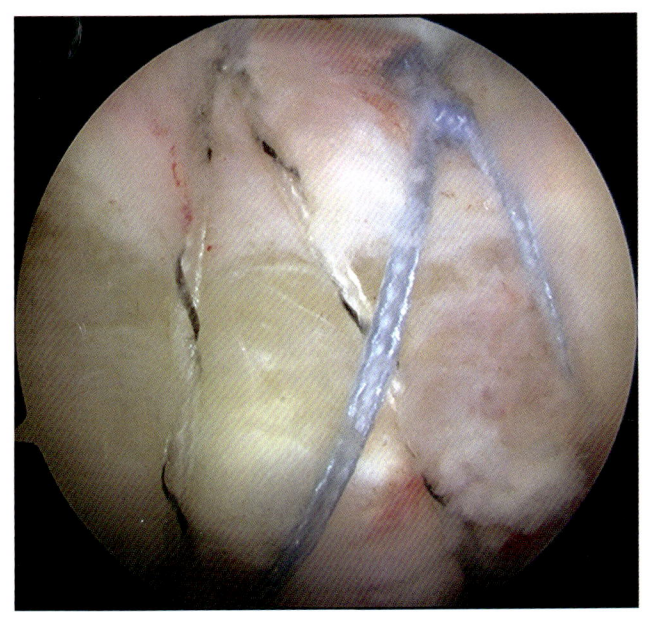

图15-10
三锚钉修补完成

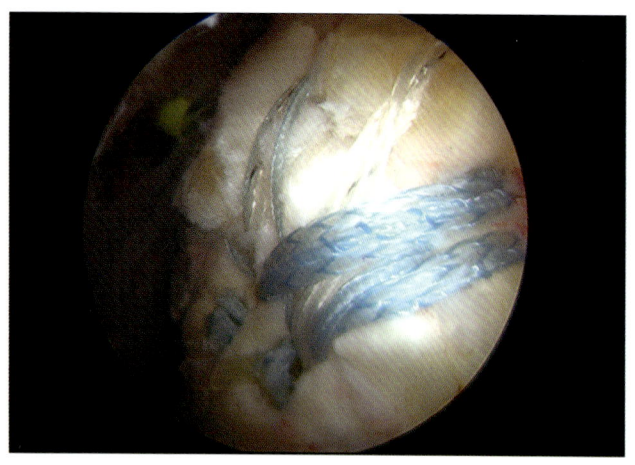

图15-11
4根线带内排打结的四锚钉修补

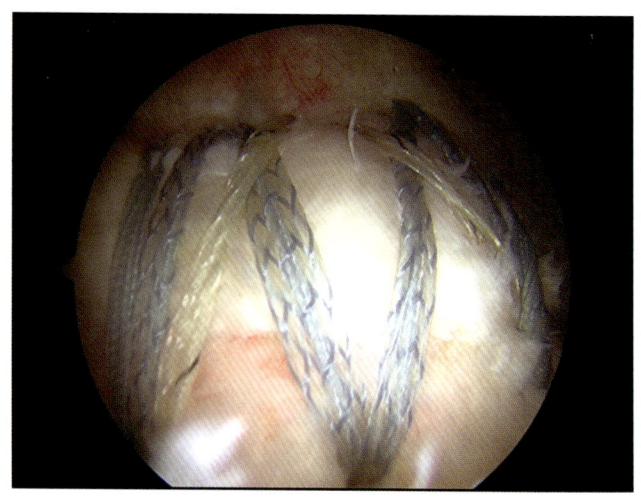

图15-12
六锚钉修补完成

六锚钉修补

对于巨大、可修复性肩袖撕裂，行肩袖修补术时可能需要额外的锚钉。双排六锚钉修补与六锚钉的修补相似。我们使用线带如上所述，将其与备用缝线打结一起。3根备用缝线的水平褥式缝合线形成内排。所有缝线的尾部都放置于外侧并用3枚外排锚钉固定，如图15-12所示。

展望与争议

肩袖修补时入路选择不合适，手术视野暴露不清楚，肌腱和足印处理不到位，以及缝合不佳等，可能给手术带来巨大挑战。在建立入路前，识别患者的解剖结构是第一步。尤其应注意准确标记肩峰边缘。除后方入路外，直视下置入穿刺针确保入路合适并有助于修补。对于外侧入路，当肩部肿胀时，应与肩峰保持合适的距离。

肩峰下间隙的优良视野对于修补肩袖非常重要。在评估组织质量时，将关节镜转换至外侧或后外侧入路可提供更好的视野。此外，清理干净肩峰滑囊可使视野清晰并方便缝线通过。持续使用射频消融精准止血。

修补成功的另一个关键是足印区准备并充分松解限制其外侧活动的肌腱组织。应该清除所有足印的软组织，以提供良好血管化的骨床促进愈合，如前所述，创建骨道允许骨髓成分流出。如果肌腱活动受限时，则必须完全松解肌腱上方和下方的粘连。在某些情况下，可能需要间隙清理以进行无张力修补。

最后，注意仔细管理缝线以避免缝线缠绕。使用多入路可使缝线从前或从后穿出。我们还经常将缝线留在套管外同时移除或置入套管，以便继续通过套管进行检测。按顺序置入锚钉，通过缝线以及从前到后或从后往前可以最大限度地降低缠绕的风险。另外，通过套管打结以降低形成软组织桥的风险。

术后管理

有效的术后康复对于提高肩袖修补后的疗效至关重要。早期康复的目标是在恢复

ROM的同时让修补的肌腱愈合。随着康复的进行，目标转向最大限度地增强肌力并最终恢复上肢的功能。康复不仅必须包括肱盂关节，还必须包括要肘部、腕部和手部功能。我们对大多数患者遵照标准的康复方案，并将根据组织的质量和撕裂的大小调整康复计划。

第一阶段（1~4周）：保护活动期

术后前4周内，除物理治疗和居家锻炼外，患侧肢体应固定在外展支具。患肢冰敷有助于缓解术后炎症和疼痛。从术后第二天开始，患者开始Codman钟摆运动以及肘、腕和手部主动活动。如果同时行肱二头肌腱切开术或固定术，进行肘部被动运动。术后1周内开始物理治疗。治疗师应轻柔地被动活动盂肱关节。主动辅助下进行外展、屈曲和外旋训练，每日至少3次，作为居家锻炼计划的一部分。此外，姿势和关节周围强化锻炼。如有必要可采用物理疗法减轻疼痛和炎症。这个阶段的目标包括控制疼痛、维持正确姿势以及盂肱关节能屈曲90°、外展90°和外旋30°。

第二阶段（4~8周）：主动活动期

术后4周或超过4周时已达到第一阶段的目标后，进入第二阶段康复方案。使用吊带，可举起重量小于0.45 kg物体。理疗师继续被动活动肩关节，改善肩关节活动。此外，开始在所有方向引导患者主动运动。治疗师仔细评估患者的肩肱力学，并纠正异常运动。加强关节稳定性训练。此外，逐渐将居家锻炼纳入主动运动并制订个性化运动计划。这个阶段的目标是获得完全的活动范围，无疼痛，并且能够以对称的肩肱节律上抬手臂。

第三阶段（9~12周）：强化训练期

如果已达到第二阶段的目标后，从9周开始第三阶段。该期侧重于逐步加强肩袖和肩关节周围肌肉力量。递进式阻力练习从抗弹性阻力等张训练开始，并逐渐包括自由重量。进行开环运动和闭环运动，以最大限度地增加力量和协同肌肉运动。允许并鼓励患者在日常活动中使用手术侧肢体，避免提重物或者运动过度。

第四阶段（3~5个月）：功能训练期

在此阶段，患者将继续以增强肌肉力量并将多方位功能锻炼为主。开始投掷，选择合适运动。在此阶段，通常会减少随访频率，患者将执行他们的大部分康复工作是独立家庭/健身房锻炼。在这个阶段结束时，患者的对称的肩部活动、力量和肩关节力学。

第五阶段（5个月后）：恢复工作和运动

最后阶段康复计划是根据患者的个人需求量身定制的。根据工作或运动的要求，可以进行对应锻炼适应体力劳动和/或运动。需要引起注意的是，大多数患者恢复工作至少需要6周的时间，但直到此阶段康复训练结束前，应告知患者避免繁重的工作或反复上举过头。患者康复结束后恢复到受伤前的活动。我们建议密集训练应该从手术后9个月开始。

并发症

肩袖修补可能存在的并发症包括感染、关节僵硬和修补失败。关节镜下肩袖修补术后感染很少见，发生率<0.1%，但严重影响肩袖修补效果。最常见的病原菌包括痤疮丙酸杆菌、表皮葡萄球菌和金黄色葡萄球菌。治疗包括引流及清创术（通常可以通过关节镜进行）和静滴抗生素。有研究报道，肩袖修补术后3个月约18%的患者可发生肩部僵硬。术后僵硬与术前僵硬相关。因此，我们要求术前ROM受限的患者进行积极的ROM锻炼，以在术前获得最大范围的活动度。对于关节囊持续性挛缩的患者，肩袖修补时行关节囊松解获得满意的结果。最后，有研究表明修补后难以达到完全愈合。尽管影像学上可见再次撕裂，但许多患者的症状仍得到改善，并且仍然可获得满意治疗。对于持续疼痛、功能受限和再撕裂时，可行肩袖修补翻修术。翻修手术后发生再撕裂的概率高于初次修补。尽管如此，已证实肩袖修补翻修能明显改善疼痛和功能。

结果

多项研究报道关节镜下肩袖修补的手术效果。Huijsmans等报道242例肩关节，平均随访时间22个月，患者视觉模拟量表（VAS）疼痛评分从7.4分提高到0.7分，Constant评分的平均改善了25.4分，主观评价好评率为90%。最后的随访中，他们发现再撕裂发生率为15%，其与初始撕裂的大小和肌腱的质量有关。同样，Kim等报道52例肩关节，平均随访时间2年，UCLA、ASES和Constant评分得到显著改善，并可长期维持。Wolf等报道95例肩关节，随访4~10年，90%的UCLA评分达到优。Marrero等报道33例肩，随访至少9年，其中88%的UCLA评分优良，手术效果良好。以上结果表明，关节镜下肩袖修补可显著改善肩关节功能，该效果可长期维持。

参考文献

[1] Marrero LG, Nelman KR, Nottage WM. Long-term follow-up of arthroscopic rotator cuff repair. Arthroscopy. 2011;27(7):885–888. doi:10.1016/j.arthro.2011.02.019.

[2] Karas V, Hussey K, Romeo AR, et al. Comparison of subjective and objective outcomes after rotator cuff repair. Arthroscopy. 2013;29(11):1755–1761. doi:10.1016/j.arthro.2013.08.001.

[3] Robinson HA, Lam PH, Walton JR, et al. The effect of rotator cuff repair on early overhead shoulder function: a study in 1600 consecutive rotator cuff repairs. J Shoulder Elbow Surg. 2016;26(1):20–29. doi:10.1016/j.jse.2016.05.022.

[4] Bennett WF. Arthroscopic repair of full-thickness supraspinatus tears (small-to-medium): a prospective study with 2- to 4-year follow-up. Arthroscopy. 2003;19(3):249–256. doi:10.1053/jars.2003.50083.

[5] Ide J, Maeda S, Takagi K. A comparison of arthroscopic and open rotator cuff repair. Arthroscopy. 2005;21(9):1090–1098. doi:10.1016/j.arthro.2005.05.010.

[6] Millett PJ, Horan MP, Maland KE, et al. Long-term survivorship and outcomes after surgical repair of full-thickness rotator cuff tears. J Shoulder Elbow Surg. 2011;20(4):591–597. doi:10.1016/j.jse.2010.11.019.

[7] Wolf EM, Pennington WT, Agrawal V. Arthroscopic rotator cuff repair: 4- to 10-year results. Arthroscopy. 2004;20(1):5–12. doi:10.1016/j.arthro.2003.11.001.

[8] Boileau P, Brassart N, Watkinson DJ, et al. Arthroscopic repair of full-thickness tears of the supraspinatus: does the tendon really heal?. J Bone Joint Surg Am. 2005;87(6):1229–1240. doi:10.2106/JBJS.D.02035.

[9] Jo CH, Shin JS, Park IW, et al. Multiple channeling improves the structural integrity of rotator cuff repair. Am J Sports Med. 2013;41(11):2650–2657. doi:10.1177/0363546513499138.

[10] Kim IB, Kim MW. Risk factors for retear after arthroscopic repair of full-thickness rotator cuff tears using the suture bridge technique: classification system. Arthroscopy. 2016;32(11):2191–2200. doi:10.1016/j.arthro.2016.03.012.

[11] Sugaya H, Maeda K, Matsuki K, et al. Repair integrity and functional outcomes after arthroscopic suture-bridge rotator cuff repair. J Bone Joint Surg Am. 2007;89-A(5):953–960. doi:10.2106/JBJS.K.00158.

[12] Kluger R, Bock P, Mittlbock M, et al. Long-term survivorship of rotator cuff repairs using ultrasound and magnetic resonance imaging analysis. Am J Sports Med. 2011;39(10):2071–2081. doi:10.1177/0363546511406395.

[13] Le BTN, Wu XL, Lam PH, et al. Factors predicting rotator cuff retears. Am J Sports Med. 2014;42(5):1134–1142.

doi:10.1177/0363546514525336.

[14] Tashjian RZ, Hollins AM, Kim H-M, et al. Factors affecting healing rates after arthroscopic double-row rotator cuff repair. Am J Sports Med. 2010;38(12):2435–2442. doi:10.1177/0363546510382835.

[15] Lafosse L, Brozska R, Toussaint B, et al. The outcome and structural integrity of arthroscopic rotator cuff repair using the double-row suture anchor technique (SS-39). Arthroscopy. 2007;23(805):e20. doi:10.1016/j.arthro.2007.03.051.

[16] Slabaugh MA, Nho SJ, Grumet RC, et al. Does the literature confirm superior clinical results in radiographically healed rotator cuffs after rotator cuff repair?. Arthroscopy. 2010;26(3):393–403. doi:10.1016/j.arthro.2009.07.023.

[17] Provencher MT, Kercher JS, Galatz LM, et al. Evolution of rotator cuff repair techniques: are our patients really benefiting?. Instr Course Lect. 2011;60:123–136. http://www.ncbi.nlm.nih.gov/pubmed/21553768.

[18] Park JY, Lhee SH, Choi JH, et al. Comparison of the clinical outcomes of single- and double-row repairs in rotator cuff tears. Am J Sports Med. 2008;36(7):1310–1316. doi:10.1177/0363546508315039.

[19] Saridakis P, Jones G. Outcomes of single-row and double-row arthroscopic rotator cuff repair: a systematic review. J Bone Joint Surg Am. 2010;92(3):732–742. doi:10.2106/JBJS.I.01295.

[20] Cole BJ, ElAttrache NS, Anbari A. Arthroscopic rotator cuff repairs: an anatomic and biomechanical rationale for different suture-anchor repair configurations. Arthroscopy. 2007;23(6):662–669. doi:10.1016/j.arthro.2007.02.018.

[21] Nicholas SJ, Lee SJ, Mullaney MJ, et al. Functional outcomes after double row versus single row rotator cuff repair: a prospective randomized trial. Orthop J Sports Med. 2015;3(2 suppl):14–16. doi:10.1177/2325967115S00155.

[22] Mascarenhas R, Chalmers PN, Sayegh ET, et al. Is double-row rotator cuff repair clinically superior to single-row rotator cuff repair: a systematic review of overlapping meta-analyses. Arthroscopy. 2014;30(9):1156–1165. doi:10.1016/j.arthro.2014.03.015.

[23] Hein J, Reilly JM, Chae J, et al. Retear rates after arthroscopic single-row, double-row, and suture bridge rotator cuff repair at a minimum of 1 year of imaging follow-up: a systematic review. Arthroscopy. 2015;31(11):2274–2281. doi:10.1016/j.arthro.2015.06.004.

[24] Duquin TR, Buyea C, Bisson LJ. Which method of rotator cuff repair leads to the highest rate of structural healing? A systematic review. Am J Sports Med. 2010;38:835–841. doi:10.1177/0363546509359679.

[25] Kim DH. Biomechanical comparison of a single-row versus double-row suture anchor technique for rotator cuff repair. Am J Sports Med. 2005;34(3):407–414. doi:10.1177/0363546505281238.

[26] Ma CB, Comerford L, Wilson J, et al. Biomechanical evaluation of arthroscopic rotator cuff repairs: double-row compared with single-row fixation. J Bone Joint Surg Am. 2006;88(2):403–410. doi:10.2106/JBJS.D.02887.

[27] Mazzocca AD, Millett PJ, Guanche CA, et al. Arthroscopic single-row versus double- row suture anchor rotator cuff repair. Am J Sports Med. 2005;33(12):1861–1868. doi:10.1177/0363546505279575.

[28] Franceschi F, Ruzzini L, Longo UG, et al. Equivalent clinical results of arthroscopic single-row and double-row suture anchor repair for rotator cuff tears: a randomized controlled trial. Am J Sports Med. 2007;35(8):1254–1260. doi:10.1177/0363546507302218.

[29] Kim KC, Shin HD, Cha SM, et al. Comparison of repair integrity and functional outcomes for 3 arthroscopic suture bridge rotator cuff repair techniques. Am J Sports Med. 2013;41(2):271–277. doi:10.1177/0363546512468278.

[30] DeHaan AM, Axelrad TW, Kaye E, et al. Does double-row rotator cuff repair improve functional outcome of patients compared with single-row technique?: a systematic review. Am J Sports Med. 2012;40(5):1176–1185. doi:10.1177/0363546511428866.

[31] Park MC, ElAttrache NS, Ahmad CS, et al. "Transosseous-equivalent" rotator cuff repair technique. Arthroscopy. 2006;22(12):1–5. doi:10.1016/j.arthro.2006.07.017.

[32] Park MC, ElAttrache NS, Tibone JE, et al. Part I: footprint contact characteristics for a transosseous-equivalent rotator cuff repair technique compared with a double-row repair technique. J Shoulder Elbow Surg. 2007;16(4):461–468. doi:10.1016/j.jse.2006.09.010.

[33] Park MC, Tibone JE, ElAttrache NS, et al. Part II: biomechanical assessment for a footprint-restoring transosseousequivalent rotator cuff repair technique compared with a double-row repair technique. J Shoulder Elbow Surg. 2007;16(4):469–476. doi:10.1016/j.jse.2006.09.011.

[34] Bassett RW, Cofield RH. Acute tears of the rotator cuff. The timing of surgical repair. Clin Orthop Relat Res. 1983;(175):18–24.

[35] Moosmayer S, Tariq R, Stiris M, et al. The natural history of asymptomatic rotator cuff tears. J Bone Joint Surg Am. 2013;95(14):1249–1255. doi:10.2106/JBJS.L.00185.

[36] Keener JD, Galatz LM, Teefey SA, et al. A prospective evaluation of survivorship of asymptomatic degenerative rotator cuff tears. J Bone Joint Surg Am. 2015;97(2):89–98. doi:10.2106/JBJS.N.00099.

[37] Oh LS, Wolf BR, Hall MP, et al. Indications for rotator cuff repair: a systematic review. Clin Orthop Relat Res. 2007;455(455):52–63. doi:10.1097/BLO.0b013e31802fc175.

[38] Bjorkenheim JM, Paavolainen P, Ahovuo J, et al. Surgical repair of the rotator cuff and surrounding tissues. Factors

influencing the results. Clin Orthop Relat Res. 1988;(236):148–153.

[39] Cho CH, Jang HK, Bae KC, et al. Clinical outcomes of rotator cuff repair with arthroscopic capsular release and manipulation for rotator cuff tear with stiffness: a matched-pair comparative study between patients with and without stiffness. Arthroscopy. 2015;31(3):482–487. doi:10.1016/j.arthro.2014.09.002.

[40] Park J-Y, Chung SW, Hassan Z, et al. Effect of capsular release in the treatment of shoulder stiffness concomitant with rotator cuff repair. Am J Sports Med. 2014;42(4):840–850. doi:10.1177/0363546513519326.

[41] Fermont AJ, Wolterbeek N, Wessel RN, et al. Prognostic factors for recovery after arthroscopic rotator cuff repair: a prognostic study. J Shoulder Elbow Surg. 2015;24(8):1249–1256. doi:10.1016/j.jse.2015.04.013.

[42] Lichtenberg S, Liem D, Magosch P, et al. Influence of tendon healing after arthroscopic rotator cuff repair on clinical outcome using single-row Mason-Allen suture technique: a prospective, MRI controlled study. Knee Surg Sports Traumatol Arthrosc. 2006;14(11):1200–1206. doi:10.1007/s00167-006-0132-8.

[43] Neyton L, Godenèche A, Nové-Josserand L, et al. Arthroscopic suture-bridge repair for small to medium size supraspinatus tear: healing rate and retear pattern. Arthroscopy. 2013;29(1):10–17. doi:10.1016/j.arthro.2012.06.020.

[44] Fermont AJM, Wolterbeek N, Wessel RN, et al. Prognostic factors for successful recovery after arthroscopic rotator cuff repair: a systematic literature review. J Orthop Sports Phys Ther. 2014;44(3):153–163. doi:10.2519/jospt.2014.4832.

[45] Jain NB, Luz J, Higgins LD, et al. The diagnostic accuracy of special tests for rotator cuff tear. Am J Phys Med Rehabil. 2016;96:176. doi:10.1097/PHM.0000000000000566.

[46] Roy J-S, Braën C, Leblond J, et al. Diagnostic accuracy of ultrasonography, MRI and MR arthrography in the characterisation of rotator cuff disorders: a systematic review and meta-analysis. Br J Sports Med. 2015;49(20):1316–1328. doi:10.1136/bjsports-2014-094148.

[47] Lenza M, Buchbinder R, Takwoingi Y, et al. Magnetic resonance imaging, magnetic resonance arthrography and ultrasonography for assessing rotator cuff tears in people with shoulder pain for whom surgery is being considered. Cochrane Database Syst Rev. 2013;9(9):CD009020. doi:10.1002/14651858.CD009020.pub2.

[48] Shindle MK, Nho SJ, Nam D, et al. Technique for margin convergence in rotator cuff repair. HSS J. 2011;7(3):208–212 doi:10.1007/s11420-011-9222-3.

[49] Strauss E, Frank D, Kubiak E, et al. The effect of the angle of suture anchor insertion on fixation failure at the tendonsuture interface after rotator cuff repair: deadman's angle revisited. Arthroscopy. 2009;25(6):597–602. doi:10.1016/j. arthro.2008.12.021.

[50] Virk MS, Bruce B, Hussey KE, et al. Biomechanical performance of medial row suture placement relative to the musculotendinous junction in transosseous equivalent suture bridge double-row rotator cuff repair. Arthroscopy. 2017;33(2):242–250. doi:10.1016/j.arthro.2016.06.020.

[51] Owens BD, Williams AE, Wolf JM. Risk factors for surgical complications in rotator cuff repair in a veteran population J Shoulder Elbow Surg. 2015;24(11):1707–1712. doi:10.1016/j.jse.2015.04.020.

[52] Pauzenberger L, Grieb A, Hexel M, et al. Infections following arthroscopic rotator cuff repair: incidence, risk factors, and prophylaxis. Knee Surg Sports Traumatol Arthrosc. 2016;25(2):595–601. doi:10.1007/s00167-016-4202-2.

[53] Vopat BG, Lee BJ, DeStefano S, et al. Risk factors for infection after rotator cuff repair. Arthroscopy. 2015;32(3):428–434. doi:10.1016/j.arthro.2015.08.021.

[54] Chung SW, Huong CB, Kim SH, et al. Shoulder stiffness after rotator cuff repair: risk factors and influence on outcome. Arthroscopy. 2013;29(2):290–300. doi:10.1016/j.arthro.2012.08.023.

[55] McNamara WJ, Lam PH, Murrell GAC. The relationship between shoulder stiffness and rotator cuff healing: a study of 1,533 consecutive arthroscopic rotator cuff repairs. J Bone Joint Surg Am. 2016;98(22):1879–1889. doi:10.2106/JBJS.15.00923.

[56] Shamsudin A, Lam PH, Peters K, et al. Revision versus primary arthroscopic rotator cuff repair: a 2-year analysis of outcomes in 360 patients. Am J Sports Med. 2015;43(3):557–564. doi:10.1177/0363546514560729.

[57] Kowalsky MS, Keener JD. Revision arthroscopic rotator cuff repair: repair integrity and clinical outcome: surgical technique. J Bone Joint Surg Am. 2011;93(suppl 1):62–74. doi:10.2106/JBJS.J.01173.

[58] Kim KC, Shin HD, Lee WY, et al. Repair integrity and functional outcome after arthroscopic rotator cuff repair. Am J Sports Med. 2012;40(2):294–299. doi:10.1177/0363546511425657.

[59] Huijsmans PE, Pritchard MP, Berghs BM, et al. Arthroscopic rotator cuff repair with double-row fixation. J Bone Joint Surg Am. 2007;89(6):1248–1257. doi:10.2106/JBJS.E.00743.

第16章　多向不稳定

Megan R. Wolf, Eileen Colliton, Robert A. Arciero

概述

多向不稳定（Multi Directional Instability，MDI）的概念是由Neer和Foster于1980年首次提出。在这个经典报道中，一组因不稳定或诊断不明确而手术失败的病例被确认。所有患者均有病理性盂肱关节下方松弛合并前方或后方不稳，或兼而有之。这些患者成功地接受了开放下方关节囊转位手术，通过选择性的关节囊松解和叠层缝合消除了关节囊冗余。自从这份原创报道发表后，就有了一系列关于MDI的定义。开放和关节镜技术均已运用，旨在消除盂肱关节病理性松弛而不影像运动。本章回顾了我们对MDI患者的临床评估和治疗方法。

要诊断MDI，患者必须有症状、无意识半脱位或多个方向的脱位。这种定义与不稳定形成对照，不稳定是一种病理状态，疼痛或不适可归因于活动时肱骨头过度移位。MDI的诊断和治疗具有挑战性。MDI患者诊断困难部分源于文献中的定义不一致。不稳定性可以表现为半脱位或脱位，有意识或无意识。Matsen推广了TUBS（创伤性，单侧，Bankart损伤，手术）和AMBRII（非创伤性，多向，双侧，康复，下方关节囊转位，肩袖间隙闭合）的分类，将不稳定性分为两组。

MDI诊断在很大程度上依赖于准确的病史和临床查体。MDI患者通常是竞技性的，也可能参与包括肩部剧烈活动的运动，如：游泳、体操、举重或过头运动。这些患者可能意识到不稳定是其症状的一个原因，或他们可能抱怨活动时有疼痛或机械症状（研磨感，弹响，咔嗒声）。这些症状通常出现在盂肱运动的中期位置，如与日常生活活动有关的运动。肩关节出现在症状时的位置提供了一些可供确定不稳定模式的线索。手臂前屈、内收和内旋位（如俯卧撑、卧推等）时出现的疼痛表明后不稳定。竞技运动员可能不会抱怨这些动作带来的疼痛，但一些患者会描述患侧手臂在卧推时落后于对侧手臂。手臂过头时疼痛通常是前方病损的表现。下方不稳定的患者在提拉重物时可能会出现疼痛或感觉异常，因为肩部（提拉重物时）可以向下牵引臂丛神经。双侧同时发病的病例大约占20%，但双肩症状可能并不同步。因此，询问过往任意肩部有类似症状的病史非常重要。

肩关节的体格检查自颈椎的全面评估开始。正确肩部查体需要暴露整个肩部和肩胛周围肌肉。我们从背部开始检查肩部，观察是否存在（肌肉）萎缩的证据或肩胛骨位置和运动的不对称。许多患者会表现出肩胛假翼（Pseudowinging of the Scapula）或肩胛骨位置不良，当他们通过一个完整的运动弧线时，从后面看时会有一个延展外观（Protracted Appearance）。评估主动和被动活动范围。前向和后向负荷移位试验确定各自方向的松弛度。分级分别为：1级阳性，（肱骨头移位）至肩胛盂缘；2级阳性，（肱骨头移位）超过肩胛盂缘且自发复位；3级阳性，盂肱关节脱位且需要手法复位。进行此试验时，将手臂外展90°，并缓慢施加轴向负荷（Gentle Axial Load）将肱骨头中心置于关节盂内。稳定肩胛骨，评估前后向移位。如果检查者试着将肱骨头向前下方移位，则前向松弛会更明显。诱发性试验如恐惧-复位测试也可评估前向不稳定。后向松弛还可通过将手臂定位于前屈、内收和内旋位并向后施加力量来评估。重要的是要充分弯曲手臂，这样肱骨头就不会与肩胛冈发生撞击，因为这会掩盖后向移位（程度）。下方不稳定由陷窝征决定。手臂放在患者侧方，向下牵引手臂，在下方关节囊松弛的情况下，在肱骨头和肩峰外侧之间的区域会形成"酒窝"。在正常肩关节，这个"酒窝"在手臂最大外旋位时消失。病理性酒窝征是指肱骨外旋时不消失并提示肩袖间隙功能不全。文献报道了肩关节松弛度广泛的正常变异。（在进行前向负荷移位试验时）肩胛骨在肩胛盂缘半脱位并不少见，尤其是在麻醉下查体时。因此，这些临床检查结果与患者症状的相关性至关重要。最后，检查者应该注意如Beighton评分所描述的其他全身韧带松弛的征象。评分项目包括：被动肘关节过伸，拇指与前臂并列，掌指关节伸展大于90°以及从直立屈体时手掌触地的能力等。

平片检查有无关节盂或肱骨头的骨缺损。在许多MDI病例中，这些结果是正常的。CT扫描的适应证包括需要复位的脱位史、复发性脱位、低外展角恐惧感、轻微刺激后复发性脱位（如洗头）和低外展角不稳定（如到达身体前方）。MDI患者关节内MRI钆造影显示下方关节囊容积增大。外展外旋位（ABER）MRI可显示盂肱下韧带松弛。关节盂唇损伤在MDI病例中较单向不稳定病例少见。Lim等报道称，在关节盂中段的冠状面MRI上测量的下方盂唇关节囊距离可作为MDI的筛查工具，其距离＞16.88 mm，灵敏度为76%而特异度为96%。另一项研究表明，MRI上测量肩袖间隙和关节囊尺寸也可以作为潜在MDI的识别标志。

适应证

MDI的非手术治疗，包括物理治疗和患者教育，是治疗的第一选择。许多MDI患者（占目前研究的65%~90%）在正规的试验性保守方法处理后会有所改善，但改善可能需要3个月起效。目前的文献支持使用Watson MDI疗法的非手术治疗，该疗法的重点是首先实现肱骨头和肩胛骨的控制，然后进行肩部肌肉强化练习。当Watson MDI疗法与另一个康复疗法（Rockwood不稳疗法）进行比较时，Watson疗法在统计学上具有优势。然而，康复疗法通常会在采取治疗6个月后带来显著的益处。外科手术的适应证包括在经过至少3~6个月的正规非手术治疗后持续疼痛和功能障碍的患者，特别是日常生活有影响的患者。

禁忌证

MDI分类是根据患者是否存在有意识或无意识的不稳定而将其分组。必须确定患者是否在有意识的情况下出现肩关节半脱位或脱位。有意识脱位患者可能有精神障碍或源于其他不稳定继发而来。习惯性脱位有不稳定的发作归因于肌肉不平衡，此类患

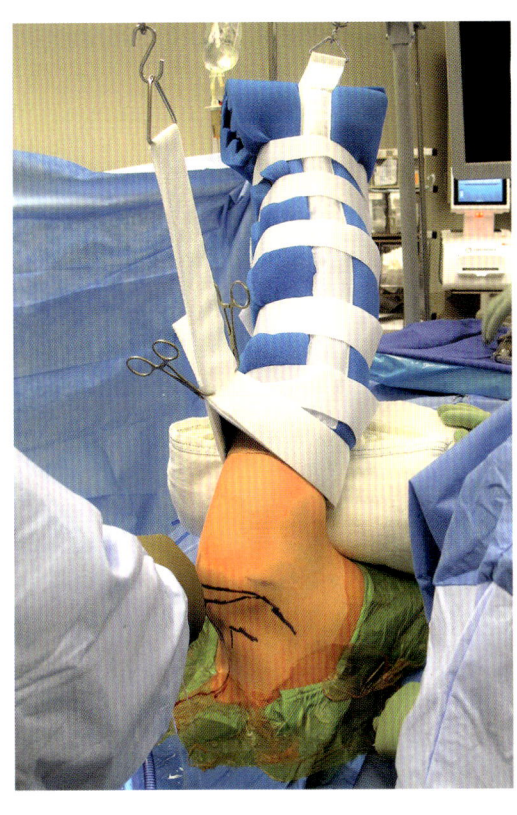

图16-1
术侧肢体放置于牵引套中，在70°外展和10°~20°的前屈位并予4.54~5.44 kg牵引力，无菌布枕（Bump）放置于腋下以便于暴露

者往往手术治疗效果不佳。体位性脱位患者能意识到运动或手臂姿势会再现他们的症状，但会因为感觉不舒服或疼痛而避免这些姿势。无意识半脱位不能再现其症状，如果非手术治疗失败，则可能是外科治疗的最佳指征。

术前准备

对于非手术治疗失败的MDI患者，作者首选的技术是关节镜下关节囊紧缩术。在术前准备区实施肌间沟阻滞（麻醉）。在手术室使用全麻后，患者用真空豆袋置于侧卧位。在麻醉下进行查体，以加强临床发现与术前查体和影像学检查的鉴别。然后手臂常规消毒、铺巾。术侧肢体放置于牵引套中，在70°外展和10°~20°的前屈并予4.54~5.44 kg牵引力。无菌布枕（Bump）放置于腋下以便于暴露（图16-1）。重要的是避免手臂拉伸位，因为这存在较高的神经损伤风险。建立后方入路，进行诊断性关节镜检查。对

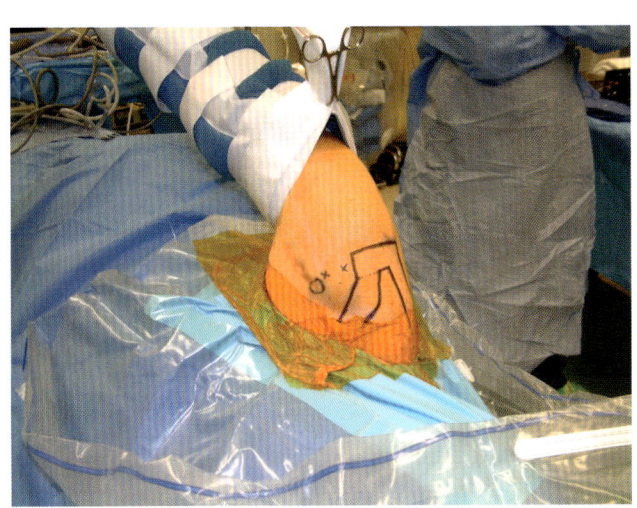

图16-2
侧卧位右肩关节镜下稳定手术。X标记肩袖间隙内ASP和AIP入路的估计位置

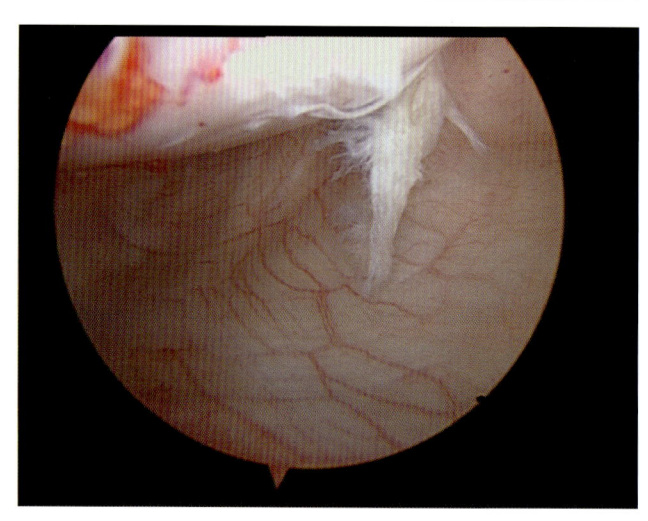

图16-3
下方关节囊冗余是MDI的特征

于关节镜下行稳定手术的病例，入路位于肩峰后外侧角下方2 cm处，因为这将提供一个更好地进入后方和下方盂唇的角度。

手术技术

前上（ASP）和前下（AIP）入路通过由外向内技术在肩袖间隙内建立（图16-2）。腰穿针自肩袖间隙高处插入，一旦位置确定，立即在该针附近插入一个尖头交换棒。然后我们把这个交换棒"停"在肱二头肌腱上方。AIP的建立略高于肩胛下肌腱的卷边（Rolled Edge）并插入8 mm套管。关节镜转至ASP，通过交换棒放入。然后在后方入路插入套管。手术的大部分都是通过关节镜放置ASP中进行观察的。不存在产生MDI的"原发性病变"（Essential Lesion），尽管腋袋的冗余总是存在（图16-3）。这就产生了所谓的关节镜通过征（Drive-Through Sign），即关节镜在肱骨头和关节盂之间的盂肱下韧带前束水平很容易操作。

刨刀或刮匙通过后方套管轻轻刮除盂唇和滑膜以形成组织愈合床。首先，两根2号Orthocord褥式缝线（Depuy，Mitek）在后下方通过。可用45°缝合钩（Spectrum Suture Hook，Linvatex，Inc.，Largo，FL）通过后方入路插入完成此操作，并在6点钟位置，带入1~1.5cm的关节囊（图16-4）然后穿过盂唇（图16-5）。在后方，一般右肩使用

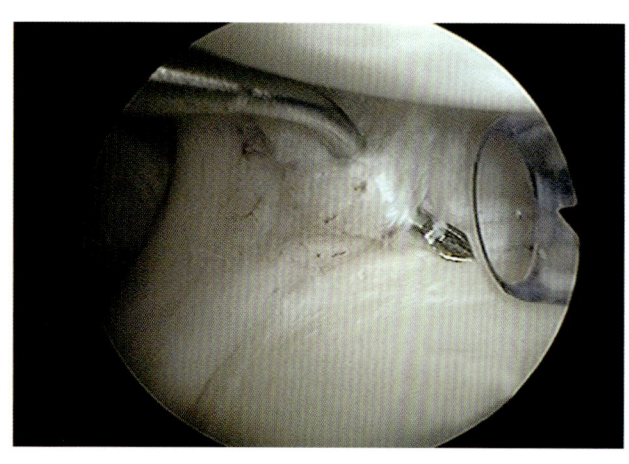

图16-4
Spectrum缝合钩穿过关节囊

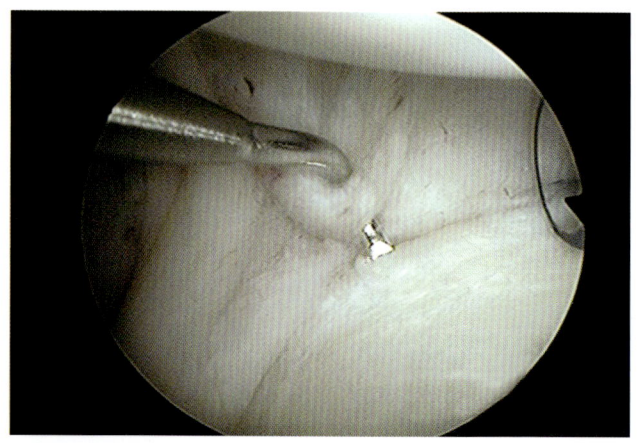

图16-5
缝合钩穿过关节盂–盂唇连接处将关节囊进行折缝，这可消除关节囊冗余

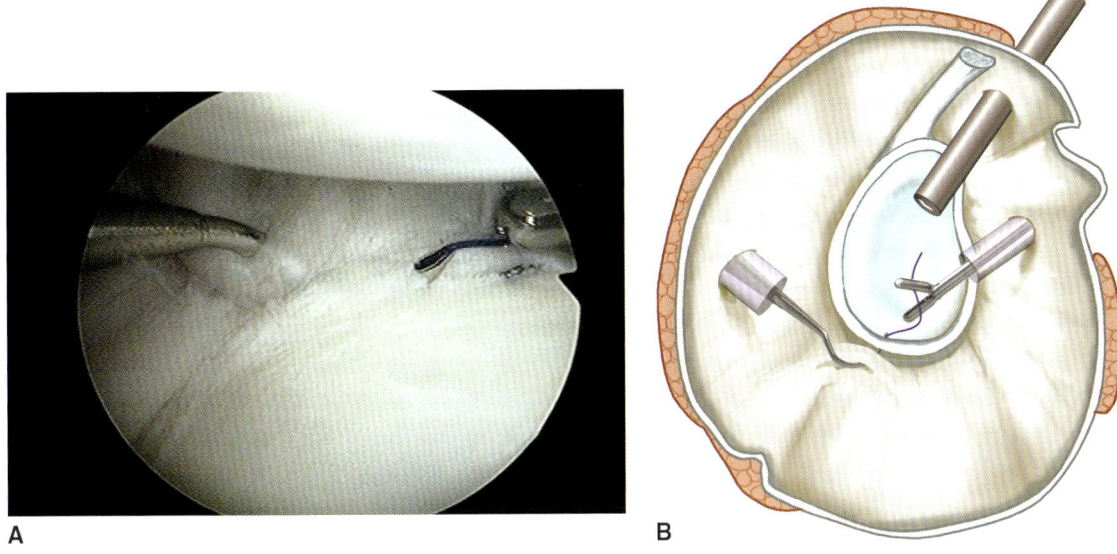

图16-6
（A）自ASP观察后方套管和（B）示意图显示PDS线正通过后方套管以折缝后下方关节囊，这可用于穿梭不可吸收缝线

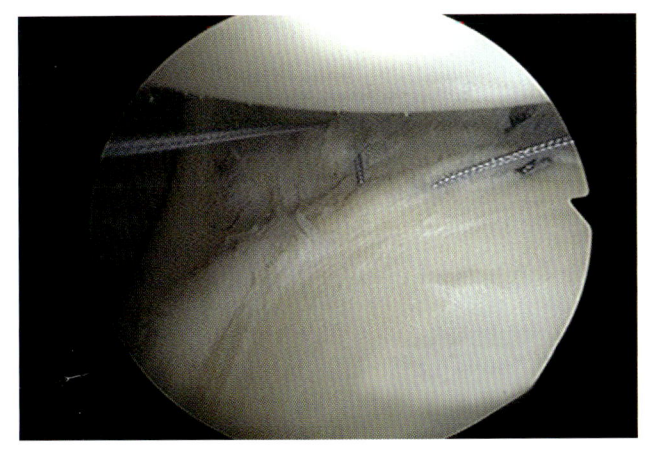

图16-7
不可吸收缝线已被穿梭出来以形成水平褥式缝合的第1根线

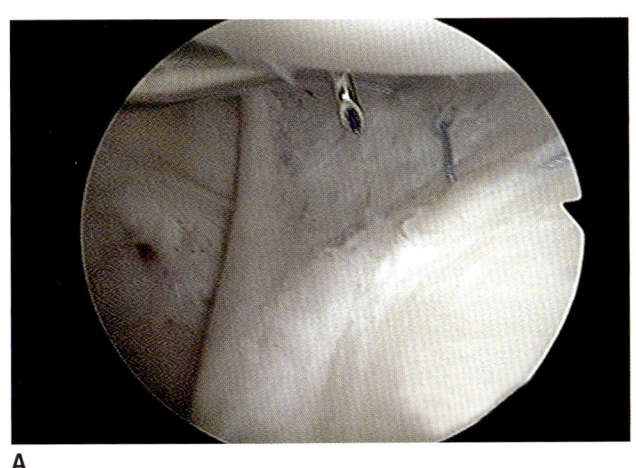
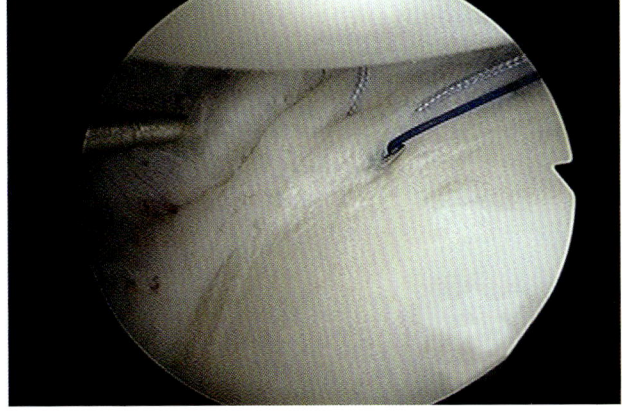

图16-8
缝合钩第二次穿过下方关节囊（A）和盂唇（B）

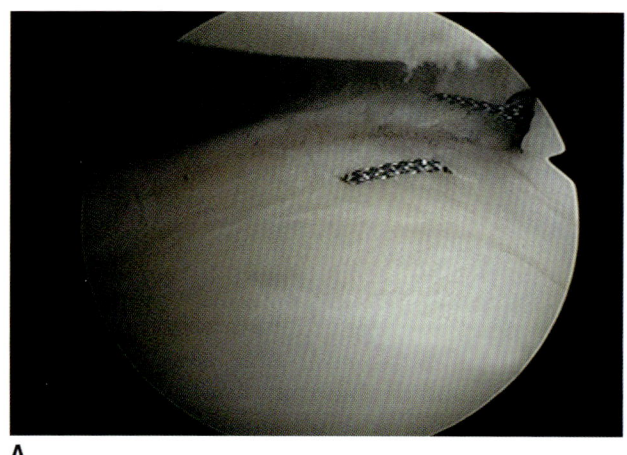
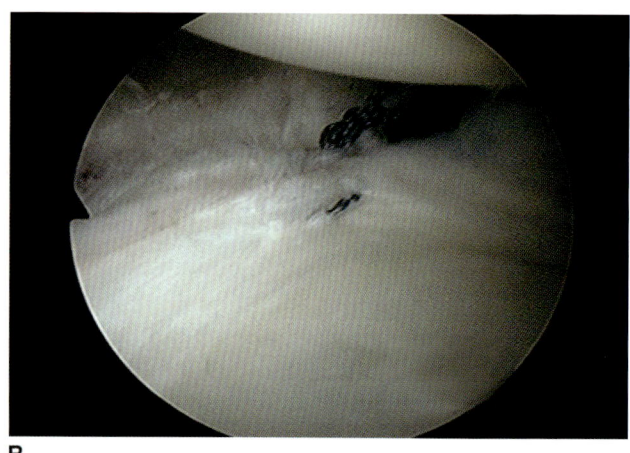

图16-9
（A）将第二根不可吸收缝线从后方入路穿梭并取出。（B）褥式缝合打结，减少关节囊冗余，结远离关节面

左弯装置而左肩使用右弯装置。送入一根0号PDS线，自AIP入路回抽出来（图16-6A，B）。2号Orthocord线的一端从AIP穿梭出来并从后方入路取出（图16-7）。第二次重复这些步骤，使折缝的关节囊的部分更靠前，并使用PDS线将2号Orthocord线的另一端向后穿梭出来（图16-8A，B）。Orthocord线的两端均从后方入路打结形成一个水平褥式缝合，使结远离关节面（图16-9A，B）。第二处后下方关节囊折缝大约在5点钟或4点半的位置（左肩）进行。对于这种折缝，可从AIP或后方入路使用弯曲缝合钩完成，这取决于哪个入路更容易。这有效地消除了后下方关节囊冗余。打结可以在每次缝合后完成，也可以在多次缝合后完成。如果选择后者，一些学者建议使用Suture Saver（Linvatex，Inc.，Largo，FL）来帮助缝线管理。

然后，转为处理前下方关节囊。在前方，一般右肩使用右弯装置而左肩使用左弯装置。再次，用刨刀清理关节囊，并使用左弯Spectrum（左肩）作为穿梭器通过0号PDS线，然后在大约6点半位置用褥式缝合方式重复此操作（图16-10和图16-11）。随后打结使盂唇再加固并行关节囊折缝。这一操作再重复两次，更靠头侧接近9点钟~10点钟的位置（图16-12）。完成这部分操作后，肱骨头应该位于关节盂中心。

我们决定是否使用缝合锚钉取决于盂唇的外观质量及其在关节盂的附着点。如果

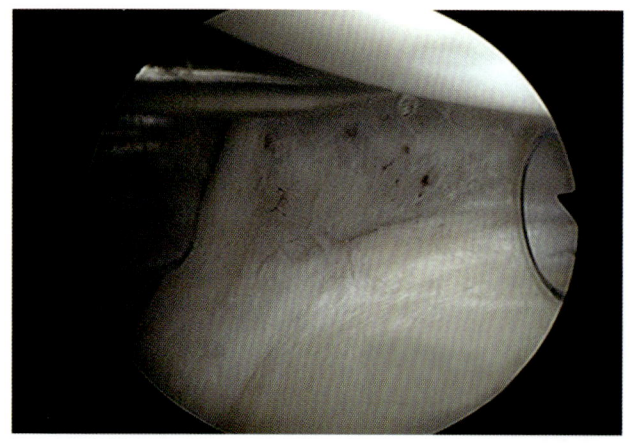

图16-10
折缝步骤继续沿着AIP关节盂进行。缝合钩（右肩右弯）从AIP入路送入

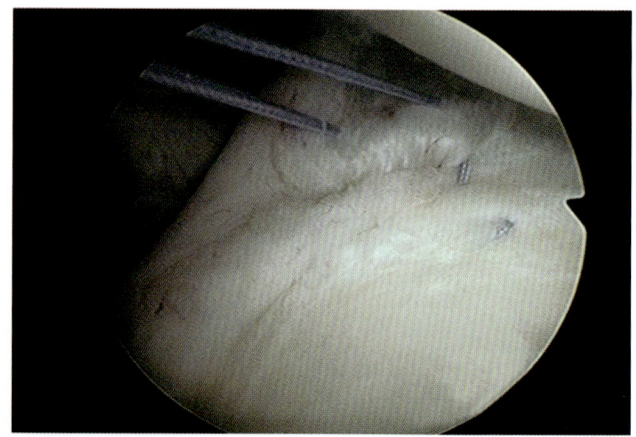

图16-11
另一褥式缝合已准备好并自AIP入路打结。通常，我们将在后方折缝2~3针，在前方折缝3~4针

第16章 多向不稳定　217

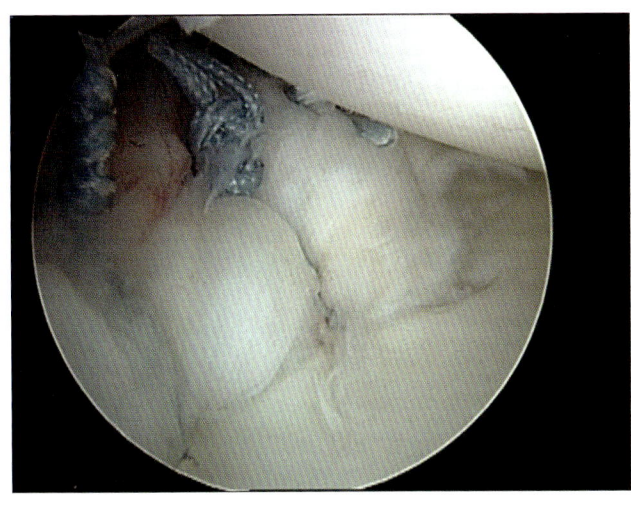

图16-12
前方关节和盂唇的连续折缝产生一个强大的前方"堤坝"（Bumper）

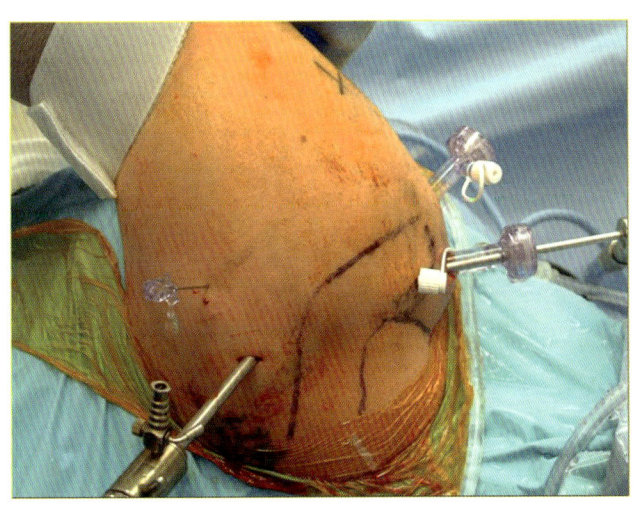
A

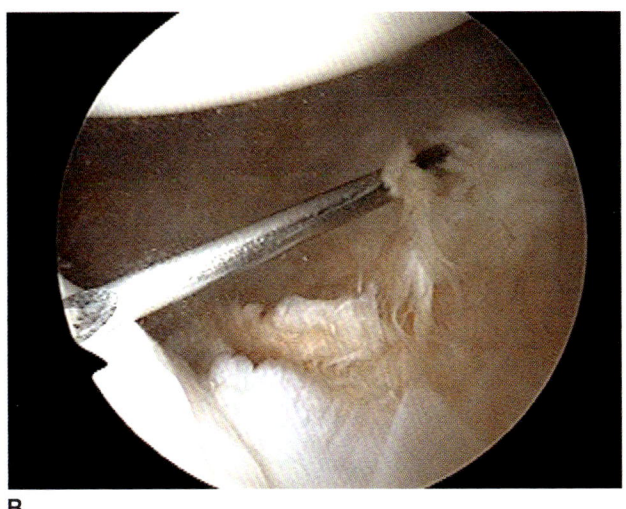
B

图16-13
（A）经皮穿刺技术可在前方和下方关节盂精确置钉。（B）腰穿针精确定位插入方向，用于放置锚钉

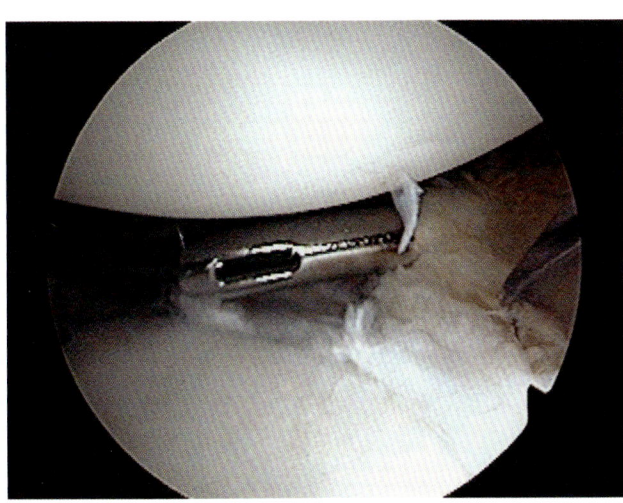

图16-14
3 mm BioSutureTak（Arthrex, Inc., Naples, FL）的导钻在腰穿针定位后经皮插入。可以通过此位置良好地入路放置2枚锚钉

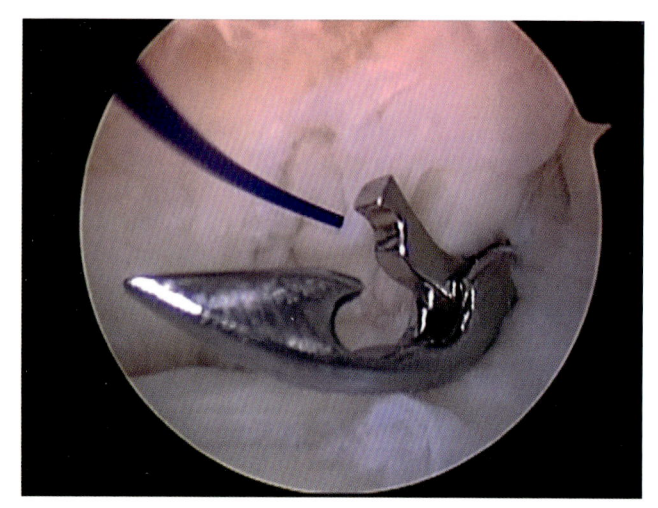

图16-15
肩袖间隙闭合是通过ASP推进可吸收缝线来完成的。然后，AIP中的套管刚好退回肩袖间隙内的关节囊表面，并通过套管插入戳枪以取回缝线。将结打在关节囊外，闭合肩袖间隙

盂唇是健康的且有稳定止点，我们习惯不用缝合锚钉而将关节囊折缝至盂唇。然而，如果盂唇组织缺损、分离或退化并伴有裂开，我们将使用缝合锚钉。锚定置入通常需要经皮入路。在后方，使用18号腰穿针来确定锚钉入路的合适方向（图16-13A，B）。我们的目标是此入口定位后，如果需要可以允许以合适角度置入多枚锚钉（3 mm，BioSutureTak，Arthrex，Inc.，Naples，FL）（图16-14）。在前方，可以通过肩胛下肌腱由外向内技术创建经皮入路（5点钟入路）。随着关节囊折缝的继续进行，肩关节内可供观察和工作的空间将减少。如果缝合锚钉用在前方，置入锚钉前用0号PDS线做一个"夹褶"（Pinch-Tuck）是非常有用的，这样可以减少对折缝的阻碍。一旦PDS从后方入路取出，缝合锚钉（3 mm BioSutureTak，Arthrex，Inc.，Naples，FL）通过经皮5点钟入路置入。从锚钉上取一根缝线自后方入路取出，用PDS线采用回返（逆行，Shuttled Retrograde）穿梭方式将其从AIP抓出。

然后关节镜返回后方观察入路，用0#PDS缝线从AIP抓取中盂肱韧带。套管从关节囊中退出，使用一个BirdBeak（Arthrex，Inc.，Naples，FL）穿透器，正好位于冈上肌

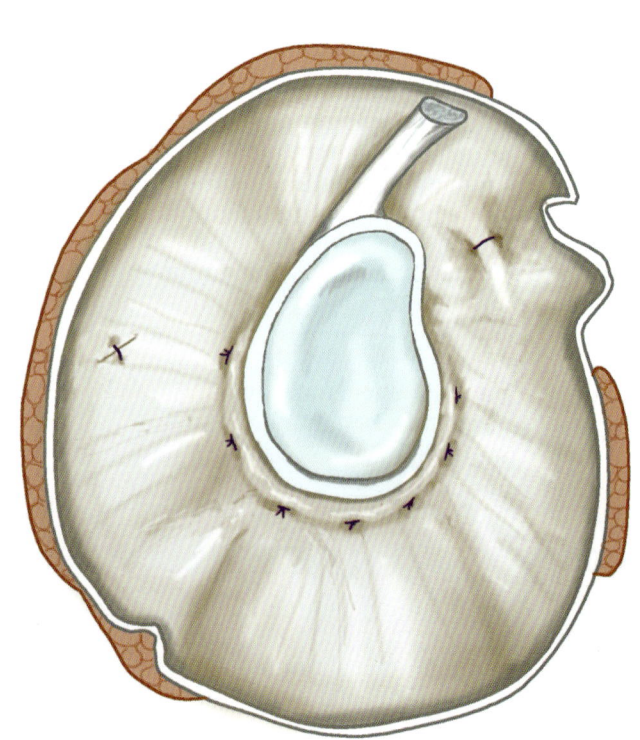

图16-16
示意图显示修复已完成。通常，2~3根折叠缝线置于后方至6点钟位置（右肩），3~4根折叠缝线置于前方至6点钟位置。从内向外闭合肩袖间隙，后方入路也闭合良好

腱前缘抓住PDS线（图16-15）。在关节囊外打结以闭合肩袖间隙。图16-16显示修复完成。移除所有的牵引重量，以标准方式关闭入路。

经验和教训

MDI的准确诊断对制订治疗方案时至关重要。不准确的下方不稳定诊断，随后（进行）的下方关节囊移位伴或不伴旋转肌肩袖间隙，可导致严重的运动丢失和不良的临床效果。MDI诊断必须基于临床并于麻醉下体格检查和关节镜检确认。MDI治疗中最大的问题要么是"稳定"了一些非病理性的东西，要么是未能诊断和治疗所有病理损害。例如，巨大陷窝征是不是下方不稳定的独立指征。只有当手臂外旋时，陷窝征没有减弱，或者手臂向下移位再现了患者的症状时，陷窝才能被认为是病理性的。这两个发现都表明需要闭合肩袖间隙。常规的肩袖间隙闭合可以减少内收位手臂外旋，而不改善后方稳定性。

可能是肩关节前方（收缩）过紧，下方关节囊处理不够，导致肩关节外旋受限以及下方关节囊持续不稳。高年资学者（RAA）将其称为"锥形瓶现象"（Erlenmeyer Flask Phenomenon），其中肱骨头在其活动范围内向下移位至腋袋，这可以通过折缝后下方关节囊，然后从AIP入路系统地处理关节盂和肩袖间隙前方。

尽管大多数MDI患者会报告隐匿的症状，但有些患者会持续外伤性前下脱位并导致Bankart损伤。对外伤性（肩关节）前脱位患者的评估需要相同的临床病史和体格检查，以确定患者是否有潜在的MDI。在这种情况下，按上述步骤进行后方关节囊折缝。在进行关节囊紧缩术前充分游离前方盂唇至关重要。前下盂唇充分游离的迹象是肩胛下肌纤维在盂唇和肩胛盂之间形成的窗口中可见（图16-17）。在这些情况下，应特别注意处理关节囊冗余和盂唇修复。

术后管理

术后我们用外展枕悬吊固定MDI患者4~6周。立即允许手部、手腕和肘部活动。全身韧带松弛症在MDI患者中往往比单向不稳定患者更常见，且术后僵硬较少见。第3周开始肩部钟摆运动。第4周开始正式运动范围项目。术后3~4个月开始专项训练。患者可以在6个月后恢复非接触性运动。在患者有充分的运动范围和足够力量后的6~9个月

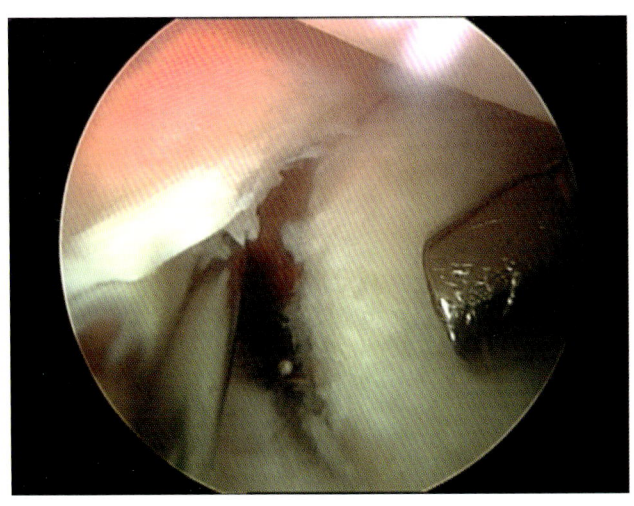

图16-17
右肩自ASP观察前方盂唇。探针指向肩胛下肌纤维，显示盂唇已经从关节盂充分抬高和游离

后，允许进行对抗和接触运动。

并发症

初次MDI关节镜下稳定手术的风险较罕见。在这些患者中，活动度丢失很少发生。MDI手术治疗的Meta分析显示开放性稳定手术有33.8%的患者存在活动范围丢失，而关节镜下稳定手术的相关比例是5.5%。此外，在比较手术治疗结果的系统回顾中，MDI的开放和关节镜下稳定手术的再脱位率相似，开放和关节镜下稳定手术的再脱位率分别为7.5%和7.8%。关节镜下手术将开放性前方（稳定）手术后可能发生的肩胛下肌功能不全的可能性降到最低。MDI术后约25%的患者报告可有术后疼痛。然而，疼痛多为轻至中度，不同手术治疗策略的疼痛发生率并无统计学差异。通过适当的抗生素预防，感染非常罕见。据报道，肩关节镜下手术有30%的患者会出现神经损伤，这些损伤在侧卧位时更为常见。虽然绝大多数的这些损伤是神经失调症且随着时间推移而缓解，但我们仍应采取措施减少直接或间接的神经损伤，包括仔细注意颈椎中立位时的体位和衬垫（保护）、使用腋窝滚柱，在腓骨近端和远侧施以衬垫、避免过度牵引和控制水肿。在进行下方关节囊折缝时，应注意可能造成穿过关节盂下四边孔的腋神经医源性损伤。尸体研究表明，腋神经在距下方盂肱关节囊2.5~3.2 mm处通过，此距离在6点钟距离最短。在腋神经分支中，小圆肌运动支和上臂外侧感觉支最接近下方关节囊。作者没有查阅到任何由于过线装置直接造成医源性腋神经损伤的报道。然而，当用弯曲的缝合钩穿透下方关节囊时必须小心。

结论

MDI患者一般都很年轻且有隐匿症状，尽管偶有报道有不同严重程度的创伤。为了诊断MDI，患者必须有多个方向的盂肱关节松弛的症状。所有出现MDI症状和体征的患者开始均采取非手术治疗。如果失败，MDI的关节囊紧缩术需要对称地收紧关节囊，使肱骨头同心复位至关节盂上，但仍可允许正常的活动范围。随着关节镜设备继续发展，这必将有助于关节囊紧缩术。手术医生可选择多种方法进行关节镜下肩关节稳定手术。这些包括缝线类型（可吸收或不可吸收）、缝合锚钉的使用以及用于关节囊紧缩术的技术和仪器。我们没有查阅到关于MDI一种手术优于另一种技术的临床结果的文献。不幸的是，仍然没有独立的指南来预测在特定程度的关节囊移位后发生的收紧量，这需要通过以后的生物力学研究来确定。

参考文献

[1] Neer CS II, Foster CR. Inferior capsular shift for involuntary inferior and multidirectional instability of the shoulder. A preliminary report. J Bone Joint Surg Am. 1980;62:897–908.

[2] McFarland EG, Kim TK, Neira CA, et al. Instability of the shoulder. The effect of variation in definition on the diagnosis of multidirectional instability of the shoulder. J Bone Joint Surg Am. 2003;85:2138–2144.

[3] Richards RR. The diagnostic definition of multidirectional instability of the shoulder: searching for direction. J Bone Joint Surg Am. 2003;85:2145–2146.

[4] Matsen FA III, Thomas SC, Rockwood CA Jr, et al. Glenohumeral instability. In: Rockwood CA Jr, Matsen FA III, eds. The Shoulder. 2nd Ed. Philadelphia, PA: WB Saunders; 1998:611–754.

[5] Beighton P, Solomon L, Soskolne CL. Articular mobility in an African population. Ann Rheum Dis. 1973;32:413–418.

[6] Lim CO, Park KJ, Cho BK, et al. A new screening method for multidirectional shoulder instability on magnetic resonance arthrography: labro-capsular distance. Skeletal Radiol. 2016;45:921–927.

[7] Lee HJ, Kim NR, Moon SG, et al. Multidirectional instability of the shoulder: rotator interval dimension and capsular laxity evaluation using MR arthrography. Skeletal Radiol. 2013;42:231–238.

[8] Caprise PA Jr, Sekiya JK. Open and arthroscopic treatment of multidirectional instability of the shoulder. Arthroscopy. 2006;22:1126–1131.

[9] Flatow EL, Warner JJP. Instability of the shoulder: complex problems and failed repairs. J Bone Joint Surg Am. 1998;80:122–140.

[10] Burkhead WZ Jr, Rockwood CA Jr. Treatment of instability of the shoulder with an exercise program. J Bone Joint Surg Am. 1992;74:890–896.

[11] Warby SA, Watson L, Ford JJ, et al. Multidirectional instability of the glenohumeral joint: etiology, classification, assessment, and management. J Hand Ther. 2017;30:175–181.

[12] Watson L, Warby S, Balster S, et al. The treatment of multidirectional instability of the shoulder with a rehabilitation program: Part 1. Shoulder Elbow. 2016;8(4):271–278.

[13] Watson L, Warby S, Balster S, et al. The treatment of multidirectional instability of the shoulder with a rehabilitation program: Part 2. Shoulder Elbow. 2017;9(1):46–53.

[14] Chen D, Goldberg J, Herald J, et al. Effects of a surgical management on multidirectional instability of the shoulder: a meta-analysis. Knee Surg Sports Traumatol Arthrosc. 2016;24:630–639.

[15] Longo UG, Rizzello G, Loppini M, et al. Multidirectional instability of the shoulder: a systematic review. Arthroscopy. 2015;31(12):2431–2443.

[16] Price MR, Tillett ED, Acland RD, et al. Determining the relationship of the axillary nerve to the shoulder joint capsule from an arthroscopic perspective. J Bone Joint Surg Am. 2004;86:2135–2142.

[17] Bryan WJ, Schauder K, Tullos HS. The axillary nerve and its relationship to common sports medicine shoulder procedures. Am J Sports Med. 1986;14:113–116.

第17章 肩胛下肌腱修复术

Jonas Pogorzelski, Erik M. Fritz, Zaamin B. Hussain, Peter J. Millett

适应证

既往的多项研究报道了肩胛下肌（SSC）对维持肩关节正常功能、力量和稳定性的重要性。非手术治疗常导致撕裂进一步增大、肌肉脂肪浸润逐渐加重。针对各年龄段的活跃患者一般采用手术治疗。Fox和Romeo提出了一种被广泛使用的分类方法。Lafosse等结合MRI影像和Goutallier等对脂肪浸润的精确评分改进了上述分类方法（表17-1）。手术方式包括关节镜下无结单排锚钉（图17-1）或双排锚钉（图17-2）修复，主要取决于SSC撕裂的大小。虽然Fox和Romeo I、II型撕裂，在绝大多数情况下可以使用单个锚钉修复，但是对于较大的Fox和Romeo III、IV型撕裂则通常需要双排锚钉修复。

禁忌证

可能的禁忌证包括一些严重的合并症，如心脏病、肺部疾病和活动性感染。其他相对禁忌证包括广泛的肩关节骨性关节炎、SSC脂肪浸润和神经元损伤。对这些患者，肩关节置换术是首选治疗。

表17-1 由Fox和Romeo以及Lafosse提出的肩胛下肌腱撕裂分型

Fox和Romeo分型
- I型 部分撕裂
- II型 上1/4的全层撕裂
- III型 上1/2的全层撕裂
- IV型 完全撕裂

Lafosse分型
- I型 上1/3的部分撕裂
- II型 上1/3的全层撕裂
- III型 上2/3的全层撕裂
- IV型 完全撕裂但肱骨头未移位且Goutallier分级≤3级
- V型 完全撕裂但肱骨头移位且Goutallier分级≥3级

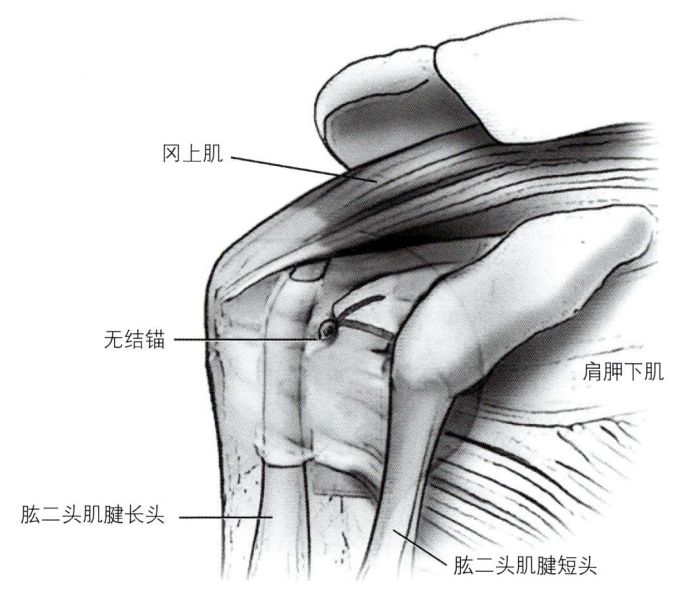

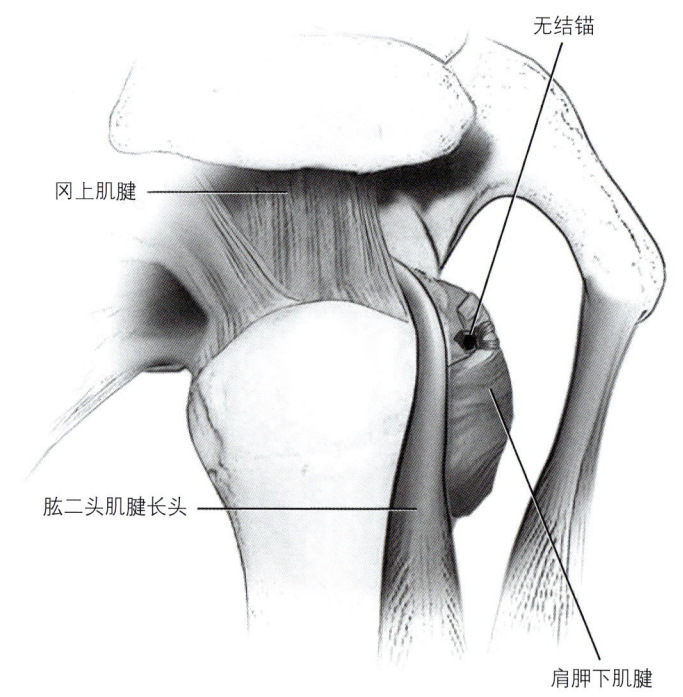

图 17-1
单个锚钉修复肩胛下肌示意图

术前准备

病史和体格检查

对每一例患者都应该详细询问病史并对患肩进行全面的体格检查。通常，单纯SSC撕裂患者都有急性外伤史。另外，肩关节前脱位的病史也比较常见。体格检查时，患者常常会在肩关节0°和90°位时出现内旋受限。同时，由于SSC张力的丧失，可能出现外旋活动度增加。随着SSC撕裂大小的增加，患者会出现阳性压腹试验，即将手按压腹部时，其肘关节偏向腹部冠状平面后方。抬离试验也可能为阳性，即患者手心向后置于下背部，无法将手抬离背部。最后，患者的熊抱试验也可能为阳性，即患者用手掌下压对侧肩关节时无法将患侧肘部保持在水平位。

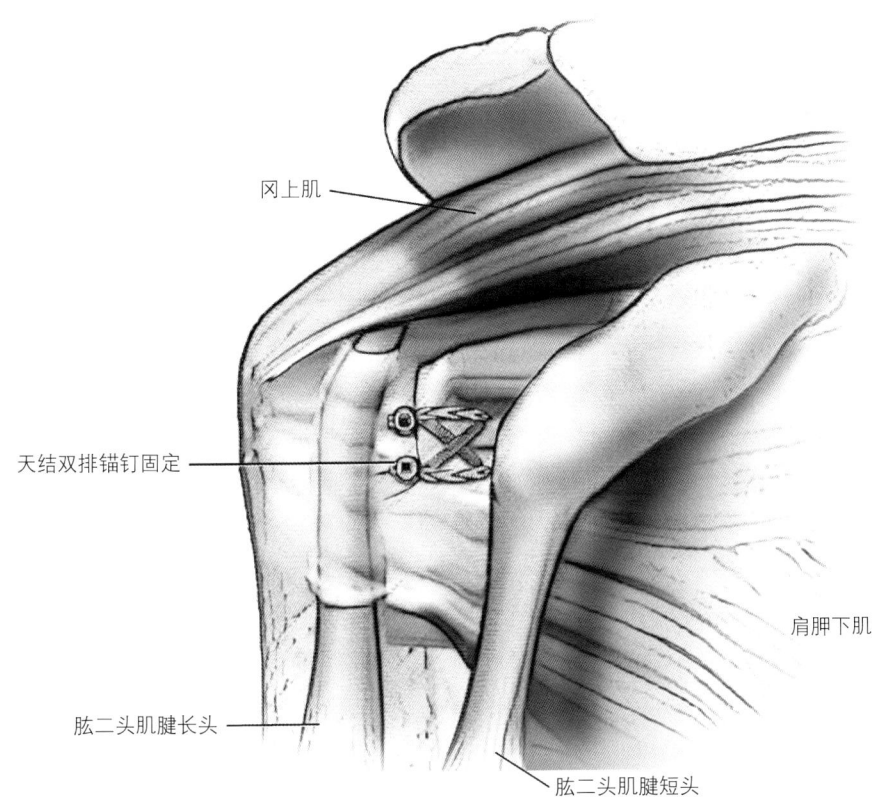

图17-2
无结双排锚钉修复肩胛下肌示意图

影像学检查

术前对所有怀疑SSC撕裂的患者都应进行标准的影像学检查。通过拍摄肩关节前后位、轴位和Y位X线片评估骨关节炎程度、关节位移程度,并排除一切可能的骨损伤或骨折。术前还应常规行磁共振成像(MRI)检查以评估肌腱和肌肉的质量。此外,应仔细检查肱二头肌长头腱滑轮系统,并测量喙肱间隙。喙肱间隙男性小于10 mm、女性小于8 mm是喙突撞击的危险因素,需要术中处理。术前计划阶段,区分新鲜和陈旧性撕裂是非常重要的。新鲜SSC撕裂可根据撕裂的大小,在关节镜下采用单个锚钉或双排锚钉修复。但是对于陈旧性撕裂,初次修复可能会因脂肪浸润、肌肉萎缩和肌腱回缩变得更困难。因此,对有可能修复失败且没有骨性关节炎的患者,应考虑行胸大肌转移或用人脱细胞异体真皮移植物替代SSC。

手术技术

麻醉和患者体位

手术在全麻下进行,常规辅以肌间孔阻滞。麻醉后,患者取沙滩椅位并将术侧肢体置于气动臂架中,以方便牵拉肩部获得最佳视野。沙滩椅位的另一个优势是需要时易于转换为开放手术。随后,依次在皮肤上标记骨性标志如肩峰、锁骨和喙突。

诊断性关节镜检查和入路

于后外侧肩峰向内2 cm、向下2 cm处建立标准的后侧观察入路。诊断性关节镜检查使用标准的30°关节镜进行。为了更好地观察SSC和肱骨小结节，可以适时外展、内旋或外旋术侧肢体。诊断性关节镜检查后，在直视下经肩袖间隙用腰穿针定位并建立前侧工作入路。该入路可从大约45°的角度到达小结节，对锚钉的放置和缝线管理非常有用。采用类似的方法，于前外侧肩峰的前内方建立前外侧入路。该入口可以几乎平行的角度到达肌腱，有助于小结节的准备、SSC的游离和穿线。

肱二头肌腱

诊断性关节镜检查时，应全面检查肱二头肌长头腱，因为SSC撕裂通常伴有长头腱滑轮系统的损伤。当存在肱二头肌长头腱滑轮损伤或长头腱撕裂时，患者可能出现持续性疼痛甚至SSC修复失败。对此情况，应切断长头腱后行肌腱固定术，特别是对陈旧性撕裂患者。一般我们会在手术最后经胸肌下小切口行肌腱固定术。

喙肱间隙

喙突下撞击与SSC的撕裂和其病理机制有关。因此术中必须评估喙肱间隙。外科医生在术中活动患肢，特别是外展、屈曲和内旋时可能观察到喙突与SSC发生撞击。此外，术前轴向MRI显示喙肱间隙在女性＜8 mm、男性＜10 mm时，需要行喙突成形术。这样一来不仅可以增加操作空间，还可使后续的SSC修复更加容易。喙突成形术和喙突下减压开始前需要用关节镜刨刀和射频装置从前侧工作入路经肩袖间隙建立一个操作窗口。该窗口刚好位于SSC的上缘以显露喙突。使用射频装置清除外侧喙突下方和尖部的软组织。然后，经前侧入路用4 mm的磨头去除喙突外下方3~5 mm骨质。

肩胛下肌腱

用组织抓钳经前外侧入路评估肌腱的活动度。如果很容易将肌腱拉至小结节，如新鲜撕裂，则可马上进行修复。如果肌腱活动度差，则必须先彻底松解。松解时可以用一根缝线或组织抓钳提拉SSC肌腱上缘。

首先，分离SSC前方和喙突间的软组织以松解肌腱前部。接下来，分离喙突外侧弓与SSC上缘之间的粘连以松解肌腱上部。需要注意的是，分离范围不能超过喙突基底部内侧，因为可能会损伤肌皮神经、腋神经和腋动脉。最后，通过从关节盂颈部游离SSC以松解肌腱后部；通常情况下，需要打开关节囊-盂唇间隙完成最终的松解，完全松解喙肱韧带（CHL）和内侧盂肱韧带（MGHL）也可能是必要的。当肌腱在适当的张力下能够复位至小结节则表明松解完成。为了修复SSC上1/3撕裂，关节镜头可能会一直置于后侧入路中。但是，盂肱下韧带（IGHL）可能会遮挡较大的撕裂；因此，需要建立前外侧入路或切开显露。

关节镜下关节内处理

做修复准备时，经前侧入路用5 mm刨刀清理撕裂的SSC边缘直至具有愈合能力的健康组织。然后用4 mm磨头于小结节SSC止点处行骨床新鲜化以促进愈合。

SSC肌腱撕裂最常见的部位是上1/3~1/2处（图17-3），这些病变通常可以使用单个锚钉修复。后侧入路直视下，于前侧入路下方经皮插入一根18号腰穿针并穿过SSC肌

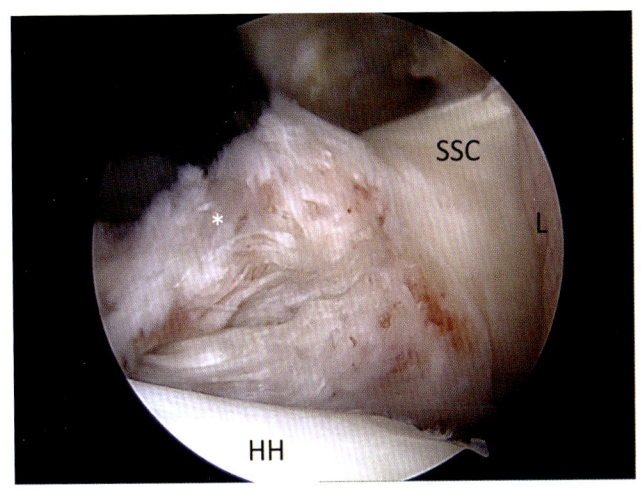

图17-3
左肩关节标准后侧观察入路镜下显示SSC上1/2的全层撕裂。HH，肱骨头；L，盂唇

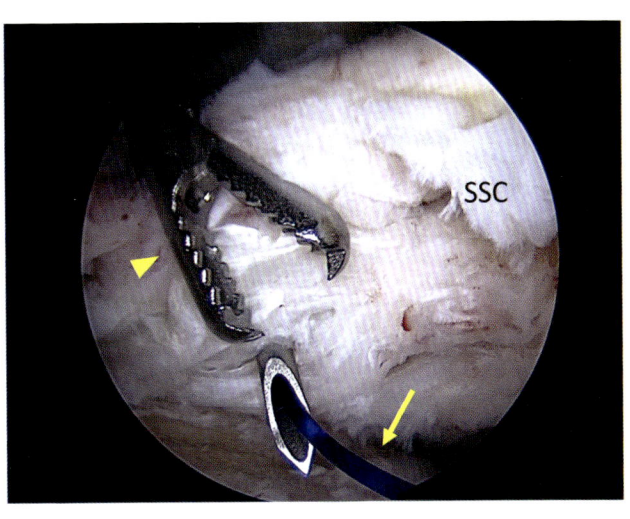

图17-4
左肩关节标准后侧观察入路镜下显示SSC撕裂。18号腰穿针于前侧入路下方插入并穿过SSC，将一根1号PDS缝线（黄色箭头）穿入腰穿针，然后用抓线钳（黄色箭头尖）从前侧入路拉出

腱。从腰穿针内穿入一根1号PDS缝线，用抓线钳从前侧入路拉出（图17-4）。

然后将一根Suture Tape缝线固定到1号PDS线上。轻轻拉动PDS线，将Suture Tape缝线经前侧入路穿过SSC并拉出（图17-5）。经前侧入路，用抓线器把Suture Tape缝线再次拉出。至此，Suture Tape缝线的两端均从前侧入路拉出，形成一个穿过SSC的吊带（图17-6）。

接下来，用关节镜刨刀在小结节上的SSC止点行骨床新鲜化，并使用射频装置标记锚钉放置的位置。然后使用黄金锥建立置钉的骨槽（图17-6）。将Suture Tape缝线穿过4.75 mm的无结锚钉后，将锚钉放入关节内（图17-7）。拉紧Suture Tape缝线以在SSC上产生适当的张力，然后进行置钉（图17-8）。常规剪线后，即完成无结单个锚钉修复

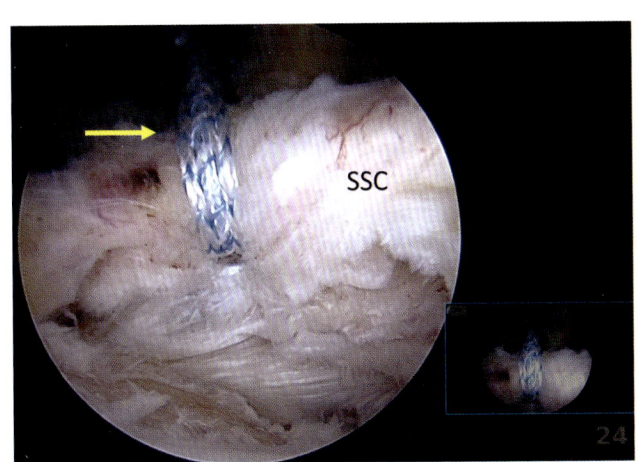

图17-5
左肩关节标准后侧观察入路镜下显示SSC撕裂。Suture Tape缝线（黄色箭头）由Ethibond引线穿过SSC并经前侧入路拉出

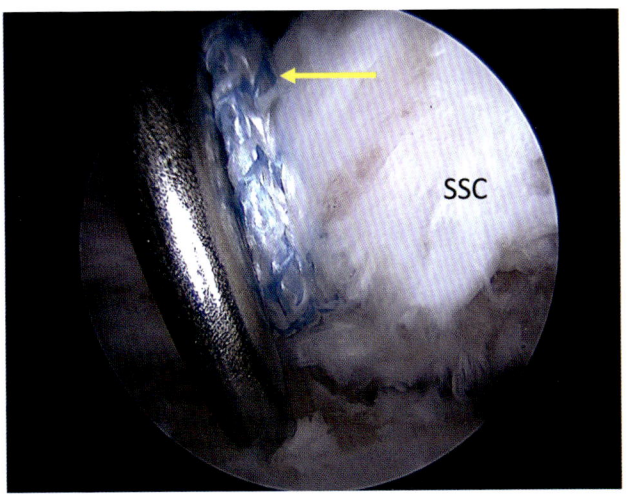

图17-6
左肩关节标准后侧观察入路镜下显示SSC。穿过肌腱的Suture Tape缝线（黄色箭头）两端均从前侧入路拉出。用关节镜下打孔器准备置钉的骨槽

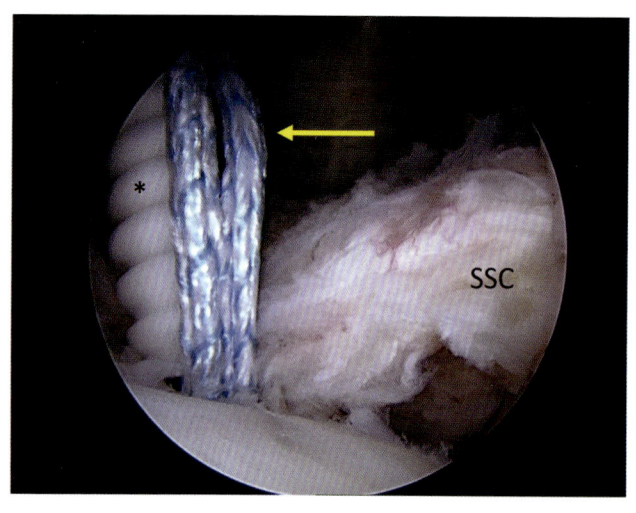

图17-7
左肩关节标准后侧观察入路镜下显示SSC。将Suture Tape缝线穿入4.75 mm无结锚钉孔内（*）。拉紧缝线获得适当张力后，把锚钉置入准备好的骨槽中

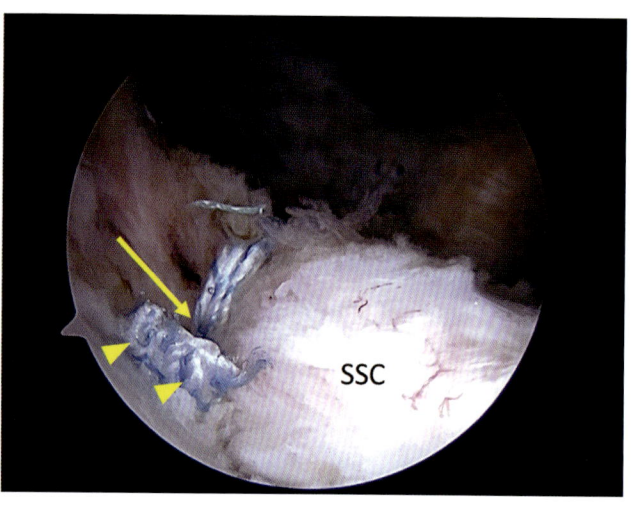

图17-8
左肩关节标准后侧观察入路镜下显示无结单个锚钉SSC修复。锚钉（黄色箭头）置入后剪短线尾（黄色箭头尖）

过程。

关节镜下关节外处理

全层SSC肌腱撕裂（Fox和Romeo Ⅲ型、Ⅳ型）可能被IGHL遮挡。因此，需通过前外侧入路充分显露。关节镜头也应置于前外侧入路以更好地观察SSC，有利于松解回缩的肌腱。一般情况下，修复较大的撕裂采用无结双排锚钉（图17-2）。这种修复结构可使压力均匀地分布于整个SSC足印区。与冈上肌腱足印区不同，SSC的足印区不是类似于正方形而是近似于梯形。因此，为了获得最佳生物力学载荷分布，上方的内侧锚钉应该置于下方内侧锚钉的偏内侧，从而形成一个倾斜的完全覆盖足印区的双排修复。同时两个内排钉下外侧方向上还应保持长约10 mm的纵向骨嵴。

放置内排钉时，先经前侧入路将带有双线的锚钉置于关节面外缘1~2 mm的小结节上，然后用穿线器把缝线穿过拉紧的肌腱。每个内排钉其中一根缝线穿入外排钉中，然后将外排钉置于其相应内排钉的外侧约15mm处。然后拉紧缝线获得足够的张力，以固定肌腱并完全覆盖足印区。另外，还可以使用侧-侧缝合将SSC肌腱固定于冈上肌腱前缘，但要注意，不要闭合肩袖间隙以免限制术后肢体外旋。完成SSC肌腱修复后，充分活动术肢并检查是否有肩关节前向不稳。随后移除所有关节镜器械，常规关闭各个入路。

开放手术治疗巨大和回缩肩胛下肌撕裂

对更具挑战性的病例，鉴于关节镜下视野可能受限，外科医生也许会考虑采用开放方法彻底修复全层SSC撕裂。诊断性关节镜检查后，取标准的长约10 cm胸大肌三角肌切口（图17-9）。小心地分离皮下组织至胸大肌三角肌沟筋膜层，然后暴露头静脉并向外侧牵开，必要时可结扎该静脉。随后仔细分离至联合腱外侧并向内牵开，从而保护臂丛神经和血管。至此，前方盂肱关节已完全暴露出来，可见SSC和前方关节囊缺

损。对于可修复的撕裂，我们使用与上述方法相同的无结双排锚钉缝合（图17-10）。如果需要，可以在此基础上使用更多的锚钉。

不可修复肩胛下肌撕裂的前关节囊重建

前方关节囊和SSC肌肉结构完全失效的患者会出现无力和慢性肩关节不稳表现。如果肌腱回缩和组织质量较差不允许初次修复，可以采用同种异体或自体组织移植重建。虽然胸大肌腱转位手术在过去显示出较可靠的效果，但是该侵入性操作不仅在技术上具有挑战性，还伴有较高的失败率。出于这个原因，作者更喜欢采用脱细胞人真皮重建前方关节囊来治疗不可修复SSC撕裂。

为了重建前方关节囊，采用与上述相同的入路（图17-11）。彻底清除残留的肩袖和关节囊组织直至新鲜渗血组织以利于同种异体移植组织的愈合，同时所有残留的前方盂唇也被清除。用电动锉刀准备前方关节盂，进一步提高移植物与骨的愈合。将预装有FiberWire缝线的3枚3.0 mm打结锚钉分别置于前方关节盂缘1点钟、3点钟和5点钟位置（图17-12）。接下来，用尺子测量冠状面和水平面上肌腱撕裂的大小，然后制备相应大小的3.5 mm厚人脱细胞真皮补片。

先拉出关节盂中间锚钉的两根缝线穿过补片的内侧缘中点。然后，取上方锚钉和下方锚钉各一根缝线分别穿过补片的上、下缘。接着把补片放至关节盂（图17-12）。使用关节镜下打结器将中间锚钉的缝线拉紧并打结。将未穿过移植物的上方和下方剩余缝线穿过相邻的组织并与其对应的缝线打结拉紧，从而防止在关节盂侧形成"狗耳朵"。该方法可确保补片方向与关节盂前缘和周围结构一致。

下一步用电动锉刀准备小结节（图17-13）。通常，我们采用四锚钉的无结双排桥式修复。用黄金锥于关节面外侧1~2 mm处建立内下方锚钉骨槽。将一枚穿有2号Suture Tape缝线和FiberWire缝线的4.75 mm无结锚钉置入该骨槽中。用抓线钳和穿线器把所有Suture Tape缝线和一根FiberWire缝线沿补片的长轴穿过其下缘。将另一根未穿过补片的

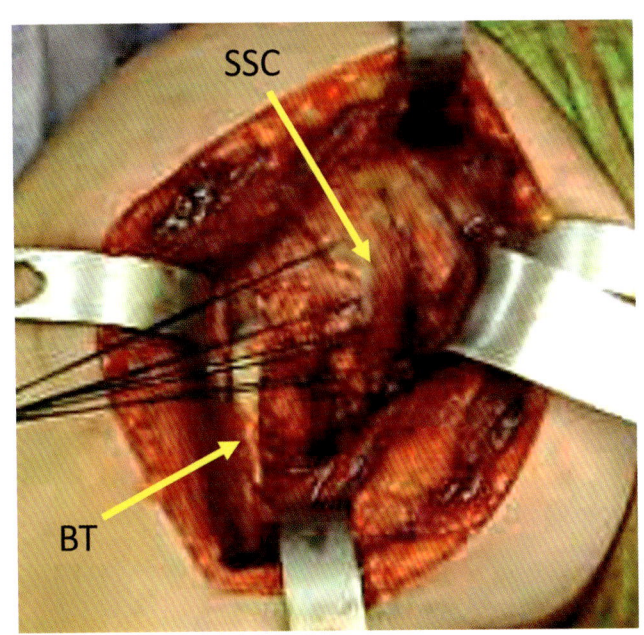

图17-9
右肩胸大肌三角肌入路开放修复SSC。SSC，肩胛下肌；BT，肱二头肌长头腱

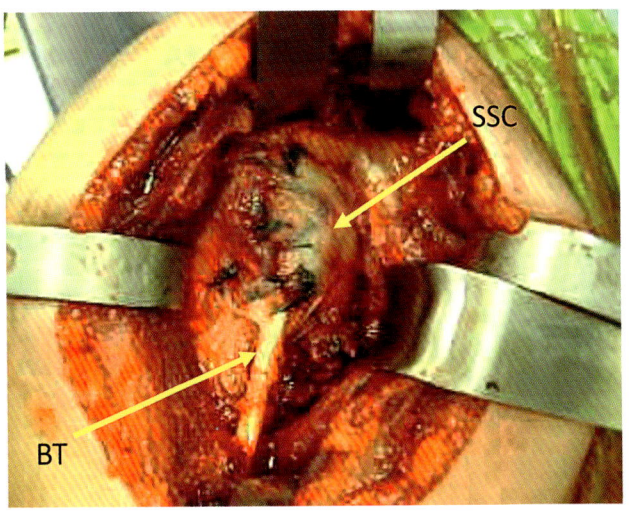

图17-10
右肩开放修复SSC术后。SSC，肩胛下肌；BT，肱二头肌长头腱

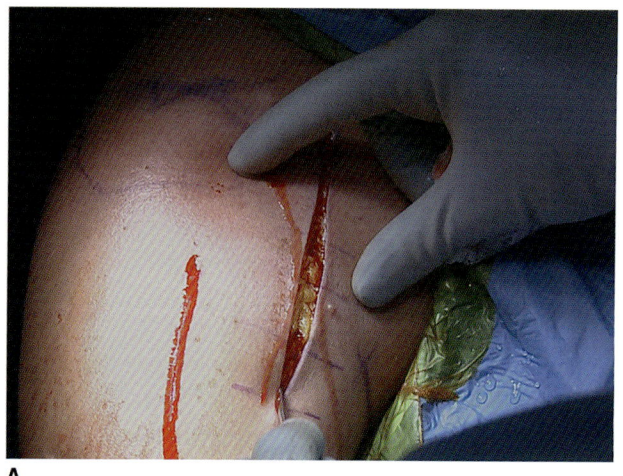
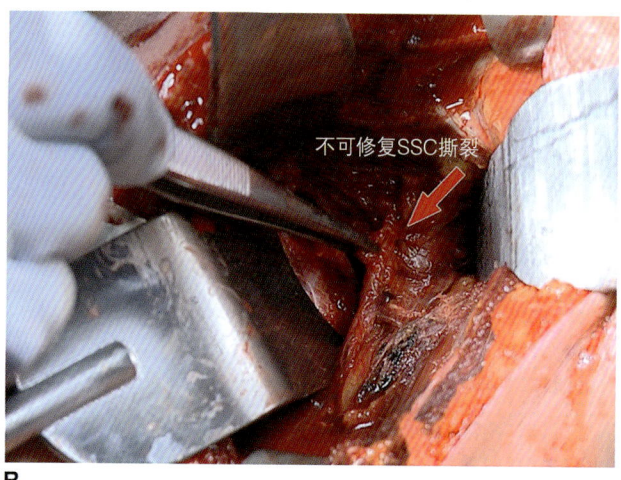

图17-11

右肩关节。(A)标准胸大肌三角肌入路。(B)显露不可修复SSC撕裂

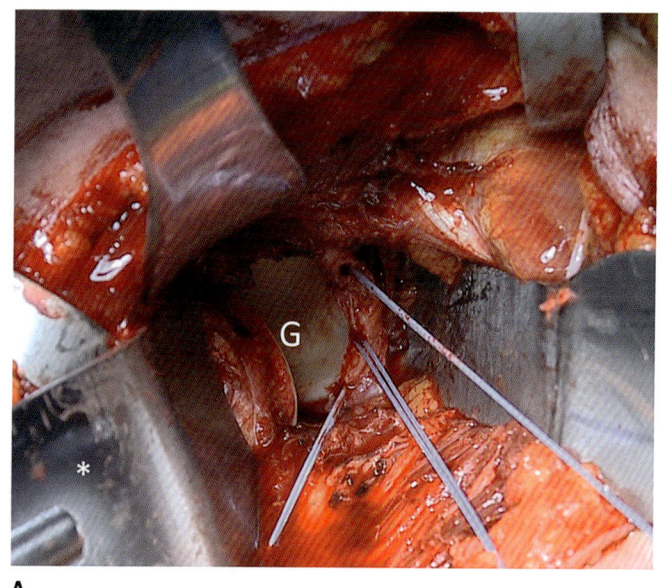
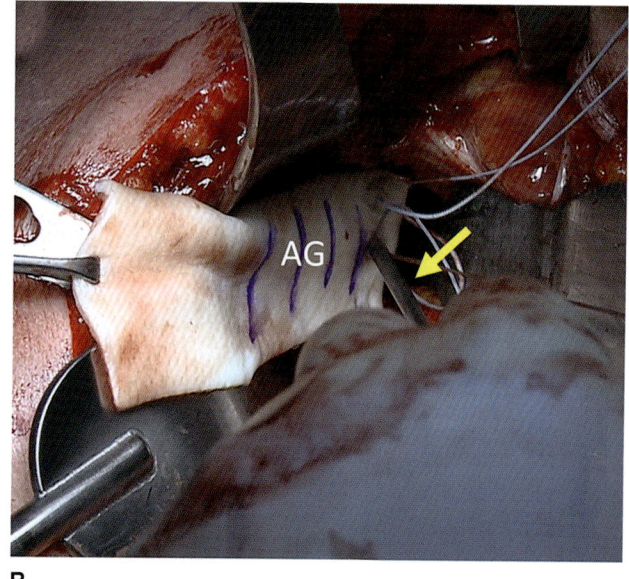

图17-12

右肩关节用Fukuda牵开器(*)牵开肱骨头显露关节盂(G)。(A)沿关节盂放置3枚锚钉。(B)将中间锚钉缝线穿过补片(AG)后,用推结器把补片塞入关节(黄色箭头)

  FiberWire缝线缝合至周围的肩袖组织以增加稳定性。接下来,用相同的方法准备内上方锚钉,注意与第一个内侧锚钉保持10 mm的骨嵴。

  然后沿补片内侧锚钉固定缘的外侧1 cm修剪并弃去多余补片组织(图17-14)。随后用黄金锥在相应的内侧锚钉外侧约15 mm处建立外下方骨槽。将内排钉的Suture Tape缝线交叉后与补片外侧角的FiberWire缝线一同穿过第一个外排钉。拉动Suture Tape缝线获得足够的张力后,固定同种异体补片以完全覆盖小结节足印区。剪断缝线线尾。重复此方法固定上外侧锚钉从而完成整个修复过程(图17-15)。还可以用两根位于补片

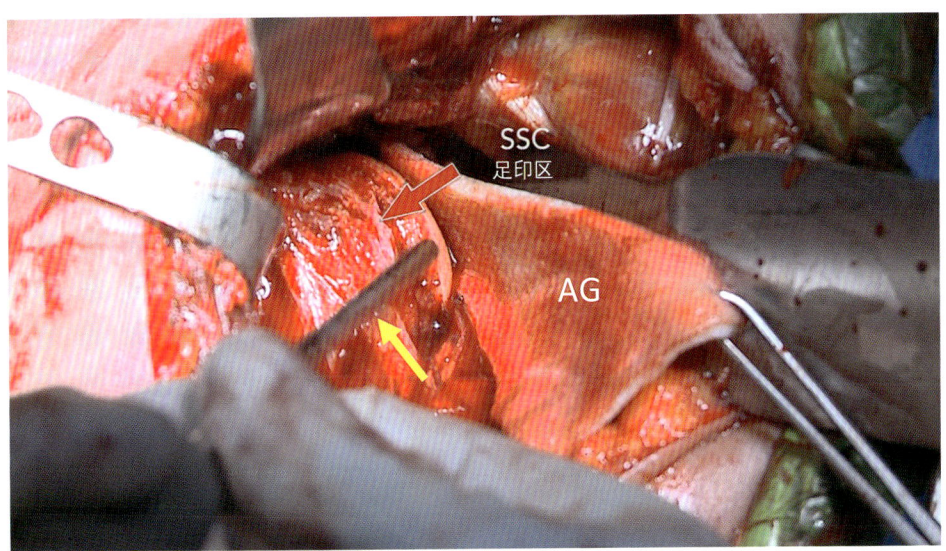

图17-13
右肩关节。电动锉刀清理小结节上SSC足印区，在固定补片（AG）前行骨床新鲜化

上外侧的缝线与冈上肌腱固定从而进一步加强稳定性，但要注意保留肩袖间隙。彻底冲洗伤口并逐层关闭。

并发症

总体来说，关节镜下修复新鲜单纯SSC肌腱撕裂是安全、有效和可靠的，可以获得较理想的效果且并发症发生率低。潜在的并发症包括感染、粘连性关节囊炎、修复失败以及肌皮神经损伤。表17-2概述了该手术相关经验和教训。

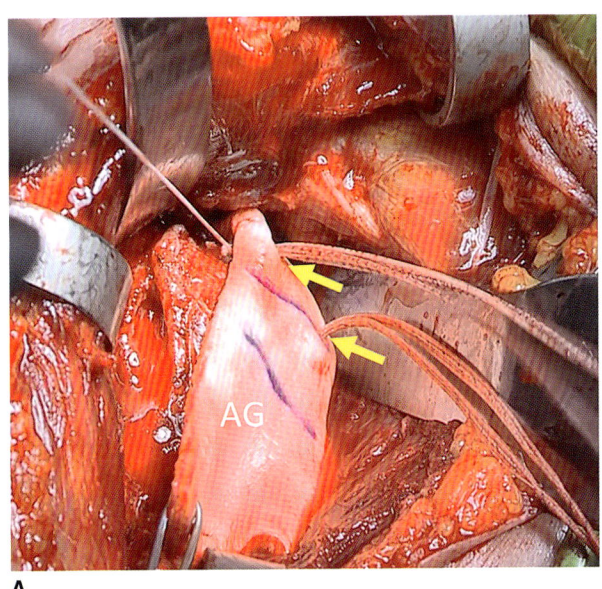

A

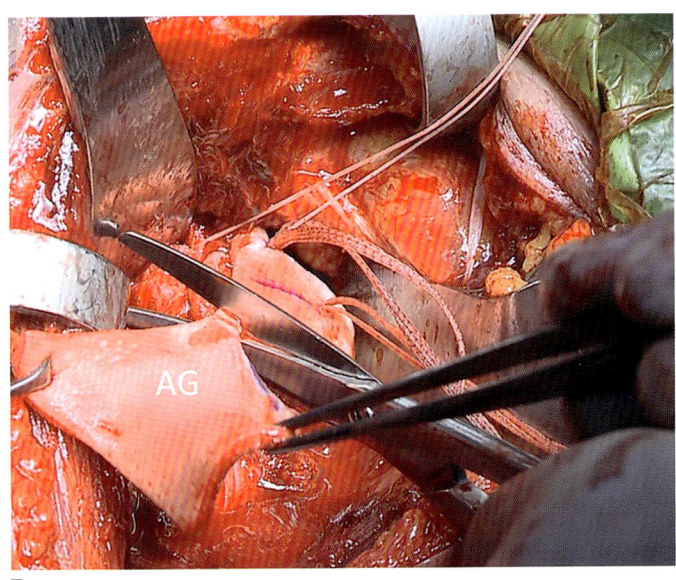

B

图17-14
右肩关节。（A）用两枚内排锚钉（黄色箭头）初始固定补片（AG）于小结节。（B）外排锚钉固定前，去除多余的补片（AG）

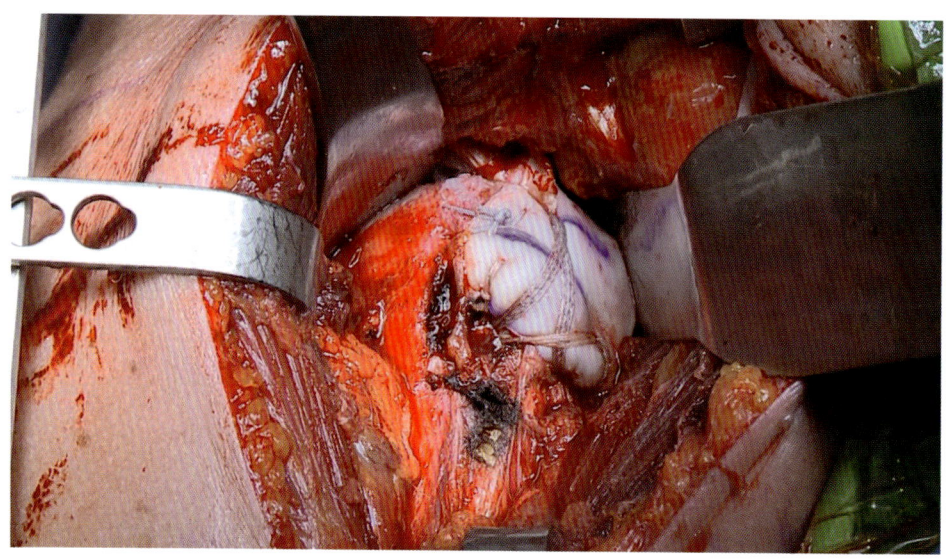

图17-15
采用无结双排锚钉外侧固定的右肩前方关节囊重建

术后管理

康复计划（表17-3）应针对每名患者进行个性化设置，基于撕裂大小、组织质量和修复的安全性。通常，手臂悬吊固定6周，内旋限制在30°内。在此期间，可以将手臂拿出吊带进行被动钟摆锻炼，逐渐过渡到低负荷被动中等活动度锻炼。组织质量较差或修复稳定性较差的患者在此期间不进行内旋活动。7~12周，患者可以不用吊带，并开始主动辅助和主动的全范围肩关节锻炼。在这个阶段，可以开始终末活动范围的拉伸和关节运动。在13~16周，患者开始力量锻炼；如果患者活动度持续受限，则需要延长被动和主动辅助活动锻炼、拉伸和手法治疗。最后阶段是17~22周，这时患者已经具有足够的肩袖强度。这一阶段主要加强肩关节周围大肌群力量，包括胸大肌、背阔肌和三角肌，逐渐回归正常活动。

表17-2 关节镜下肩胛下肌腱修补术的经验和教训

手术步骤	教训	经验
前方工作入路放置	不当的入路放置会使SSC肌腱在技术上非常困难	右喙突外侧和喙肩韧带下方建立入路，允许45°到达小结节以助于放置锚钉
肱二头肌腱	肱二头肌腱脱位可能损伤SSC并导致再断裂	行肱二头肌腱固定以减少再次断裂风险
喙突下减压或喙突成形	太靠近内侧的减压有损伤神经血管的风险，过多切除喙突可能会导致医源性骨折	行喙突切除时保留其外侧缘且切除其外下缘不应超过5mm
肩胛下肌腱修复	视野不佳	SSC上1/3撕裂后方入路可一直作为观察入路。较大撕裂，摄像头应转至前方入路
	修复不全	Fox/Remeo Ⅰ型、Ⅱ型撕裂用单枚锚钉修复即已足够 Fox/Remeo Ⅲ型、Ⅳ型撕裂应使用无结双排结构修复

总的康复分期		
Ⅰ期	0~6周	• 悬吊固定 • 外旋≤30° • 被动活动
Ⅱ期	7~12周	• 去除悬吊 • 主动活动 • 运动相关活动范围
Ⅲ期	13~16周	• 开始力量训练
Ⅳ期	17~22周	• 加强较大肩部肌肉力量训练 • 完全重返运动

表17-3 总的康复分期

注：这只是一个概括性的提纲，康复计划应该针对患者进行个性化制订

结果

总体上，关节镜下SSC撕裂修复是安全且成功的手术。Saltzamn和同事最近对关节镜下的SSC肌腱修复进行了系统评价。作者共纳入8项研究，都显示患者的报告结果得到改善，包括Constant评分、力量、疼痛、活动度和低并发症发生率。此外，Katthagen及其同事回顾性地评估了单锚钉修复SSC肌腱上1/3部分或全层撕裂的31例患者随访至少2年的结果。他们指出术后临床效果评分和患者满意度得分都较高，临床功能和术后疼痛都有显著改善。同时，作者发现与部分撕裂相比，全层撕裂的临床效果和患者满意度得分更高［ASES评分分别为（93.7±10.8）分和（86.7±10.9）分］。

通过回顾性分析46例关节镜下LafosseⅢ型和Ⅳ型SSC肌腱修复患者平均随访35个月的资料，Lanz及其同事得出相似的结果。平均Constant评分从46.5分提高到79.9分，UCLA评分从15.1分提高到31.5分，患者主观肩关节满意度从51%提高到88%。最近一次随访SSC强度恢复到对侧肩的92%，影像学评估显示再撕裂率为11%。总计98%的患者对手术效果满意或很满意。在术后肌肉力量方面，Bartl及其同事进行了一项针对21例关节镜下SSC修复患者的前瞻性研究，平均随访时间为27个月。平均Constant得分从50分提高到82分，76%的患者术后压腹试验和抬离试验变为阴性。尽管获得了出色的临床效果，SSC的强度仍显著低于对侧肢体（65N比87N）。术后MRI也在约1/4患者中发现SSC肌肉萎缩。

虽然关节镜下SSC修复的效果是肯定的，但开放手术也未尝不是另一种选择，尤其是针对难以充分显露的病变。Achtnich及其同事研究了单纯SSC下部撕裂的手术效果，即所谓的"隐匿病变"。5例患者接受了切开的SSC下部撕裂修复手术。平均随访12个月后VAS的平均得分为1，ASES评分为93.3。

总之，关节镜下修复单纯的SSC肌腱撕裂是一种少见、安全、有效且可行的方法，具有较好的临床效果和较高的术后患者满意度。

参考文献

[1] Fox J, Romeo A. Arthroscopic subscapularis repair. Annual Meeting of AAOS. New Orleans, Lousiana; 2003.

[2] Lafosse L, Jost B, Reiland Y, et al. Structural integrity and clinical outcomes after arthroscopic repair of isolated subscapularis tears. J Bone Joint Surg Am. 2007;89(6):1184–1193.

[3] Goutallier D, Postel JM, Bernageau J, et al. Fatty muscle degeneration in cuff ruptures. Pre- and postoperative evaluation by CT scan. Clin Orthop Relat Res. 1994;304:78–83.

[4] Martetschlager F, Rios D, Boykin RE, et al. Coracoid impingement: current concepts. Knee Surg Sports Traumatol Arthrosc. 2012;20(11):2148–2155.

[5] Gerber A, Clavert P, Millett PJ, et al. Split pectoralis major and teres major tendon transfers for reconstruction of irreparable tears of the subscapularis. Tech Should Elbow Surg. 2004;5(1):5–12.

[6] Wirth MA, Rockwood CA Jr. Operative treatment of irreparable rupture of the subscapularis. J Bone Joint Surg Am. 1997;79(5):722–731.

[7] Pogorzelski J, Hussain ZB, Fritz EM, et al. Open shoulder anterior capsular reconstruction with an acellular dermal graft for irreparable subscapularis tears. Arthrosc Tech. 2017;6(4):e951–e958.

[8] Braun S, Millett PJ, Yongpravat C, et al. Biomechanical evaluation of shear force vectors leading to injury of the biceps reflection pulley: a biplane fluoroscopy study on cadaveric shoulders. Am J Sports Med. 2010;38(5):1015–1024.

[9] Pogorzelski J, Beitzel K, Imhoff AB, et al. Surgical treatment of anterosuperior impingement of the shoulder. Oper Orthop Traumatol. 2016;28(6):418–429.

[10] Saltzman BM, Collins MJ, Leroux T, et al. Arthroscopic repair of isolated subscapularis tears: a systematic review of technique-specific outcomes. Arthroscopy. 2017;33(4):849–860.

[11] Katthagen JC, Vap AR, Tahal D, et al. Arthroscopic repair of isolated partial- and full-thickness upper third subscapularis tendon tears: minimum 2-year outcomes after single-anchor repair and biceps tenodesis. Arthroscopy. 2017;33(7):1286–1293.

[12] Lanz U, Fullick R, Bongiorno V, et al. Arthroscopic repair of large subscapularis tendon tears: 2- to 4-year clinical and radiographic outcomes. Arthroscopy. 2013;29(9):1471–1478.

[13] Bartl C, Salzmann GM, Seppel G, et al. Subscapularis function and structural integrity after arthroscopic repair of isolated subscapularis tears. Am J Sports Med. 2011;39(6):1255–1262.

[14] Achtnich A, Braun S, Imhoff AB, et al. Isolated lesions of the lower subscapularis tendon: diagnosis and management. Knee Surg Sports Traumatol Arthrosc. 2015;25(7):2182–2188.

第18章　上方肩关节囊重建术

Jacob M. Kirsch, Neil Bakshi, Moin Khan, Asheesh Bedi

概述

尽管关节镜技术和设备不断进步，巨大肩袖撕裂仍然是一个巨大的挑战，尤其是年轻患者。由于不同程度的肌腱收缩、失弹性、肌肉萎缩和脂肪浸润，慢性退变性巨大肩袖撕裂是一种具有挑战性的临床病症。各种治疗策略已被提出，包括清理术、部分或完全修复、补片增强修复、肌腱转位和反肩关节置换。

许多巨大不可修复肩袖撕裂的患者伴有上方肩关节囊缺损。从生物力学角度来看，已经证明上方关节囊缺损可以增加盂肱关节多个方向的移位，特别是肩外展5°~30°时的上方移位。Mihata与其同事发明了一种自体阔筋膜移植上关节囊重建（Superior Capsular Reconstruction，SCR）技术，目的是使巨大不可修复肩袖撕裂患者的肱骨头重新位于中心，稳定肩关节、恢复力偶平衡。

适应证

SCR的适应证主要由专家意见直接决定，因为文献中关于该手术的临床结果数据有限。我们的主要适应证是在巨大不可修复的冈上肌和/或冈下肌撕裂的情况下，同时盂肱关节炎较轻（Hamada 3型或以下）、年轻患者（通常<65岁）、保守治疗失败、肩痛不可忍受以及主观上不可接受的功能障碍。在这些患者中，反肩关节置换术（Reverse Shoulder Arthroplasty，RSA）由于其在年轻患者中与治疗相关的并发症率较高和使用年限有限而作为次优选择。Sershon与其同事证明了年轻患者（平均54岁）进行RSA的并发症和失败率分别为14%和25%。同样，Ek与其同事报告了在相似的患者群体中37.5%的并发症率和25%的假体更换率。对于这些患者群体，SCR可能是一个可行的替代RSA的治疗方法。

禁忌证

随着可用的临床结果数据越来越多，SCR禁忌证的认识也在不断加深。一般来说，中、重度肩关节炎患者应避免进行SCR，因为这些患者更适合RSA，以去除肩肱关节和盂肱关节表面引起疼痛的根源。此外，有明显骨缺损或关节僵硬的患者，SCR治疗效果可能较差，这些情况也是SCR的禁忌证。三角肌、背阔肌和胸大肌的主要功能缺乏是SCR的另一个相对禁忌证，因为这些动态稳定装置在提供肩关节的大部分运动范围和功能方面非常重要。肩胛下肌功能不全也是一个相对的禁忌证，因为不能恢复力偶和限制肱骨头可能会影响预后。

术前准备

病史和体格检查

获得全面的病史对于评估巨大不可修复肩袖撕裂患者至关重要。除了进行总体病史（询问）和体格检查外，在评估可能患有肩袖疾病的患者时，关键问题包括患者的年龄和活动水平、肩痛的慢性程度、是否存在外伤原因、放射痛、引起症状加剧的活动/手臂姿势、缓解因素以及功能不全。

尽管对于肩袖病变的患者没有一致的临床表现（疼痛程度可变，不可预测的主被动活动范围受限，以及不一致的功能障碍），但有症状的、巨大肩袖撕裂的患者往往表现为日常生活活动、过头活动和需要背伸的活动时的肩部疼痛。许多患者还抱怨夜间疼痛加剧以及睡眠中断。有些患者把疼痛描述为沿着上臂侧面放射至肩部，有时到肘部或靠近颈部。患者通常描述有隐匿的症状或急性创伤性事件。他们可能陈述有不同程度的力弱和活动范围丢失，这取决于撕裂的大小、位置和急慢性程度。

进行彻底的体格检查对于评估巨大肩袖撕裂的患者至关重要，查体应从患侧和健侧的视诊、触诊、主动/被动活动范围以及神经血管检查开始。检查肩关节有无冈上肌和冈下肌失用/萎缩，因为这通常伴随着慢性、巨大肩袖撕裂。肩锁关节触痛和内收试验时肩锁关节疼痛可能是潜在的病损来源。测试各个方向的被动活动。内旋受限可常见于任何肩袖疾病，反映了后方关节囊挛缩。下方（关节囊）挛缩可发生在肩袖大撕裂和肱骨头向上移位的情况下。与对侧相比侧方被动外旋明显增加，提示肩胛下撕裂非常大。

主动活动范围和肩袖力量测试可以通过各种动作进行。肩关节力量和活动范围的功能确实通常与撕裂的位置有关。后上型肩袖撕裂通常导致外展、屈曲和主动外旋减少。患者在外旋时往往有力弱，同时外旋迟滞试验阳性，无法将患侧手臂维持在最大外旋位。肩袖较大撕裂的患者，外旋力量与健侧相比明显减弱且可表现出吹号手征阳性。吹号手征阳性：患者无法外旋肩关节，要做吹号动作时吹号手会将军号连同患侧手臂一起举到唇边，反映了明显的小圆肌功能障碍，发现高达100%的敏感度和93%的特异度，用于识别小圆肌不可修复撕裂。

当肩胛下肌受累时，体格检查可显示压腹、抬离和熊抱试验阳性。压腹试验：患者用手掌和手臂在内旋位按压腹部时，如果肘部不向后移动（在躯干后面），则患者无法按压腹部，这表明肩胛下肌上部功能不全。在抬离试验中，要求患者于内旋位将手臂置于背部后方，同时手掌朝外。阳性抬离试验表明患者无法在内旋位置将检查者手推离并反映肩胛下肌功能障碍。肩胛下肌腱撕裂的熊抱试验是将患侧手掌放在对侧肩上，手指伸直且肘部向前放置。然后，患者维持这个姿势而检查者试图用外旋力将患者的手从肩部拉开。尽管所有试验的特异度均大于90%，但Barth等发现评估肩胛下肌腱撕裂时，熊抱试验比腹部按压和提离试验更敏感（60%）。阳性结果是SCR手术的相对禁忌症。

影像学检查

影像学检查包括平片、CT、超声和MRI，可以帮助指导不可修复肩袖撕裂的诊断和治疗。平片应评估肱骨头的向上移位、盂肱关节退行性关节炎的证据、并发骨折和肩锁关节疾病。在X线片上测量的肩肱距离的减少可能是一个巨不可修复肩袖撕裂的证据，这种撕裂可适用SCR手术。然而，肩关节退行性关节炎的证据可能排除使用SCR的可能，转而采用RSA或肩袖撕裂性关节病的半肩关节置换术。肩袖撕裂性关节病的阶段，如Hamada等所述是术前评估的重要部分（图18-1）。当有关SCR适应证的临床证据不断发展时，患者Hamada分型≤3型最适合SCR，而4型和5型疾病应视为相对禁忌证。

超声检查也被用于评估不可修复肩袖撕裂。超声检查的一个主要优点是能够动态评估肩关节和肩袖。超声检查允许在可再现其症状的诱发性动作时动态评估肩袖，并

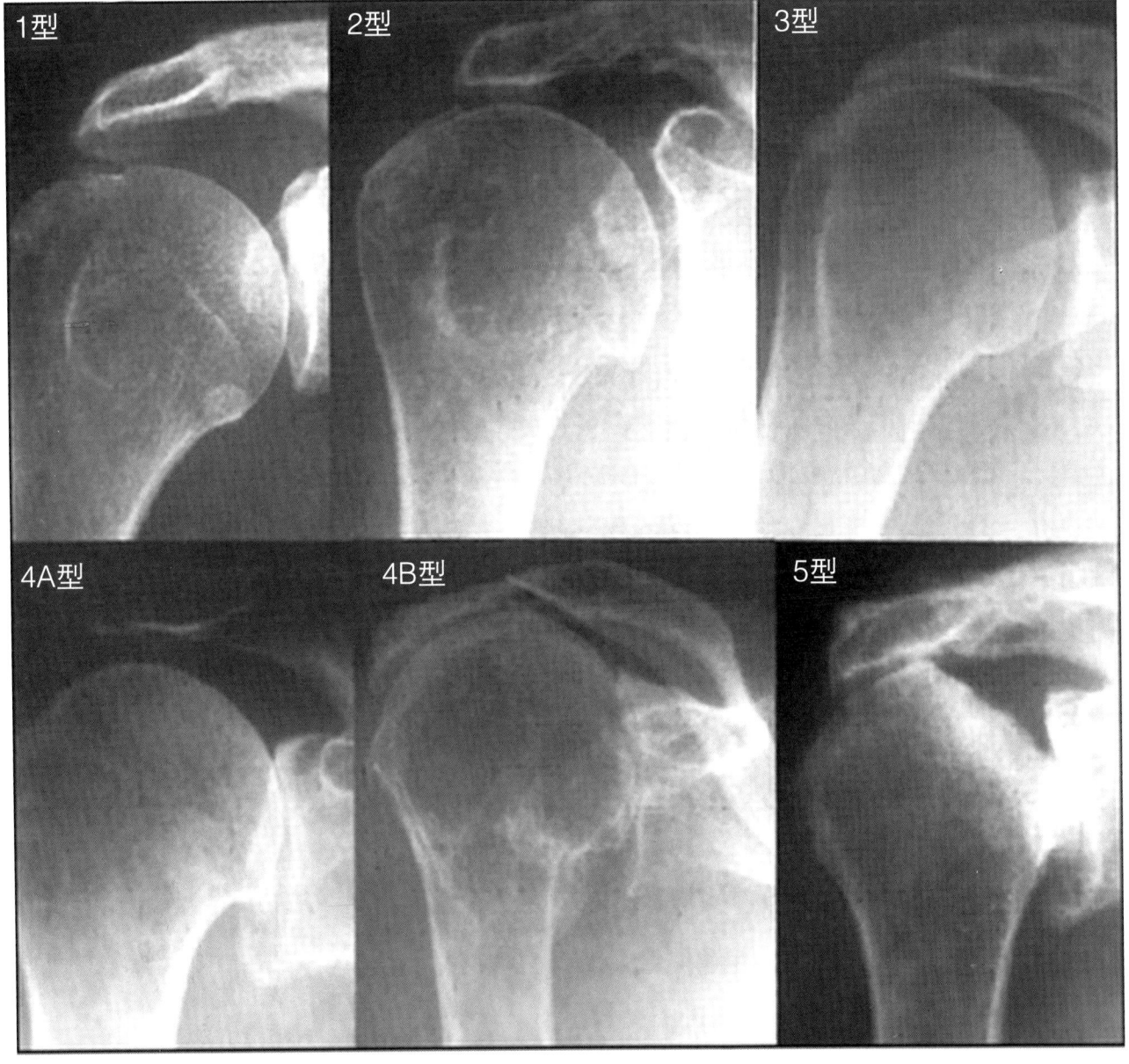

图18-1
肩袖撕裂性关节病的Hamada分型。1型，肱骨头保持在中心；2型，肩肱距离＜5 mm；3型，肩峰髋臼化；4A型，盂肱关节磨损；4B型，盂肱关节磨损和肩峰改变；5型，肱骨头塌陷

且通常技术熟练超声医生的手可确定肩袖肌腱撕裂的大小和形态。此外，与CT或MRI不同，超声能够在金属植入物存在的情况下观察到肩袖及其附近结构，而没有明显伪影。此外，超声检查没有辐射暴露的风险。然而，超声检查有多种局限性。首先，超声检查的精确度和准确度会很大程度上取决于技师的水平。超声不能像CT或MRI分别提供详细的骨和软组织情况。

MRI已成为评价肩袖病变最常用、最有效的方法。MRI是一种非常敏感和特异的检查肩袖撕裂的影像学方法。Iannotti等诊断完全性肩袖撕裂的敏感度为100%，特异度为95%。Goutallier等通过CT评估肩袖肌肉内的脂肪数量，首先对肩袖退变进行了定量分型，并将其分为0~4级。目前最常用MRI来评估。0级为正常肩袖肌肉中没有脂肪；1级为肩袖肌肉内少量脂肪变性；2级为肩袖内肌肉多于脂肪；3级为肩袖内的脂肪和肌肉数量相等；4级为肩袖内脂肪数量多于肌肉。这可以提供有关肩袖修复可能性的信息，因为脂肪浸润的程度与愈合率、再撕裂风险和术后功能结果有关。Burkhart等研究了22例3级和4级肩袖脂肪变性患者的功能结果，发现4级脂肪变性患者的预后明显恶化而且改善程度降低。MRI还可以额外提供有关肩袖周围结构的软组织细节情况以评估伴随病损，包括盂唇撕裂、盂旁囊肿、囊性和退行性骨改变以及关节软骨损伤。MRI还可以评估肱二头肌腱及其在结节间沟的位置。此外，还可以获得有关病理学慢性程度的准确信息，因为急性撕裂常常显示水肿和受损组织中的液体增多。

手术技术

肌间沟阻滞很有用并可在术前进行局麻。在手术室，在全麻诱导后，用气动手臂固定器将患者置于沙滩椅位（图18-2）。注意在所有骨性突起处施以衬垫。麻醉下进行双肩关节查体，这是我们所有关节镜手术标准操作的一部分。根据标准指南，术前静脉注射抗生素。

在后方软点处做一后方入路进行标准诊断性关节镜检查，入路位于肩峰后外侧部大约远端2 cm和内侧1 cm（图18-3）。在已知的后上型巨大肩袖撕裂，这一入路可稍靠

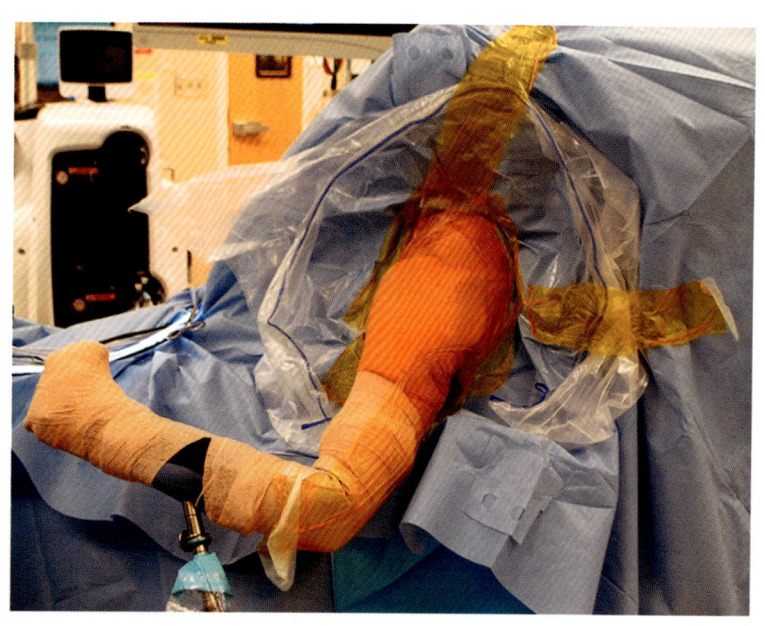

图18-2
患者取沙滩椅位，左臂置于气动手臂固定器

上靠外以获得（更好的）视野并方便器械从滑囊侧进入。关节镜检查后，直视下用腰穿针在肩胛下肌腱前缘上方定位自外向内建立前方入路。诊断性关节镜检查要注意肩胛下肌腱、肱二头肌长头腱和盂肱关节面的完整性。据我们的经验，大多数患者都有肱二头肌长头肌腱病，可用肌腱离断术或肌腱固定术来处理（图18-4）。

通过后方入路进入肩峰下间隙。完全确定肩袖缺损与撕裂模式后进行广泛的粘连松解和滑囊切除。游离收缩（肩袖）组织时应考虑关节囊和软组织松解，如果可能尝试一期或部分修复。在我们的患者中，巨大不可修复的后上型撕裂累及整个冈上肌和几乎整个冈下肌。可以看到上关节盂，原有肩袖组织收缩至关节盂内侧（图18-5）。肩胛下肌腱是完整的，但如果有撕裂，必须在进行SCR之前对其进行修复。如果在进行关节侧和滑囊侧粘连松解之后，残余肩袖仍不能在没有过度张力的情况下活动，则应考虑SCR。

自（肩峰）外侧入路进行关节盂准备。首先用射频消融装置去除肩胛颈上缘所有

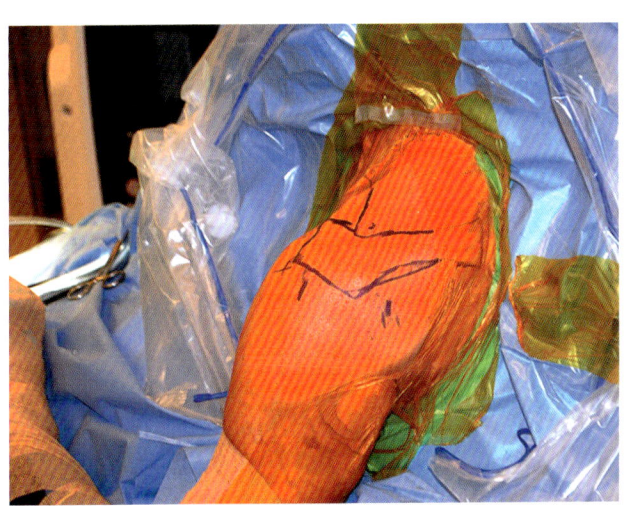
A

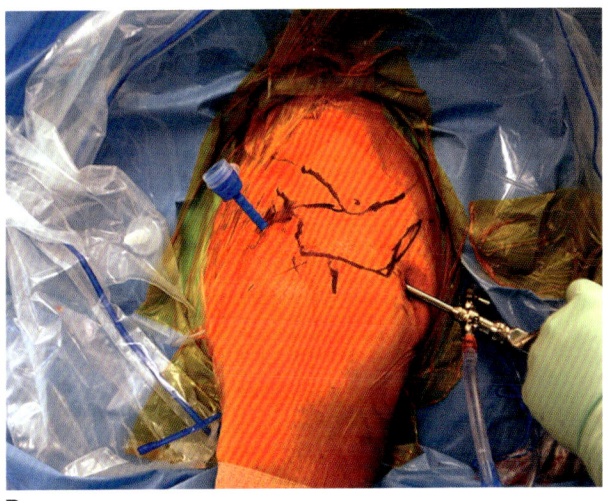
B

图18-3
（A）标记出标准关节镜入路体表标识。（B）自后方和前方入路行诊断性关节镜检查

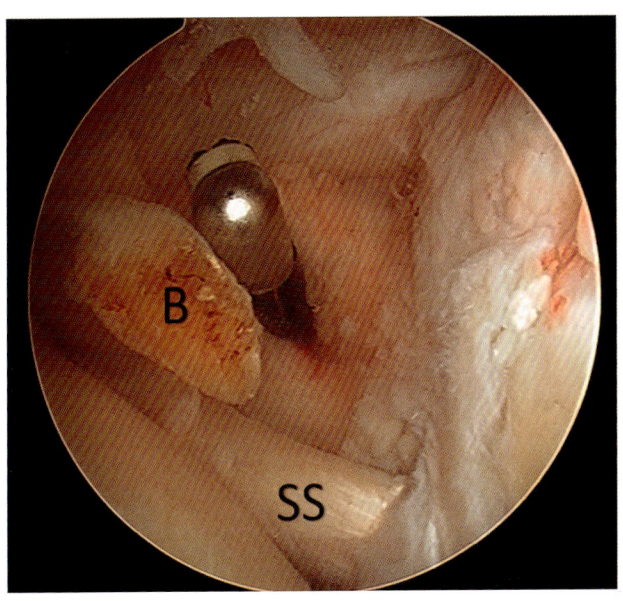

图18-4
邻近上方盂唇止点用射频消融装置切断肱二头肌腱（B）。可见完整的肩胛下肌（SS）

附着的软组织,然后用电动刨刀显露健康的松质骨(图18-6)。我们的目标是在关节盂缘内侧准备至少5 mm骨质,以确保有足够的空间用于置入锚钉。关节盂准备向前延伸至喙突基底水平,向后延伸至后方肩袖残余部分。在左肩,以此为例,应该将关节盂从前方10点钟到后方2点钟~3点钟位置均做好前述准备。只要有可能,我们应尝试保持上方盂唇的完整性。

经皮前方和后方入路用于放置关节盂缝合锚钉。我们更喜欢用腰穿针来定位预期位置,以便置钉轨迹更理想。于肩峰正前方制作一经皮前方入路,用于放置关节盂前方锚钉(SutureTak BioComposite;Arthrex,Naples,FL)(图18-7)。理想的情况下,前方关节盂锚钉应放置于喙突基底部,通常位于肱二头肌腱根部的前方,以防止

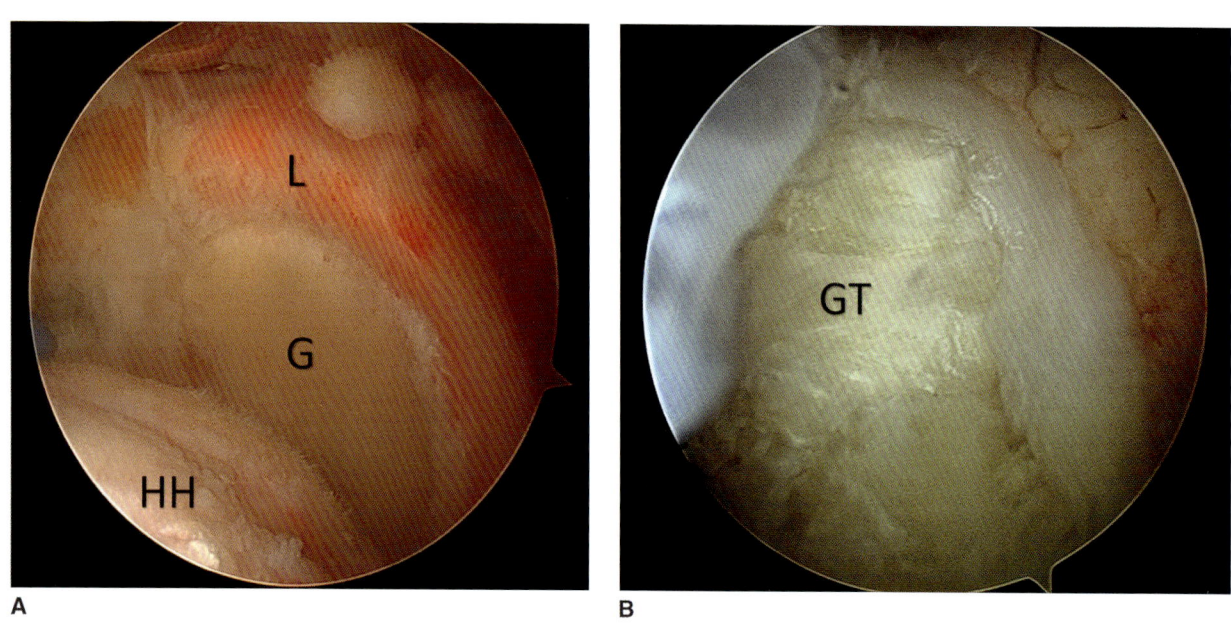

图18-5
滑囊切除术后观察肩峰下间隙。(A)由于存在巨大肩袖缺损,镜下视野可见肱骨头(HH)、肩胛盂(G)和盂唇(L)。(B)评估无肩袖附着的大结节(GT)足印区

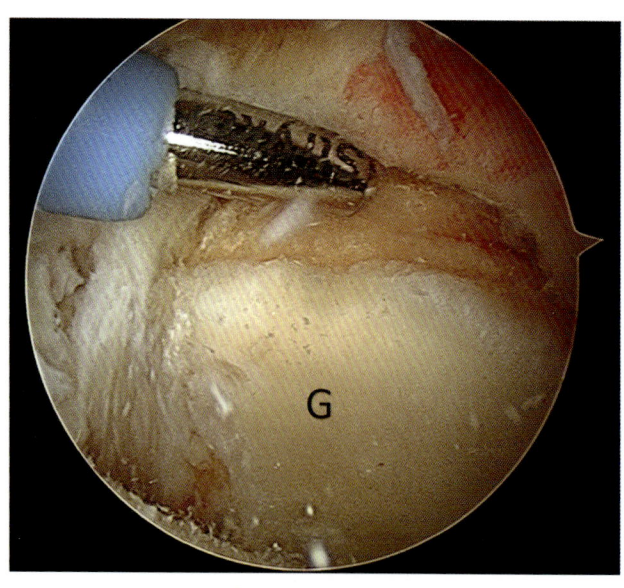

图18-6
从外侧入路观察,肩胛颈上缘从生物学上(Biological)用磨钻做好准备。G,肩胛盂

（锚钉）向前外侧穿出。这个位置的骨质也比较好。钻孔后放置锚钉，将锚钉线尾从前方入路取出。理想的后方入路是变化的，通常取决于在关节盂面的预期轨迹。必须避免向关节盂的关节面倾斜。我们发现后方入路通常最好通过Neviaser入路（图18-8）或肩胛冈后方的经皮入路（图18-9）建立。通常，两枚2.9 mm锚钉（SutureTak BioComposite；Arthrex，Naples，FL）沿关节盂内侧放置。如果骨质不理想且抗拉强度差，则可将锚钉增大至4.75 mm（SwiveLock BioComposite；Arthrex，Naples，FL）。放置后方关节盂锚钉后，抓住线尾并自后方入路取出，因为线尾自不同入路取出有帮于有效的缝线管理。

大结节足印区的准备方式类似于关节盂颈的准备。足印区制造出生物学的健康

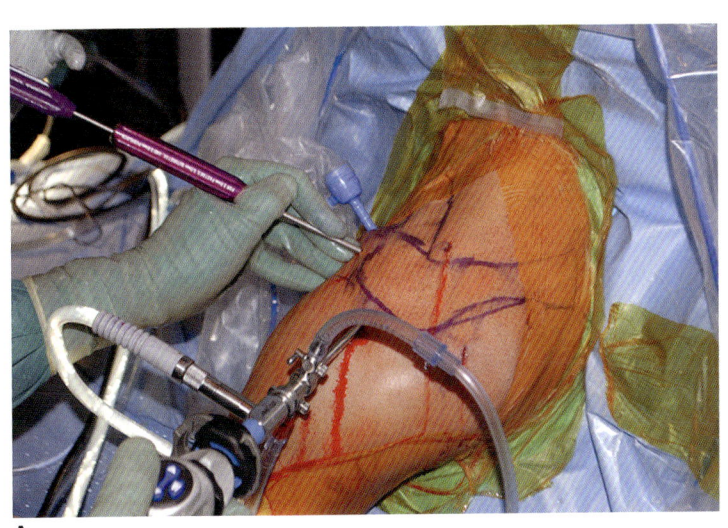
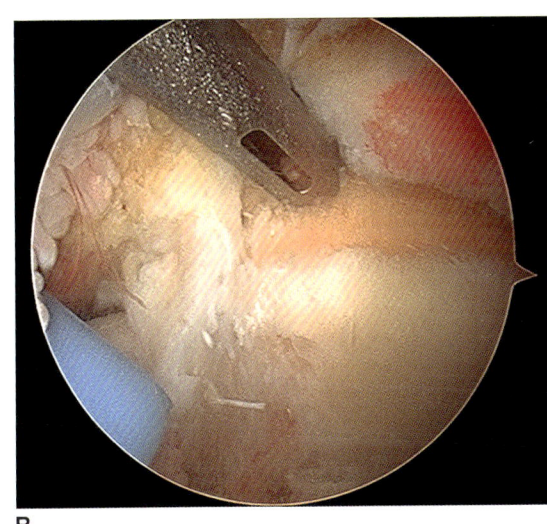

图18-7
从外侧入路观察。（A）前方关节盂缝线锚钉置于肩胛颈上方，（B）靠近肱二头肌腱根部前方

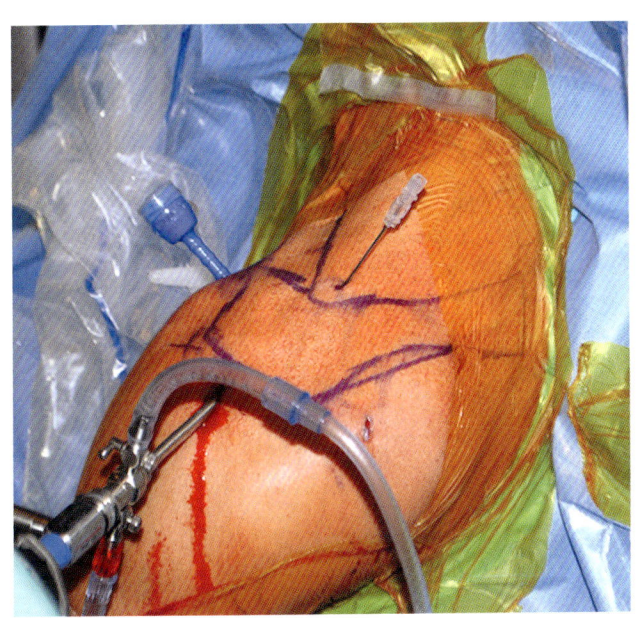

图18-8
用腰穿针通过Neviaser入路定位后方关节盂锚钉轨迹

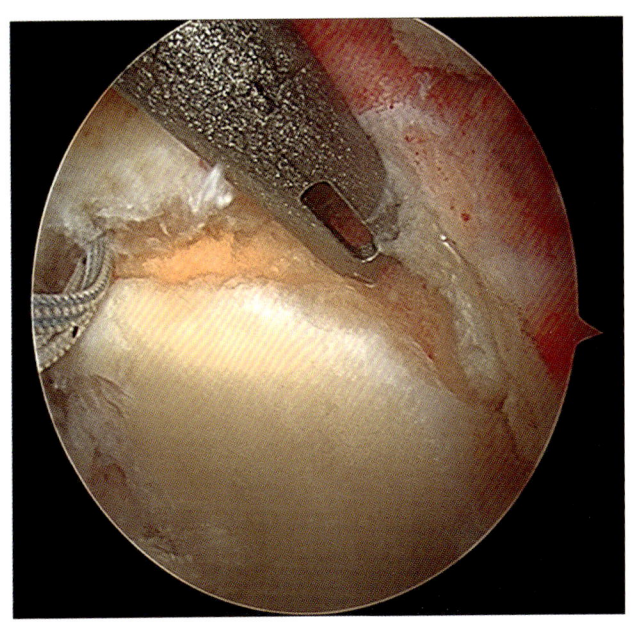

图18-9
放置后方关节盂锚钉

出血骨床。从前外侧入路，将2枚锚钉（5.5 mm SwiveLock BioComposite；Arthrex，Naples，FL）沿着大结节足印区的内侧边缘钻孔后放置（图18-10）。重要的是要认识到真皮移植物的整体形状应该是梯形的。因此，与关节盂上的内侧锚钉相比，大结节上的锚钉之间的距离要更宽一些。在放置大结节锚钉后，系统地取回所有锚钉的缝线尾端，先取出从关节盂前方和后方的缝线，然后取出从大结节前方和后方的缝线。缝线尾端从外侧的大套管穿梭出来（12 mm Passport套管；Arthrex，Naples，FL）并留于外侧入路。这一步骤对有效缝线管理的控制方法和避免缠绕至关重要（图18-11）。

使用带刻度的关节镜下探钩测量前后径和内外径平面的锚钉之间的距离，以确定脱细胞真皮移植物的大小（图18-12）。当准备移植物时，我们通常允许向内侧延伸5 mm［过覆盖，Overhang）］和向外侧延伸7~10 mm，以便在大结节足印区上进行双排固定。确保足够的内侧延伸对于帮助减少缝线切断的可能性和增强移植物–骨愈合尤为

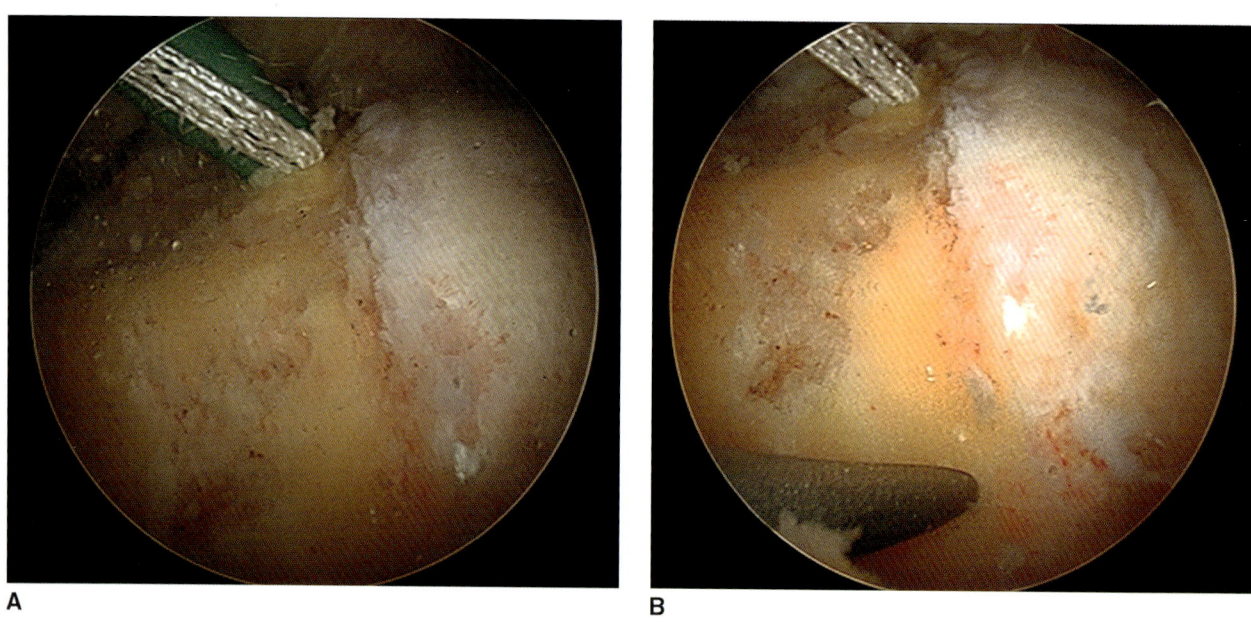

图18-10
从前外侧入路观察（A，B），（5.5 mm SwiveLock BioComposite；Arthrex，Naples，FL）钻孔后沿着大结节足迹区内侧边缘放置2枚锚钉

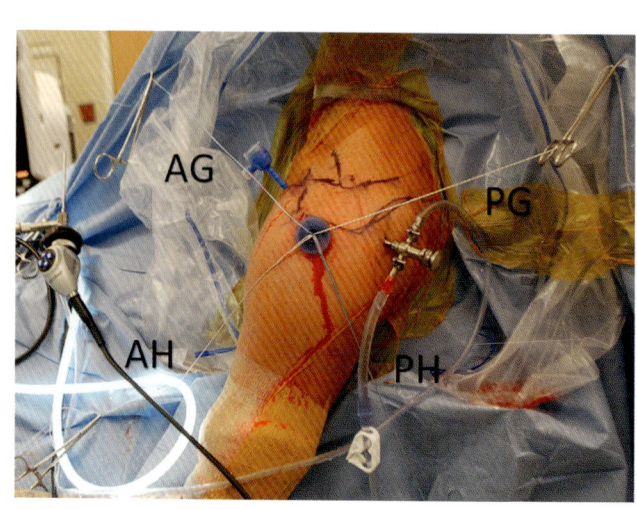

图18-11
所有缝线尾部都通过侧方入路并放置于不同方向以避免缠绕和混淆。
AG，关节盂前方；PG，关节盂后方；AH，肱骨前方；PH，肱骨后方

重要。

移植物（ArthroFlex；Arthrex，Naples，FL）在后台准备。标记笔用于标记缝合锚钉位置和移植物尺寸（图18-13）。然后用剪刀相应地修剪移植物。然后用活检钻孔器穿透厚的ArthroFlex补片（图18-14）。过线器（Micro Lasso；Arthrex，Naples，FL）是用来将缝线穿过移植物。当缝线穿过移植物时，我们发现如果助手拉紧缝线可降低缝线缠绕的可能性。标记移植物上表面，以确保一旦（移植物）进入关节腔对（移植物）方向的理解。

虽然我们倾向于使用市售的脱细胞异体真皮移植物，而Mihata及其同事已经证明自体阔筋膜移植物有良好的临床效果。最近，Mihata等证明使用8 mm厚的阔筋膜移植物比4 mm厚的移植物能更好地限制肱骨头向上移位。我们更喜欢取细胞异体真皮移植，因为它具有更好的失效载荷强度，避免了自体移植获取的需求。

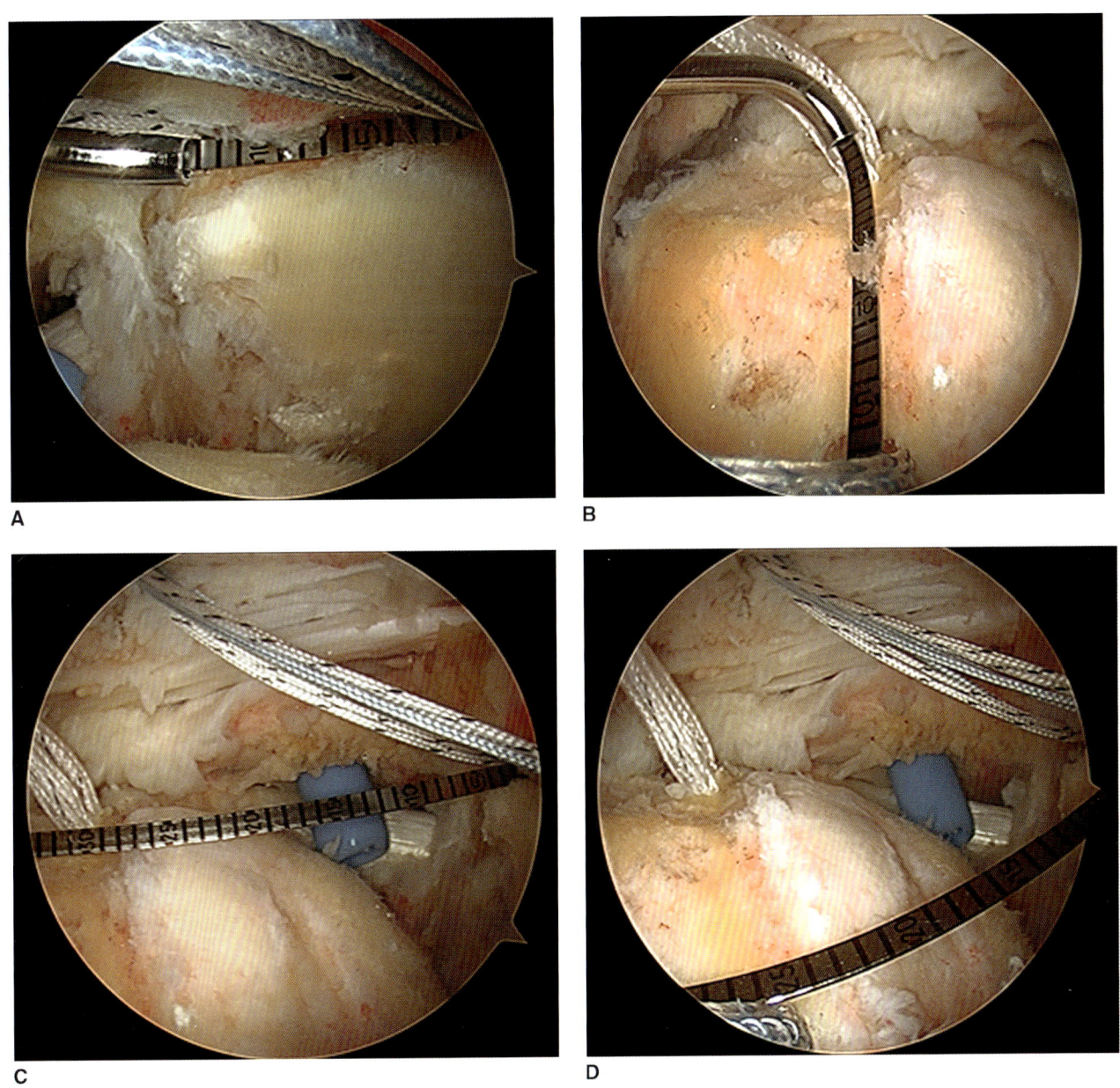

图18-12
使用带刻度的关节镜探钩测量移植物的尺寸。在关节盂（A）和大结节上测量前后径（B）。同时测量前向（C）和后向（D）的内外径

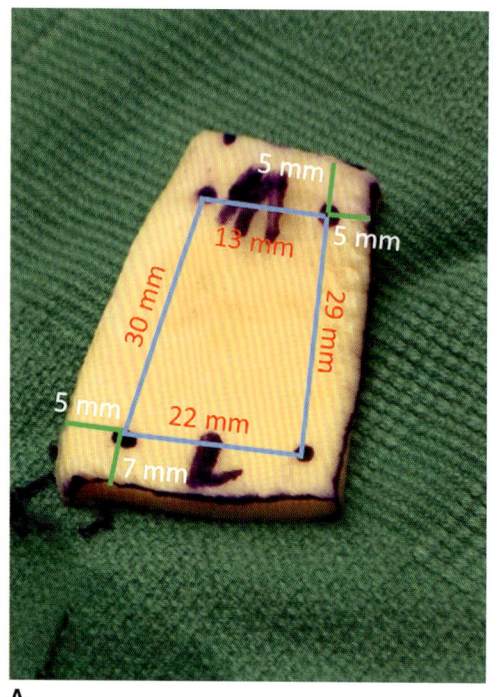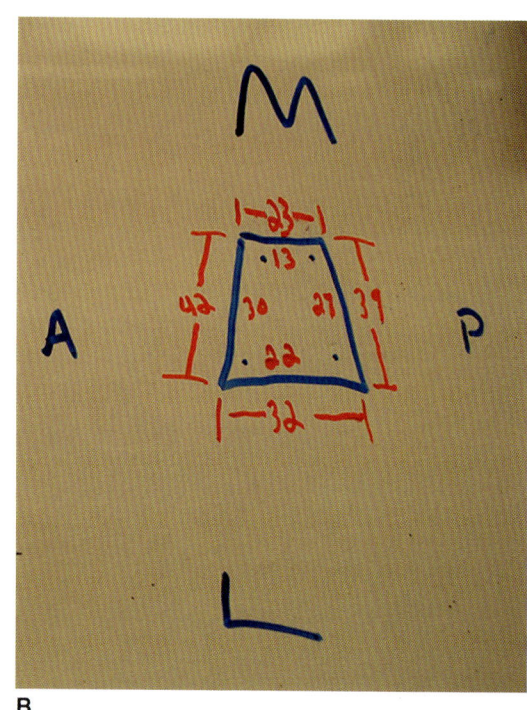

图18-13
移植物的实物（A）和示意图（B）（ArthroFlex；Arthrex，Naples，FL）。我们通常允许5 mm的内侧延伸（M）和7~10 mm的外侧延伸（L）以便双排锚钉固定

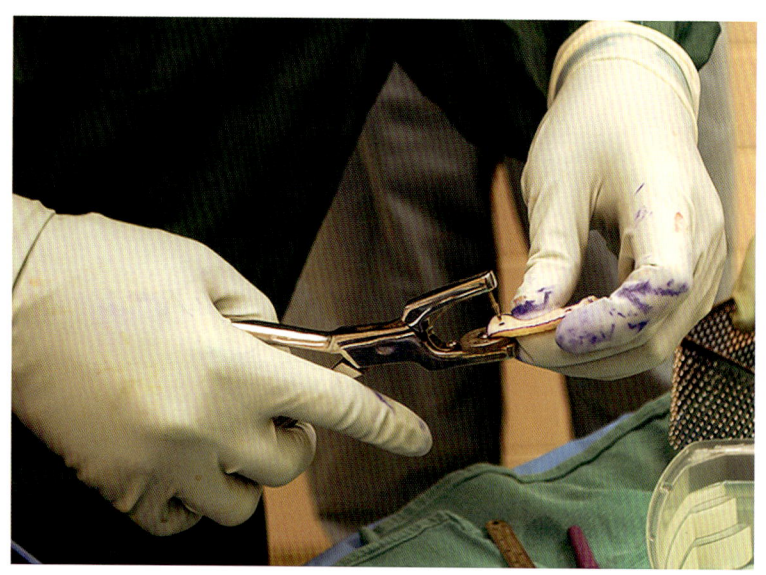

图18-14
活检钻孔器用于穿透移植物进行打孔标记

　　所有缝线穿过移植物后，移植物由外侧入路送入肩关节内。每个关节盂锚钉的一条缝线系在一个手指上形成一个滑结，因此可使用如Koo及其同事所述的双滑轮技术，（图18-15）。切断缝线尾端，然后关节盂锚钉的两根剩余缝线以交替的方式被拉紧，将移植物带入通行套管。用抓钳帮助将移植物通过套管送入肩关节内（图18-16）。在移植物通过时应拉紧剩余缝线以避免缠绕。我们发现这种技术降低了关节盂缝合锚钉的张力并有助于避免锚钉拔出。关节盂锚钉的两根剩余缝线交替地拉紧，使移植物在

关节盂上面的内侧固定。一旦在内侧关节盂固定［落位（seated）］，缝合尾端就会从前方入路抓出以避免缠绕，然后沿着内侧关节盂用张力-滑动结打结（图18-17）。

然后将移植物的侧面固定到大结节足印区上。在固定之前，可用抓线器向下推移植物的侧面，同时推紧缝线以消除移植物的张力。采用类似穿骨（Transosseous-Equivalent）的SpeedBridge型结构（Arthrex，Naples，FL）实现外侧固定，手臂外展30°~45°以获得足够的张力。内旋和外旋上臂有助于获得最佳置钉位置，锚定位置可用腰穿针进行定位。在大结节足印区的前外侧钻一个定位孔。从每个结节足印区锚钉

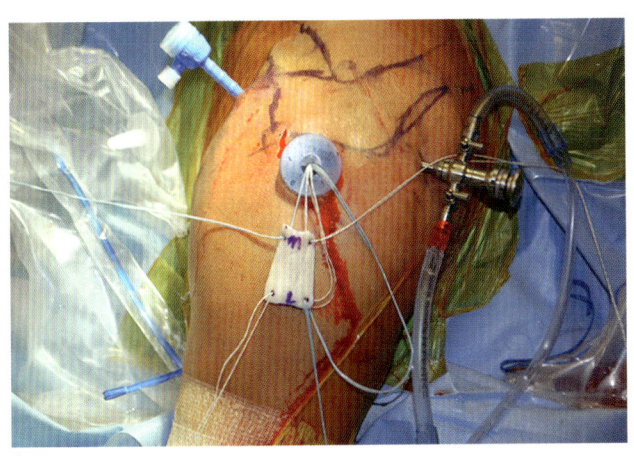
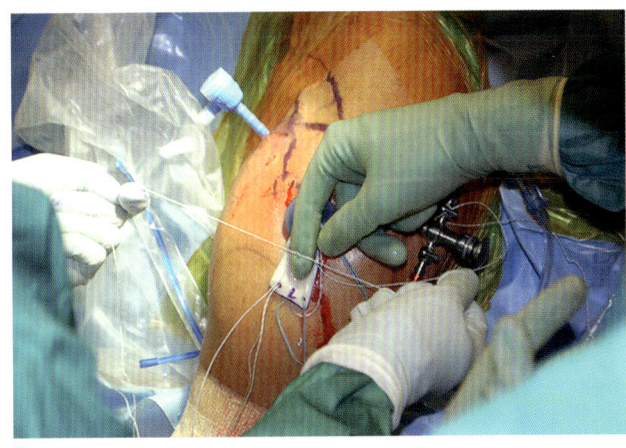

图18-15
在移植物被送入肩关节（A）后，每个关节盂锚钉的一根缝线被绑在一个手指上制作一个滑结以备使用双滑轮技术（B）

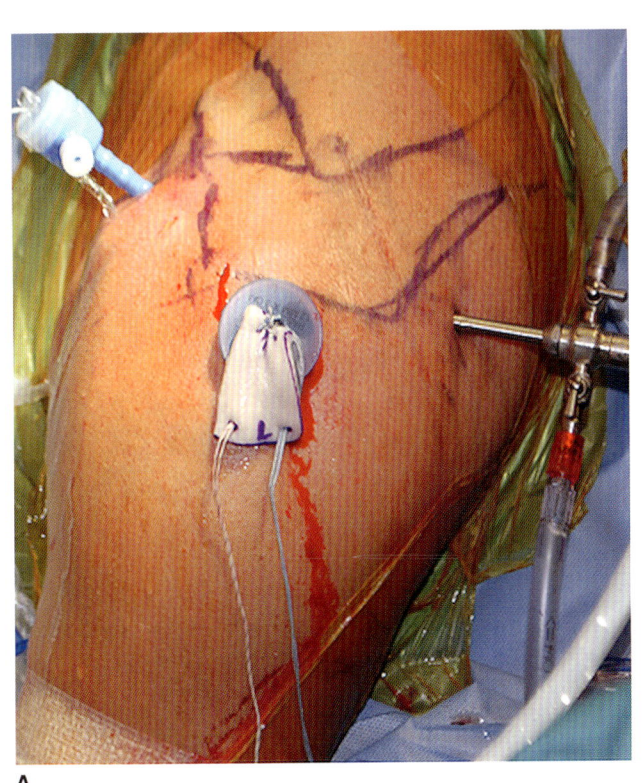
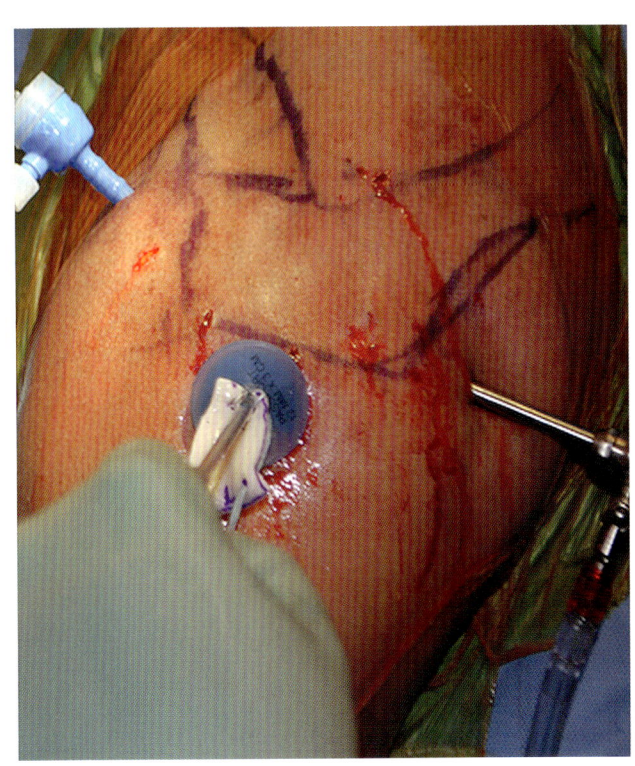

图18-16
移植物被送入套管（A）中，并使用抓钳帮助移植物通过套管（B）

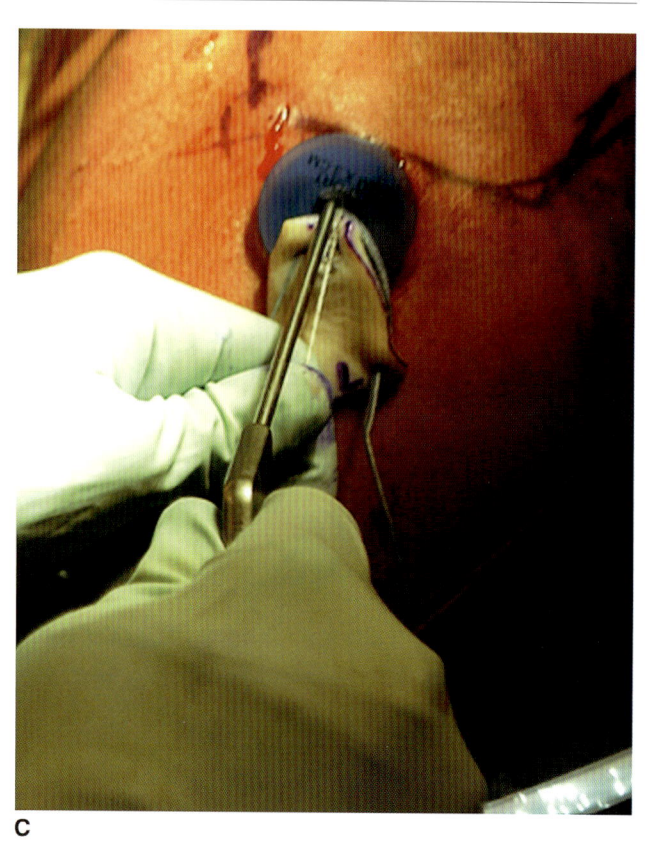

图18-16(续)
进行此操作时,拉紧剩余缝线对于避免缠绕非常重要(C)

中取出一根缝线,并穿过4.75 mm SwiveLock锚钉(Arthrex,Naples,FL)的Islet(小岛),以建立SpeedBridge结构的前外侧排。用类似操作完成大结节足印区的后外侧排(图18-18)。

如果残留的后方肩袖组织足够,则可在移植物的后侧面和残留后方肩袖的最上面之间进行简单的侧侧边缘汇聚缝合。如果决定在前方对移植物和肩胛下肌腱上面之间进行侧侧缝合,则应注意可能会过度限制肩关节。

一旦移植物固定后,将对SCR重建进行最终检查(图18-19)。轻柔地进行活动范围测试以评估移植物的张力。然后,所有入路都以标准方式进行冲洗和关闭。

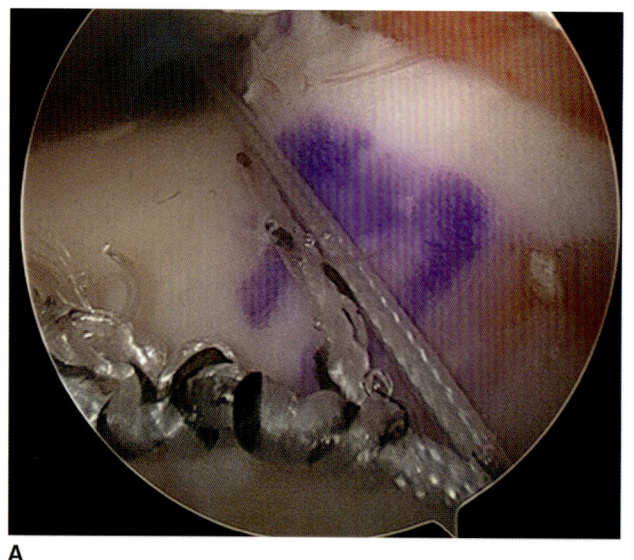
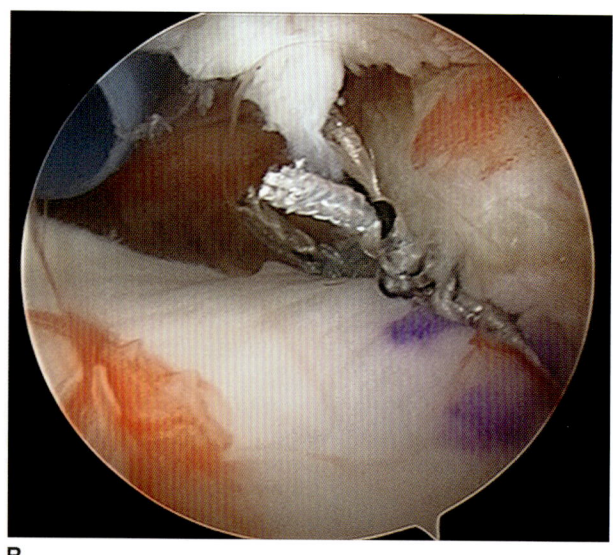

图18-17
移植物沿关节盂内侧固定(A),并用张力滑动结打结(B)

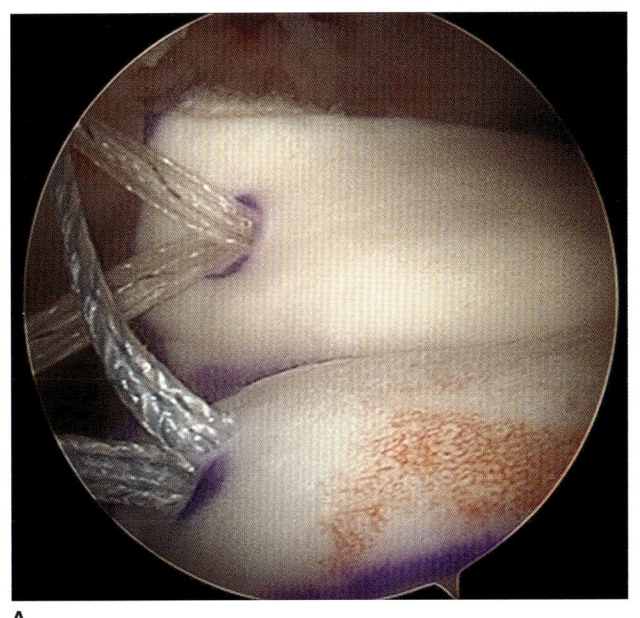
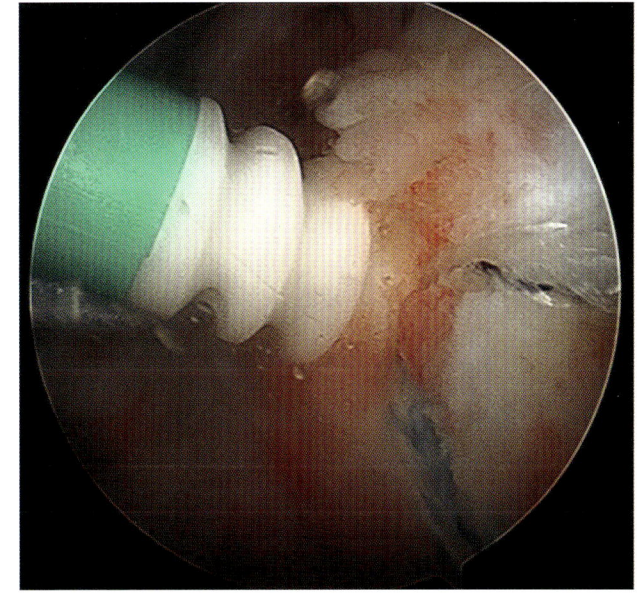
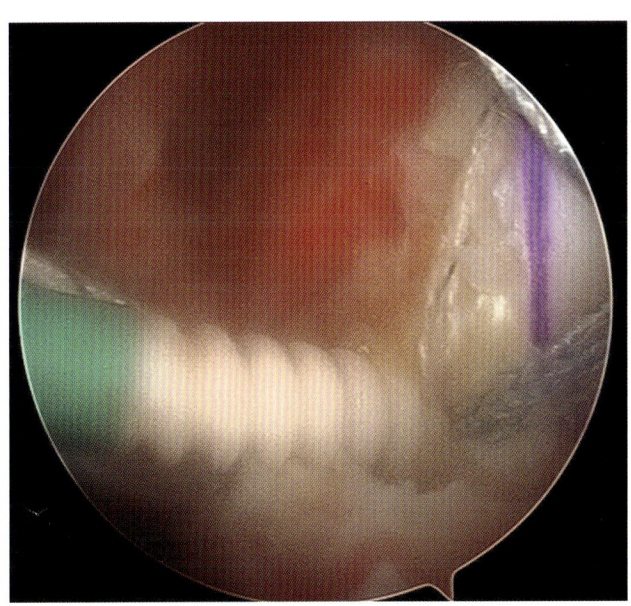

图18-18
采用类似穿骨双排SpeedBridge结构达到侧方固定（A）。每条缝线的一端穿过SwiveLock钉（Arthrex，Naples，FL），以建立SpeedBridge结构（B）的前外侧排。用剩余缝合线重复这一操作建立后外侧排（C）

经验和教训

1. 在进行SCR手术前，应进行彻底的滑囊切除和软组织松解，以评估肩袖的活动性。
2. 仔细评估是否有肩胛下肌腱撕裂，如有则修复。
3. 腰穿针对于锚钉位置和轨迹的定位非常有帮助，尤其是在关节盂上。通常Neviaser入路或肩胛冈后方的经皮入路可用于获得合适的锚钉位置和轨迹。
4. 前方关节盂缝线锚钉应大致置于喙突基底部水平，通常位于肱二头肌腱根部前方。
5. 如果骨质不理想或关节盂锚钉的抗拔强度差，可以增加锚钉直径。
6. 确保移植物在内侧和外侧缝线周围有适量的过覆盖，以防止切割。
7. 精细的缝线管理配以一个外侧入路大套管，以帮助移植物顺利通过。
8. 双排类似穿骨结构为移植物在肱骨提供了优良的固定和覆盖。
9. 移植物应在手臂外展30°~45°时拉紧。

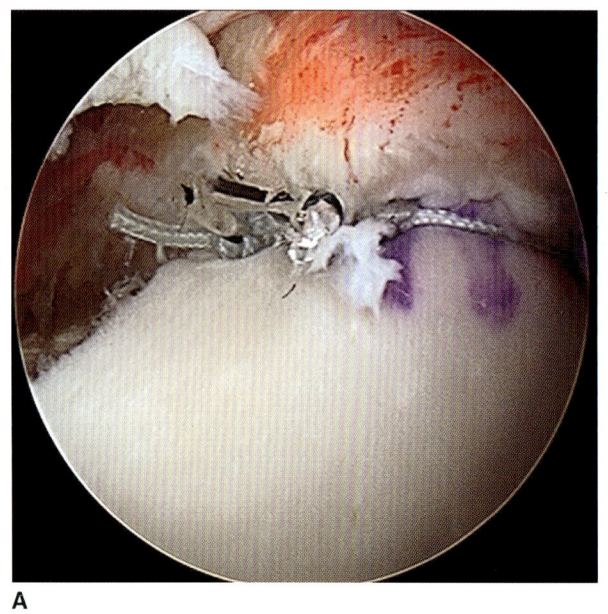
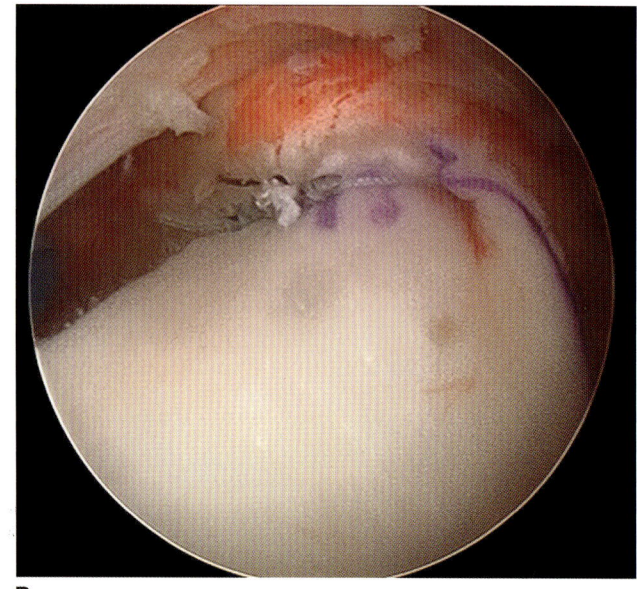

图18-19
从外侧入路观察最终的移植物结构。移植物内侧固定在肩胛颈上（A），上缘（B）和侧缘（C）覆盖良好

术后康复

术后康复通常遵循类似于我们的巨大肩袖修复的方案。早期阶段的重点是限制和保护活动范围。患者除了锻炼外，任何时候都要戴上悬吊固定器。我们允许肘部和腕部的Codman钟摆运动和活动范围。下一阶段的重点是保护早期运动。患者在肩胛骨平面上的屈曲不受限制，同时限制外旋为45°、内旋为30°。我们鼓励手臂在外展0°和中立位进行Codman钟摆运动和肩袖等张运动。下一阶段的重点是通过渐进性肩胛骨稳定并计划进行渐进性力量强化。

并发症

由于临床文献相关较少，SCR术后并发症的发生率有限。在Mihata及其同事的一项平均随访34.1个月的研究中，24例肩关节中有20例（83.3%）移植物均完整，没有发生随后的肩袖撕裂。3例患者（12.5%）存在肩胛下肌撕裂，所有患者术前评估Goutallier脂肪变性分级均为4级。1例患者大约术后3个月出现了阔筋膜移植物撕裂。在术后X线片上，所有存在冈下肌再撕裂或移植物撕裂的患者术后肩肱距离均≤5 mm。在对另外48例患者的随访研究中，Mihata和Lee报告在术后12个月仅发生1例移植物撕裂。所有72例患者中，67例（93%）无移植物撕裂或肩袖撕裂。也无阔筋膜移植物供区的并发症。

结果

解剖学和生物力学研究最近开始阐明上方肩关节囊的重要性。上关节囊约有30%~60%附着于大结节，在盂肱关节被动稳定性中起重要作用。Mihata等在尸体生物力学研究中证明，SCR完全限制了相对于完整肩袖时肱骨头的向上移位。相反，冈上肌腱残端的补片移植导致肱骨持续向上移位，这可能解释了与补片移植修复相关的高再撕裂率。

SCR的相关临床结果有限。Mihata与其同事（7人）首次报道了24例（平均年龄65.1岁）因巨大不可修复肩袖撕裂（11例大，13例巨大）而接受SCR治疗的患者，平均随访34.1个月。描述了覆盖各种参数的令人鼓舞的结果。活动范围明显改善：前屈（84°~148°）和外旋（26°~40°）。功能结果评分均显著改善：根据美国肩肘外科协会（ASES）评分（23.5~92.9分）、日本骨科协会（JOA）评分（48.3~92.6分）、加州大学洛杉矶分校（UCLA）评分（9.9~32.4分）。此外，肩肱距离从术前的（4.6±2.2）mm增加到术后的（8.7±2.6）mm。

Mihata和Lee报告了另外48例因不可修复肩袖撕裂而接受SCR的患者。全部72例患者队列的结果令人鼓舞。活动范围明显改善：前屈（97.1°~152.7°）和外旋（28.2°~43°）。功能结果评分显著改善：ASES评分（31.3~92.8分）和JOA评分（50.6~93.8分）。术前肩肱距离为（4.5±2.1）mm，术后最终随访为（9.5±2.7）mm。

Burkhart与其同事也证明了他们在SCR治疗巨大不可复肩袖撕裂方面的成功经验（Burkhart SS，2017，个人交流）。Burkhart报告了60多例患者在2年随访的良好功能结果。根据全球患者报告的外科手术结果登记数据（Global Patient-Reported Surgical Outcome Registry Data），美国在5年内进行了超过10000例SCR手术，到目前为止，由美国食品和药品监督管理局（the Food and Drug Administration，FDA）监测的不良事件报告率（Adverse Event Reporting rate）<1%。

参考文献

[1] Bedi A, Dines J, Warren RF, et al. Massive tears of the rotator cuff. J Bone Joint Surg Am. 2010;92:1894–1908. doi: 10.2106/JBJS.I.01531.

[2] Goutallier D, Postel JM, Bernageau J, et al. Fatty muscle degeneration in cuff ruptures. Pre- and postoperative evaluation by CT scan. Clin Orthop Relat Res. 1994;78–83.

[3] Melis B, Nemoz C, Walch G. Muscle fatty infiltration in rotator cuff tears: descriptive analysis of 1688 cases. Orthop Traumatol Surg Res. 2009;95:319–324. doi: 10.1016/j.otsr.2009.05.001.

[4] Melis B, Wall B, Walch G. Natural history of infraspinatus fatty infiltration in rotator cuff tears. J Shoulder Elbow Surg. 2010;19:757–763. doi: 10.1016/j.jse.2009.12.002.

[5] Oh JH, Kim SH, Choi JA, et al. Reliability of the grading system for fatty degeneration of rotator cuff muscles. Clin Orthop Relat Res. 2010;468:1558–1564. doi: 10.1007/s11999-009-0818-6.

[6] Oh JH, Kim SH, Kang JY, et al. Effect of age on functional and structural outcome after rotator cuff repair. Am J Sports Med. 2010;38:672–678. doi: 10.1177/0363546509352460.

[7] Mihata T, Lee TQ, Watanabe C, et al. Clinical results of arthroscopic superior capsule reconstruction for irreparable rotator cuff tears. Arthroscopy. 2013;29:459–470. doi: 10.1016/j.arthro.2012.10.022.

[8] Rockwood CA Jr, Williams GR Jr, Burkhead WZ Jr. Debridement of degenerative, irreparable lesions of the rotator cuff. J Bone Joint Surg Am. 1995;77:857–866.

[9] Adams CR, Denard PJ, Brady PC, et al. The arthroscopic superior capsular reconstruction. Am J Orthop (Belle Mead NJ). 2016;45:320–324.

[10] Hirahara AM, Adams CR. Arthroscopic superior capsular reconstruction for treatment of massive irreparable rotator cuff tears. Arthrosc Tech. 2015;4:e637–e641. doi: 10.1016/j.eats.2015.07.006.

[11] Ishihara Y, Mihata T, Tamboli M, et al. Role of the superior shoulder capsule in passive stability of the glenohumeral joint. J Shoulder Elbow Surg. 2014;23:642–648. doi: 10.1016/j.jse.2013.09.025.

[12] Samuelsen BT, Wagner ER, Houdek MT, et al. Primary reverse shoulder arthroplasty in patients aged 65 years or younger. J Shoulder Elbow Surg. 2017;26:e13–e17. doi: 10.1016/j.jse.2016.05.026.

[13] Villacis D, Sivasundaram L, Pannell WC, et al. Complication rate and implant survival for reverse shoulder arthroplasty versus total shoulder arthroplasty: results during the initial 2 years. J Shoulder Elbow Surg. 2016;25:927–935. doi: 10.1016/j.jse.2015.10.012.

[14] Sershon RA, Van Thiel GS, Lin EC, et al. Clinical outcomes of reverse total shoulder arthroplasty in patients aged younger than 60 years. J Shoulder Elbow Surg. 2014;23:395–400. doi: 10.1016/j.jse.2013.07.047.

[15] Ek ET, Neukom L, Catanzaro S, et al. Reverse total shoulder arthroplasty for massive irreparable rotator cuff tears in patients younger than 65 years old: results after five to fifteen years. J Shoulder Elbow Surg. 2013;22:1199–1208. doi: 10.1016/j.jse.2012.11.016.

[16] Dines DM, Moynihan DP, Dines J, et al. Irreparable rotator cuff tears: what to do and when to do it; the surgeon's dilemma. J Bone Joint Surg Am. 2006;88:2294–2302.

[17] Boes MT, McCann PD, Dines DM. Diagnosis and management of massive rotator cuff tears: the surgeon's dilemma. Instr Course Lect. 2006;55:45–57.

[18] Gerber C, Fuchs B, Hodler J. The results of repair of massive tears of the rotator cuff. J Bone Joint Surg Am. 2000;82:505–515.

[19] Zumstein MA, Jost B, Hempel J, et al. The clinical and structural long-term results of open repair of massive tears of the rotator cuff. J Bone Joint Surg Am. 2008;90:2423–2431. doi: 10.2106/JBJS.G.00677.

[20] Barth JR, Burkhart SS, De Beer JF. The bear-hug test: a new and sensitive test for diagnosing a subscapularis tear. Arthroscopy. 2006;22:1076–1084. doi: 10.1016/j.arthro.2006.05.005.

[21] Hamada K, Fukuda H, Mikasa M, et al. Roentgenographic findings in massive rotator cuff tears. A long-term observation. Clin Orthop Relat Res. 1990;92–96.

[22] Iannotti JP, Zlatkin MB, Esterhai JL, et al. Magnetic resonance imaging of the shoulder. Sensitivity, specificity, and predictive value. J Bone Joint Surg Am. 1991;73:17–29.

[23] Burkhart SS, Barth JR, Richards DP, et al. Arthroscopic repair of massive rotator cuff tears with stage 3 and 4 fatty degeneration. Arthroscopy. 2007;23:347–354. doi: 10.1016/j.arthro.2006.12.012.

[24] Mihata T, Lee TQ. Clinical outcomes of superior capsule reconstruction for irreparable rotator cuff tears without osteoarthritis in the glenohumeral joint. J Shoulder Elbow Surg. 2015;24:e107–e109.

[25] Mihata T, McGarry MH, Kahn T, et al. Biomechanical effect of thickness and tension of fascia lata graft on glenohumeral stability for superior capsule reconstruction in irreparable supraspinatus tears. Arthroscopy. 2016;32:418–426. doi: 10.1016/j.arthro.2015.08.024.

[26] Koo SS, Burkhart SS, Ochoa E. Arthroscopic double-pulley remplissage technique for engaging Hill-Sachs lesions in anterior shoulder instability repairs. Arthroscopy. 2009;25:1343–1348. doi: 10.1016/j.arthro.2009.06.011.

[27] Mihata T, McGarry MH, Pirolo JM, et al. Superior capsule reconstruction to restore superior stability in irreparable rotator cuff tears: a biomechanical cadaveric study. Am J Sports Med. 2012;40:2248–2255. doi: 10.1177/0363546512456195.

[28] Nimura A, Kato A, Yamaguchi K, et al. The superior capsule of the shoulder joint complements the insertion of the rotator cuff. J Shoulder Elbow Surg. 2012;21:867–872. doi: 10.1016/j.jse.2011.04.034.

[29] Moore DR, Cain EL, Schwartz ML, et al. Allograft reconstruction for massive, irreparable rotator cuff tears. Am J Sports Med. 2006;34:392–396. doi: 10.1177/0363546505281237.

[30] Sclamberg SG, Tibone JE, Itamura JM, et al. Six-month magnetic resonance imaging follow-up of large and massive rotator cuff repairs reinforced with porcine small intestinal submucosa. J Shoulder Elbow Surg. 2004;13:538–541. doi: 10.1016/S1058274604001193.

[31] Soler JA, Gidwani S, Curtis MJ. Early complications from the use of porcine dermal collagen implants (Permacol) as bridging constructs in the repair of massive rotator cuff tears. A report of 4 cases. Acta Orthop Belg. 2007;73:432–436.